TRAITÉ PRATIQUE

DES

MALADIES DES REINS

OUVRAGES DES TRADUCTEURS

Dr BOTTENTUIT. — Des Gastrites chroniques. Paris, 1869. 108 pages, chez A. Delahaye. 2 fr.

— Du traitement des Dyspepsies a forme douloureuse par les Eaux de Plombières. Paris, 1869, chez A. Delahaye. 1 fr.

— Guide médical aux Eaux de Plombières, avec 12 gravures et une carte chromolithographiée. 1872. . . . . 3 fr.

— Des Diarrhées chroniques et de leur traitement. Paris, 1872, chez A. Delahaye. . . . . 2 fr.

Dr LABADIE-LAGRAVE. — Des complications cardiaques du Croup et de la Diphthérie. In-8, 122 pages, avec tracés thermométriques et une planche en chromolithographie. Paris, 1873, chez F. Savy.. . . . . 3 fr. 50

Drs HUCHARD et F. LABADIE-LAGRAVE. — Contributions a l'étude de la Dysménorrhée membraneuse. In-8. 100 pages, avec une planche en chromolithographie. Paris, 1872, chez Asselin. (*Ouvrage récompensé par l'Académie de Médecine.*). . . . . 2 fr.

De la température dans les Maladies, par le docteur Wunderlich, traduit de l'allemand sur la deuxième édition par le dr Labadie-Lagrave et précédé d'une introduction par le dr Jaccoud, In-8, 480 pages avec 38 figures et 7 planches lithographiées. Paris, 1872, chez Savy. . . . . 10 fr.

Article : Goutte. — (En collaboration avec le dr Jaccoud.) *Nouveau Dictionnaire de Médecine et de Chirurgie pratiques*, publié par J.-B. Baillière. T. XVI, p. 552-640. Paris, 1872.

Article : Hydrophobie. — *Nouveau Dictionnaire de Médecine et de Chirurgie pratiques*, publié par J.-B. Baillière et fils. T. XVIII. Paris, 1873.

PARIS. — IMP. SIMON RAÇON ET COMP., RUE D'ERFURTH, 1.

TRAITÉ PRATIQUE

DES

MALADIES DES REINS

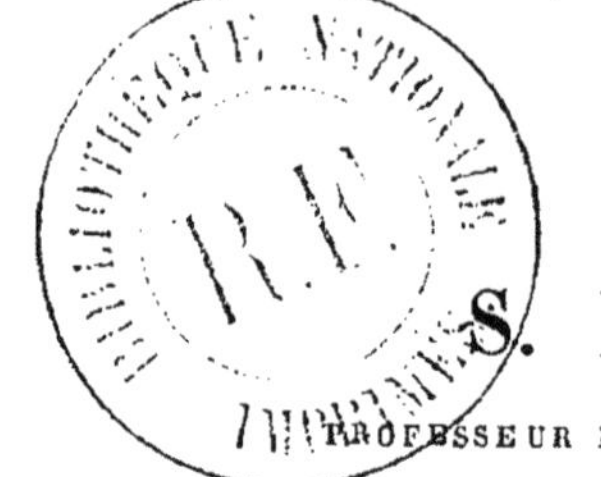

PAR

S. ROSENSTEIN

PROFESSEUR DE CLINIQUE MÉDICALE A GRŒNINGUE

TRADUIT DE L'ALLEMAND SUR LA DEUXIÈME ÉDITION

PAR LES DOCTEURS

E. BOTTENTUIT
Médecin consultant aux eaux de Plombières
Ancien interne des hôpitaux de Paris
Chevalier de la Légion d'honneur

F. LABADIE-LAGRAVE
Ancien interne lauréat des hôpitaux de Paris
Lauréat de l'Académie de Médecine
Chevalier de la Légion d'honneur

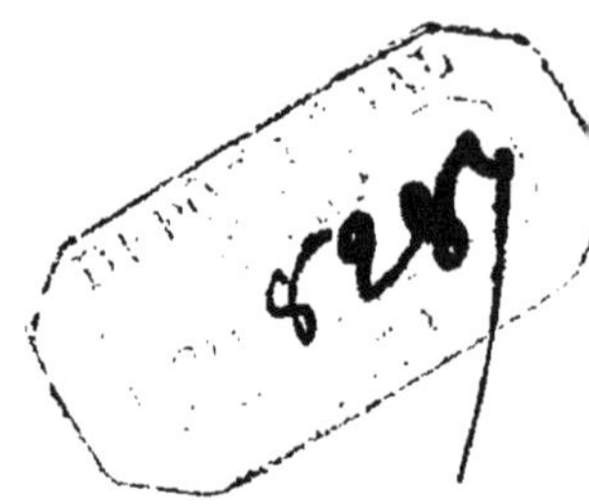

PARIS

ADRIEN DELAHAYE, LIBRAIRE-ÉDITEUR

PLACE DE L'ÉCOLE DE MÉDECINE

1874

PRÉFACE DE LA PREMIÈRE ÉDITION

Les traités généraux sur les maladies des reins, ont paru tous, il y a plus de dix années. De ces ouvrages, le plus considérable, et qui restera toujours un précieux et savant recueil d'observations, le *Traité des maladies des reins*, par Rayer, a même déjà été publié depuis plus de vingt ans.

Dans l'intervalle, un des plus importants chapitres, la maladie dite de *Bright* a subi de considérables transformations depuis les travaux de Reinhard et de Frerichs; c'est à eux seuls que l'on doit une idée d'ensemble des faits restés jusque-là isolés; le dernier de ces auteurs en a tracé le tableau clinique dans sa monographie bien connue. Ce travail a vivement contribué au progrès de cette étude et a fait de la pathologie des reins un sujet favori de recherches. — Les auteurs les plus compétents, tels que, parmi les anatomo-pathologistes : H. Meckel, et tout particulièrement Virchow, avec ses élèves Beckmann et Beer, et parmi les cliniciens, notamment Traube, ont pris part à toutes les questions relatives à ce sujet, et ont tellement modifié les idées qui avaient cours autrefois que les descriptions antérieures sont insuffisantes malgré leur incontestable mérite.

C'est pour répondre à ce besoin que je me suis cru en droit de soumettre ce travail au jugement de mes confrères.

J'y ai étudié les maladies des reins qui sont accompagnées de lésions organiques appréciables.

Je me propose de consacrer un second volume, non-seulement à l'étude des anomalies qualitatives et quantitatives de l'urine qui ne peuvent être que partiellement considérées comme des troubles fonctionnels des reins ; mais encore à la description isolée de certains symptômes appartènant en même temps aux maladies des autres voies urinaires (albuminurie, hématurie).

Certaines questions sont complétement résolues aujourd'hui ; plus la connaissance des lésions anatomiques et histologiques a dépassé l'observation clinique, plus il me semble urgent de recourir au mode d'exposition qui consiste à retracer exactement les faits isolés dans un tableau schématique.

La crainte de fatiguer le lecteur par l'exposé de nombreuses observations cliniques et nécroscopiques a bien pu me retenir dans la voie des amplifications, mais n'a pu m'empêcher de donner avec des observations tant étrangères que personnelles, un ensemble de faits qui ait une valeur durable, quelles que soient les interprétations dont elles pourront devenir l'objet.

Les observations que j'ai empruntées à d'autres portent le nom de leurs auteurs, les autres ont été en grande partie recueillies par moi-même à l'hopital de Dantzig ; en partie elles ont été puisées au recueil d'observations que le professeur Wagner a eu l'extrême obligeance de mettre à ma disposition.

L'index bibliographique qui précède chacun des chapitres ne cite pas absolument tout ce qui a été écrit sur le sujet, mais mentionne seulement les travaux les plus importants ; en consultant ces derniers ouvrages le lecteur pourra y trouver de plus amples renseignements. Si j'avais négligé de citer quelque travail dont j'ai mis à profit la lecture, je prie son auteur de me pardonner cette omission involontaire. Je n'ai pu prendre en considération deux mémoires récents, l'un de Henle, traitant de la structure du rein d'une façon originale et nouvelle, l'autre de H. Hermann, établissant l'influence exercée sur la sécrétion urinaire par les nerfs rénaux, parce que les premières feuilles de mon livre avaient été imprimées longtemps avant que j'eusse eu connaissance de ces derniers travaux.

Enfin je dois encore ajouter que M. Wiebe, pharmacien à Dantzig, m'a été d'un précieux secours pour les analyses d'urine, surtout pour les recherches quantitatives de l'albumine. Je n'en ai reproduit qu'une faible partie, quoique elles aient été très-nombreuses.

S. R.

Berlin, 8 mars 1863.

PRÉFACE DE LA DEUXIEME ÉDITION

L'accueil favorable que ce livre a reçu dès sa publication, m'a prouvé que le plan et la façon dont il a été fait, ont été bons en somme; à cet égard, il n'y avait donc pas lieu d'y apporter des modifications nouvelles. En revanche, plusieurs lacunes qu'alors, en partie l'état de la science en général, en partie l'insuffisance des recherches personnelles de l'auteur avaient laissé ouvertes, ont été comblées avec soin. Car le nouveau champ qui s'est offert à mes études m'a permis depuis d'étendre mes connaissances et d'examiner d'une façon impartiale les résultats des recherches des autres investigateurs. Le lecteur attentif ne devra pas considérer l'expression de « édition améliorée » comme une phrase vide de sens; car il trouvera dans chaque chapitre le fruit de nouvelles études, sans que je méconnaisse toutefois les lacunes qu'il reste encore à combler.

S. R.

Grœningue, octobre 1869.

PATHOLOGIE ET THÉRAPEUTIQUE

DES

MALADIES DES REINS

INTRODUCTION

INDICATIONS BIBLIOGRAPHIQUES

Outre les traités classiques d'anatomie (Henle, Hyrtl, Krause), de physiologie (Müller, Ludwig, Donders, Funke), de chimie (Lehmann), et d'analyse de chimie biologique (Vogel et Neubauer, Hoppe, Valentiner, Gorup–Besanez), il faut encore citer parmi les ouvrages relatifs à l'étude des reins et de l'urine les suivants :

Bowmann. *Philosophical Transactions*, 1842.

Virchow. *Archiv für patholog. Anatomie*, 1857, Bd. XI, p. 510.

Beer. *Das Bindegewebe der menschlichen Nieren* (Le tissu cellulaire des reins de l'homme), 1859.

Henle. *Verhandlungen der Göttinger Societät der Wissenschaften* (Comptes rendus de la société des sciences de Gœttingue), 1862, t. X.

Colberg. *De l'anatomie du rein* (*Centralblatt des med. Wissenschaften*, 1863. n°s 48 et 49).

N. Chrzonsczewski. *Ibid.*, n° 48. Année 1864, n° 8, et *Virchow's Arch.* Bd. XXXI, p. 153-199.

Ludwig et Zawarakyn (*Henle und Pfeuffer's Zeitschrift für rat. Med.* Bd. XIX. Nouvelle série, *Wiener Wochenschrift*, 1864 n°s 13-15).

Roth. *Schweizerische Zeitschrift für Heilkunde*. 1864. Bd. III, Heft 1 et 2.

Kollmann. *Zur Anatomie der Nieren* (De l'anatomie du rein) (*Siebold's und Kölliker's Zeitschrift für wissenschaftliche Zoologie*. Bd. XIV, Heft. 2.)

SCHWEIGGER-SEIDEL. *Centralblatt für med. Wissensch.* 1863. — *Le rein de l'homme au point de vue microscopique.* Halle, 1865.

FRANKENHAEUSER. *Die Nerven der Gebärmutter* (Les nerfs de l'utérus, etc.). Iéna, 1860.

VON WITTRICH. *Virchow's Archiv.* Bd. X, p. 325, et *Königsberger Jahrb.* 1859. Bd. II, Heft 2.

C. BERNARD *Leçons sur les propriétés physiologiques et les altérations pathologiques des liquides de l'organisme,* II, p. 167, et *Leçons de physiologie expérimentale,* 1858.

C. ECKHARD. *Beitræge zur Anatomie und Physiologie.* Bd. I, Heft 3 (Contributions à l'anatomie et à la physiologie, livre I, livr. 3).

OORNBLUTH (*Henle und Pfeuffer's Zeitschrift für rat. Medicin.* 1857).

HEYNSIUS (*Archiv für die holland. Beitrag's zur Naturheilkunde.* Bd. I, Heft 4).

F. HOPE (*Virchow's Archiv.* Bd. XVI, Heft 3 et 4).

M. HERMANN. *Sitzungsberichte der Wiener Academie,* 1859, et *Virchow's Archiv.* XVII, p. 451 (De l'influence de la fluidité du sang sur la sécrétion urinaire).

BECQUEREL. *Séméiotique des urines.* Paris, 1841.

PROUT. *On the nature and treatment of stomach and urinary diseases.*

W. KUEHNE. *Lehrbuch der physiologischen Chemie.* Leipzig, 1868.

BISCHOFF. *Der Harnstoff als Maas des Stoffwechsels* (De l'urée comme mesure de la nutrition). Giessen, 1853.

VOIT. *Die Gesetze der Zersetzungen der stickstofhaltigen Stoffe in Thierkörper* (*Zeitschrift für Biologie.* Bd. I et II).

BARTELS. *Greifswald med. Jahrb.* Bd. II, et *Deutscher Arch. für klin. Med.* I. (Recherches sur les causes de l'augmentation de l'acide urique dans les maladies).

G. MEISSNER. Étude sur la nutrition chez les animaux (*Henle und Pfeuffer's Zeitschrift,* XXXI).

E. SCHWARZ. *Beiträge zur Lehre von der Auscheidung der Harnstoff in der Nieren* (Contributions à l'étude de l'excrétion de l'urée par les reins. Erlangen, 1859).

RANKE. *Ueber Harnsäure* (De l'acide urique). — *Münchener inaugural dissertation* (Thèse de Munich).

LÜCKE. *Ueber Hippursäure* (De l'acide hippurique).— *Virchow's Arch.* Bd. XIX, Heft. 1 et 2.

MEISSNER et SHEPARD. *Untersuchungen über das Entstehen des Hippursäure in thierischen Organismus.* Hannover, 1866.

J. VOGEL. *Krankheiten der harnbereitenden Organe* (Maladies des organes urinaires). Erlangen, 1865.

REINHOLD. *Die physicalische Untersuchung der Nieren,* etc. *Inaug. dissert.* Iena, 1865.

PLANER (*Wiener Zeitschrift.* Neue Folge 11-30).

R. J. STOKVIS. *Recherches expérimentales sur les conditions pathogéniques de l'albuminurie.* Bruxelles, 1867.

MAYER. *Ueber die Bedeutung der Gerinnsel im Harn* (Sur la valeur séméiologique des coagulations dans l'urine). (*Virchow's Arch.* Bd. V, p. 199.)

KEY. *Om de S. K. Tabularafgjutringarnasolika,* etc. *Nijurarne,* Stokholm, 1863.

Bauer. *Ueber den Ursprung der sogen. Fibrincylinder in Urin.* De l'origine des cylindres fibrineux dans l'urine (*Archiv der Heilkunde.* IX, 2).

Les reins sont situés dans la cavité abdominale, au milieu d'un tissu cellulo-adipeux très-abondant, des deux côtés de la colonne vertébrale, à la face antérieure du muscle carré des lombes. Leur forme rappelle assez exactement celle d'un haricot, et leur bord concave regarde la colonne vertébrale. Le rein gauche est le plus souvent situé plus haut que le rein droit, derrière le côlon descendant; il est en même temps plus lourd que celui-ci. La longueur de ces organes est, chez l'adulte, d'environ 4 à 4 1/2 pouces (117 millimètres), leur largeur de 2 pouces (52 millimètres), et leur épaisseur de 1 pouce (26 millimètres). Leur poids est de 4 à 5 onces (125 à 160 grammes). Le poids des deux reins est au poids du corps entier :: 1 : 240. La coloration de la surface est d'un brun rougeâtre; à la coupe, le rein présente deux parties distinctes : l'une externe, dite substance corticale, l'autre interne, appelée substance médullaire. Cette dernière se compose d'une série de corps coniformes, les pyramides dites de *Malpighi*, qui, le plus souvent un peu plus longues que larges, regardent par leur base la convexité du rein, et par leur sommet sa concavité. Leur texture est nettement striée, de telle sorte que les stries convergent de la base au sommet; elles sont pâles dans leur partie inférieure et plus foncée dans leur partie supérieure. La différence de coloration dépend de la plus ou moins grande vascularité, ce qui a permis à Henle de distinguer dans la substance médullaire, deux zones : la première, la plus riche en vaisseaux, est désignée par lui sous le nom de « couche limitante » et la zone inférieure sous celui de substance médullaire proprement dite.

La substance corticale qui entoure la base des pyramides et pénètre entre celles-ci jusqu'à la surface interne (colonnes de Bertin) est granulée, rugueuse, et d'une coloration plus jaunâtre. Elle aussi est composée de deux substances : la *substance corticale proprement dite* et les *prolongements des pyramides* (rayons médullaires).

A la coupe, on voit ces derniers prolongements émanés directement de la substance médullaire, alterner avec des stries de la substance corticale proprement dite, qui sont de deux à trois fois plus larges. Parallèlement à chacun des prolongements des pyramides, passe un petit tronc artériel dont les branches portent à leur extrémité les pelotons vasculaires ou glomérules, qui apparaissent à l'œil nu sous forme de points rouges, à la coupe de la substance corticale.

L'aspect différent des deux substances, médullaire et corticale, tient principalement à la marche différente des canalicules urinaires, qui, avec les vaisseaux et le tissu interstitiel, constituent le parenchyme de l'organe. Il y a quelques années encore, on croyait la disposition des ces canalicules très-simple. On avait admis qu'à leur point de départ, à l'ampoule globulaire appelée capsule de Bowmann (du nom de l'auteur qui a découvert ses connexions avec les canalicules urinaires), on a, dis-je, supposé que ces derniers traversaient la substance corticale en décrivant des flexuosités pour devenir rectilignes, en arrivant dans la substance médullaire, qu'ensuite ils formaient en se réunissant les uns aux autres de petits groupes de pyramides qui à leur tour se réunissaient pour en former de plus grands.

On supposait en outre que ces derniers allaient toujours en se rétrécissant de la base à la pointe ; et cela parce que deux canalicules urinaires se réunissaient toujours à angle aigu pour former un tube et qu'enfin ils allaient déboucher dans les papilles rénales entourées de leur calice.

Or des recherches récentes et plus exactes, ont prouvé que leur disposition n'est pas aussi simple, c'est à Henle que revient le mérite d'avoir le premier démontré combien était complexe la structure du rein que l'on avait cru si simple. *Ludwig* et *Zawarakyn*, *Schweigger-Seidel*, *Roth*, *Chrzonsczewski* et autres, en se fondant sur l'examen fait en partie à l'aide de coupes et principalement sur les préparations macérées et injectées, ont confirmé en les complétant les travaux de Henle. Nous allons maintenant signaler à grands traits la disposition des canalicules urinaires, car nous ne pouvons naturellement pas les suivre dans tout leur trajet.

Le canalicule urinaire commence, on le sait, depuis Bowmann, à la capsule qui entoure le peloton vasculaire de *Malpighi*. Il décrit ensuite différentes sinuosités (tube enroulé) prend plus loin une direction rectiligne, se rétrécit considérablement à la limite des substances médullaire et corticale, traverse de haut en bas la pyramide sous forme d'un canal translucide, mince (c'est là la partie étroite et descendante des tubes de *Henle*), puis il se retourne en décrivant une anse (anse de *Henle*), revient dans la substance corticale (partie ascendante des tubes de *Henle*); arrivé là, il s'infléchit de nouveau (partie intermédiaire) et se réunit ensuite avec d'autres (canalicules anastomotiques) en un petit tronc commun (tube collecteur), qui traverse en ligne directe la pyramide jusqu'au sommet des papilles.

Ces canalicules présentent des particularités spéciales de structure dans chacune de leurs parties et notamment dans leur revêtement épithélial. Ces canalicules sont formés par une membrane délicate, la membrane propre, dont la paroi interne est recouverte d'épithélium. C'est seulement dans les portions les plus inférieures des canaux collecteurs qu'une membrane propre, n'est pas démontrable et en ce point, c'est le tissu conjonctif du stroma rénal lui-même qui forme la couche sous-épithéliale. Les canalicules flexueux se distinguent par leur diamètre plus considérable et l'étroitesse de leur embouchure. A l'état frais, ils sont tapissés de cellules épithéliales fines et délicates, à granulations pâles avec un noyau distinct, mais elles paraissent plus foncées et plus granuleuses sur le cadavre; c'est du moins ce que l'on observe le plus souvent chez l'homme; le noyau n'est plus visible; les gouttelettes de graisse dans les cellules, qui se rencontrent si fréquemment chez le chat et le chien, ne se trouvent pas normalement chez l'homme. La largeur de ces canalicules est évaluée par *Schweigger* à 0^{mm},045. Les canalicules enroulés qui, à en juger d'après leur position, appartiennent aux prolongements des pyramides de la substance corticale et aux pyramides elles-mêmes, présentent dans leur partie mince descendante, une membrane propre un peu épaisse et à double contour, un calibre large, un épithélium clair, aplati, dont les noyaux s'élèvent au-dessus de la surface interne et font saillie dans la lumière du tube; dans la partie ascendante on trouve des cellules rondes, un peu épaisses et granuleuses; de sorte que leur apparence est la même que celle des tubes flexueux; avec cette différence que leur calibre est plus considérable. La largeur de la partie descendante est, d'après Schweigger, de 0^{mm},014; celle de la partie ascendante de 0^{mm},26.

Les parties intermédiaires se reconnaissent de leur côté à leur direction flexueuse et à leur plus grande largeur (0^{mm},040); l'épithélium est formé par des cellules rondes, pourvues d'un noyau distinct qui se rapproche des cellules glandulaires des tubes enroulés.

Les canalicules excréteurs ont un trajet rectiligne, un calibre large et un épithélium clair qui présente dans les petits tubes collecteurs des formes plutôt cubiques et pavimenteuses; dans les parties plus larges avoisinant les papilles, l'épithélium est cylindrique; la largeur des canaux excréteurs du premier ordre est d'après *Schweigger* de 0^{mm},045.

La membrane propre aussi bien que le revêtement épithélial aboutissent aux points de départ globuleux du canalicule urinaire qui entoure le glomérule vasculaire (*glomérule de Malpighi*). Seulement ici la membrane propre est plus épaisse, présente distinctement l'apparence du tissu conjonctif et sa surface interne est revêtue d'une simple couche de cellules plates et polygonales.

Il est encore douteux que le glomérule vasculaire lui-même soit revêtu d'un épithélium pavimenteux, beaucoup d'auteurs l'admettent, d'autres le contestent; moi-même je suis de ceux qui n'en reconnaissent pas l'existence.

En outre du trajet des canalicules urinaires, tel que nous venons de le décrire, *Henle* et *Chrzonsczewski* supposent encore que les canalicules droits aboutissent à la substance corticale sous forme d'un embranchement réticulé; mais presque tous les autres observateurs contestent cette description. *Chzronsczewski* et *Rindowski* disent encóre qu'un certain nombre de canalicules rectilignes et flexueux se terminent en cæcum dans la substance corticale.

Bien que cette hypothèse soit également contredite par tous les autres investigateurs, je suis cependant obligé d'y adhérer, du moins en ce qui concerne l'homme. En examinant des reins humains à l'état pathologique, j'ai pu constater à plusieurs reprises ces terminaisons en cul-de-sac.

La disposition particulière des vaisseaux est d'une extrême importance pour le fonctionnement physiologique de ces organes. Les capsules, que nous avons considérées comme les points de départ des canalicules urinaires, sont perforées par les rameaux des branches de l'artère rénale qui pénètrent dans la substance corticale. Le vaisseau perforant (*vaisseau afférent, vas afferens*) forme à l'intérieur de cette capsule un peloton à flexuosités multiples (*glomérule*) dont les branches se réunissent en un petit tronc (*vaisseau efférent, vas efferens*) qui quitte la capsule près du point d'entrée et forme en s'unissant avec les autres vaisseaux afférents autour des canalicules flexueux, un réseau capillaire, d'où les veines rénales tirent leur origine; de cette façon le sang des reins traverse un double réseau capillaire. D'après la description de *Bowmann*, qui jusqu'ici a eu généralement cours, tout le sang des artères rénales devait passer par les pelotons; et même ces vaisseaux de la substance médullaire qui longent les pyramides de Ferrein sous forme de vaisseaux droits, ont été considérés comme émanant des glomérules; il en était de même de ceux qui sont plus près de la base des cônes médullaires où les corpuscules de Malpighi seraient plus grands. Les « vasa efferentia » seraient aussi d'un plus gros volume et ramifiés à la façon d'une artère. En se fondant sur des injections pratiquées sur des reins humains, Virchow a modifié ses idées et montré que les vaisseaux droits ne sont pas la continuation des vaisseaux efférents, qu'ils ne proviennent pas non plus des vaisseaux les plus voisins de la substance médullaire, mais plutôt des grands rameaux situés à l'intérieur de la couche limitante entre les substances médullaire et corticale et probablement toujours des branches qui ont en même temps des rameaux à pelotons. Tandis qu'il est de règle pour la couche corticale que toutes les artérioles des parties centrale et périphérique se terminent par un glomérule.

En résumé, nous trouvons dans la substance médullaire trois modes de distribution vasculaire :

1° Artérioles rectilignes qui émanent directement des branches de bifurcation des artères rénales;

2° Vaisseaux efférents des glomérules inférieurs.

3° Ramifications capillaires du réseau cortical.

Ainsi donc, il est démontré que les vaisseaux rénaux ont une distribution régulière; car si tout le sang devait passer par les glomérules, toute proportion manquerait pour les voies collatérales. *Donders*, *Beale*, *Luschka* partagent cette opinion, mais quelques autres, notamment *Kölliker*, la contestent et affirment que tous les glomérules limitrophes de la substance corticale envoient leurs vaisseaux efférents à la substance médullaire comme de vraies artérioles droites; de même *Ludwig* et *Stein*, font partir toutes les artérioles rectilignes des vaisseaux efférents des glomérules. *Henle* et *Kollmann* sont d'un avis tout différent; ils font provenir les artérioles droites de la réunion des capillaires de la substance corticale, tandis que *Schweigger-Seidel* en s'appuyant sur ses propres recherches, croit que chacun des modes d'origine de ces vaisseaux, mentionné ci-dessus, est possible. Outre ce mode de distribution, *Virchow* a encore signalé une particularité très-importante au point de vue de la circulation, en montrant que la plupart des ramuscules sortent sous des angles aigus ou décrivent des arcs de cercle dont la convexité regarde la périphérie, de telle façon que tous les rameaux présentent une direction plus ou moins rétrograde, par rapport à la branche principale et que le sang entre déjà dans les glomérules en se dirigeant vers la substance médullaire.

Les vaisseaux efférents conservant toujours la même direction, toute la pression ne s'exerce pas, comme on pourrait le supposer, vers la périphérie, mais dans la direction des canalicules urinaires et, en fin de compte, vers les papilles rénales.

Par suite du trajet rétrograde des vaisseaux efférents, la pression très-forte produite par les autres circonstances (telles que : volume considérable de l'artère rénale, ralentissement du cours du sang dans les glomérules), est par conséquent diminuée.

Les vaisseaux afférents aussi bien que les efférents possèdent des parois musculaires ; on a aussi trouvé des fibres musculaires dans les parois de l'artère rénale.

Les vaisseaux des enveloppes rénales qui sont fournis directement par l'artère rénale avant son entrée dans le hile, par les artères lombaires et émulgentes, reçoivent aussi des branches des artères interlobulaires après que celles-ci ont émis les branches qui supportent les glomérules; c'est *Ludwig*, qui a, le premier, appelé l'attention sur ce point. Par la connexité des artères capsulaires avec les vaisseaux qui se rendent au rein, on comprend que par exception, la sécrétion urinaire puisse continuer même après la compression des artères rénales, la circulation étant maintenue par ces premières, comme M. *Hermann* l'a expérimentalement démontré.

Pendant que les reins fonctionnent, le sang de la veine rénale est aussi d'un rouge vermeil (*Cl. Bernard*), ce qui prouve la vitesse avec laquelle s'opère le passage du sang à travers le rein.

Les nerfs du rein, le plexus rénal, consistent en un grand nombre de ganglions et de nerfs qui viennent s'y rendre.

La grandeur et le nombre des ganglions est variable, mais d'ordinaire, on rencontre au moins quatre grands amas ganglionnaires de chaque côté du plexus rénal. D'après la description de *Frankenhäuser*, on rencontre au-dessus de l'artère rénale, près de son origine, le plus grand des ganglions dans lequel aboutit le rameau terminal du petit splanchnique; relié à lui par un rameau nerveux passant derrière l'artère et par un autre passant au-dessus d'elle, se trouve un second ganglion volumineux, qui est situé au côté inférieur de l'artère rénale, également près de son origine et dans lequel pénètre la branche inférieure du petit splanchnique ainsi que le nerf qui vient du ganglion lombaire.

De ces deux ganglions partent des filets qui se réunissent à un troisième ganglion situé derrière l'artère et plus près du rein. De même plusieurs filets des deux premiers ganglions se réunissent à un quatrième à la face antérieure de l'artère. Un cinquième est formé par un nerf rénal à l'embouchure de l'uretère. De tous les ganglions sus-nommés pénétrent, en avant et en arrière des vaisseaux rénaux, un grand nombre de branches nerveuses (en avant 5-6 — en arrière 4 gros troncs), dans le hile du rein; ils se ramifient dans la substance rénale et se terminent ensuite dans la couche corticale où on peut les distinguer sous forme de petits rameaux très-fins formés de 3 à 4 tubes nerveux primitifs, mais leur mode de terminaison est encore inconnu. — Dans les branches plus volumineuses, on ne rencontre que peu de tubes primitifs, à double contour; la masse principale consiste en fibres nucléaires (fibres dites grises). Les troncs les plus fins paraissent être dépourvus complétement des premiers. Le réseau nerveux qui se trouve dans le bassinet est riche en ganglions de différent volume, qui font complétement défaut dans la substance rénale. De telle sorte qu'on peut anatomiquement distinguer deux départements nerveux : l'un destiné au parenchyme glandulaire, l'autre aux vaisseaux (*Wittich*, loc. cit.). Les troncs nerveux d'où les ganglions rénaux tirent leur origine sont, d'après les recherches de *Frankenhäuser;* en dehors, les grands et petits splanchniques et le premier ganglion lombaire du sympathique; en haut, le ganglion cœliaque correspondant; en dedans, le plexus mésentérique supérieur et le ganglion cœliaque du côté opposé. Les branches émergentes des ganglions rénaux sont l'une des sources dont le rein reçoit des branches, en outre le ganglion lui-même concourt à la formation des nerfs rénaux.

Entre les capillaires et les canalicules urinaires se trouve un intervalle rempli par une masse organisée qui appartient à la substance conjonctive. *Bowmann* avait d'abord admis l'existence d'un tissu interstitiel dans la substance médullaire. *Goodsir* en admettait un autre pour la substance corticale. Tandis que cette hypothèse fut généralement admise pour la substance médullaire, les meilleurs investigateurs contestaient l'existence d'un tissu interstitiel dans la couche corticale. Ce sont seulement les examens faits sur des reins injectés, par *Beer* sous la direction de *Virchow*, qui ont mis hors de doute la présence de ce tissu, dans les deux couches du rein humain; ces auteurs l'ont considéré comme un tissu conjonctif, en démontrant l'existence de corpuscules plasmatiques.

Il existe entre les reins des enfants et ceux des adultes cette différence que, chez les premiers, les éléments étoilés, les corpuscules de tissu conjonctif, sont plus grands que chez les derniers: le tissu interstitiel est plus compacte et plus résistant; au total, la quantité du tissu, insignifiante en elle-même, est plus considérable dans la substance médullaire que dans la substance corticale et augmente à mesure que l'on s'approche des papilles. On n'y reconnaît pas plus que dans la substance corticale une nature fibrillaire proprement dite (*Beer*).

Il est difficile de dire si le tissu conjonctif pénètre dans la capsule avec le glomérule. Cependant cela est très-vraisemblable, car *Bekmann* a observé des cellules fusiformes à la surface des glomérules qui se trouvent au-dessus et entre les pelotons vasculaires, et le plus souvent leur sont adhérents; mais en partie s'isolent assez facilement, de sorte qu'elles n'adhèrent plus que par un pédicule à la paroi vasculaire ou au milieu du peloton. Leur corps est plus petit, et renferme un ou deux noyaux ronds et brillants, et les prolongements sont longs et grêles, souvent à plusieurs ramifications. Chez les enfants, ces cellules sont souvent situées très-près du glomérule, tandis que l'on ne peut pas obtenir une couche continue chez les adultes (*Bekmann*, in *Archiv für path. Anatomie*. Bd. XX). A la surface des reins, la substance intermédiaire forme une couche mince continue qui adhère faiblement à la capsule fibreuse et qui se comporte comme le tissu conjonctif ordinaire.

La composition chimique du rein est toute spéciale, comparativement aux autres glandes, puisqu'on y trouve, à part les parties constituantes de sa sécrétion (urée — acide urique) et celles qui appartiennent aussi à d'autres glandes (leucine, xanthine, hypoxanthine), d'autres matières extractives, telles que la créatine, la taurine et la cystine (*Kühne*, l. c., p. 463).

La fonction du rein consiste dans la sécrétion de l'urine.

Il n'y a pas de théorie complétement satisfaisante pour expliquer toutes les modalités de ce processus. S'appuyant sur la structure anatomique de la glande, *Bowmann* avait émis l'hypothèse qu'à l'intérieur des capsules, l'eau est éliminée à travers les vaisseaux des glomérules et entraîne ensuite à l'intérieur des canalicules urinaires les matériaux solides de l'urine renfermée dans les cellules épithéliales. Les épithéliums des canalicules urinaires seraient, d'après cette théorie, les éléments sécréteurs essentiels des principes solides de l'urine. Mais cette dernière hypothèse n'était pas démontrée, *Ludwig* a donc émis une autre théorie, fondée d'un côté sur les conditions de la pression sanguine différente dans les diverses sections des vaisseaux rénaux, de l'autre sur la supposition d'une pénétrabilité des membranes animales, variant selon les différents matériaux. *Ludwig* admet que la pression latérale est plus grande dans les glomérules que dans le système capillaire qui enlace les canalicules urinaires. Par suite, aurait lieu dans les capsules de Malpighi une exosmose considérable d'un liquide salin (au total : du sérum sanguin, peu d'albumine, de graisse et avec elle quelques sels), tandis que l'eau pénètre (par l'exosmose dans les glomérules) des canalicules urinaires dans le sang plus concentré des capillaires. Le liquide sortant des glomérules deviendrait donc encore plus concentré en passant à travers les canalicules urinaires.

Bien qu'une grande série de faits physiologiques et pathologiques aient été expliqués, comme nous allons le voir bientôt, par cette théorie, qui déjà auparavant avait trouvé un appui considérable dans les expériences de *Goll* (*Henle et Pfeuffer's Zeitschr. f. rat. Med.*), et plus récemment celles de *Ludwig*, faites en collaboration avec *Max Hermann*, elle avait cependant comme théorie de filtration prédominante, a répondre d'abord à cette objection que par la filtration, l'albumine devrait aussi traverser le glomérule, puisque *Wittich* surtout avait déjà vu passer l'albumine à travers des membranes animales, par simple diffusion, et sans différence de pression ; en outre l'action des cellules épithéliales était ici complétement hors de jeu. Il s'élève donc contre ce mode d'explication des contradictions des deux côtés. *Dornblüth* cherchait à démontrer que les faits que l'on voulait expliquer par la *pression latérale* ne sont pas déterminés par celle-ci, mais bien par la *vitesse du courant;* cette dernière exerçant la plus grande influence sur la sécrétion. Il prétend que la qualité seule de la sécrétion est déterminée par la pression, les pores des membranes pouvant réellement en être élargis ; il en conclut que c'est précisément l'absence d'albumine dans l'urine qui permet de supposer une petite pression dans les glomérules. Cependant la théorie de *Dornblüth* sur la pression sanguine à l'intérieur des glomérules ne correspond pas aux lois de la statique dans les tubes ramifiés, et jusqu'ici on n'a pu séparer l'une de l'autre la célérité du courant et la pression latérale ni par l'expérience ni par voie de théorie. *Wittich* tient compte, il est vrai, des conditions de pression du sang, mais appuyé sur ses expériences de diffusion, il fait sortir des glomérules un plasma semblable au sérum sanguin, et partant contenant aussi de l'albumine. Pour le reste, il revient à la théorie de *Bowmann*, d'après laquelle les cellules épithéliales prennent la part la plus essentielle à la sécrétion des urates et des matériaux solides en général. Selon lui, le contenu en albumine de la partie filtrée irait s'ajouter aux matériaux albumineux contenus dans les cellules glandulaires et serait comme ceux-ci résorbés du sang dans les capillaires jusqu'au rétablissement de l'équilibre endosmotique. L'albumine qui reste, puisqu'on ne saurait obtenir l'équilibre endosmotique des deux liquides, séparés l'un de l'autre et constitués d'une façon assez semblable, cette albumine, disons-nous, serait utilisée pour la nutrition des cellules et voilà pourquoi elle ne paraîtrait pas dans l'urine. Les cellules épithéliales des canalicules urinaires qui contenaient déjà les sels, seraient chassées par le liquide extravasé dans les capsules.

Cependant cette théorie, qui est déjà invraisemblable, en tant qu'elle suppose que le courant aqueux passe du sang dans les canalicules urinaires, laisse encore inexpliqués plusieurs faits pathologiques, tels que, par exemple, les modifications quantitatives de l'urine dans les maladies des reins et du cœur. En outre, il ressort, au moins pour l'urée, des recherches de *Schwarz* qui a soumis au lavage les cellules des canalicules urinaires, que cette urée sort déjà des corpuscules de Malpighi, à l'état de solution.

Heynsius a essayé d'expliquer d'une autre façon l'absence de l'albumine dans l'urine quand la sécrétion est normale. Celui-ci avait vu la filtration de l'albumine entravée par l'acidification du liquide ambiant; se fondant sur ce fait et sur quelques expériences, il avait émis l'hypothèse suivante : à l'état normal, le contenu des canalicules urinaires présente une réaction acide; le liquide alcalin sortant du sang sera toujours neutralisé et ainsi la filtration de l'albumine sera moindre que si les ramifications du glomérule étaient en contact permanent avec un liquide alcalin. La réaction acide dans les canalicules urinaires qui serait déterminée par la présence de l'épithélium, empêchera le passage de l'albumine du sang dans les cellules malgré le courant d'eau intense dirigé vers le sang. Si l'épithélium fait défaut, la réaction acide manquera aussi et l'albumine pourra sortir. Par cette élimination de l'épithélium, une moins grande quantité d'eau pénètre aussi des canalicules urinaires dans le sang, de sorte que la quantité totale d'urine augmente, tandis que celle de l'urée décroît.

Mais cet essai d'explication est tout à fait erroné, car la supposition d'une réaction acide déterminée par la présence des épithèles dans les canalicules urinaires n'est qu'hypothétique, et fût-elle même fondée, il résulte des expériences de *Wittich*, que même dans l'urine acide, l'élimination de l'albumine hors du sérum sanguin se produit à l'aide de l'endosmose.

En outre, il faudrait dans cette hypothèse, trouver facilement de l'albumine dans l'urine alcaline, tandis que celle-ci se rencontre cependant assez souvent chez l'homme sans albuminurie. Probablement l'absence d'albumine dans l'urine normale s'explique par la pression, très-faible en réalité, au moyen de laquelle elle est sécrétée, tandis que d'après l'expérience sur la filtration de l'albumine en dehors de l'organisme, une grande pression est en général nécessaire. Cependant malgré cette supposition, chacune des théories émises jusqu'ici reste insuffisante, parce qu'aucune n'explique l'action spécifique et indéniable de la glande par laquelle les matériaux extractifs passant du sang dans l'urine (créatine, etc.) s'oxydent dans le rein même, et se transforment en acide urique et en urée, que là, la matière colorante de l'urine est formée par la matière colorante du sang. Il n'en revient pas moins à Ludwig le grand mérite d'avoir suffisamment mis en relief, dans les conditions de la pression du sang, un point très-important pour l'explication de toute une série de faits. *Ludwig* et *Hermann* ont démontré clairement que la sécrétion dans les reins ne se faisait que tant que le sang passait sous un certaine pression et que le passage des matériaux urinaires, des vaisseaux dans les canalicules urinifères n'était pas exclusivement déterminé par les forces qui appartiennent à ceux-ci, à cause de leur constitution physique et chimique. Ils ont, en outre, prouvé que la rapidité de la sécrétion urinaire est déterminée par la différence de pression entre le contenu des vaisseaux, d'une part, et celui des canalicules de l'autre.

La rapidité de sécrétion présente un rapport intime avec la composition de l'urine; du moins au point de vue de son contenu en eau, en urée et en chlorure de sodium, de sorte que, toutes conditions égales d'ailleurs, cette composition change avec la différence de pression qui détermine cette sécrétion ou avec la durée du séjour de ce liquide dans le rein.

Quelque importante que soit, par conséquent, l'influence des conditions précédentes, elles ne sont cependant pas les seules causes déterminantes. En effet, la sécrétion dans les deux reins, bien qu'étant dans d'égales conditions de pression sanguine, est cependant bien indépendante d'un côté comme de l'autre, tant en quantité qu'en composition, ainsi que *Max Hermann* l'a démontré dans ses belles recherches.

L'influence qu'exercent ici les nerfs est encore obscure. Une série de phénomènes pathologiques du domaine des maladies du cerveau et de la moelle, aussi bien que des névroses, met cette influence hors de doute. Mais ici, les conditions sont trop complexes, par suite de la participation simultanée de la circulation, pour qu'on puisse en rien conclure. Les expériences antérieurement faites par *J. Müller*, *Brachet* et *Krimer* ne sont guère plus probantes puisque dans la participation simultanée de l'artère rénale qui avait été en même temps liée ou coupée, il y avait une source d'erreurs d'une grande importance. Parce que, une série de troubles aussi bien anatomiques que fonctionnels qui, à cette occasion avaient été attribués à l'influence nerveuse (telles que l'hypérémie de la substance corticale et surtout de la médullaire, cessation complète de la sécrétion normale de la substance corticale avec coexistence d'une sécrétion normale de la médullaire), était la conséquence de la ligature de l'artère.

Les essais faits par *Cl. Bernard* et *Wittich* sont plus nets : dans ceux de *Bernard*, voici ce que l'on peut particulièrement faire ressortir :

Quand on avait coupé la moelle épinière à des animaux, et que la section n'avait pas été faite trop haut, ils ne sécrétaient plus d'urine; mais si l'on entretenait artificiellement la respiration, la sécrétion urinaire reprenait son cours. On en concluait que le point de départ des nerfs rénaux sécréteurs se trouve dans la moelle allongée. Quand on tue un animal sans léser les centres nerveux, par exemple en l'empoisonnant par le curare, et qu'on fasse la respiration artificielle, les reins ne cessent pas de fonctionner et continuent à charrier un sang rouge vif. Si l'on entretient la respiration artificielle, la veine rénale devient plus foncée et l'urine cesse de couler. C'est l'irritation du splanchnique qui diminuerait le passage du sang dans le rein et la sécrétion, et c'est la section de ce nerf qui augmenterait la quantité d'urine (effet qui se produit vraisemblablement par la voie vaso-motrice). *Bernard* a aussi observé qu'il existe sur le plancher du quatrième ventricule en avant de l'endroit dont la lésion produit le diabète, un point dont l'irritation ne provoque qu'une hypersécrétion urinaire sans modifications qualitatives. *Bernard* attribue donc le vrai rôle actif aux nerfs qui établissent la relation entre les vaisseaux et les autres éléments du rein; et il n'accorde à la pression du sang qui, cependant, a une grande importance, qu'une influence passive et secondaire. Eu égard à la distinction anatomique de deux départements nerveux dans le rein, établie par de *Wittich* et que nous avons précédemment indiquée, cet auteur a démontré qu'une albuminurie se montre invariablement pendant la vie, à la suite des modifications pathologiques très-essentielles, du tissu glandulaire et démontrables *post mortem*, lésions qu'entraîne la section des nerfs vasculaires qui entourent les artères.

Au contraire, après l'extirpation des nerfs glandulaires proprement dits, il ne se produirait ni hématurie, ni modification pathologique du tissu glandulaire; on observerait seulement chez le lapin une augmentation passagère mais physiologique de la protéine. *Ludwig* et *Hermann* ont soigneusement coupé tous les nerfs qui se rendent au rein et ont trouvé la sécrétion urinaire sans modifications appréciables de nature et de quantité pendant vingt-quatre heures. *Eckhard*, en cherchant à contrôler les conclusions de *Bernard*, constatait comme lui l'augmentation de la sécrétion urinaire après la section du grand splanchnique, mais après la piqûre du bulbe, il ne la trouvait pas sans melliturie; d'après cela, il paraît que l'influence nerveuse sur le processus sécréteur de l'urine ne s'exerce peut-être que par l'intermédiaire des nerfs vaso-moteurs.

Moins le processus sécréteur est expliqué, plus la sécrétion elle-même, l'urine, a exactement été reconnue d'après ses propriétés qualitatives et quantitatives.

A l'état normal, l'URINE est un liquide clair qui contient en solution, une série de principes solides, en partie organiques (urée, acide urique, matière colorante, créatine, etc.), en partie inorganiques (chlorure de sodium, fer, silice, phosphates et sulfates alcalins, métaux alcalins), et quelques gaz en dissolution (acide carbonique, azote, oxygène). Sa couleur est d'un jaune clair, et sa densité est subordonnée à la quantité toujours variable des parties constituantes solubles. Sa réaction est acide. La quantité totale sécrétée dans les vingt-quatre heures, aussi bien que le contenu en principes solides, et partant le poids spécifique, sont soumis également à de grandes variations suivant une foule de circonstances qui relèvent du sexe, de l'âge, de la nourriture, de la quantité de boissons, du repos ou du mouvement, de la température ambiante et d'un grand nombre de modalités individuelles. On ne doit donc jamais perdre de vue, quand on voit indiquée la valeur de la quantité normale ou anormale d'urine, que ces évaluations ne sont pas mathématiquement exactes, mais seulement approximatives, parce que tous les facteurs qui la constituent ne peuvent être pris en considération. C'est avec cette restriction par laquelle nous ne voulons nullement amoindrir la valeur des appréciations quantitatives, qu'il faut compter les chiffres indiqués plus bas. Nous prendrons l'urine comme un total abstrait, dans sa plus grande simplicité, sans tenir compte exclusivement des rapports qu'elle affecte avec les maladies rénales, — ce qui ne serait pas possible avec la signification générale que nous avons en vue, — et nous additionnerons les indications qui sont les plus importantes à notre objet, sans entrer cependant dans les détails touchant les rapports chimiques ou physiologiques des parties constituantes isolées [1].

La *quantité d'urine* sécrétée par les individus sains en 24 heures varie selon l'influence des conditions sus-mentionnées ; elle est, chez les adultes, d'après *Becquerel*, de 1267 centimètres cubes, d'après *Vogel* : 1635, d'après *Bischoff* : 1662, d'après *Beigel* : 1688. — Chez les femmes, d'après

[1] Pour la connaissance exacte des déterminations qualitatives et quantitatives des parties constituantes isolées, je renvoie de nouveau aux traités de Vogel et Neubauer, Hoppe, Gorup-Besanez et Kühne.

Becquerel : 1371, *Bischoff* : 951. On peut considérer comme chiffre moyen 1500 c.c. quand les reins sont sains et que les conditions alimentaires sont normales. La quantité d'urine dépend en premier lieu de l'ingestion d'eau et de la formation de ce liquide dans l'organisme lui-même, par la combustion des corps hydrogénés. Ce sont les reins eux-mêmes qui exercent une influence importante, mais encore peu connue, sur l'élimination de l'eau ingérée, qui se fait encore en dehors des reins par la peau et par les poumons. Le chlorure de sodium présente cette particularité bien connue, à savoir : que son ingestion augmente directement la sécrétion urinaire, de façon que la quantité d'urine est accrue, sans que la quantité d'eau ingérée soit plus considérable. Dans des conditions pathologiques, les écarts de la quantité normale d'urine se présentent comme augmentation ou diminution.

Elle est *diminuée :* a) dans tous les états qui abaissent la tension du système aortique (les fièvres, les insuffisances des valvules du cœur, sans hypertrophie compensatrice, les exsudats pleurétiques, etc.) ; b) dans toutes les maladies accompagnées d'une abondante émission aqueuse par la peau et les intestins (sueurs des phthisiques, choléra, diarrhée) ; c) au début et à la période ultime des maladies des reins, avec dégénérescence terminale.

Elle est *augmentée :* a) dans tous les états qui augmentent la tension du système aortique, soit par l'hypertrophie du ventricule gauche, soit par l'augmentation de la masse sanguine après la résorption des exsudats et des extravasations séreuses ; b) dans le diabète insipide ou sucré, dont on ne connaît pas encore la vraie cause ; c) dans quelques maladies nerveuses, notamment dans certains états convulsifs; d) dans l'atrophie granuleuse des reins.

Le poids spécifique de l'urine normale est évalué par *Vogel*, à 1080 ; par *Prout*, à 1010-1015; par *Rayer*, à

1018; par *Becquerel*, à 1016-1018. On peut prendre comme chiffres moyens 1015-1020. La densité varie naturellement selon la proportion d'eau et de substances solides. Plus la quantité de l'eau est grande, plus le poids spécifique est faible, et *vice versa;* cette densité sera d'autant plus considérable que les matériaux solides de l'urine seront accrus comparativement à la quantité d'eau, soit d'une façon absolue ou relative. Par conséquent, dans toutes les affections fébriles, dans les maladies du cœur, sans compensation ou avec compensation insuffisante. Le poids spécifique est *constamment* augmenté dans le diabète sucré, et parfois dans la deuxième période de la néphrite diffuse, par suite de la grande quantité d'albumine. Il est anormalement diminué dans le diabète insipide, dans l'atrophie granuleuse du rein et dans presque tous les états anémiques.

Le plus important de tous les principes organiques est l'*urée*, à cause de ses rapports intimes avec la nutrition générale, et comme produit de décomposition des composés protéiques.

L'*urée*, dont la formule atomique[1] est $C^2H^4Az^2O^2$, apparaît dans sa pureté sous forme de cristaux rayonnés, en aiguilles, de couleur argentine, inodore et incolore. Sa réaction est neutre. Elle est soluble dans l'eau bouillante et dans l'alcool, traitée par l'acide azotique et l'acide oxalique, elle forme des composés cristallins caractéristiques, peu solubles (en prismes rhomboédriques et hexagonaux). C'est à cette dernière propriété, ainsi qu'à sa combinaison avec certaines substances (oxyde de mercure) que l'on doit de pouvoir l'extraire de l'urine ou d'autres liquides. La quantité sécrétée dans les vingt-quatre heures est évaluée par *Becquerel*

[1] En ajoutant à cette formule deux atomes d'eau, c'est-à-dire H^2O^2, on obtient $C^2O^4Az^2H^6$, ce qui correspond à deux atomes de carbonate (Co^2), d'ammoniaque (AzH^3), combinaison très-importante pour la décomposition de l'urine.

à 18,537, par *Lehmann* à 32,49, par *Bischoff* à 37,7, par *Vogel* à 30 ou 40 grammes. Elle varie considérablement suivant le poids du corps, l'âge, l'alimentation, l'activité de la nutrition. L'hypothèse antérieure, que le mouvement physique et en particulier le travail musculaire exerçaient une grande influence sur la formation de l'urée, a été complétement réfutée par *Voit* et *Pettenkofer*. Il faut considérer comme *chiffre moyen* pour les individus sains 35 *grammes par jour*. Mais toutes ces estimations n'ont de valeur qu'autant qu'on connaît très-exactement les conditions de la nutrition et le *poids du corps*, car la quantité d'urée sécrétée par jour, monte en raison de l'ingestion des aliments azotés et, même dans l'abstinence, dépend, d'après les recherches de *Voit*, du poids de l'animal, aussi bien qu'elle dépend, à quantité et poids égaux, de l'état de nutrition qui a précédé l'abstinence. Pendant l'état de jeûne, la quantité quotidienne d'urée descend, et cela d'autant plus lentement que la faim a duré plus longtemps. L'ingestion de l'eau a pour conséquence, à l'état normal aussi bien que dans l'abstinence, une augmentation de nutrition des principes azotés du corps, et par là un surcroît de sécrétion d'urée; tout ce qui augmente d'une façon morbide la dénutrition des tissus accroît aussi la quantité d'urée excrétée.

Elle est donc *plus grande* dans tous les états fébriles, surtout à leur début, quand ils ont une durée prolongée, tandis que dans la marche ultérieure de la maladie, l'influence de la diète se fait alors sentir; elle est en outre augmentée dans les états morbides où la recette d'azote est plus considérable, comme dans le diabète sucré par exemple. Elle est *diminuée* au contraire toutes les fois que la nutrition générale est affaiblie (anémie, convalescence de maladies aiguës), ou quand la tension est diminuée dans le système aortique, et la sécrétion aqueuse amoindrie par là même (insuffisance valvulaire, épanchements pleurétiques), dans les maladies du rein, néphrite diffuse, dégénérescence amyloïde), et d'après quelques auteurs, de la façon la plus manifeste dans l'atrophie jaune aiguë du foie, où elle est remplacée par d'autres produits de désassimilation. Mais cette donnée a besoin d'être encore examinée, puisque j'ai observé dans un cas très-intéressant, une augmentation relative de la sécrétion d'urée.

Le principe le plus important après l'urée est l'*acide urique* $C^5HAz^2O^2+HO$; il se présente à l'état de pureté sous forme de lamelles blanches, incolores, inodores et insipides. Il est soluble dans l'eau froide, l'alcool, l'éther et dans l'eau bouillante. Il se trouve combiné dans l'urine à des substances inorganiques, particulièrement à la potasse, à la chaux, à la soude, sous forme d'urates maintenus en dissolution. On le reconnaît à sa faible solubilité dans l'eau, à sa solubilité plus grande dans les alcalis, et surtout en dehors de son type de cristallisation, à sa réaction colorée caractéristique (épreuve de la murexide), que l'on obtient de la façon suivante : On mélange quelques grains d'acide urique avec de l'acide nitrique concentré, et on expose ce mélange à une chaleur modérée; quand on y ajoute de l'ammoniaque, il se colore en rouge pourpre; traité par la potasse caustique, il prend une couleur violette intense. La séparation de l'acide urique de l'urine ou des autres liquides est fondée sur la décomposition de ses sels par un acide qui possède une forte affinité pour ses bases; on a recours d'ordinaire à l'acide chlorhydrique. Pour déterminer la quantité d'acide urique contenue dans l'urine, il importe de savoir (c'est *Bartels* qui a appelé l'attention sur ce point) que lorsqu'on a débarrassé l'urine de l'acide urique, par l'addition de l'acide chlorhydrique (10 c.c. sur 200 d'urine), et après la cristallisation de cet acide à une basse température, elle en sécrète quelquefois de nouveau après un repos assez long ; naturellement il faut faire entrer cette nouvelle quantité dans le calcul du total.

La quantité sécrétée dans des conditions normales dépend surtout des conditions d'alimentation ; elle sera plus abondante après une nourriture azotée, et moins grande après une nourriture végétale. La sécrétion quotidienne et horaire dépend de la digestion ; d'après *Bence Jones*, elle est de 0,4 à 0,6 grammes chez les Anglais, qui font usage d'une alimentation fortement azotée, d'après *Ranke*, elle est de 0,7 avec une nourriture végétale, et de 0,9 avec une alimentation animale. La quantité moyenne est évaluée, chez les hommes sains, à 0,4-1,5 gramme. Dans la pratique, on estimera facilement la quantité d'acide urique contenue dans l'urine, en la jugeant d'après le dépôt, quand elle est déjà sécrétée à l'état de pureté, ou dans l'une de ses combinaisons ; l'urine pouvant être éliminée, chargée déjà d'acide urique ou d'urates, sans que la quantité relative ou même absolue de l'acide urique soit nécessairement augmentée. Une sécrétion aussi rapide dépend au contraire plutôt du contenu en acide de l'urine en question.

L'augmentation pathologique de l'acide urique admise par *Ranke*, dans les états fébriles, surtout dans ceux où il y a hypertrophie de la rate (fièvre intermittente, leucémie), n'a pas été confirmée par *Bartels*. Cet expérimentateur prétend au contraire qu'on ne rencontre dans les états fébriles une augmentation de l'acide urique et une modification des proportions normales de l'urée et de l'acide urique en faveur de ce dernier, que lorsque ces états fébriles sont accompagnés de troubles notables dans la respiration. D'après cela, l'augmentation de la sécrétion d'acide urique serait la conséquence d'une oxydation incomplète des tissus, c'est-à-dire d'une insuffisance relative de la respiration, et non pas le résultat d'une anomalie spécifique dans la nutrition.

L'excrétion de l'acide urique par l'urine est considérablement diminuée chez les goutteux. D'ordinaire la quantité est aussi très-faible dans l'urine des diabétiques, et aussi le plus souvent indéterminée dans les affections rénales. Parfois il se présente à l'état de liberté, sous forme de dépôts et constitue un sédiment rouge brun fortement grenu, qui se révèle au microscope sous les formes cristallines connues, mais plus fréquemment il est finement granulé en même temps que les urates (urates acides de soude et d'ammoniaque, urates de chaux). Le caractère de ces derniers sels est d'être dissous par la chaleur, et de se séparer par l'addition d'acide acétique et d'acide chlorhydrique sous forme de dépôts, en mettant en liberté des cristaux d'acide urique pur reconnaissables au microscope. De tous ces sels, celui que l'on rencontre le plus fréquemment est l'*urate de soude*, désigné sous le nom de sédiment briqueté (*sedimentum latericium*). Il est généralement combiné à une matière colorante d'un rouge vif et mélangé avec les cristaux rhomboédriques d'acide urique pur, sous forme de poudre amorphe dans l'urine de presque tous les fébricitants; mais il cristallise aussi, après avoir été dissous dans l'eau bouillante et s'être lentement refroidi, sous forme de prismes hexagonaux ou plaques hexaédriques, et s'unit le plus souvent avec les formes cristallines des autres urates, notamment avec les formes globulaires rayonnées, ou (de massues) étoilées de l'urate d'ammoniaque. On rencontre moins fréquemment l'urate acide d'ammoniaque soit comme sédiment, et alors c'est sous forme de grains semés d'aspérités et pareils aux fruits de la stramoine. Le plus souvent on le trouve dans l'urine alcaline qui a déjà subi une décomposition dans la vessie, et là ce sel contribuè, en s'unissant avec la magnésie, à la formation des phosphates tribasiques à cristaux prismatiques particuliers (pareils à des couvercles de cercueils). Ces formes se trouvent aussi dans l'urine acide. On rencontre très-rarement l'urate de chaux, qui est presque toujours combiné avec l'urate acide de soude.

Nous avons très-peu de données positives relativement à la sécrétion quantitative de *l'acide hippurique* ou à son importance dans l'organisme sain ou malade. Plusieurs auteurs contestent même son existence dans l'urine normale de l'homme, tandis qu'il est très-abondant dans l'urine de beaucoup d'herbivores. D'après les recherches de *Lücke*, il est constant que dans beaucoup de cas il fait complétement défaut dans l'urine physiologique, et que là où il apparaît dans des conditions normales, il n'y en a que des traces. C'est un acide incolore, insipide et azoté ($C^{18}H^{18}AzO^{5}HO$), très-peu soluble dans l'eau froide, plus soluble dans l'eau chaude. Il se présente sous forme de fines aiguilles qui constituent des prismes et des colonnes tétraédriques. Après l'ingestion d'acide benzoïque et de quelques fruits, surtout des airelles, on le trouve très-abondamment dans les urines; dans ces conditions l'acide hippurique et la sécrétion d'acide urique paraissent même se trouver dans un tel rapport que le second diminue proportionnellement au surcroît de production du premier; voici ce que *Gerard* et *Kletzinsky* prétendent avoir trouvé, tandis que les chimistes les plus récents *Meissner* et *Shepard* le contestent, en se fondant sur des expériences faites sur des chiens. *Lehmann* dit avoir trouvé en grande abondance l'acide urique dans l'urine des malades atteints de diabète sucré.

L'hypothèse émise autrefois, que la *créatine* se rencontre dans l'urine normale, est réfutée simplement par ce fait que l'urine traitée à chaud par l'acide chlorhydrique (qui devrait transformer cette créatine en créatinine), fournit juste autant de chlorure de zinc créatininisé que sans ce traitement. Au contraire, il est démontré que la *créatinine* est un principe constant de l'urine, et elle acquiert d'autant plus d'importance que, d'après les recherches de

Valentiner on l'a rencontré en excès dans l'urine dans différentes maladies compliquées de troubles cérébraux, et que peut-être elle n'est pas non plus sans avoir des rapports avec la maladie dite urémie.

Par la méthode de *Neubauer* (dont il faut lire les détails dans le mémoire original : *Annales de chimie et de pharmacie*, 1861) qui précipite toute la créatinine à l'aide du chlorure de zinc, il est devenu possible de préciser exactement la quantité de créatinine qui se trouve dans l'urine. La quantité sécrétée dans les 24 heures chez les individus sains a été fixée, à l'aide de ce procédé, par Neubauer à 0^{gr},6-1^{gr},3. D'après les recherches de *Winogradoff* la sécrétion de la créatinine est très-diminuée dans l'urine des diabétiques. Un point qui mérite encore une mention particulière et une attention soutenue à cause des conséquences pratiques que l'on en peut tirer, c'est que la créatinine combinée avec beaucoup de soude caustique, chauffée à 100° traitée par le sulfate de cuivre donne un précipité jaune d'oxydule de cuivre; tandis qu'une solution de créatinine dans de la potasse caustique, chauffée de 70° à 80° centigrades, empêche la précipitation de l'oxydule de cuivre formé en même temps. D'après des expériences de *Philippe Munk*, publiées dans *Deutsche Klinik* (juillet 1862), une partie de la créatine et de l'urée paraissent se transformer en créatinine dans le rein.

Outre les substances précédentes, on trouve encore dans l'urine les principes suivants : parmi les substances azotées, l'ammoniaque et les matières colorantes de l'urine; parmi les non-azotées, l'acide oxalique et l'acide succinique. On a longtemps douté de la présence de l'ammoniaque dans l'urine; mais *Heintz* d'abord l'a démontrée directement, en la traitant par le chlorure de platine avec addition d'alcool; ce fait a été confirmé plus tard d'une façon plus indubitable encore par *Schlössing* (*Journal für prakt. Chemie*, Bd. LII). Au moyen d'une autre méthode, *Neubauer* a évalué la quantité d'ammoniaque sécrétée normalement dans l'urine d'un homme sain à 0gr,7243. *Kühne* (*l. c.* p. 507) conçoit des doutes sur la parfaite exactitude de cette évaluation, parce que, dans cette méthode, les décompositions de parties constituantes organiques pouvaient ne pas être exclues. Mais récemment *R. Koppe* a confirmé les données de *Neubauer*. D'après lui, le maximum physiologique serait pour les hommes adultes de 1 gramme dans les 24 heures et en moyenne de 0gr,7 à 0gr,8, chez les femmes de 0gr,5 à 0gr,6. Une grande ingestion d'eau augmenterait aussi la quantité de l'ammoniaque. Dans les maladies fébriles infectieuses, le contenu en ammoniaque de l'urine serait accru, ainsi que dans les cas où des produits putrides (empyème, plaies) sont résorbées (*Petersb. med. Zeitung*, 1868).

On ne sait pas quelle est la *matière colorante* qui donne à l'urine sa couleur habituelle, bien que l'on en ait extrait plusieurs. Il y a quelque temps déjà que *Heller* a appelé l'attention sur une matière colorante bleue qui se montre quelquefois quand on mélange l'urine fraîche avec l'acide chlorhydrique fumant et il l'a nommé uroglaucine, il a distingué encore l'uroxanthine et l'urorrhodine. Mais l'on connaissait, depuis longtemps déjà, une série d'observations de sédiments bleus dans l'urine des malades (comp. *Willis*, traduit par *Heutinger*, p. 144); mais ce sont seulement les investigations d'*Ed. Schunck* (voy. *Huppert*, in *Schmidt's Jahrbücher*, 1859) qui ont démontré que l'urine normale contenait un corps dont on retire par voie de décomposition le bleu d'indigo; ce corps est l'indigose (indican), qui jusqu'ici est la seule matière colorante de l'urine exactement connue. Cette indigose détermine par sa décomposition, notamment en présence de l'acide chlorhydrique et de l'acide sulfurique, l'apparition du bleu d'indigo et d'autres substances colorées (indirubine) qui se présentent alors comme les variétés multiples du pigment urinaire. On en démontre aussi facilement la présence dans l'urine humaine par la méthode de *Hoppe-Seyler*, qui consiste à précipiter l'urine en la traitant par l'acétate de plomb en excès, à la filtrer, à traiter le précipité par l'ammoniaque caustique et à le décomposer enfin par l'acide chlorhydrique ; mais de cette façon on n'élimine pas encore toute l'indigose. *Carter* dit que, pour montrer rapidement le contenu en indigose, il suffirait de remplir une éprouvette jusqu'à 1/2 pouce de hauteur d'urine en question, laisser couler le long des parois du vase un tiers de son volume d'acide sulfurique du commerce d'une densité de 1.830; des urines devenues ammoniacales par décomposition ne fournissent le plus souvent plus d'indigo. On peut conclure du contenu approximatif de l'urine en indigose, d'après la coloration qu'elle prend quand on y ajoute un peu d'acides azotique ou chlorhydrique et en la portant à ébullition. S'il s'y trouve beaucoup d'indigose, il se forme par le repos un précipité bleu (d'indigo) ; s'il y en a peu, la coloration n'est que violette ou bleuâtre et si le contenu est tout à fait insignifiant, la coloration est rosée. Une urine de laquelle l'indigo a été soigneusement extrait, paraît presque noire (*Hoppe* in *Virchow's Archiv.*, Bd. XXVII, p. 390). Dans des conditions pathologiques, l'urine exposée à la lumière et à l'air, devient peu à peu noire par le repos, surtout chez les malades qui sont affectés de cancer pigmentaire; c'est *Eiselt* (*Pruger Vierteljahrsschr.* 1858) qui a d'abord indiqué ce caractère comme un signe pathognomonique du cancer pigmentaire. En la chauffant avec de l'acide nitrique, on peut produire, dans ces cas, la même modification de couleur; *Hoppe* a montré que ces urines sont très-riches en indigose, mais qu'on ne pouvait pas trouver de corrélation entre la matière colorante brune qui se forme dans l'urine exposée à l'air et les produits de décomposition de l'indigose (*l. c.*, p. 391); il paraît, au contraire, que cette couleur brune est produite par la matière colorante combinée aux urates (sédiment briqueté) et qui le plus souvent se trouve en grande quantité dans l'urine pathologique. D'après les observations de *Kletzinsky* et de *Heller*, la matière bleue se trouve en excès dans l'urine albumineuse et dans les états d'irritation de la moelle épinière ; cette opinion a besoin encore d'être vérifiée.

Dans un cas de dégénérescence amyloïde des reins *Hoppe* a trouvé des quantités très-considérables d'indigose (*Berl. klinische Wochenschr.* 1867, p. 341). De même *O. Wyss* a démontré que la première urine émise après un accès de choléra se distingue par la richesse de son contenu en indigose (*Archiv für Heilk.* 1re année, 97, H. 3).

L'*acide oxalique* se présente toujours dans l'urine combiné à la chaux sous forme d'oxalate de chaux ; nous y reviendrons ultérieurement à propos des sels.

L'*acide succinique* ($C^8 H^6 O^8$), d'après les recherches de *Meissner*, constituerait un élément habituel bien que non constant de l'urine. On le reconnaît surtout par sa facile solubilité dans l'eau et l'alcool chaud, par l'insolubilité de ses sels alcalins dans l'alcool et le précipité qu'il forme avec le perchlorure de fer. Il est probable que l'acide succinique pénètre dans l'organisme avec les aliments et se produit par la fermentation du sucre, de l'acide malique et de l'asparagine. On le trouve aussi dans l'urine humaine après l'ingestion d'acide benzoïque, d'après les recherches de *Meissner* et de *Shepard*.

De toutes les parties minérales de l'urine, c'est le *chlore* combiné le plus souvent au *sodium* que l'on connaît le mieux. Le *chlorure de sodium* est facilement soluble dans l'eau, cristallise en trémies élégantes qui ne se transforment en octaèdres et en tétraèdres que si la solution contient en même temps de l'urée.

On le reconnaît facilement dans l'urine et dans d'autres

liquides à l'aide du nitrate d'argent; il se forme un précipité blanc caillebotté de chlorure d'argent insoluble dans les acides nitrique et chlorhydrique. La quantité de chlore sécrétée par l'urine d'individus sains, dans les 24 heures, dépend principalement mais non toujours de l'ingestion directe du sel de cuisine avec les aliments et est le plus souvent proportionnelle à la quantité de sel absorbé. Elle est d'après *Hegar* de $10^{gr},46$, d'après *Bischoff* de $14^{gr},5$, d'après *Lehmann* de 15 grammes; en moyenne de $13^{gr},15$. Les chlorures de l'urine sont *diminués* toutes les fois que l'ingestion d'aliments est moindre; donc, dans tous les états fébriles; en outre dans les cas où il y a des exsudations ou des transsudations qui sont très-riches en sels, tels que la pneumonie, la pleurésie, le rhumatisme articulaire, les évacuations intestinales profuses, les épanchements hydropiques, et surtout la dégénérescence du rein.

Les chlorures sont *augmentés* après les ingestions abondantes d'eau (la sécrétion est augmentée dès le début et diminuée déjà après la troisième heure), dans les diabètes insipide et sucré; dans la résorption d'extravasations hydropiques ainsi que dans les exsudats inflammatoires.

L'*acide sulfurique*, qui se reconnaît aisément quand on le traite par la baryte, semble dans l'urine toujours combiné avec un alcali. Sa quantité dépend, de même que celle du chlore, essentiellement mais non pas exclusivement de l'ingestion du soufre contenu dans l'alimentation; il ne faut cependant pas oublier que nous ne prenons pas avec la nourriture directement des sulfates, de sorte que ceux de l'urine proviennent seulement des combinaisons organiques du soufre (*Kühne*, *Sick*). L'acide sulfurique est plus abondant avec une nourriture animale, moins avec une nourriture végétale et il est surtout diminué dans l'abstinence et par conséquent dans tous les états fébriles. La quantité normale dans l'urine des 24 heures est estimée, d'après de nombreuses recherches, à 1gr,5-2gr,5.

L'*acide phosphorique* combiné aux oxydes alcalins et terreux présente une plus grande importance. D'après les recherches multipliées de *Beneke*, *Winter* et autres, la quantité excrétée en 24 heures est de 3 ou 4 grammes, en moyenne de 2 grammes et l'acide phosphorique combiné aux oxydes terreux est par rapport aux phosphates alcalins comme 1 est à 3. L'ingestion d'aliments, de boissons abondantes et un effort corporel ou physique en accroissent la quantité. Les déperditions produites par la fièvre *augmentent* aussi, dans l'urine, la quantité d'acide phosphorique; en général sa sécrétion marche parallèlement avec celle de l'urée. Elle est surtout abondante dans le rachitisme et l'ostéomalacie où l'on a démontré la corrélation positive de son accroissement avec la diminution des sels dans les os. La quantité d'acide phosphorique se trouve *diminuée* dans toutes les maladies des organes digestifs et rénaux. Les *combinaisons* avec la chaux et la *magnésie* sont insolubles, mais maintenus en dissolution dans l'urine par un excès d'acide libre ou par des sels acides. Dès que disparaît l'acide (soit par une neutralisation artificielle au moyen de l'ammoniaque, soit par le passage dans l'urine d'un sel de potasse ou de soude, ou bien encore après une ingestion abondante de carbonate d'ammoniaque et de sels ammoniacaux d'origine végétale, qui par leur oxydation se transforment en carbonates, ou par la décomposition de l'urée en carbonate d'ammoniaque, telle qu'elle a lieu dans la décomposition alcaline de l'urine quand on ajoute une quantité d'eau équivalente), les sels ne peuvent pas se maintenir en dissolution. Le phosphate de chaux se dépose alors sous forme de poudre amorphe; celui de magnésie absorbe l'ammoniaque (dont l'existence, comme nous l'avons déjà dit, a d'ailleurs été démontrée positivement par *Heintz* dans l'urine normale) et forme les cristaux de *phosphate ammoniaco-magnésien*, les soi-disant phosphates tribasiques caractérisés par leur aspect et par leur faible solubilité dans l'eau et dans les liquides alcalins. Ces cristaux présentent toutes les combinaisons du prisme rhomboédrique vertical, leur forme rappelle assez exactement celle d'un couvercle de cercueil. Les *phosphates terreux* déposés dans le sédiment se distinguent facilement des urates en ce qu'ils sont insolubles par la chaleur. Ils diffèrent de l'albumine (avec laquelle ils sont souvent confondus, à cause de leur précipité floconneux) par leur solubilité dans l'acide nitrique. Les phosphates ammoniaco-magnésiens se distinguent aisément par leur solubilité dans l'acide acétique de l'oxalate de chaux qui, dans des cas rares, cristallise sous les mêmes formes.

L'*oxalate de chaux*, qui d'après les recherches de *Golding Bird* etc., se rencontre en très-faible quantité dans l'urine normale, se reconnaît à son type cristallin consistant en petits octaèdres très-réguliers (sous forme d'enveloppes de lettres) et par son extrême solubilité dans l'acide acétique. Il ne cristallise que rarement sous forme d'haltères « *dumb-bells*. » et *Hassel* a aussi décrit une forme dans laquelle les cristaux sont agrégés comme des rosaces (*the Lancet*, 1860). Lorsque l'acide oxalique se rencontre dans l'urine en dehors de son ingestion par les aliments, on doit chercher sa source dans l'acide urique et dans la créatine. L'accumulation d'acide oxalique a été décrite comme une diathèse spéciale. *Beneke* et les auteurs anglais ont tracé un tableau morbide particulier de l'oxalurie, qui d'après les recherches plus exactes de *Bence Jones*, *Rees* et *Gallois* ne soutient pas l'examen. — L'oxalate de chaux se trouve constamment dans tous les états où il existe des troubles respiratoires ou digestifs, en outre dans certaines perturbations nerveuses, notamment dans les états psychiques (manie, mélancolie), dans la fièvre intermittente, la chlorose et le diabète. Il est toujours augmenté après l'ingestion d'une nourriture oxalique, — par exemple de vins mousseux, de bières fortes (*Smoler*, *Prager Vierteljahrsschrift*, 1861. Bd II). D'après les indications de *Smoler*, on ne le trouve jamais dans les premières périodes du typhus, dans le rhumatisme aigu, le catarrhe intestinal et la dysenterie. Il se montre passagèrement dans les états puerpéraux, dans la néphrite diffuse et dans les maladies nerveuses convulsives comme l'épilepsie.

Après avoir, dans ce qui précède, décrit sommairement les éléments normaux de l'urine et les variations de leurs proportions quantitatives à l'état morbide, il nous reste à parler des substances intermédiaires entre l'état normal et l'état pathologique; en ce sens qu'on peut les considérer comme parties constituantes normales, lorsqu'elles sont en quantités extrêmement faibles; tandis qu'elles deviennent anormales dès que leur quantité est démesurément accrue. — C'est du moins ce qui a lieu vraisemblablement pour le sucre.

Bien que l'hypothèse émise par *Brücke*, d'après laquelle toute urine renfermerait du sucre, ait rencontré de nombreux contradicteurs, on peut cependant admettre comme positivement prouvé, et cela par des méthodes indubitables, que la quantité de sucre contenue normalement dans l'urine peut s'élever même jusqu'à 1 gramme par jour. Néanmoins l'urine normale peut ne pas présenter de précipité d'oxydule de cuivre avec l'un des réactifs les plus communs, celui de Trommer, que nous citerons bientôt; cette particularité dépend de ce que normalement l'urine contient des matières qui maintiennent l'oxydule de cuivre en solution. — *Winogradoff* a reconnu que la créatinine jouissait de cette dernière propriété. La présence prolongée du sucre dans une urine abondante, presque incolore, reste le signe d'une maladie grave, déterminée par différentes causes, qu'on a désignée précisément d'après ce symptôme, sous le nom de diabète sucré.

Il est facile de reconnaître l'urine diabétique d'après les caractères suivants : grande quantité, couleur claire, densité anormale. Les meilleurs réactifs du sucre sont :

1° En supposant que l'urine soit exempte d'albumine, le traitement par lixiviation à l'aide d'une solution de potasse ou de soude caustiques; elle prend alors une couleur brun rougeâtre.

2° *Réactif de Trommer*. On mélange l'urine avec un quart de son volume de potasse ou de soude caustique, puis on ajoute quelques gouttes d'une solution diluée de sulfate de cuivre; il se produit alors une coloration bleu foncé ou verte quand il y a du sucre; on fait chauffer jusqu'à ébullition, il se produit alors un dépôt jaunâtre d'oxydule de cuivre auquel a été réduit l'oxyde de cuivre par le sucre. — On se sert aussi pour faire cette expérience, au lieu de la lessive de potasse et du sulfate de cuivre de l'acétate de potasse et de cuivre dissous dans une lessive de soude diluée et additionnée d'acétate de potasse et de soude en excès : tel est le *réactif de Fehling;* il faut seulement qu'il soit toujours fraîchement préparé puisque, exposé à la lumière, il subit facilement une réduction.

3° *Réactif de Böttger*. On mêle quelques grains de sous-nitrate de bismuth à une quantité donnée d'urine, on y ajoute encore une solution concentrée de sous-carbonate de soude et on porte à ébullition. S'il y a du sucre, l'oxyde de bismuth primitivement blanc noircit en se réduisant en oxydule qui est d'un gris noirâtre; en faisant cette expérience, il ne faut jamais oublier que d'autres matières ont aussi une faculté de réduction et peuvent se trouver en grande quantité dans l'urine en question (acide urique).

4° *Épreuve de fermentation*. Dans un appareil à acide carbonique dit de *Fresenius* on met environ 20 c. c. d'urine, quelques gouttes d'acide acétique et un peu de levûre de bière. On remplit l'autre partie du tube à moitié d'eau de baryte. On ferme l'appareil hermétiquement et on l'abandonne à une température de 15° à 25°. Au bout de peu d'instants, il s'y développe par fermentation des bulles de gaz qui ne sont autre chose que de l'acide carbonique et qui doivent leur origine à la décomposition du sucre. Le liquide devient clair et laisse déposer sa lie, la levûre de bière.

La déviation dextrogyre du plan de polarisation par le liquide contenant du sucre urinaire n'est applicable qu'en l'absence d'acide biliaire et d'albumine et est employée à l'appréciation quantitative, notamment à l'aide de l'*appareil de Soleil-Venzke*. Cependant on sera à peine forcé de recourir au polarimètre pour la recherche simplement qualitative du sucre. La méthode la meilleure pour révéler la présence du sucre dans tous les cas douteux reste toujours la séparation du sucre telle qu'elle a lieu, dans un liquide réduit à la consistance sirupeuse, sous forme de gangues cristallines.

Quant à l'*albumine*, les observateurs français ont bien prétendu qu'elle se rencontrait normalement dans l'urine, mais la preuve n'en a pas été fournie. Il est même douteux que des traces d'albumine puissent passer dans l'urine chez l'homme sain qui se nourrit d'aliments très-albumineux, tandis que, chez les animaux, *Stokvis* a pu produire une albuminurie artificielle en injectant du blanc d'œuf dans le sang. La substance que *Béchamp* a décrite sous le nom de Néphrozymase, comme corps albumineux de l'urine normale qui serait séparable de l'urine par l'alcool, est probablement identique avec la ptyaline et ne présente pas les autres réactions de l'albumine. Tandis qu'on peut considérer comme certain qu'il n'y a pas trace d'albumine dans l'urine normale, on la trouve tantôt en quantité plus grande, tantôt en quantité moindre, dans des conditions pathologiques, dans les états morbides les plus variés tant légers que graves. Quelques multiples que paraissent être ces états, presque tous présentent cependant comme point de départ commun une modification circulatoire dans les reins. Ce trouble consiste soit en une tension augmentée dans le système veineux tout entier, tel que dans les maladies du cœur ou des poumons, soit en une stase veineuse locale dans le rein, telle que dans la plupart des lésions organiques du rein, dans la thrombose de la veine rénale, dans les derniers mois de la grossesse; voilà les conditions principales dont l'expérience a montré et prouvé l'existence. On n'est pas encore parvenu à produire une albuminurie expérimentalement par une augmentation de pression dans le système aortique. Dans les cas où l'albuminurie se présente à la suite des états hydrémiques, on en cherchait autrefois la cause dans une modification de la crase sanguine en se fondant sur les recherches de *Magendie* et *Kierulf;* plus récemment, *Wundt* et *Rosenthal* ont prétendu avoir produit une albuminurie par privation du sel marin, et par conséquent à la suite d'une modification de la crase sanguine. Cependant *Max Hermann* et *Westphal* ont montré ce qu'il y a d'erroné dans les recherches des premiers expérimentateurs, qui n'ont jamais obtenu d'albuminurie en faisant des injections d'eau avec les précautions nécessaires, mais les résultats de ces derniers investigateurs ont été infirmés par les expériences exactes de *Stokvis*. En effet, nous ne connaissons pas exactement d'autres causes de l'albuminurie provenant d'une altération du sang que la présence dans ce liquide de matières qui dissolvent les corpuscules sanguins (acides biliaires, phosphore, éther, etc.), et font ainsi pénétrer de l'hématoglobuline et non du sérum albumineux dans l'urine. Il est très-douteux que la dégénérescence graisseuse de l'épithélium rénal, sans trouble circulatoire dans les reins, comme dans l'atrophie jaune aiguë du foie et dans l'empoisonnement par le phosphore, produise de l'albuminurie. J'en ai rapporté moi-même une observation, dans laquelle l'urine n'était pas albumimineuse, quoiqu'il existât une dégénérescence graisseuse avancée de l'épithélium rénal. Lorsque l'albumine se présente dans l'urine, elle se montre sous forme d'albumine dissoute.

Le précipité albumineux se redissout quand on le traite par un excès (volume triple) d'acide nitrique. *Stokvis* a appelé d'abord l'attention sur ce point et j'ai pu moi-même en confirmer très-souvent l'exactitude. Il incombe aux recherches futures de nous renseigner plus exactement sur les modifications que l'albumine peut subir dans l'urine elle-même. D'après les recherches de *Masig* la paralbumine qu'on ne trouve que dans la sérosité des kystes ovariques et que j'ai rencontrée dans les kystes du rein, paraît aussi se présenter dans l'urine. *C.-J. Lehmann* donne comme constante la présence de la globuline dans l'urine albumineuse à côté de l'albumine du sérum. *C. Gerhardt* (*Deutsches Arch. für klin. Med.*, Bd V, Heft 2) a signalé une espèce particulière d'albuminurie, dans laquelle l'urine soumise à ébullition et traitée par l'acide nitrique en quantité suffisante ne présente pas de précipité, mais en revanche fait reconnaître la présence de l'albumine lorsqu'on la traite par l'alcool. Les procédés d'analyse, les plus usités en même temps que les plus sûrs, sont les suivants :

1° Dans l'urine claire, l'albumine se dépose en flocons blancs si on la traite par l'acide nitrique concentré en quantité égale à peu près au quart du volume de l'urine.

2° Dans l'urine acide, l'albumine est précipitée en flocons par l'emploi de la chaleur, ce qui n'a pas lieu pour l'urine alcaline.

Les seules causes d'erreur que puissent présenter les

méthodes précédentes seraient celles-ci : si l'urine était trop chargée d'urates, ceux-ci pourraient être précipités par l'acide nitrique et pris pour de l'albumine. Chez l'homme des urines tellement concentrées se produisent, il est vrai, rarement; mais l'emploi de la chaleur, qui fait dissoudre les urates et non l'albumine, met à l'abri d'une pareille confusion. D'un autre côté, avec la chaleur seule les phosphates contenus dans l'urine pourraient être précipités et pris pour de l'albumine quand l'urine est alcaline ou simplement neutre. En pareil cas, l'addition de quelques gouttes d'acide, en dissolvant les phosphates et non l'albumine, remédie à cet inconvénient. Pour prévenir toute erreur, il est donc prudent de combiner les deux moyens : la chaleur et l'acide. Lorsque l'urine est neutre et que l'on y ajoute quelques gouttes d'acide pour reconnaître l'albumine par la chaleur, il ne faut pas oublier que des quantités très-faibles d'acide nitrique maintiennent l'albumine en dissolution et que leur addition ne produit pas le dépôt à la chaleur. On doit tenir compte de cette particularité quand l'urine est pauvre en albumine et peu concentrée. *Stokvis* (l. c., p. 5) a encore indiqué une source d'erreurs peu connues : un contenu modique de graisse, qui, traitée par la chaleur et par les acides, prend aussi en se précipitant l'aspect de l'albumine. Pour se prémunir contre cette erreur, il suffit de traiter à froid l'urine par l'éther et par un acide dilué; le premier dissolvant les graisses, la chaleur et l'acide ne produisent pas de dépôt.

3° Lorsqu'on est en droit de supposer la présence de sucre à côté de l'albumine, la méthode de *Hoppe-Seyler* est très-recommandable ; elle est en effet très-sûre et ne produit pas de dépôts d'autres matières; elle consiste à saturer l'urine avec l'acide acétique et à ajouter ensuite un volume égal d'une solution concentrée de sulfate de soude et à faire chauffer le tout jusqu'à ébullition. Le dépôt qui se produit alors révèle la présence de l'albumine.

Quant aux matières protéiques, la *fibrine* se présente dans l'urine, même quand elle ne provient pas directement du sang, sous forme d'une masse gélatineuse ou sous forme fibrillaire. Cependant sa présence est rare et elle pourrait bien provenir le plus souvent de la vessie, surtout lorsque l'inflammation du réservoir urinaire à été la conséquence de l'action prolongée des diurétiques âcres. En outre, on trouve dans l'urine chyleuse une sécrétion réelle de la matière fibrinogène découverte par A. Schmidt ; nous aurons occasion d'y revenir plus longuement. En revanche, les cylindres dits fibrineux qui se rencontrent dans divers états morbides des reins, ne contiennent pas en général de la fibrine, mais de l'albumine.

Bien que, d'après *Kühne*, rien ne s'oppose à l'idée que la substance fibrinogène transsudée se réunisse déjà dans les canalicules urinaires pour former la fibrine (*loc. cit.*, p. 541), cela est cependant extrêmement invraisemblable, la majorité de ces cylindres devant leur origine à des modifications et transformations épithéliales; leurs caractères fibrineux ne sont reconnaissables que sur certains caillots fibrillaires striés qui ne se produisent que très-rarement. On trouve ces cylindres, dits fibrineux, dans toutes les espèces de maladies rénales, aussi bien dans les catarrhales, que dans les parenchymateuses ou les interstitielles, et on les rencontre encore dans les cas de stase veineuse. Ils n'ont donc rien qui caractérise l'une de ces formes plutôt que l'autre. J'en ai même trouvé dans l'urine exempte d'albumine (*Virchow's Archiv.*, Bd 14), et l'investigateur le plus sérieux à cet égard, *Axel-Key*, dit aussi les avoir vus dans l'urine, quand les reins étaient tout à fait normaux; de sorte que je ne saurais admettre l'opinion contradictoire de *O. Bayer* (*Arch. der Heilk.*, Jahrg. IX, Heft 2, p. 145). Quant aux cylindres en particulier, je puis presque, après mûr examen, me conformer à la description de *Key* relative au développement et à l'exposé de ces formations (*Om de s. k. Tubularafgjutringarnas*, etc. Stokholm, E. Westrell). Pour cet auteur, tous ces cylindres proviennent de métamorphoses épithéliales, à l'exception des formes hyalines qu'il considère comme des produits de la sécrétion urinaire. J'admets avec Key les espèces suivantes (leur description détaillée sera faite à propos des différentes formes de néphrites) : 1° des cylindres foncés, granuleux; 2° des cylindres clairs, finement granuleux; 3° gélatineux; 4° cireux; 5° hyalins; 6° graisseux. Il ne me semble pas pratique de distinguer, à l'exemple de Key, comme formes particulières, des cylindres sanguins et des cylindres calcaires, ces dispositions étant trop variables pour qu'il soit permis d'en faire des groupes distincts. La plupart des cylindres s'accusent plus nettement quand on les traite par l'acide acétique, ne pâlissent un peu que quand la réaction a été plus longue, mais ne se dissolvent pas. Les cylindres cireux se distinguent par leur grande résistance aux réactifs chimiques.

Outre les caillots qui proviennent sûrement des canalicules urinaires, on rencontre encore dans l'urine des filaments membraneux, repliés, étroits, très-longs et pâles, que *Rayer* considère comme formés de mucus. Ils présentent souvent aussi des flexuosités régulières. Par leur réunion, ces filaments forment de larges bandes striées en travers, aplaties ou cylindriques, décrivant des flexuosités. Ces néoformations sont très-réfringentes, peu solubles dans l'acide chlorhydrique, pâlissent sous l'action de l'acide acétique et se dissolvent après un séjour prolongé dans cet acide. Elles offrent donc des caractères différents de ceux du mucus et de la fibrine.

On rencontre encore une autre espèce de caillots, deux ou trois fois plus larges que les canalicules urinaires, et dans lesquels se trouvent des corpuscules jaunes très-réfringents; ils se dissolvent dans les acides acétique et chlorhydrique et proviennent probablement de la prostate. Lorsque la fibrine contenue dans l'urine vient directement du sang, elle se présente sous forme de caillots étroits et est le plus souvent mêlée de sang.

Le *sang* dans l'urine, qui peut y être extravasé de toutes les parties de l'appareil sécréteur et excréteur, est facilement reconnaissable à sa coloration rouge brunâtre qu'il transmet à ce liquide et ce qui est beaucoup plus important, par l'examen microscopique des globules sanguins. Ces derniers sont de petites cellules rondes à contenu liquide (hématoglobuline), qui apparaissent, sous le microscope, sous forme de disques circulaires légèrement biconcaves, à enveloppe incolore et avec un contenu rouge jaunâtre.

Elles se maintiennent intactes dans l'urine acide, mais quand elles y ont séjourné pendant un certain temps, leur contour devient festonné, parce que les enveloppes se rétrécissent. Parfois cependant elles peuvent manquer, sans que l'urine soit devenue ammoniacale et sans qu'elle ait dissous les enveloppes, surtout sous l'action de matières capables de dissoudre les corpuscules sanguins (acide biliaire, phosphore, acide sulfurique, hydrogène arsénié); et leur coloration sanguine ressemblant le plus souvent à de la lavure de chair, devient alors d'un rouge de sang dissout qui dérive ainsi que l'albumine, de l'hématoglobuline débarrassée du stroma des corpuscules sanguins extravasés. Quand il s'agit de démontrer l'hémoglobuline en l'absence de corpuscules sanguins, l'analyse spectrale est la méthode la plus sûre pour arriver à ce but, puisque elle fait ressortir les raies de l'oxyhémoglobine même là où l'œil ne reconnaît aucune trace de coloration sanguine dans l'urine. Il va d'ailleurs sans dire que l'urine sanguinolente est toujours albumineuse, et que le sang, en tant que liquide alcalin, en efface l'acidité. Mais il serait cependant erroné de croire que l'urine sanguinolente dût nécessairement être alcaline. Même dans les hématuries les plus abondantes, la réaction de l'urine fraîchement émise est toujours acide. Si l'on veut arriver à reconnaître la matière colorante du sang par le contenu en fer, dans les cas où l'on ne peut démontrer l'existence des corpuscules sanguins, il ne faut pas oublier que l'urine contient normalement du fer.

La signification seméiologique du sang dans l'urine est très-multiple, puisqu'il peut s'y présenter dans les circonstances les plus diverses : dans toutes les formes de néphrites, après les contusions et les traumatismes, dans les tumeurs bénignes et malignes des reins, dans les maladies des uretères, de la vessie et de l'urèthre, de même que dans les états généraux qui, comme le scorbut par exemple, produisent des déchirures dans les parois vasculaires, par suite de troubles dans la nutrition. Ce n'est pas ici le lieu d'examiner ces diverses conditions pathogéniques. Nous rencontrerons encore l'hématurie, qui n'est en somme qu'un symptôme, en décrivant séparément chacune des maladies rénales. D'une façon générale, la question la plus importante est de savoir si l'hémorrhagie provient des reins ou de la vessie. On peut résoudre ce problème, en partie en considérant la différence des symptômes morbides appartenant aux autres organes, en partie par les caractères du sang lui-même. Si le sang provient de la vessie, il forme d'habitude de gros caillots et n'est pas aussi uniformément mélangé à l'urine. Celle-ci aura donc au moment de son émission une couleur légèrement rougeâtre, tandis que les dernières gouttes d'un rouge très-foncé paraîtront souvent formées de sang pur. Au contraire, si l'hémorrhagie provient des reins, l'urine est uniformément mêlée au sang, présente le même aspect dans les dernières comme dans les premières portions du jet. Dans ces états morbides, on découvre souvent aussi au microscope les empreintes de canalicules urinaires, petits et grands, sous forme de caillots sanguins. Récemment *Friedreich* a vu (*Ein Beitrag zur Lebensgeschichte der rothen Blutkörperchen*, in *Virchow's Archiv*, Band XIV) dans l'urine d'un individu affecté d'hématurie, des mouvements amiboïdes et des scissions des corpuscules sanguins, et il suppose même que ces modifications n'ont lieu que dans les hémorrhagies rénales. Bien que moi-même je considère avec *Friedreich* ces modifications comme des phénomènes vitaux, puisque j'ai observé de semblables particularités dans le sang d'un ictérique, je ne puis pas cependant partager sa manière de voir, car je n'ai pas trouvé ces modifications dans les hémorrhagies rénales bien et dûment constatées. Si le sang provient des bassinets ou des uretères, il prend la forme de grands caillots qui conservent l'empreinte des parties dont il émane. Bien que le diagnostic soit toujours naturel, il est cependant souvent difficile et il importe beaucoup pour arriver à une conclusion positive, de tenir compte de l'apparition simultanée d'autres parties constituantes morphologiques de l'urine. Il s'y présente souvent concurremment du *mucus* et du *pus*. Tandis que le *mucus* apparaît dans l'urine normale sous forme d'énéorème; ce n'est que dans la forme la plus bénigne du catarrhe des voies urinaires qu'on le trouve augmenté ou qu'il se présente comme élément anormal isolé. Il se compose des éléments morphologiques des épithéliums détachés, des débris de cellules parenchymateuses et de corpuscules muqueux. Les corpuscules muqueux sont de grandes cellules sphériques possédant un noyau et un nucléole. En y ajoutant de l'acide acétique on n'y reconnaît d'ordinaire qu'un seul noyau.

Reissner (*Virchow's Archiv*, Bd XXIV) a décrit exactement les caractères chimiques du mucus réellement dissous dans l'urine (mucine), et a indiqué les réactions les plus importantes de l'urine muqueuse :

1° La dilution dans l'eau distillée ne produit pas de modifications.

2° L'acide acétique additionné en quantité notable dans l'urine froide, y produit un précipité uniforme qui ne se dissout pas, même quand on augmente beaucoup la dose de l'acide additionné. Le nuage se produit aussi bien dans l'urine ordinaire que dans celle qui a été diluée avec beaucoup d'eau. Quand la dilution a été forte, la réaction est souvent extrêmement nette; quand l'urine a été diluée d'abord et que le contenu en mucine n'est pas trop faible, il se détache du nuage, après quelques heures, un précipité à gros flocons d'un blanc sale, qui se montre, sous le microscope, sous forme d'une masse finement granulée ou homogène déposée au milieu des cristaux d'acide urique. Un mélange de sels alcalins neutres empêche le précipité par l'acide acétique; le trouble déjà produit est complétement effacé par l'addition d'une solution d'acétate de soude.

3° La température de l'ébullition ne modifie pas l'urine, à moins qu'elle ne renferme en même temps de l'albumine ou des phosphates terreux. Si l'urine muqueuse, ce qui est souvent le cas, contient en même temps de l'albumine, le trouble qui en résulte prouve que l'on peut obtenir un dépôt clair sans addition d'acide acétique; ce trouble est beaucoup plus faible dans le dépôt par l'acide acétique que dans l'urine primitive, vraisemblablement parce que le mucus est entraîné avec l'albumine coagulée. Si l'on a soin de filtrer le coagulum albumineux, le nuage produit par l'acide acétique ne devient pas floconneux même quand on ajoute auparavant de l'eau.

L'acide tartrique produit le même effet que l'acide acétique; l'acide nitrique n'amène un précipité que si le liquide est très-dilué et si la quantité d'acide ajoutée a été minime. L'urine troublée par l'acide acétique et l'acide tartrique redevient claire par l'addition de quelques gouttes d'acide chlorhydrique froid et non fumant. Le sédiment floconneux formé par le repos prolongé ne se laisse pas complétement dissoudre par l'acide chlorhydrique.

Le ferrocyanure de potassium ne produit de précipité ni dans l'urine mêlée à l'acide acétique ou à l'acide chlorhydrique, ni dans celle qui renferme de l'acide acétique et des sels alcalins.

Le mucus se distingue essentiellement de la caséine du sérum sanguin (Panum) par son insolubilité dans un excès d'acide acétique dilué.

Les urines, riches en urates produisent aussi un gros nuage par l'addition de quelques gouttes d'acide acétique; ce précipité n'est pas soluble dans un excès d'acide, mais ce nuage épais et jaunâtre, se redissout par la chaleur et reparaît de nouveau par le refroidissement.

Suivant le conseil de *Reissner*, pour rechercher l'albumine, on ne doit pas ajouter de l'acide acétique à l'urine bouillie, car dans ce cas la mucine, si elle existait dans ce liquide, serait précipitée sous forme de flocons, il faut donc avoir recours à l'acide nitrique.

Les états morbides dans lesquels *Reissner* a trouvé particulièrement de la mucine dans l'urine étaient de préférence les fièvres aiguës les plus diverses, et dans ces cas l'albumine se trouvait le plus souvent associée à la mucine.

Le *pus* apparaît dans toutes les inflammations catarrhales intenses et dans les lésions organiques des voies urinaires, plus rarement dans les maladies des reins (surtout les abcès et la pyélite) que celles de la vessie et de l'urèthre. La réaction de l'urine reste dans la plupart des cas acide, même quand il y a un abondant contenu purulent, pourvu que l'urine soit fraîche. Si le pus existe en grande quantité, l'urine récemment émise a d'habitude l'aspect trouble; après un repos prolongé, le pus se dépose au fond du vase sous forme d'une couche jaunâtre mélangée aux cellules épithéliales et aux autres produits de la sécrétion catarrhale et la partie supérieure du liquide devient claire. L'aspect trouble de l'urine fraîchement émise peut donner lieu à première vue à des erreurs. Les phosphates présentent en effet, lorsqu'ils sont abondants, une pareille apparence et peuvent également fournir après le repos un sédiment très-analogue à celui-ci. Cependant la coloration de ce dernier est plutôt blanchâtre, celle du premier plutôt jaunâtre. Il faut noter enfin, comme signe important, que l'addition de quelques gouttes d'acide dissipe le trouble de l'urine phosphatique, tandis qu'elle augmente celui de l'urine purulente. Vient-on à examiner l'urine purulente après qu'un sédiment s'est déjà formé et que le liquide des couches supérieures est devenu clair, on peut confondre tout d'abord ce sédiment avec celui que forment les urates.

Il suffit naturellement de la chaleur seule pour dissoudre les urates, tandis que l'urine purulente, traitée de la sorte, se trouble d'autant plus qu'elle est toujours albumineuse, en raison de la quantité de pus qu'elle renferme; Au point de vue de ses caractères chimiques, le pus présente cette particularité que par l'addition de la potasse, il forme une masse résistante, visqueuse, gélatineuse, par suite de la rétraction de ses corpuscules; l'addition de l'ammoniaque produit aussi le même phénomène. Mais on ne saurait démontrer directement la présence du pus que par les caractères microscopiques des globules purulents qui apparaissent sous forme de cellules pâles granuleuses, et contenant un ou plusieurs noyaux distincts. Les caractères microchimiques des leucocytes vis-à-vis de l'acide acétique sont encore plus importants. Quand cet acide agit sur eux, ils se gonflent, perdent leur aspect grenu et leur noyau devient apparent et affecte les formes et les dispositions les plus variées, notamment celle des feuilles de trèfle, tandis que l'enveloppe des cellules éclate et se rompt souvent. En traitant ces éléments cellulaires par l'eau, les mêmes effets se produisent ; toutefois avec cette différence que les groupements ne se font pas sous forme de trèfle, comme avec l'acide acétique. En les traitant par les alcalis caustiques, les corpuscules sont promptement détruits, et il ne reste plus qu'un résidu gélatineux.

Dans l'urine au repos, devenue alcaline, le plus souvent par décomposition, on aperçoit souvent, sous le champ du microscope, des corpuscules de pus recroquevillés et détruits à côté de quelques autres restés intacts : les premiers sont festonnés et entaillés, tout à fait granuleux et sans noyau apparent. Les caractères microchimiques que présentent les corpuscules de pus traités par l'acide acétique sont, avec leurs dimensions mêmes, les signes les plus importants qui les distinguent du mucus et des corpuscules sanguins.

Le mélange intime de l'urine avec le pus peut lui donner l'aspect d'une émulsion, et faire croire dans certains cas à l'existence de l'*urine* dite *chyleuse*. Quelquefois cependant la graisse apparaît réellement dans l'urine, et en si grande proportion que c'est vraiment elle qui forme la base du caractère chyleux. Parfois cependant il se trouve dans l'urine, outre la graisse, la matière fibrinogène (plasmine), découverte par A. Schmidt. Une pareille urine se transforme en effet en gélatine au dehors des voies urinaires, et il s'en sépare des flocons fibrineux grossiers. *Ackermann* en a fourni la preuve dans une observation insérée dans *Deutsche Klinik*, 1863, n°s 23 et 24. Il est vrai que *Priestley*, *Gubler*, *Beale* et *Isaak* avaient déjà mentionné avant lui des cas de cette nature. Ackermann a aussi tracé une description détaillée de la *galacturie*, en se fondant sur l'analyse consciencieuse des faits précédemment publiés. Nous y voyons qu'en dehors des influences climatériques (car cette affection se produit presque exclusivement dans les régions tropicales, chez nous elle n'existe qu'à l'état d'importation), on ne sait rien sur ses causes prochaines ; sous les tropiques, l'hématurie qui est endémique précède la galacturie. Cette hématurie elle-même a très-probablement sa cause d'après les recherches de *Griesinger* et de *Harley*, dans la présence d'un entozaire : la *douve sanguine* (*distomium hæmatobium*). Le caractère de l'urine chyleuse consiste dans un mélange intime d'albumine et de graisse. Ces deux corps varient l'un par rapport à l'autre, aussi bien dans leurs proportions absolues que relatives, mais ce qui est constant, c'est que la graisse est toujours maintenue en émulsion par l'albumine, et que c'est de la présence de la graisse que résulte l'aspect lactescent de l'urine chyleuse. Le plus souvent il s'y trouve mêlé du sang, qui, au repos de l'urine, forme un sédiment au-dessous de la couche crémeuse. Les opinions varient encore relativement à la nature de la graisse. *Thudichum*, qui a montré une urine chyleuse à la Société des naturalistes de Giessen (1864), prétend que c'est un composé de palmitine et d'acide stéarique émulsionnés par le phosphate de soude. En dehors de ces parties constituantes, il s'y ajoute encore souvent de la fibrine; elle forme, comme nous l'avons dit précédemment, des caillots tantôt mous et blanchâtres, tantôt résistants et colorés, solubles dans une solution de nitrate de potasse. Le plus souvent cependant l'urine ne se coagule pas, même après un long repos. En dehors des globules sanguins, *Ackermann* n'a pu découvrir jusqu'ici aucune autre partie constituante organisée.

La densité de cette urine et sa réaction sont normales, son odeur est fade comme celle d'un extrait végétal en voie de décomposition ou d'un sirop ordinaire. Sa quantité est très-variable. Dans le cas de *Priestley*, elle oscillait entre trois livres et quatre livres et demie en vingt-quatre heures. La variation est encore plus saisissante dans le contenu chyleux lui-même, qui souvent disparaît subitement, et revient aussi vite à son taux primitif. Un fait singulier à noter est le faible retentissement de la maladie sur la santé générale, même lorsque l'affection existe déjà depuis longtemps. Au total, on peut considérer comme certain, que dans la galacturie il ne s'agit pas d'une sécrétion graisseuse anormale des reins, mais d'une extravasation de lymphe dans les vaisseaux urinaires. L'observation clinique, surtout les cas communiqués par *Carter* (*Medico-chirurg. Transact.* XLV, 1862), et par *Huppert* (*Schmidt's Jahrb.*, 1815), milite en faveur de cette manière de voir. *Isaak* avait même eu, dans le cas observé par lui, l'occasion de faire l'autopsie, et il n'avait constaté aucune modification dans les reins.

Comme produit de transformation des matières protéiques, dans des conditions pathologiques, apparaissent dans l'urine la *leucine* et la *tyrosine*, dont la connaissance a acquis une grande importance pratique depuis les travaux de *Frerichs*, *Stadeler*, *Virchow*, *Valentiner* et *Neukomm*. Cette importance s'est encore accrue depuis que l'opinion ancienne qui regardait la leucine comme un simple phénomène cadavérique, a été réfutée par *Radziewski*, qui a trouvé *la leucine* comme partie constituante des foies complétement frais. *Frerichs* a surtout appelé l'attention sur la présence de ces deux matières dans l'urine, dans les cas d'atrophie jaune aiguë du foie; tandis que l'urée y est sécrétée en quantité très-petite, ou fait complétement défaut. Cette intime relation entre la leucine et l'urée n'a pas, il est vrai, une valeur générale, puisque j'ai trouvé dans un cas d'atrophie aiguë du foie, beaucoup de leucine dans l'urine avec des quantités d'urée relativement considérables. La *tyrosine* apparaît dans l'urine fraîchement émise, sous forme de grains qui se présentent au microscope comme des gangues globulaires d'un aspect cristallin radié (à l'état pur, elle forme des aiguilles d'une blancheur de neige et resplendissantes comme de la soie); elles sont insolubles dans l'alcool et l'éther, très-difficilement solubles dans l'eau froide et facilement solubles dans les alcalis. La tyrosine est précipitée de sa solution par le nitrate acide de mercure à la température de l'ébullition, sous forme de flocons rouges. Le meilleur réactif est celui de *Piria*, fondé sur la formation de sulfate de tyrosine, dont les sels neutres, traités par le perchlorure de fer, présentent une coloration violette foncée.

Pour obtenir ce résultat, on met de la tyrosine sur un verre de montre, on l'imbibe de quelques gouttes d'acide sulfurique, on la laisse ensuite reposer pendant une demi-heure, et après avoir dilué la tyrosine avec de l'eau, et saturé l'acide avec du carbonate de chaux, on filtre et on y ajoute une solution de perchlorure de fer qui ne contient pas d'acide libre, alors apparaît une coloration d'un violet foncé (*Gorup-Besanez*). A l'état de pureté, la *leucine* forme des feuilles et des écailles incolores, resplendissantes comme de la nacre. Au microscope, elle apparaît sous forme de fines granulations concentriquement groupées, de disques circulaires et d'aiguilles. La leucine est très-soluble dans l'eau, dans l'ammoniaque, les acides dilués et les alcalins, elle est encore sublimable, et c'est par là qu'elle se distingue de la tyrosine. Quand on traite à chaud la leucine par la potasse hydratée, elle se décompose en acide valérianique et en ammoniaque.

Pas plus que les deux substances précédentes, les *acides biliaires* et la *matière colorante de la bile* ne sont importants pour la séméiologie des maladies rénales, mais elles acquièrent de la valeur au point de vue de leurs rapports généraux. La découverte des acides biliaires dans l'urine, qui importe à la théorie de l'ictère, n'a été rendue possible que par la méthode de *Hoppe*, et encore plus complétement par celle de *Neukomm*. D'après ces deux auteurs, il ne faut appliquer le *réactif de Pettenkofer* (qui consiste dans une coloration purpurine provoquée par l'action de l'acide sulfurique et du sucre sur toutes les parties constituantes de la bile) qu'après avoir modifié le liquide, c'est-à-dire après avoir d'abord fait évaporer l'urine, avoir extrait le résidu au moyen de l'alcool, avoir mélangé la solution aqueuse de l'extrait avec de l'acétate de plomb basique, avoir dissous le sel plombique dans l'alcool et l'avoir ensuite mélangé à du carbonate de soude, de sorte que le sel biliaire est transformé en un sel de soude. S'il se trouve simultanément de l'albumine dans l'urine, il faut d'abord isoler celle-ci. La modification du réactif de Pettenkofer est importante, parce que dans la méthode primitive (par l'acide sulfurique concentré) les substances albumineuses et les graisses pouvaient prendre une coloration semblable à celle des acides biliaires. *Neukomm* et *Ernst Bischoff* ont, pour cette raison, modifié le procédé de façon à mettre une goutte du liquide à examiner dans une cupule de porcelaine, à y ajouter quelques gouttes d'une solution sucrée et à mélanger le tout avec une goutte d'acide sulfurique dilué (1 : 4).

La présence de la matière colorante dans l'urine se révèle déjà à l'œil nu par sa coloration verdâtre; mais l'aspect extérieur peut tromper, la matière colorante de l'urine présentant aussi des colorations variables, peut alors ressembler à la matière colorante biliaire, notamment quand elle contient de l'acide urique en abondance et de l'hématine. En pareil cas il importe d'employer comme réactif des acides minéraux; on y procédera de préférence en versant dans une éprouvette une petite quantité du liquide à examiner et en faisant couler ensuite le long du bord du verre, au moyen d'une pipette, de l'acide nitrique contenant un peu d'acide nitreux. S'il y a de la matière colorante biliaire, il se forme à partir d'en bas l'échelle colorée suivante : rouge, violet, bleu, vert. Mais il ne faut jamais oublier qu'il n'y a que la coloration verte qui décide de la présence de la matière colorante biliaire, les anneaux colorés rouge et brun peuvent se produire aussi quand on traite l'urine par d'autres acides.

Pour terminer, il nous reste encore à mentionner quelques éléments organisés :

Dans la *spermatorrhée* et passagèrement après tout coït et tout écoulement séminal, on trouve dans l'urine les *spermatozoïdes*, dont les formes bien connues se reconnaissent mieux par le dessin que par la description. En dehors de ceux-ci on trouve aussi des cellules séminales imparfaites, qui se distinguent des filaments séminaux par leurs bords pâles, le peu de développement des filaments et leurs mouvements browniens à peine sensibles. Aussi les observe-t-on quand ils sont encore renfermés dans leur membrane d'enveloppe adhérant par leur tête et leur queue à la paroi cellulaire. Accessoirement on trouve des cellules sphériques d'une étendue de 0,003 à 0,005, qui le plus souvent sont parsemées de granulations sur leurs bords (*Clemens*, *Deutsche Klinik*, 1860).

Parmi les organites inférieurs, on trouve presque toujours dans l'urine en putréfaction, qui a été exposée à l'air, des vibrions et des cryptogames, et ces organites ne doivent être pris que comme des indices de la putréfaction déterminée par les particules organiques venues de l'air. Car on peut regarder comme prouvé maintenant que la fermentation alcaline n'est pas seulement produite par la simple présence du mucus vésical, mais par un ferment organisé : la torulacée découverte par *van Tieghem*.

D'après les expériences de *Traube*, on devra probablement ramener la production de ces êtres à des causes extérieures, telles que l'introduction de cathéters non nettoyés dans la vessie, dans le cas où l'on trouvera alcaline l'urine fraîchement évacuée, ou qu'on y rencontrera des organismes inférieurs. Cependant, dans certains cas relativement rares, on a aussi trouvé des infusoires et des champignons dans l'urine fraîchement émise, notamment dans l'urine albumineuse. Parmi ces premiers cryptogames *Hassal* a décrit une espèce particulière : le Bodo urinarius, caractérisé par des corpuscules ovales ou ronds, mesurant $\frac{1}{1800}''$ de long et $\frac{1}{5000}''$ de large, granuleux, semblables aux cellules du mucus, doués de mouvement, et garnis en plusieurs points d'un ou de plusieurs cils vibratiles. Parmi les cryptogames de l'urine, le *Penicillium glaucum* et la sarcine de Goodsir sont les plus connus.

La *Sarcine* a été vue à plusieurs reprises dans l'urine fraîche et acide (par *Heller*, *Begbie*, *Hepwooth*, *Johnson*, *Beale*). *Welker* (*Henle und Pfeuffer's Zeitschrift*, 3e sér., V) a décrit avec le plus grand soin le cas observé par lui : il s'agissait d'un médecin de 47 ans, chez lequel la sarcine formait la partie la plus considérable du sédiment, représentant le dixième de la masse totale du liquide, de sorte que *Welker* croit que ce sédiment se composait de 95 % de sarcine, 4 % de cristaux d'oxalate de chaux et 1 % de corpuscules muqueux avec des traces d'épithélium. *Welker* en a décrit quatre formes : 1° cellules isolées de 0m,001 à 0m,018 de largeur, rondes en général et dans les formes plus grandes en particulier, plutôt anguleuses et cubiques ; 2° masses cubiques dont les faces étaient toujours formées de 4 cellules et dont les arêtes avaient 0m,0020 à 0m,0027 de longueur ; 3° des cubes de 16 cellules par face de 0m,0042 à 0m,0052 de longueur latérale ; 4° des formes prismatiques à 8 cellules dans leurs plus grandes faces et à 4 cellules dans leurs plus petites, représentant donc la moitié des plus grands cubes. Les plus nombreux étaient les cubes à 8 cellules et ceux à 64. Il est probable que cette sarcine diffère de celle de l'estomac, d'après la supposition de *Rossmann*, puisqu'on ne la trouve que dans la vessie. Se fondant sur les observations de cet auteur, *Munk* (*Virchow's Archiv*, Bd XXII) est d'avis que le développement et la grosseur de la sarcine dépendraient des qualités du liquide, puisque après le repos prolongé de certaines portions d'urine, il a trouvé que le nombre des cubes pressés les uns contre les autres, devenait de plus en plus petit aussi bien que le volume même de chaque sarcine. *Itzigsohn* a supposé que les sarcines n'étaient même pas des cryptogames inférieurs peu développés, mais peut-être de simples larves de certaines algues plus développées à leur état parfait (*Virchow's Archiv*, Bd XIV, p. 394).

Nous ne parlerons pas ici des médicaments qui sont éliminés par l'urine et nous nous bornerons à mentionner les substances qui constituent presque exclusivement les concrétions urinaires (cystine).

CONSIDÉRATIONS GÉNÉRALES SUR LE DIAGNOSTIC DES MALADIES DES REINS.

Les caractères physico-chimiques de l'urine, de même que l'examen microscopique du sédiment, sont les meilleurs auxiliaires pour le diagnostic des maladies rénales, naturellement à côté des autres symptômes qui, déterminés par le mal local, sont l'expression d'un état pathologique de l'organisme. Les autres moyens techniques dont nous pouvons encore disposer tels que : l'inspection, la palpation, la percussion ont moins de valeur ; ces divers moyens d'investigation ne nous éclairent que dans des conditions déterminées, et encore doivent-ils être employés concurremment. L'*inspection* ne nous donnera de renseignements que dans le cas où un agrandissement et une déformation considérable de l'organe forment une saillie dans la région lombaire, en arrière et latéralement, ou dans les cas très-avancés, lorsque les parois abdominales sont soulevées en avant et dilatant les hypochondres (abcès, carcinome) ; ou bien dans le cas où des anomalies de position du rein (reins mobiles) provoquent un aplatissement de la légère convexité qui existe à l'état normal. Dans les deux cas, il faut que la *palpation* y concoure. Dans le premier, pour nous renseigner sur la forme et la consistance, dans le second pour constater l'ectopie par la sensation du vide et la possibilité de remplir ce vide par la réduction de l'organe. Pour reconnaître le degré de sensibilité dans les états phlegmasiques, on a encore recours à la palpation aussi bien du dos que du ventre, et pour ce faire, il est très-bon d'essayer d'atteindre l'organe à l'aide de la main gauche appuyée sur la région postérieure, tandis que la main droite est appliquée en avant. La percussion fournit des indications moins sûres. L'épaisse couche graisseuse et musculaire qui recouvre les deux organes, la proximité du foie à droite et du côlon descendant à gauche, rendent la *percussion* très-difficile et les résultats douteux. Cette méthode a rencontré d'éloquents défenseurs en *Vogel* et *Gerhardt*, qui ont trouvé par la percussion des chiffres très-voisins de ceux que fournissaient la mensuration des reins sur les cadavres. Elle avait du reste été déjà préconisée par *Malmsten* comme auxiliaire du diagnostic. Ces auteurs sont cependant obligés de reconnaître que chez des individus obèses la percussion des reins peut bien être infructueuse ; et que d'un autre côté on peut trouver les limites plessimétriques du rein tout à fait normales chez des individus très-maigres et réduits à un haut degré d'étisie (Gerhardt). La percussion doit toujours être pratiquée avec une certaine énergie. Le malade se couche sur le ventre en ayant le bassin relevé. On détermine en premier lieu la limite inférieure du foie et de la rate, notamment dans les points où ces organes avoisinent les anses intestinales. Si l'on suit ces limites de dehors en dedans (c'est-à-dire de la ligne axillaire vers la colonne vertébrale), on trouve la limite supérieure des reins sur le trajet de cette région. Mais cependant, il n'en est pas toujours ainsi. *Reinhold* a trouvé, sur dix-huit cas, quatre fois une tranche de sonorité intestinale claire entre le foie et les reins et six fois le même phénomène du côté gauche entre la rate et le rein. La limite interne se confond avec la colonne vertébrale. La limite inférieure ne peut pas s'apprécier non plus d'ordinaire parce que son extrémité inférieure descend le plus souvent jusqu'au-dessous du bord supérieur du sacrum; il n'y a que la limite externe que l'on puisse nettement distinguer du côlon par la matité lorsque celui-ci ne contient pas de gaz. Il va donc sans dire, que la percussion ne doit être employée qu'après évacuation préalable du canal intestinal.

La percussion des reins n'a et ne peut avoir d'importance pratique que dans peu de cas, encore faut-il qu'elle soit combinée avec les autres modes d'exploration, quand le rein est mobile et quand il contient de grandes tumeurs. Dans ces derniers cas ce sont notamment les résultats fournis par la percussion pratiquée au niveau des organes avoisinants qui peuvent éclairer, les tumeurs rénales produisant des déplacements aussi bien en haut (foie, rate, diaphragme) que latéralement ou en avant, et enfin en bas; il faut avoir égard à cette dernière direction chez les femmes, parce qu'on peut dans ce cas aisément supposer des tumeurs ovariques; j'insiste sur les illusions que font naître les paquets énormes formés par les ganglions abdominaux chez les enfants, et qui parfois sont situés d'une façon symétrique dans les deux hypochondres et se compliquent d'œdème, comme je l'ai vu dans un cas.

Le diagnostic différentiel d'avec les tumeurs de la rate — est en somme facile, ces dernières tumeurs se trouvant immédiatement sous la paroi abdominale en avant et les anses intestinales ne la masquant pas, comme cela a lieu le plus souvent dans les tumeurs des reins; cependant il ne faut pas trop se fier à ces rapports anatomiques des intestins avec la tumeur rénale, car les dispositions peuvent être très-variables. Dans un cas que j'ai observé, d'un cancer rénal du côté gauche chez un garçon, la matité splénique faisait immédiatement suite à la matité due à la tumeur rénale. A l'autopsie, le côlon descendant était repoussé en arrière et aplati ; dans ce cas il n'était donc pas question d'un son tympanique au-dessus de la tumeur rénale à côté d'une matité splénique absolue.

MALADIE DITE DE BRIGHT

HISTORIQUE

En regard des conditions anatomiques et physiologiques il paraîtrait rationnel de traiter les maladies des reins suivant le tissu qui est atteint dans l'un et l'autre cas. On aurait donc à considérer d'abord les maladies du tissu glandulaire proprement dit, ensuite celles du tissu interstitiel, enfin celles de l'appareil vasculaire. Cependant une telle division préjugerait plusieurs points contestables et imposerait aux faits une interprétation précise qui n'est pas encore complétement justifiée. Comme l'irritation morbide qui atteint l'un des tissus intéresse déjà en même temps l'autre, on serait ainsi forcé dans une description histologique isolée des maladies, de faire ressortir celui des tissus qui est *principalement* atteint, or on ne peut pas encore constater avec sûreté le point de départ du travail pathologique dans ces cas complexes où tous les éléments de l'organe sont simultanément intéressés. Bien qu'il ne s'accorde donc nullement avec les exigences usuelles de multiplier des divisions anatomiques détaillées, nous nous servirons cependant, pour laisser le champ libre aux questions en litige, de la différence clinique, constatée par l'expérience, entre les modifications parenchymateuses légères et graves du rein, comme base de division pour les états auxquels participent principalement le tissu glandulaire, les éléments épithéliaux, de même que le tissu interstitiel et que jusqu'ici on a englobés sous le nom de « *maladie de Bright* » ainsi que les modifications particulières de l'appareil vasculaire connues sous le nom de dégénérescence amyloïde. Cependant avant d'entrer dans le détail des groupes isolés, il ne sera pas sans intérêt de jeter un coup d'œil sur l'historique du développement qu'ont pris progressivement la connaissance et l'interprétation des faits qui se rapportent à ce sujet.

Les anciens, qui ignoraient les détails histologiques et cliniques ne pouvaient naturellement connaître que les faits cliniques et anatomiques grossièrement appréciables et n'étaient donc familiarisés presque exclusivement qu'avec ces formes de l'inflammation rénale qui se terminent par la suppuration et ne sont le plus souvent occasionnées que par la formation de calculs. Ils savaient cependant déjà qu'il y avait des hydropisies résultant des affections rénales, et *Aétius* a même déjà posé nettement l'induration du rein comme cause d'hydropisie, tandis que les descriptions de l'illustre *Arétée* avaient pour objectif plutôt les symptômes nerveux qui accompagnent les maladies rénales. *Avicenne* tentait déjà d'établir une distinction entre les formes de l'hydropisie selon qu'elle était causée par les lésions du foie et des reins. Cependant pour cette distinction, il manquait un intermédiaire important, et c'est seulement après que *Cotugno* eut découvert l'existence de l'albumine dans l'urine, que la base fut acquise pour la distinction de l'hydropisie avec ou sans albuminurie émise par *Cruikshank* et *Blackall*. C'est sur ces deux symptômes que se porta dès lors exclusivement l'attention des investigateurs, tandis que le vrai rapport causal restait ainsi dans l'obscurité.

C'est *Richard Bright* qui a reconnu la corrélation des trois facteurs : lésions anatomiques des reins, hydropisie, albuminurie; et qui a considéré le premier phénomène comme cause, les deux derniers comme effets. Il a soigneusement étudié les conditions anatomiques des reins qu'il voyait combinées avec les symptômes sus-mentionnés et a complété les deux dernières par l'ensemble des autres. Il est arrivé, de la sorte, à cette conclusion que l'hydropisie combinée avec l'albuminurie relevait d'une inflammation des reins qui pouvait se présenter sous trois formes anatomiques différentes : on doit surtout faire remarquer que Bright lui-même a plus que deviné l'unité des formes séparées par lui, car il dit expressément : « Althought I hazard the conjecture as to existence of these three differents forms of disease, I am by so means confident of the correctness of this view. On the contrary it may be, that the first form of degeneracy to wich I refer never goes much beyond the first stage and that all the over cases together with the second series and the third are to be considered only as modification and more or less advanced states of on the same disease. »

Cependant, si rapprochés que soient ces termes de l'exactitude de la conception générale, il s'est écoulé un long espace de temps avant que cette opinion fût généralement admise. Les contemporains anglais de Bright, observateurs et investigateurs excellents, tels que *Bostock*, *Gregory*, *Osborne* et *Christison* se sont attachés surtout à l'étude détaillée des conditions chimiques de l'urine albumineuse, des rapports entre l'urine et le sang et aux maladies concomitantes des autres organes. *Christison*, dans la monographie qu'il a publiée sur ce sujet, en a presque épuisé la partie symptomatique, de sorte qu'il a servi de texte à tous les traités ultérieurs. Les auteurs français Rayer et ses élèves,

Martin-Solon, Désir, Sabatier ont élargi le cadre nosologique ; Rayer lui-même l'a si splendidement utilisé dans son 'raité des maladies du rein, qu'on peut appeler ce livre à bon droit, les archives des maladies rénales. Rayer a aussi donné plus d'extension à cette étude nosologique en réunissant toutes ces modalités pathologiques et en les différenciant des autres formes de néphrite, sous le nom de néphrite albumineuse, bien qu'il dise, avec les formes anatomiques transitoires, avoir fait de nouvelles formes et qu'il ait augmenté par là jusqu'à six le nombre de celles que Bright avait établies. D'un autre côté, il a essayé de séparer la néphrite albumineuse de l'albuminurie simple, qui n'est qu'une hypérémie veineuse pure et simple. L'étude des conditions anatomiques et du vrai rapport des différentes phases entre elles n'a pas été avancée par lui. Il était réservé aux Allemands, qui ne se sont occupés de ce sujet que très-tardivement, de fonder l'unité des phases, ce qui est à mes yeux le mérite le plus important ; les premiers essais des investigateurs allemands n'ont pas été heureux, entre autres ceux de *Gluge*, de *Valentin* et de *Henle*, car, selon les conditions anatomiques qu'ils avaient essentiellement sous les yeux, ils ont cru voir la vraie nature du processus dans une stéatose ou dans une cirrhose des reins. Mais bientôt *Reinhardt* et presque en même temps *Frerichs*, ont fait le pas décisif. Tous les deux ont démontré au point de vue anatomique et clinique, l'unité du processus déjà entrevu par Bright, et les différentes formes ne devinrent réellement que les phases plus ou moins avancées d'une seule et même maladie. Le processus fondamental est un processus inflammatoire qui dans le rein ne diffère pas de celui des autres organes : hypérémie, exsudation, métamorphose, régression. Voilà la base sur laquelle on a cimenté les états en apparence si différents du rein augmenté de volume, hypertrophié, graisseux, cirreux, granuleux, atrophié. Les coagulations qui ont été trouvées dans l'urine pendant la vie et dans les canalicules du rein à l'autopsie des sujets, ont paru si importantes à ces observateurs qu'ils ont, pour ce fait, qualifié l'inflammation de croupale, de sorte qu'ils ont désigné tout le processus, vu son extension uniforme de tous les côtés, sous le nom de néphrite croupale diffuse et qu'ils ont englobé dans la maladie de Bright, toutes les affections qui présentaient ces sortes de coagula fibrineux.

Mais l'investigation ultérieure a de plus en plus mis hors de doute que ces coagulations résultaient de la métamorphose des épithéliums et qu'elles n'ont même pas l'importance spécifique qu'on leur attribuait puisqu'elles apparaissent aussi dans des états non phlegmasiques. Il faut mentionner ici l'opinion de Virchow sur « l'inflammation parenchymateuse » d'après laquelle l'exsudat ne siégerait pas sur la surface libre, mais dans la trame elle-même du tissu et par conséquent, dans l'espèce, dans les cellules épithéliales ; grâce à cette idée, la conception anatomique a pris une tout autre tournure puisqu'on a considéré les cellules épithéliales comme le véritable berceau pathologique et que les coagulations étaient condamnées dès lors à jouer un rôle secondaire. De même que les éléments épithéliaux, selon leur siége dans les canaux droits ou flexueux, diffèrent dans leur structure anatomique et leur importance physiologique, leurs affections aussi présentent une importance variable. Il n'y a que les éléments épithéliaux siégeant dans les parties corticales qui prennent une part essentielle à la sécrétion et ce n'est que leur altération, accompagnée le plus souvent de lésions du tissu interstitiel, combinées aussi dans certains cas définis, à des modifications particulières de l'appareil vasculaire (dégénérescence amyloïde), c'est leur altération, dis-je, qui produit les formes graves aboutissant à la dégénérescence; ce sont elles qui forment le « morbus Brighti » proprement dit qui dans ce sens devient identique à la néphrite parenchymateuse.

Les premières bases anatomo-pathologiques du mal de Bright étant ainsi posées, on a appris à connaître dans toute leur étendue les lésions considérables du tissu interstitiel, et actuellement il est tout à fait impossible de dire si toute la maladie a son point de départ dans les épithéliums ou bien dans le tissu interstitiel, et si dans d'autres cas les modifications épithéliales ne sont autre chose que la simple expression d'une métamorphose régressive par trouble nutritif. Il me paraît donc rationnel, pour ne rien préjuger, d'abandonner encore provisoirement le terme de néphrite parenchymateuse et de revenir à la dénomination générale de « *néphrite diffuse*, » qui laisse dans le vague le point de départ histologique, pour les formes inflammatoires graves aboutissant à l'atrophie.

Le point de départ est tout aussi incertain, quand ces mêmes modifications épithéliales se combinent avec cette affection particulière de l'appareil vasculaire désignée sous le nom de *dégénérescence amyloïde*. Là aussi on peut se demander si l'origine pathologique réside seulement dans les vaisseaux ou si elle ne siége pas aussi dans les épithéliums. Mais, en tout cas, la dégénérescence amyloïde forme un groupe tout à fait séparé de la néphrite diffuse.

Le processus est plus facile à saisir dans les deux états suivants. Les épithéliums des canaux droits de la substance médullaire ne doivent être considérés que comme un simple revêtement des canaux excréteurs et leurs troubles nutritifs sont de faible importance et de nature catarrhale. Ils n'entraînent que rarement des conséquences réellement sérieuses ; ils offrent précisément la forme inflammatoire la plus légère qu'il faut séparer sous tous les rapports de la néphrite diffuse.

Les lésions épithéliales qui, en vérité, attaquent aussi la substance corticale, mais n'amènent pas, l'expérience nous l'apprend, l'atrophie de tout l'organe, et ne peuvent être considérées que comme l'expression d'une nutrition imparfaite due à une modification circulatoire, toutes ces lésions épithéliales ne sont nullement de nature inflammatoire; c'est à *Traube* que revient le mérite d'avoir démontré ce fait.

On peut donc ranger tout ce qu'on a réuni sous le nom de *maladie de Bright* dans les groupes suivants :

1° Hypérémie passive.
2° Néphrite catarrhale.
3° Néphrite diffuse.
4° Dégénérescence amyloïde.

Les deux premiers groupes font partie des modifications parenchymateuses légères, les deux derniers des modifications graves. Nous allons maintenant les passer successivement en revue.

I

HYPÉREMIE PASSIVE DES REINS

INDICATIONS BIBLIOGRAPHIQUES

RAYER. *Traité des Maladies des reins*, t. II.

FRERICHS. *Die Bright'sche Krankheit.* Brunswick, 1851.

TRAUBE. *Ueber den Zusammenhang von Herz-und Nierenkrankheiten* (De la connexion des maladies du cœur et des reins). 1856.

BERGSON. *Zur causalen Statistik der Morbus Brightii und der Herz-Krankheiten* (De l'étiologie de la maladie de Bright et des affections cardiaques). — (*Deutsche Klinik*. 1856, n° 9.)

BAMBERGER. *Ueber die Beziehungen zwischen Morbus Brighti und Herz-Krankheiten* (De la relation de la maladie de Bright avec les affections du cœur). — (*Virchow's Arch. für path. Anatomie*. Bd. XI, 1857.)

BECKMAM. *Zur Kenntniss der Niere.* — Ibid.

ROSENSTEIN. *Beitrag zur Kenntniss von Zusammenhang zwischen Herz und Nieren-Krankeiten* (*Arch. f. pathol. Anat.* Bd XII, 1857. — *Berliner klinische Wochensch.* 1864, p. 36).

MARX. *De stagnatione venosi sanguinis in renibus*, 1858.

TRAUBE. *Verhandlungen der Ges. für wissenschaftliche Medicin*, 1859 (*Deutsch. Klinik*, n° 31).

ERICHSEN. *Ueber den Zusammenhang von Herz und Nierenkrankheiten* (De la corrélation des maladies du cœur et des reins). (*Petersb. med. Zeitschrift*, 1862, III, p. 65.)

PH. MUNK. *Ueber Circulation Storungen in der Nieren* (Des troubles circulatoires des reins). (*Berl. klin. Wochenschr.* 1864, p. 333.)

FÖRSTER. *Ueber den Zusammenhang von Herz und Nierenkrankheiten* (*Würzbürger med. Zeitsch.* 1865).

Les hypérémies des reins, en tant que processus actifs, sont des états congestifs, précédant les troubles inflammatoires sous leurs différentes formes et accompagnant le développement des néoplasmes. Elles font donc partie de processus plus étendus et il en sera question au sujet de ces processus. L'*hypérémie passive*, au contraire, est un état isolé et protopathique qui résulte de troubles circulatoires dans l'organisme.

Dans une série de troubles circulatoires et respiratoires il y a des modifications dans la sécrétion urinaire qui à la longue entraînent dans le rein des lésions anatomiques sur le caractère desquelles on n'est pas encore entièrement d'accord. *Bright* lui-même a formulé son opinion dans les termes suivants trop peu connus de ses successeurs. Il dit (*Guy's Hospital Reports*, 1843) : « Bien que les maladies du cœur et des poumons causent une congestion dans les reins et dans les autres organes abdominaux en empêchant le reflux par les veines et que de cette façon elles en dérangent le fonctionnement et peuvent même dans certains cas donner lieu à une désorganisation, *nous ne sommes cependant pas autorisés à supposer* que ces conditions pathologiques dans la cavité thoracique soient *la cause générale et commune* de la vraie maladie rénale, car j'ai trouvé que là où la maladie rénale était le plus développée, ces maladies ne se présentaient qu'à un degré peu considérable et *vice versa*. *Rayer* professe une opinion à peu près analogue. « Le trouble de la circulation, dit-il, qui résulte des lésions produites par l'endocardite peut donner lieu au passage de l'albumine sans qu'il y ait réellement un état inflammatoire, » il parle en conséquence d'une néphrite albumineuse simulée, sans avoir cependant des connaissances exactes sur les fines lésions microscopiques, comme ce n'était guère possible de son temps. *Traube* a été le premier à faire ressortir nettement la différence qui existe entre l'affection dont il s'agit et le vrai processus inflammatoire et régressif, et à éclairer aussi sa pathogénie. *Bam-*

berger, *Bergson* et moi avons soutenu, au contraire, que l'affection dont il s'agit était identique avec la première phase de la néphrite diffuse. Cette controverse était permise tant que Traube a nié absolument même la présence de la dégénérescence graisseuse de l'épithélium dans les affections cardiaques, et tant qu'on a cru devoir parler d'une néphrite parenchymateuse partout où il y avait une modification régressive des épithéliums. Mais dès qu'on a su que ces dernières résultaient simplement d'une nutrition imparfaite sans intervention d'un processus inflammatoire, (après que les expériences directes à l'aide de la ligature de la veine rénale, comme dans les recherches de *Munk*, ont démontré l'influence d'une simple stase sur les éléments épithéliaux, de la même façon qu'elle se rencontre dans les reins des malades atteints d'affections cardiaques), cette divergence d'opinion n'était plus fondée.

Quand on compare l'évolution et la séméiologie des deux états sus-mentionnés et qu'on prend en considération le grand nombre d'autopsies bien et dûment constatées par la voie de la statistique, dans lesquelles les affections rénales n'étaient pas accompagnées de dégénérescence, je crois que du moins les cas (qui ne sont pas bien rares ainsi que je l'ai démontré moi-même et comme *Förster*[1] l'a prouvé dans sa statistique et dont l'existence n'a pas été appréciée à sa juste valeur par Traube), les cas, dis-je, où l'atrophie des reins se présente en connexion avec des insuffisances valvulaires ou avec des états dont l'effet mécanique équivaut à ces maladies, je crois devoir les interpréter autrement que je ne le faisais autrefois, alors que je voyais la cause dans ces dernières. Voici comment je conçois aujourd'hui la connexité des deux états : les deux affections sont probablement les effets concomitants de la même ma-

[1] Sur 67 cas d'atrophie granuleuse, *Förster* a trouvé 20 fois des insuffisances valvulaires manifestes.

ladie fondamentale : du rhumatisme, mais elles ne sont pas solidaires l'une de l'autre. Car s'il y avait une telle corrélation, les cas d'affections cardiaques où l'on trouve l'atrophie des reins devraient être indubitablement plus fréquents et si l'on voulait répondre à cette objection en alléguant que le mal originel, la maladie du cœur aboutit à la mort avant d'arriver à la phase terminale de l'affection rénale, il faudrait cependant que les premières phases de la néphrite, caractérisant l'inflammation, se montrassent plus fréquemment D'après tout cela, je tiens pour vraies les opinions de Traube; d'ailleurs elles concordent, d'après la citation mentionnée cidessus, avec les idées primitivement émises par Bright luimême et qui n'avaient que le tort d'être trop absolues. Je crois donc qu'il faut séparer la congestion passive, en tant qu'affection *sui generis*, des processus inflammatoires et qu'on ne doit pas l'identifier avec les prodromes de la néphrite diffuse.

Examinons maintenant de quelle façon se développent les troubles de la diurèse dans les cas de stase produite par les maladies du cœur ou autres conditions pathologiques analogues, et à quelles modifications ils aboutissent quand leur durée se prolonge.

Les insuffisances du cœur qui opposent un obstacle au sang lancé du ventricule gauche, de même que la péricardite qui diminue la contractilité du muscle cardiaque et quelques autres affections soit du cœur, soit du poumon, qui diminuent l'afflux du sang dans le ventricule droit (rétrécissement mitral, emphysème pulmonaire, hydrothorax, pleurésie), exercent toutes un effet mécanique sur la circulation. La quantité de liquide lancée dans le système aortique devient moindre et par là la tension y est affaiblie (par tension il faut entendre la pression exercée par les parois sur le liquide qu'elles renferment) ; cet effet peut être compensé et il l'est, le plus souvent, par une hypertrophie correspondante qui vient s'ajouter à la dilatation du ventricule consécutive à la stase du sang dans le cœur. Cette hypertrophie cardiaque augmente l'énergie de la contraction, et partant de la force impulsive. Si cette compensation n'a pas lieu, par des raisons quelconques, ou que la compensation ait lieu, mais qu'elle soit insuffisante (soit par dégénérescence graisseuse de la fibre cardiaque, soit — ce que d'après mes observations, je crois plus fréquent — par une disproportion entre l'hypertrophie et la dilatation) il se produit d'abord un nouvel abaissement de tension dans le système aortique, qui est suivi, après quelque temps, d'un surcroît de tension dans le système veineux. Vu les rapports intimes qui relient la pression du sang aux processus sécréteurs des reins, ceux-ci sécrètent moins d'urine qu'à l'état normal, quand la tension est amoindrie dans le système aortique. Le volume d'urine pour les 24 heures est donc moindre et la quantité d'eau diminue en plus grande proportion que celles des parties solides. La quantité amoindrie présente un poids plus grand, vu l'augmentation des parties solides, donc une plus grande densité. Quand la quantité du liquide est diminuée, les urates se déposent peu de temps après l'émission de l'urine et forment un sédiment rougeâtre. Aussitôt que la tension augmente dans le système veineux, il apparaît dans l'urine de l'albumine et ces tubes étroits, oblongs, le plus souvent hyalins, dits cylindres fibrineux. Quand les stases sont très-marquées, le sang peut aussi apparaître dans l'urine. Le contenu albumineux varie selon la plus ou moins grande tension dans le système veineux; parfois elle manque même tout à fait pendant quelque temps. La quantité quotidienne de l'urine varie de même. Le cas suivant présente le type le plus parfait des modifications urinaires que nous venons de signaler.

Laura Hermann, âgée de 42 ans, toujours bien portante dans sa première jeunesse, réglée à 15 ans, mariée à 29 ; n'a jamais eu d'enfants. La menstruation a toujours été régulière et persiste encore. La malade souffre depuis dix ans de palpitations intenses, d'oppression, et de fréquentes céphalalgies. Actuellement (13 février 1857) c'est une femme faible, ses muqueuses sont décolorées. 124 pulsations à la minute ; pouls petit et mou. La température de la peau n'est pas augmentée, la langue est humide et nette, l'appétit faible, la soif vive, la constipation légère ; l'examen objectif révèle au sommet des deux poumons, à la percussion un son clair, le murmure vésiculaire est normal. La matité cardiaque commence entre la 2e et la 3e côte et s'étend jusqu'au sixième espace intercostal dans lequel la pointe du cœur vient frapper à quelques millimètres en dehors de la ligne mammaire. Le bruit systolique s'entend distinctement dans deux espaces intercostaux ; la matité à droite s'étend jusqu'au milieu du sternum. Au niveau de la pointe du cœur on perçoit un souffle systolique qui augmente du côté de la base : il est bruyant, serratique, et très-appréciable au niveau de l'orifice aortique. Léger frémissement cataire. La matité du foie commence sur la ligne mammaire droite à la 8e côte et s'étend jusqu'au rebord des fausses côtes.

L'urine est rare en quantité, d'une couleur rouge brun, fortement sédimenteuse, riche en urates qui se dissolvent par la chaleur, et très-chargée d'albumine. Dans le sédiment se trouvent quelques rares cylindres, pâles et hyalins. Sur quelques-uns on aperçoit de petites gouttelettes graisseuses.

Les proportions exactes de l'urine sont les suivantes :

DATES.		CENTIMÈTRES CUBES.	DENSITÉ.	RÉACTION.	OBSERVATIONS.
18 février (en 24 heures).		300	1028	acide.	
19 — —		320	1029	acide.	
20 — —		360	1027	acide.	La malade prend à l'intérieur de la crème de tartre et du nitrate de soude.
24 — —		900	1025	claire, jaunâtre, léger nuage par la chaleur.	
25 — —		680	1016	acide	Sans albumine.
26 —	jour. . . .	230	1018	acide.	
	nuit. . . .	360	1014	acide.	
27 —	jour. . . .	280	1017	acide.	
	nuit. . . .	250	1015	acide.	
28 —	jour. . . .	180	1018	acide.	Beaucoup d'urates, pas d'albumine.
	nuit. . . .	300	1015	acide.	
1er mars	jour. . . .	150	1020	jaune, sans albumine.	
	nuit. . . .	250	1020		

DATES.			CENTIMÈTRES CUBES.	DENSITÉ.	RÉACTION. OBSERVATIONS.
5	mars.	jour. . . .	160	1018	jaune, sans albumine.
		nuit. . . .	450	1018	
7	—	jour. . . .	160	1018	jaune, sans albumine.
		nuit. . . .	450	1015	
12	—	jour. . . .	200	1023	épaisse, trouble, jaune rougeâtre, faiblement albumineuse.
		nuit. . . .	100	1023	
10	—	(en 24 heures).	340	1021	acide. Faiblement albumineuse.
17	—	—	220	1023	acide. Faiblement albumineuse.
19	—	—	200	1034	rouge brun, riche en albumine; très-sédimenteuse.

L'examen objectif a donné les résultats suivants : dans ce cas il y avait, à côté de la sténose aortique, une hypertrophie avec dilatation du ventricule gauche ainsi qu'une dilatation du cœur droit. L'action compensatrice, qui avait probablement eu lieu antérieurement, était déjà insuffisante au moment de notre examen ; et l'appareil sécréteur de l'urine a présenté alternativement les symptômes d'une tension veineuse plus ou moins grande. Si des cas pareils (comme cela arrive le plus souvent) se développent très-lentement et que la stase dans les reins persiste pendant quelque temps, ils subissent une modification de structure telle, qu'après la mort ils présentent l'aspect suivant : selon la durée de l'affection, ils diffèrent de volume ; au début, de grandeur normale, ils sont plus tard, le plus souvent agrandis. Ce n'est que dans des cas assez rares, quand la durée a été particulièrement longue que l'on constate l'atrophie de l'organe ; la consistance est ferme, ce sont surtout les reins atrophiés qui offrent la plus grande dureté. La capsule est facilement énucléable, la surface en est le plus souvent lisse, parfois un peu déprimée ou rétractée en certains points, au début souvent tachetée (offrant le plus souvent des formes polygonales) ce qui résulte du degré différent de réplétion des parties périphériques et centrales ; plus tard elle est plus uniformément rouge foncé ou blanc rougeâtre. A la coupe, la substance corticale paraît épaissie, traversée au début de stries rouges et présentant plus tard une coloration gris rougeâtre ou gris jaunâtre. Dans les cas rares, la substance corticale est même atrophiée. La substance médullaire est rouge foncée au voisinage de la base des pyramides et pâle dans les parties péripapillaires. Au microscope, les glomérules présentent le plus souvent des dimensions normales et sont intacts, ce n'est que lorsque la maladie est de date ancienne, que l'on trouve les capsules de Malpighi légèrement épaissies et diminuées de volume. Le tissu interstitiel de la substance médullaire est épaissi quand la maladie est ancienne et paraît riche en noyaux. Les épithéliums des canaux flexueux présentent une forme irrégulière, et sont remplis d'une masse granuleuse, quelquefois aussi de gouttelettes graisseuses et parfois de granulations pigmentaires. Les canalicules droits sont souvent dilatés, variqueux, et leur épithélium présente des granulations troubles. La membrane propre des canalicules urinaires est souvent épaissie. Les vaisseaux veineux, surtout les plus petits, sont fortement dilatés.

L'origine de ces lésions anatomiques est tout à fait analogue à celles qui caractérisent le foie muscade. Par la stase du sang dans les capillaires et dans les veines rénales, la nutrition des épithéliums est entravée, ils s'infiltrent d'une masse albumineuse; à la longue ils tombent en dégénérescence graisseuse; la disparition des canalicules et l'atrophie des glomérules surviennent ensuite par ischémie artérielle. Mais ni les lésions épithéliales, ni celles des anses ne présentent un caractère inflammatoire. Avec cela concorde aussi la rare apparition de l'hématurie; de sorte que, chez ces malades, on ne rencontre qu'exceptionnellement du sang dans les sédiments urinaires.

Munk, il est vrai, a retrouvé dans l'urine des corpuscules sanguins dans ses expériences sur la ligature de la veine rénale. Cependant ces corpuscules sanguins ne se présentent que rarement dans l'urine à l'occasion des maladies du cœur, et cette différence pourrait s'expliquer par la longue durée et le développement progressif de la stase chez ces derniers; mais si la stase est extrême et apparaît plus rapidement, il peut parfaitement y avoir une hématurie même abondante. Il n'y a que la matière colorante de l'urine qui soit augmentée, ce qui provient probablement de la stase dans le foie, qui coexiste presque toujours dans ces cas, et de la diminution des éléments hépatiques qui en résulte. La matière colorante de l'urine ainsi augmentée transsude sans trouver d'obstacle, les anses n'étant que peu modifiées. Les lésions parenchymateuses du rein n'étant que légères, l'urine ne réflète que les modifications circulatoires en rapport avec l'état général du sujet; tandis que dans les processus vraiment dégénératifs du rein, l'urine traduit les caractères de ces derniers.

Les troubles de la diurèse et les modifications du rein ne forment qu'un trait dans le tableau morbide présenté par les malades; car à côté des phénomènes que provoquent les affections du cœur ou des poumons, on trouve aussi les stases veineuses dans les autres organes de l'abdomen, et ces dernières s'accompagnent à leur tour des symptômes qui leur sont propres. Notamment la stase sanguine du foie et de tout le territoire baigné par les origines de la veine porte se manifeste par un sentiment de pression et de pesanteur dans l'hyponchondre droit par une douleur dans l'épigastre, par des troubles digestifs (anorexie, nausées, diarrhée, etc.). Ce n'est pas ici le lieu de discuter ces phénomènes, ni ceux qui dépendent directement de la maladie primitive; nous nous bornerons à mentionner tout particulièrement l'hydropisie qui, dans ces cas est indépendante de l'affection rénale. Les hydropisies de ces malades sont presque toujours antérieures aux signes de la stase rénale; leur localisation aussi débute constamment par les extrémités inférieures, tandis que l'anasarque d'origine rénale débute très-souvent par la partie supérieure du corps, et se montre notamment au visage. Quoique l'hydropisie soit primitivement produite par un obstacle dans la circulation, plus tard elle est facilitée par la stase hypérémique et l'albuminurie qui en résulte et qui, de son côté, augmente l'hydrémie.

L'intéressante observation qui va suivre, retrace l'ensemble de toutes les conditions précédentes avec l'infinie variété de ces phénomènes et la lenteur de l'évolution qui peut se prolonger durant des années entières.

J. P., âgé de 32 ans, a été atteint en octobre 1852 pour la première fois d'œdème des pieds, après avoir souffert depuis longtemps de palpitations et de dyspnée, et est entré pour cette affection à l'hôpital. L'examen objectif révélait les signes manifestes d'une insuffisance mitrale (souffle systolique, particulièrement appréciable à la pointe du cœur, 2e bruit au niveau de l'artère pulmonaire renforcé), en outre catarrhe bronchique, appétit conservé, digestions régulières, diurèse peu abondante, urines d'un rouge foncé, sans albumine mais sédimenteuses; les sédiments sont formés d'urates. L'œdème cède à l'emploi des diurétiques. Le 30 octobre le malade quitte l'hôpital, et conserve un état relativement assez bon jusqu'au 22 janvier 1855, époque à laquelle on constatait distinctement à côté des symptômes antérieurs ceux de l'hypertrophie du ventricule gauche. Le catarrhe bronchique fit de notables progrès et força le malade à suspendre son travail. La violence du catarrhe s'apaisa; le malade reprit ses occupations jusqu'en 1856 et ne revint à l'hôpital qu'au mois d'avril, l'œdème des pieds et l'ascite ayant alternativement cessé et reparu. *L'urine peu abondante, dense, d'un rouge foncé, n'est pas cependant albumineuse.* L'œdème des pieds et du scrotum ne sont pas considérables, l'ascite est légère. Dans les premiers jours qui suivirent son entrée, il se développa une pneumonie du lobe inférieur, accompagnée d'une dyspnée extrême et presque d'anurie. En huit jours, la pneumonie entre en résolution et l'expectoration devient abondante, l'hydropisie s'accroît, la diurèse est modérée.

14 *avril.* Avec une amélioration de plus en plus sensible de l'état général, la quantité quotidienne d'urine augmente et l'œdème diminue. Le 25 mai le malade *urine presque* 2000 *c. c. de liquide*

(la quantité normale étant dans l'hôpital, vu les conditions alimentaires spéciales, de 2400) *d une urine claire jaune et non albumineuse.* L'œdème des extrémités inférieures a presque complétement disparu. Après avoir repris ses travaux pendant quelques mois, le malade revint à l'hôpital le 7 novembre. A son entrée, les symptômes du catarrhe bronchique ont repris une nouvelle intensité, mais il n'y a pas d'hydropisie. Les diamètres longitudinaux et latitudinaux de la matité cardiaque sont considérablement accrus, la pointe du cœur vient battre à 1/2 ligne en dehors de la ligne mamillaire et à gauche. *La quantité d'urine excrétée dans les vingt-quatre heures contient le 19 novembre* 1600 *c. c. Densité* 1021 ; *elle est d'une coloration jaune rougeâtre, acide, point albumineuse.* Le 20 novembre 1200 c. c. et 1019 densité, acide. Les proportions quantitatives présentent les mêmes variations jusqu'au 21 novembre. Puis la diurèse diminue avec la dyspnée croissante et pour la première fois, l'albumine apparaît en grande quantité. Il est éliminé en 24 heures :

DATE.	CENTIMÈTRES CUBES.	DENSITÉ.	RÉACTION.	OBSERVATIONS.
21 décembre.	700	1024	acide.	
22 —	870	1022	acide.	Urine fortement albumineuse.
23 —	800	1022,5	acide.	Fortement albumineuse. — La dyspnée diminue.
25 —	900	1020	acide.	Faiblement albumineuse.
29 —	570	1021	acide.	Fortement chargée d'albumine.— La malade se plaint de malaise et de céphalalgie.
30 —	900	1020	acide.	Peu d'albumine
1er janvier.	1300	1018	acide.	Pas d'albumine.
17 —	800	1024	acide.	Pas d'albumine.
18 —	870	1023	acide.	Petites quantités d'albumine.
20 —	890	1023	acide.	Petites quantités d'albumine.

Dans les jours suivants la quantité s'élève de nouveau de façon à atteindre, le 11 février, 2000 c. c. avec une densité de 1014, *sans albumine.* Mais ensuite la quantité diminue de nouveau, l'urine redevient albumineuse, brun foncé ou rouge jaunâtre, fortement sédimenteuse. Mes notes portent à cet égard :

DATE.		LITRES.	DENSITÉ.	RÉACT.	COULEUR.	URÉE.	CHLORURES.	ALBUM.
3 avril.	jour.	350	1022	acide.	jaune foncé. . .	1,35 0/0	0,75 0/0	0gr,22
	nuit.	290	1022	acide.	id.	1,25 0/0	0,70 0/0	0gr,02
4 —	jour.	450	1021	acide.	jaune rougeâtre.	1,20 0/0	0,65 0/0	0gr,01
	nuit.	200	1021	acide.	id.	1,10 0/0	0,80 0/0	0gr,01
5 —	jour.	350	1022	acide.	id.	1,20 0/0	0,60 0/0	0gr,01
	nuit.	260	1022,5	acide.	id.	1,30 0/0	0,70 0/0	0gr,01
6 —	jour.	400	1020	acide.	id.	1,30 0/0	0,70 0/0	0gr,02
	nuit.	200	1024	acide.	id.	2,15 0/0	1,10 0/0	0gr,01

Dans la suite, les conditions de la diurèse restèrent semblables aux précédentes, mais l'œdème s'accrut continuellement. Le prépuce était tellement œdématié, que la miction en était rendue douloureuse, la digestion était lente, le malade souffrait de douleurs à l'épigastre accompagnées d'un sentiment de pesanteur à ce niveau. Les selles étaient souvent retardées, parfois molles. Dans les dernières semaines la dyspnée arriva à l'orthopnée la plus complète, jusqu'à ce que la mort s'ensuivit le 4 juin. On trouva à l'autopsie :

Le cadavre fortement œdematié. Six litres environ (quart) de liquide épanché dans la cavité abdominale.

Le *cerveau* congestionné, quelques gouttes de sérosité sanguinolente dans les cavités ventriculaires; quelques kystes dans le plexus choroïde.

Les *poumons* contiennent de l'air des deux côtés ; œdématiés seulement dans les lobes inférieurs. La muqueuse bronchique tuméfiée et fortement injectée. Les cavités pleurales contiennent plusieurs litres (*maass*) d'un liquide séreux et de couleur très-foncée.

Le *péricarde* contient une petite quantité de sérosité. Le *cœur* est considérablement augmenté de volume. Le diamètre transverse est de 5 centimètres, la longueur de 13^{c},5. L'épaisseur des parois du ventricule gauche est de 5^{c},4, celle du droit de 3^{c},4. Les cavités ventriculaires renferment quelques caillots ; les valvules aortiques sont normales, à l'exception de petits dépôts athéromateux sur une valvule. On trouve de légers épaississements sur les bords de la valvule tricuspide. L'une des valves de la mitrale est très-courte et fortement adhérente par sa partie basilaire à la paroi du cœur.

Foie petit, à bords tranchants, montrant à la surface du lobe gauche des points cicatriciels étoilés. A la coupe la substance paraît brun rouge avec l'aspect de la noix muscade; les parties centrales foncées, les parties périphériques claires.

La *rate* agrandie, de consistance ferme, présente de petits depôts calcaires de la grosseur d'un pois à sa surface.

Les *reins* ont une longueur de 11 centimètres et une largeur de 5^{c},85. La capsule est faiblement adhérente. Sur la convexité se voit un kyste de la grosseur d'un pois ; leur surface offre une coloration gris rouge. A la coupe, la substance corticale est d'un rouge jaune, un peu atrophiée, les pyramides d'un rouge foncé sont plus pâles vers leur partie inférieure. Les deux substances ne sont pas bien nettement délimitées, l'épithélium des canaux flexueux est irrégulier, à contenu granuleux et çà et là renferme quelques gouttes de graisse. Les glomérules sont agrandis en certains points, atrophiés en d'autres.

Les capsules ne présentent aucune altération.

On n'a qu'à examiner d'un peu plus près ce cas pour reconnaître, d'après l'état des reins et de la sécrétion urinaire, que la diminution de tension dans le système aortique, ensuite la compensation temporaire, enfin la tension augmentée dans le système veineux exercent tour à tour leur influence.

Malgré l'extrême lenteur du développement, les lésions anatomiques des reins n'ont cependant pas atteint le degré auquel elles arrivent d'ordinaire. La formation de ces produits ultimes ne paraît pas toujours être en relation directe avec la durée du processus, car, dans d'autres cas, qui avaient été promptement mortels, notamment après la péricardite, l'épithélium des canaux flexueux, parut contenir beaucoup de graisse, les anses étaient troubles, les glomérules épaissis et la surface des reins présentait par places des rétractions produites par une atrophie partielle.

L'évolution de cette maladie est toujours de longue durée, comme dans le cas cité plus haut; on peut néanmoins trouver, dans les maladies du cœur, des cas d'une autre nature qui suivent une marche rapide, accompagnés d'hématurie et de tous les symptômes d'une néphrite réellement inflammatoire. Pour reconnaître ces cas, on n'aura qu'à distinguer s'ils sont consécutifs ou si ce sont des complications de la maladie cardiaque. A propos de la néphrite diffuse, nous reviendrons encore sur ce point, et nous fournirons, par un exemple, la preuve que, dans ces cas rares, l'affection du rein est en effet identique avec la phase initiale de la néphrite, et qu'il faut la considérer comme une complication de la maladie du cœur.

CONGESTION RÉNALE DANS LA GROSSESSE

INDICATIONS BIBLIOGRAPHIQUES

RAYER. l. c.
LEVER. *Guy's Hospital reports*. 1843.
DEVILLIERS et REGNAULD. *Archives générales de médecine*, 1848.
FRERICHS. *Die Bright'sche Nierenkrankheit*, 1851.
LITZMANN. *Deutsche Klinik*. 1852 et 1855.
BRAUN. *Wiener med. Wochenschrift*. 1854.
WEIGER. *Gaz. de Strasbourg*, 1854, et *Schmidt's Jahrbücher*, 1855.
BECKMANN. l. c.
KRASSNIG. *Wiener Wochenschrift*, 1859.
C. BRAUN. *Ueber den Nexus der Colloid Metamorphose*, etc... (*Wiener medic. Wochenblatt*, 1864).
HECKER. *Klinik der Geburtskunde*. Bd. II, et *Monatsschrift für Geburshilfe*. Bd XXIV, Heft 4.
ROSENSTEIN. *Zur Eclampsie* (*Monatsschrift für Geburtsk*. Bd XXIII. 1864).
DOHRN. *Eclampsie ohne uramische Intoxication* (De l'éclampsie sans complications urémiques). Ibid., 1864.
W. BRUMMERSTAEDT. *Bericht aus der Grossherzogl. Central-Hebammen-Lehranstalt in Rostock, nebst einer Zusammenstellung von 155 theils veroffentlichten theils noch unbekannten Fallen von Eclampsie* (Relation de 155 cas d'éclampsie, en partie publiés, en partie inédits, etc.). Rostock, 1866.
ERNST BIDDER. *Zur Eclampsie Frage* (Mémoire sur l'éclampsie), in *Holt's Beitärge f. Gynäkologie*, 1867, Heft 2.
G. OTTO. *Beiträge zur Lehre von der Eclampsie* (Contribution à l'étude de l'éclampsie). *Inaug. diss*. Dorpat, 1866.
SCANZONI. *Lehrbuch der Geburtshilfe*. 4e Auflage. Bd II.

Une autre condition étiologique, la grossesse, produit un effet très-analogue à celui de l'insuffisance des valvules, toutefois avec cette différence qu'elle est transitoire et non durable comme la première. Par la pression qu'exerce parfois l'utérus gravide sur les vaisseaux des organes abdominaux (dans des conditions qui nous sont inconnues), spécialement sur les veines rénales dans les derniers mois de la grossesse, le cours du sang veineux est entravé ; ainsi se produit une stase dans les reins aussi bien que dans les autres viscères abdominaux, mais la stase rénale est la seule qui ait été particulièrement étudiée ainsi que Virchow le fait nettement ressortir dans la phrase suivante (*Ges. Abhandl.*, p. 778) : « L'attention a certes été attirée trop exclusivement sur ces organes, car le foie notamment présente des modifications au moins aussi fréquentes que les reins. Dans les deux organes (et, peut-être même fandrait-il y ajouter la rate), se présentent les mêmes tuméfactions parenchymateuses, caractérisées par l'infiltration des éléments par une substance granuleuse, trouble, albumineuse à ce qu'il paraît; il en résulte que l'organe est augmenté de volume, perd de sa consistance et paraît plus mou après que la capsule en a été détachée. Parfois ces lésions présentent un caractère inflammatoire et on peut les considérer comme des néphrites parenchymateuses; d'autres fois leur nature est moins nettement phlegmasique. On dit alors, qu'il y a infiltration albumineuse. Mais dans les deux cas, c'est la sécrétion des organes qui paraît être affectée, et il est réservé à un examen ultérieur de constater laquelle des deux exerce la plus grande influence. » Les observateurs qui nous ont précédé, *Regnauld* et *Devilliers* (*Archives génér. de méd.*, 1848), avaient déjà constaté que le foie participait à ces états pathologiques [1], et ils ont dit que la lésion était très-analogue à celle du foie muscade bien qu'ils aient choisi pour la désigner, la dénomination de cirrhose. Cependant les lésions des reins ont été déclarées identiques à celles de la néphrite diffuse, quoique Regnault et Devilliers aient consigné dans

[1] Les altérations du foie, qui ont été notées par un certain nombre d'observateurs (Christison) dans la maladie de Bright, nous ont frappé par leur fréquence chez les femmes enceintes mortes albuminuriques. Elles consistaient quelquefois en une augmentation très-notable du volume de l'organe, en une induration ou au contraire un ramollissement très-considérable de son tissu, en un état congestif plus ou moins prononcé de sa substance vasculaire, le plus souvent avec prédominance de la substance jaune, enfin en un état voisin de la cirrhose.

leurs nécropsies le fait suivant : « Mais ces six lésions ne « nous ont pas paru pouvoir être toutes rapportées à ce « que l'on a appelé néphrite albumineuse ou maladie de « Bright. »

Virchow lui-même ne leur conteste-t-il pas, dans la citation précédente, la nature inflammatoire dans un grand nombre de cas? Pour arriver à une juste appréciation de la nature de l'affection rénale, il faut établir une rigoureuse distinction entre les cas où la grossesse se rencontre chez une femme déjà atteinte de la maladie rénale et chez laquelle la gravidité ne constitue qu'une complication et entre ceux où une femme jusque-là parfaitement saine présente des troubles de la diurèse dans le cours de sa grossesse. On doit naturellement éliminer ici le premier de ces groupes et dans le second il s'agit d'examiner auparavant si la femme enceinte en question n'a pas été soumise à quelques-unes des conditions étiologiques qui, d'après l'expérience, produisent l'affection rénale. Si l'on soumet à une pareille analyse toutes les recherches qui ont été entreprises jusqu'ici sur ce sujet, on doit être tout d'abord frappé de voir avec quelle rapidité les troubles urinaires disparaissent souvent et la fonction rénale reprend son cours normal dans les cas où on croyait avoir affaire à une maladie de Bright liée à la grossesse ; et d'autre part, combien il est rare de trouver à l'autopsie une atrophie des reins dans les cas où les sujets sont morts soit d'éclampsie, soit de fièvre puerpérale.

Voici les lésions anatomiques que l'on rencontre d'ordinaire :

Les reins sont fortement congestionnés, quelquefois augmentés de volume et tuméfiés ; les cellules épithéliales des canaux flexueux présentent une forme irregulière, renferment un contenu trouble, finement granuleux, rempli çà et là de petites gouttelettes graisseuses.

Les corpuscules de Malpighi sont le plus souvent normaux, parfois agrandis et la capsule n'a pas subi de modifications notables. Dans les canaux de la substance médullaire dont les cellules sont en partie normales, en partie granuleuses, on trouve aussi les cylindres brillants qui apparaissent également dans l'urine. Quand l'affection fait des progrès, l'infiltration graisseuse des épithéliums, est plus marquée. Les lésions anatomiques ne sont donc autres que celles qui appartiennent à la congestion passive et à ses conséquences et dont l'origine, comme nous venons de le faire remarquer, *n'a rien de commun avec les processus inflammatoires*. Les signes cliniques viennent à leur tour confirmer ces données.

Les symptômes par lesquels se manifeste la stase sanguine dans les reins, consistent en la diminution de la quantité quotidienne d'urine, en l'apparition d'albumine et de tubes gélatineux dans l'urine. Sa densité est moins accrue que dans l'hypérémie rénale consécutive aux affections cardiaques. La matière colorante de l'urine n'est pas augmentée, et d'ailleurs l'urine ne reflète pas seulement le trouble circulatoire, mais aussi l'état dyscrasique du sang qui offre un caractère prononcé d'hydrémie. C'est certainement aussi à la réunion de ces deux circonstances : *stase veineuse dans les organes abdominaux* et *hydrémie* qu'il faut attribuer la fréquence de l'hydropisie chez ces malades. L'œdème peut précéder l'albuminurie ou la suivre et n'est pas en relation directe avec elle.

L'albuminurie peut exister sans hydropisie et *vice versa* : il y a beaucoup plus de femmes enceintes affectées d'œdème que d'albuminurie. Ces différentes modalités dépendent essentiellement de la participation plus ou moins grande des vaisseaux rénaux à la stase veineuse de l'abdomen dans un cas donné. Mais ces deux phénomènes ne se développent habituellement qu'à la dernière période, et notamment dans les quatre derniers mois de la grossesse, par suite de la pression croissante exercée par l'utérus. Ce n'est que dans des cas tout à fait exceptionnels (dans des circonstances inconnues et s'écartant tout à fait des conditions ordinaires, qui naturellement n'ont rien à faire avec les phénomènes habituels de compression mécanique) que ces symptômes ont été observés au troisième mois, mais jamais avant cette époque de la grossesse. Ce n'est que chez un petit nombre de malades que l'hydropisie se montre d'emblée et arrive à son développement extrême en quelques jours, en envahissant aussi les cavités séreuses. Dans la plupart des cas, elle se développe lentement, débute par les extrémités inférieures et envahit ensuite les extrémités supérieures et la face. Ce début est caractéristique de l'hydropisie mécanique ou par stase. Souvent les symptômes de stase rénale ne se présentent que lorsque la pression est à son maximum, sous l'influence de l'acte même de la parturition, au début du travail, et dans ce cas l'œdème est d'autant plus marqué que l'extensibilité des parties est moindre, comme chez les primipares. Les rapports, entre la primiparité et l'éclampsie, sont si fréquents et si intimes que *Scanzoni* a trouvé 235 primipares sur 296 éclamptiques, en relevant la statistique des cas observés par différents auteurs. L'imminence de l'accouchement augmente toujours le contenu albumineux de l'urine, de même que celui-ci diminue lorsque l'utérus a expulsé le produit de la gestation. Après la naissance de l'enfant, la quantité d'urine augmente habituellement en même temps que celle de l'albumine diminue, et cette dernière disparaît complétement chez beaucoup d'accouchées. Dans les premiers jours des couches, chez d'autres, seulement après quelques semaines, de sorte que l'urine redevient bientôt complétement normale. Voilà ce qui se passe d'ordinaire, notamment lorsque l'albumine apparaît dans l'urine peu de temps avant l'accouchement, ou même pendant cet acte. L'existence de troubles fébriles intercurrents n'empêche pas la production du phénomène. *Regnauld* et *Devilliers* rapportent dans leur quatrième observation, le fait d'une jeune fille de dix-huit ans, qui légèrement indisposée pendant la grossesse, fut atteinte, dans la dernière période, d'œdème des membres inférieurs à partir des malléoles jusqu'au genou. Le jour avant l'accouchement, l'urine présentait une forte proportion d'albumine; le travail, après avoir duré 39 heures, se termina enfin par l'expulsion naturelle d'un enfant vivant et vigoureux. Dès le deuxième jour des couches, l'œdème et l'albuminurie commençaient à diminuer, et malgré des troubles fébriles qui nécessitèrent l'emploi de cataplasmes et d'émissions sanguines, ils disparurent complétement vers le quatorzième jour. Dans d'autres cas plus rares, il est vrai, l'albuminurie persiste assez longtemps et même se prolonge jusqu'à la mort qui peut être la conséquence des processus puerpéraux, à moins qu'elle ne résulte d'autres causes dont la relation avec l'affection rénale est douteuse, et que nous allons examiner tout à l'heure.

Une partie des femmes enceintes, des parturientes ou des nouvelles accouchées (et c'est heureusement le plus petit nombre), sont atteintes de coma et de convulsions amenant le plus souvent une fin léthale, ayant rarement une issue heureuse (et, dans ce dernier cas, comme je suis porté très-fortement à le craindre), à laquelle l'intervention opportune du traitement n'est certainement pas restée étrangère. Quant au rapport numérique de l'éclampsie et de l'albuminurie, *Devilliers* et *Regnauld* sur vingt femmes, présentant de l'albumine dans leurs urines, en ont trouvé onze atteintes d'éclampsie. *Blot* en a vu sept sur quarante, et *Mayer* sept sur trente et un. En somme, c'est donc une moyenne d'une sur quatre ($^1/_4$). Le plus souvent d'une façon subite, et plus rarement après des prodromes de quelques jours, les malades sont atteintes de convulsions qui offrent la plus grande analogie avec les spasmes épileptiques; celles-ci se trouvent souvent limitées à quelques groupes musculaires de la face ou du tronc, s'étendent ensuite à tout le corps et atteignent notamment les muscles inspirateurs jusqu'à menace d'asphyxie. Pendant les accès, le système vasculaire aussi présente une vive excitation. Ces accès se répètent assez fréquemment, à de courts intervalles, pendant lesquels la connaissance perdue revient, et leur durée varie suivant leur nombre (de 3 à 20 minutes); dans un cas on a compté quatre-vingt-un paroxysmes. Si les attaques sont précédées de prodromes (*Braun* en a trouvé quarante-huit sur cent quarante cas), ces prodromes consistent principalement en céphalalgie, obtusion intellectuelle, parfois délire, le plus souvent encore troubles digestifs, en particulier, vomissements et diarrhée. Les spasmes eux-mêmes diminuent d'intensité à mesure qu'ils se répètent, parfois même cessent complétement si l'accouchement se fait très-vite; ou bien ils ont une terminaison fatale, les malades succombant pendant un accès, dans le coma qui, d'accès en accès, devient plus intense.

La mortalité est malheureusement assez considérable. D'après *Murphy*, elle est de 24 pour 100; d'après *Blot*, de 35 pour 100; selon *Lever*, de 24 pour 100, et d'après la statistique de *Wieger*, de 30 pour 100 (*Gaz. de Strasbourg*, 1854. — *Schmidt's Jahrbücher*, 1855). Le chiffre moyen est donc assez considérable, 29 1/4 pour 100, ou même de 29 pour 100, d'après la statistique de *Scanzoni*.

La mortalité des nouveau-nés est, dans ces conditions, plus grande que celle des femmes enceintes éclamptiques. *Scanzoni* a trouvé un chiffre de 44 pour 100 de léthalité. Les deux observations suivantes, la première, qui m'est personnelle, et la seconde, empruntée à *Hecker* (*Klin. der Geburtskunde*, II, p. 155), peuvent servir à faire connaître plus exactement les diverses modalités des états éclamptiques.

K. Z. est habituellement d'une bonne santé ; primipare. Le 10 juillet, à 6 heures du matin, elle ressentit les douleurs de l'enfantement; immédiatement après il se produisit de violentes convulsions, suivies de somnolence. Pendant l'état de coma, elle accoucha d'un enfant vivant, qui était d'une grosseur normale et d'une forte constitution. Deux heures après je vis l'accouchée, qui était plongée dans un profond assoupissement. Le visage était coloré, les pupilles dilatées ne se contractant pas à la lumière, la bouche entr'ouverte, le bout de la langue serré entre les arcades dentaires. Les membres de cette personne, forte d'ailleurs, étaient flasques. La face dorsale du pied et l'extrémité inférieure de la jambe étaient légèrement œdématiées; mais il n'y avait pas d'œdème ni au visage ni aux lèvres. Le pouls était plein, dur et fréquent, 141. Respiration, 36. L'utérus avait repris son volume normal. Dans le cours de la journée, de 7 heures du matin à 2 heures de l'après-midi, il se produisit encore trois violents accès convulsifs, dans l'intervalle desquels elle resta plongée dans le coma. On retira à l'aide du cathéter 120 c. c. d'urine. Elle était jaune, légèrement trouble, à réaction acide et chargée d'albumine. Après un long repos, elle laissait déposer un sédiment qui renfermait beaucoup de cylindres granuleux, recouverts en partie de cellules épithéliales. La médication consista dans une abondante saignée et une infusion de séné et de sulfate de soude.

11 *juillet*. Jusqu'au lendemain matin, il ne se produisit aucun nouvel accès. La malade était restée tranquille pendant tout le temps, son repos n'avait été interrompu çà et là que par quelques mouvements spasmodiques. Pour le moment elle se trouve dans le décubitus latéral, les yeux et la bouche fermés. 124 puls. Le pouls plus petit et plus mou. Respiration : 28 par minute. Lorsqu'on lui adresse la parole, elle ouvre les paupières. Les pupilles sont modérément dilatées et non contractibles. Interrogée de nouveau, elle ne répond pas encore aux questions qu'on lui pose et elle referme aussitôt les yeux. Dans la soirée : 124 pulsations. Inspirations, 32. Respiration superficielle. Quoiqu'elle ne parle pas encore facilement, elle répond cependant quand on lui propose de boire.

Après l'administration d'un lavement, il y eut une garde-robe, suivie de l'expulsion spontanée de 500 c. c. d'urine, colorée en jaune, troublée par des sédiments d'urates, très-épaisse et à réaction acide. Densité = 1021. Elle est encore très-albumineuse, contient beaucoup de cristaux d'acide urique et peu de cylindres. Le soir 120 pulsations, céphalalgie. Dans le courant de la journée deux gardes-robes, miction abondante.

12 *juillet*. 104 pulsations. La malade a recouvré sa connaissance, mais est encore très-apathique. Pendant la nuit, à la suite de l'infusion laxative, deux gardes robes, suivies de l'expulsion de 600 c. c. d'une urine d'un jaune rougeâtre, à réaction acide; Densité = 1019, riche encore en cristaux d'acide urique, mais ne présentant plus trace de trouble ni d'opalescence, par l'addition d'acide nitrique.

J'ai eu aussi l'occasion de rencontrer dans un autre cas un sédiment abondant d'acide urique pur cristallisé sous différentes formes.

Les jours suivants les fonctions reprennent leur cours normal, les suites de couches sont régulières. L'albuminurie a complétement disparu.

Une femme de 18 ans, enceinte, ordinairement bien portante (au 8e mois de sa grossesse) entra dans la gésine pour un œdème considérable des petites lèvres, qui l'empêchait de marcher. L'œdème s'étendait aussi aux extrémités inférieures et à la région hypogastrique. L'urine était fortement albumineuse; l'examen microscopique des sédiments révéla l'existence de corpuscules muqueux, de globules sanguins, de cristaux ammoniaco-magnésiens, de phosphates de chaux et d'une grande quantité de cylindres hyalins.

Pour soulager la malade, on fit des ponctions multiples sur les grandes lèvres : il s'écoula une grande quantité de sérosité. Déjà au bout de seize heures, la malade qui avait quitté la salle avec joie, y fut ramenée de nouveau dans l'état suivant :

Elle était sans connaissance, la respiration profonde et stertoreuse, elle ne répondait pas aux questions qu'on lui adressait, si ce n'est en ouvrant les yeux et en proférant des sons inarticulés; bientôt après, elle devint plus agitée et une demi-heure après son entrée, elle eut une attaque d'éclampsie, qui dura 1 h. 1/2. D'après le récit des parents, la veille au soir, vers 10 heures, elle avait eu des vomissements, de la céphalalgie et de la diarrhée; vers minuit, elle avait eu des douleurs, qui s'étaient renouvelées trois fois chez elle et une fois pendant le transport. Malgré l'emploi des moyens divers, tels que : saignée, opium, chloroforme, les accès se renouvelèrent et s'accrurent en intensité. Dans l'espace d'un quart d'heure à 1 h. 1/2, la malade eut 18 accès et devint bientôt fortement cyanosée, la respiration s'accéléra (60 par minute), tandis que les battements du cœur de l'enfant avaient cessé dès le matin.

La version podalique fut pratiquée à grand peine. Quelque temps après l'opération, la malade succomba.

L'autopsie donna les résultats suivants :

La *dure-mère* est fortement adhérente à la table interne du crâne; le long de la suture sagittale et des sillons vasculaires, on trouve de nombreux ostéophytes.

Sous la *pie-mère* et l'espace sous-arachnoïdien, sérosité opalescente trouble.

Le *cerveau* paraît dilaté, ferme, ses circonvolutions sont presque effacées, comme dans le cas d'œdème cérébral.

La *substance blanche* est grisâtre, les ventricules renferment à peine 100 grammes de sérosité; nulle part il n'existe d'extravasation sanguine.

Dans les plèvres, dans le péricarde et dans le péritoine, une sérosité jaunâtre ou sanguine des parties inférieures. Très-léger œdème pulmonaire.

Le diaphragme est refoulé en haut, le cœur est très-gros, la fibre musculaire pâle, les valvules normales, extravasation sanguine récente sous l'endocarde du ventricule gauche du côté de la cloison, depuis la valvule aortique, jusqu'à la pointe. Dans le ventricule droit, caillot fibrineux.

La rate est petite, dure. — Extravasation sanguine sous la portion du péritoine qui recouvre le foie. Le lobe gauche de cet organe est tout entier transformé en foie muscade par l'extravasation sanguine dans le parenchyme. Sous le champ du microscope, on voit les cellules hépatiques gonflées avec un ou deux noyaux, très-nettement visibles et mélangées à des molécules protéiques et à des granulations graisseuses. Les reins sont tuméfiés, hypérémiés et montrent au microscope les lésions caractéristiques de la néphrite parenchymateuse au premier degré. L'on voit des cylindres hyalins, des épithéliums qui sont granuleux, mais qui n'ont pas encore subi l'infiltration graisseuse.

Conformément aux descriptions précédentes, on a trouvé dans la plupart des cas où l'éclampsie a amené la mort, les lésions anatomiques précédemment décrites dans le rein, tandis que l'examen des centres nerveux a presque toujours révélé, de l'avis de tous les auteurs, de l'œdème et de l'anémie cérébrale; quelquefois seulement il y avait de véritables hémorrhagies. *Frerichs* et après lui *Litzmann*, *Braun* et beaucoup d'autres ont tiré de ces résultats nécroscopiques, joints à l'albuminurie et à la coagulation observée le plus souvent pendant la vie, cette conclusion que les phénomènes nerveux sont causés par l'affection des reins. La sécrétion moindre d'urée et sa décomposition en carbonate d'ammoniaque empoisonnent le sang et produisent les phénomènes susdits, en agissant sur le système nerveux. L'éclampsie des femmes enceintes et des parturientes représente donc une forme particulière d'urémie dont les lésions rénales constituent la base anatomique et dans laquelle il faut considérer comme principal et réel agent l'empoisonnement du sang par des parties constituantes de l'urine ou leurs dérivés suivant les interprétations différentes des auteurs. *Scanzoni*, après certaines hésitations antérieures, a très-nettement formulé cette opinion. Il dit en effet (p. 361, *l. c.*) :

« Je crois qu'au point où en est aujourd'hui la question, on se rapprochera le plus de la vérité en imputant dans la majorité des cas, l'apparition des convulsions éclamptiques à une accumulation de produits excrémentitiels, déterminée par un trouble fonctionnel du rein et en laissant aux examens ultérieurs, le soin de décider si c'est l'urée qui joue le rôle principal ou bien les matières extractives encore peu connues, ou enfin si le carbonate d'ammoniaque est seulement introduit dans le sang par voie secondaire et provient des sécrétions altérées du canal intestinal. »

Contrairement à cette opinion, je considère les phénomènes éclamptiques comme le résultat des troubles circulatoires du cerveau, en appliquant à l'éclampsie, la théorie de l'urémie proposée par *Traube* et d'après laquelle l'œdème et l'anémie aiguë du cerveau seraient la cause du coma et des convulsions. Par conséquent je ne vois dans l'affection simultanée des reins, qu'une condition adjuvante et non causale du processus éclamptique; cette circonstance n'est pas non plus indispensable pour produire l'éclampsie. Mon opinion repose essentiellement sur les quatre faits que voici :

1° L'origine des phénomènes urémiques dans la rétention ou la décomposition des principes de l'urine n'est pas prouvée (nous en parlerons plus longuement dans le chapitre consacré à l'urémie).

2° Il existe déjà un nombre assez considérable de cas, dans lesquels on a observé tantôt une éclampsie sans albuminurie et avec des reins normaux (*Brummerstedt* compte dans sa statistique 19 cas sur 125), tantôt les signes uroscopiques de l'albuminurie, mais celle-ci au lieu de précéder les phénomènes éclamptiques ne s'était montrée qu'après eux (Observations de *Dohrn*, *Winkel*, *Brummerstedt*).

3° J'ai vu chez des femmes enceintes atteintes d'une maladie de Bright bien prononcée, l'accouchement se terminer dans trois cas, sans éclampsie, et dans ces cas l'absence de phénomènes généraux pouvait être attribuée comme dans la dégénérescence amyloïde à la nutrition insuffisante du cœur. *Frankenhäuser* de son côté, a observé des cas de maladies du cœur suivies d'une albuminurie considérable sans qu'il y ait eu éclampsie (voy. *Die Nerven der Gebärmutter*, p. 44).

4° Enfin voici les circonstances et conditions particulières dans lesquelles se produisent généralement l'éclampsie et l'albuminurie : dans la plupart des cas, l'albuminurie elle-même, le vrai symptôme de la stase rénale, ne se présente probablement que pendant l'acte de l'accouchement. Sur 150 femmes dont *Braun* a examiné l'urine, il a trouvé 29 fois de l'albumine, 4 fois dans 68 grossesses et 25 fois chez 82 femmes en travail. Il ne faut cependant pas omettre de noter que la plupart ne tombent sous le coup de l'observation qu'au moment de l'accès éclamptique ou de l'accouchement. L'éclampsie elle-même se produit plus fréquemment au moment de la parturition qu'à toute autre époque de la période de gestation. Chez les 44 éclamptiques que *Braun* a observées sur un total de 24,000 femmes, l'éclampsie s'est présentée 24 fois pendant l'accouchement (11 fois dans la période de dilatation du col, 10 fois dans la période d'expulsion, 3 fois pendant la délivrance) et 8 fois après les couches. D'après les indications de *Wieger* qui a relevé 455 cas dans sa statistique, l'éclampsie s'est présentée 109 fois avant le début du travail, 236 fois pendant l'accouchement et 110 fois après l'expulsion de l'enfant. Il va sans dire que dans les 110 cas on ne peut pas exclure les suites des couches. L'apparition de l'éclampsie est même si fréquente, précisément pendant le travail, que des accoucheurs émérites (*Kilian*) nient l'existence de l'éclampsie en dehors de l'acte de l'accouchement ; mais c'est aller trop loin, puisqu'il y a eu certaines observations, il est vrai très-rares, où l'on a constaté l'absence de tout travail à l'époque de l'apparition des convulsions.

Pour la plupart des cas, il ne faut pas oublier que quand bien même l'éclampsie apparaît pendant la semaine des couches (elle survient d'ordinaire dans le cours de la première journée) cette éclampsie est principalement produite par des suites de couches irrégulières et très-douloureuses (consultez à cet égard *Scanzoni*, p. 572). Conformément à ce fait, on constate l'influence favorable qu'exerce l'expulsion du fœtus sur les accès éclamptiques en faisant cesser la gêne circulatoire. Sur 112 cas d'éclampsie, les accès ont cessé 39 fois complétement après la naissance de l'enfant, 35 fois ils se sont répétés beaucoup plus faiblement et ne sont restés violents que 37 fois. Pourquoi le nombre des éclamptiques est-il relativement si faible par rapport à celui des accouchées? Pour résoudre ce problème reportons-nous aux relevés de Braun. Cet auteur a trouvé 39 cas d'œdème sur 44 cas d'éclampsie. Chez la plupart des femmes qui deviennent éclamptiques plus tard, on constate, comme signe de l'hydrémie extrême, des phénomènes d'hydropisie; la plupart des éclamptiques étaient aussi atteintes d'hydropisie.

De tous ces faits il résulte : que l'acte de l'accouchement et la modification dans la circulation qui en est la conséquence, exercent une puissante influence sur la production de l'éclampsie. En outre l'éclampsie se présente d'autant plus fréquemment que l'albuminurie elle-même s'est produite par l'augmentation toujours croissante de la stase locale. En rattachant donc ces faits à l'état anatomique du cerveau, on concédera qu'il existe chez les accouchées qui se trouvent dans les circonstances particulières précédemment décrites (hydrémie extrême, hydropisie, etc.) des conditions telles, qu'elles sont nécessaires pour produire une anémie aiguë, pourvu qu'on admette que l'anémie cérébrale aiguë est capable de produire le coma ou les convulsions suivant les parties du cerveau qui en sont atteintes. — Les deux conditions dont on doit supposer l'existence pour qu'il y ait anémie aiguë sont : la fluidité du sérum sanguin et l'augmentation de pression dans le système aortique. La fluidité du sang chez les éclamptiques n'a été contestée par personne; quant à la deuxième condition il faut à mon sens, pour l'expliquer, tenir compte de l'activité du travail, de la compression exercée par les viscères abdominaux et de l'entrave qui en résulte pour la circulation et la respiration. Mais on ne doit pas oublier que, d'après la théorie que nous soutenons, l'œdème du cerveau qui produit l'anémie aiguë est considéré lui-même comme un état consécutif à l'hypérémie préalable. On peut donc se demander si cette hypérémie qui précède l'œdème doit nécessairement se produire dans un cas donné par la seule augmentation subite de pression dans le système aortique et si elle ne pourrait pas aussi être déterminée d'une autre façon (irritation cérébrale directe ou réflexe).

Ainsi serait compromise la théorie *qui cherche la cause des phénomènes éclamptiques dans des modifications circulatoires du cerveau, et non pas dans une intoxication du sang*. L'œdème du cerveau, constaté *post mortem* dans la plupart des cas, est-il une conséquence des convulsions qui ont eu lieu. Cette objection, très-judicieuse en apparence, est facile à réfuter: j'ai, en effet, trouvé par voie expérimentale chez les animaux, le cerveau exempt d'œdème, après les convulsions les plus violentes, et de plus je ferai remarquer que l'on rencontre de l'œdème même quand les malades sont morts pendant le coma, sans avoir jamais eu de convulsions (voy. Traube, *Berliner klinische Wochenschrift*, 1864, nº 42). Cependant, bien que j'aie relevé ici tous les points qui militent en faveur de la justesse de mes opinions, je ne méconnais pas pour cela qu'il reste des cas dont nous ne sommes pas encore capables d'expliquer l'origine.

Les vues qui viennent d'être développées sont contredites en apparence par ce fait, que précisément dans le tableau symptomatique de la stase rénale liée aux affections du cœur et qui passe cependant pour être la stase par excellence, les phénomènes urémiques font défaut et n'ont même jamais été observés. Mais il faut bien le dire, le développement de cette stase d'origine cardio-pulmonaire se fait d'une façon lente et graduelle, tandis que pendant la grossesse il est très-rapide, activé plus encore par la parturition et avec un effet d'autant plus intense que, précisément dans ces cas, l'hypertrophie du ventricule gauche est le plus souvent annihilée par une dégénération musculaire de la fibre cardiaque,

---

Le *diagnostic de la stase rénale* ne présente pas de difficultés. Il se fonde d'un côté sur l'existence des circonstances causales qui, d'après l'expérience, la provoquent ; d'un autre côté sur la qualité de l'urine. Par suite d'une affection du cœur ou des poumons à l'époque où la compensation est troublée, ou s'il n'y a même pas eu de compensation, l'urine est d'abord peu abondante, très-dense, extrêmement colorée, plus riche en albumine, le plus souvent dépourvue d'éléments hématiques et fortement sédimenteuse. Dans le sédiment on rencontre une très-faible quantité de cellules épthéliales, et en dehors des urates, rien que des tubes pâles, hyalins, parfois quelques corpuscules sanguins. A la suite de la grossesse, la densité de l'urine est augmentée en raison inverse de la quantité de ce liquide, le sédiment est abondant, la matière colorante n'est cependant pas le plus souvent accrue, ce qui tient à l'état dyscrasique du sang.

Le *pronostic* dépend essentiellement des conditions étiologiques. Quand celles-ci sont durables, telles que les lésions organiques du cœur et les maladies du poumon, les modifications dans les reins s'accroîtront aussi continuellement au lieu de s'amoindrir, et contribueront encore à augmenter le danger déjà existant, abstraction faite des accidents graves que la maladie primitive engendre elle-même ; mais quand, au contraire, comme c'est le cas dans la grossesse, la cause est de nature passagère, l'effet pourra disparaître quand la cause aura cessé, et il pourra en résulter une régression des lésions parenchymateuses légères en elles-mêmes. La stase rénale à la suite d'une grossesse implique donc en général un pronostic favorable, modifié suivant le degré de la stase, accusé par la quantité d'albumine contenue dans l'urine. Le pronostic de cet état n'est essentiellement aggravé que par la participation du système nerveux sous forme d'éclampsie qui si souvent menace la vie des malades. Les différences dont il faut tenir compte dans le pronostic par le fait de cette complication toujours grave en elle-même, varient suivant l'intensité et le nombre des accès, et dans le cas où ces accès se trouvent en connexion démontrable avec la quantité d'urine sécrétée, aussi suivant cette quantité même.

Le *traitement* d'un état qui en lui-même n'est que l'expression symptomatique d'un processus fondamental plus important, ne doit seulement pas s'attacher à la lésion secondaire d'un organe isolé, mais embrasser également la maladie dans son ensemble. Sa tâche commencera donc de bonne heure sous forme de prophylaxie, puisqu'il doit s'efforcer d'obvier au développement de l'hypérémie veineuse dans les organes abdominaux. Il faudra donc régler dans les affections du cœur et du poumon de cet ordre, non-seulement les conditions diététiques générales (séjour dans un air pur et frais, alimentation nourrissante mais douce, abstention de tout effort physique ou intellectuel en particulier, exercice prolongé); mais aussi on devra chercher à diminuer de bonne heure la réplétion veineuse, pour empêcher l'hydropisie, à l'aide de dérivatifs intestinaux et de révulsifs cutanés par des purgatifs salins et des diaphorétiques, principalement par des bains. Si l'hydropisie et avec elle les modifications correspondantes se sont déjà produites dans les reins, et le plus souvent aussi dans le foie, on peut employer des émissions sanguines locales dans la région lombaire si la douleur s'y fait particulièrement sentir. L'indication principale sera toujours de stimuler l'activité des intestins pour favoriser la résorption du liquide épanché. Les remèdes les plus propices sont les drastiques, tels que la gomme-gutte, l'aloès, la coloquinte, il faut seulement alterner les médicaments et ne pas négliger les troubles si fréquents de la digestion, surtout le catarrhe gastrique. Dans ce cas, on peut recommander la rhubarbe en infusion avec addition des amers, tels que l'extrait de gentiane et autres, car il est urgent de maintenir la digestion en bon état. Par suite de la perte d'albumine que subit le sang, par l'urine et par la transsudation dans le tissu cellulaire sous-cutané, il se développe une hydrémie considérable qui contribue de son côté à aggraver ces symptômes. Pour arrêter cette hydrémie, il faudra s'efforcer d'agir par une meilleure alimentation, à l'aide d'une nourriture animale et de digestion facile, et par des médicaments, à l'aide des préparations solubles de fer (lactate de fer, tartrate ferrico-potassique). Si ces remèdes sont efficaces, la sécrétion urinaire sera accrue par leur usage et la quantité d'albumine en sera diminuée. Si, malgré tout cela, la diurèse devient toujours plus rare, les transsudations hydropiques toujours plus abondantes, on doit aussi avoir recours aux médicaments diurétiques. Les diurétiques végétaux, tels que le genièvre, le persil, la racine de fraisier, le chiendent, peuvent être donnés sous forme d'infusion. Si l'action du cœur est très-affaiblie, on peut administrer la teinture de genièvre. Les petites doses de digitale (6 centigrammes de poudre) augmentent aussi la diurèse en excitant l'action musculaire du cœur. Si l'état de la digestion en permet l'emploi, un mélange de nitrate et de tartrate de potasse constitue un excellent diurétique et laxatif. Mais quand l'hydropisie augmente, en dépit de tous ces moyens, il ne reste plus pour adoucir les souffrances du malade qu'à procéder à une évacuation mécanique du liquide hydropique à l'aide d'abondantes scarifications (de 26 millimètres de longueur et de 6 millimètres de profondeur). Pour éviter l'irritation des tissus et le développement de l'érysipèle et de la gangrène, il faut que les petites plaies soient souvent lavées à l'eau chlorurée. Grâce à ces précautions, le professeur *Traube*, je le tiens de lui-même, n'a pas eu à déplorer un seul accident fâcheux chez un grand nombre de malades.

Si la stase se produit à la suite de la grossesse, c'est l'hydropisie qui est le premier symptôme, et l'hydrémie existe tout d'abord. Il faut donc dès le début favoriser la nutrition par l'administration de quinquina et de fer, et une nourriture substantielle, en outre il faut entretenir la révulsion cutanée à l'aide de bains chauds, tandis que l'activité intestinale doit seulement être régularisée et non pas excitée par les drastiques. Les bains chauds sont aussi un excellent moyen pour favoriser la diurèse; s'ils sont insuffisants, il faut recourir aux diurétiques végétaux. L'œdème des extrémités sera avantageusement combattu par la compression mécanique faite à l'aide d'un bandage roulé. Si la stase, surtout aux approches de l'accouchement, atteint un tel degré qu'elle puisse faire redouter des congestions céphaliques, et que l'éclampsie soit imminente, il est indiqué de faire des émissions sanguines locales au niveau des apophyses mastoïdes et des applications froides sur la tête.

Quant au traitement des accès éclamptiques eux-mêmes, les opinions des accoucheurs sont très-divergentes; si l'idée que j'ai émise sur la nature du processus éclamptique est la bonne, on pourra concevoir même théoriquement, les résultats heureux produits par la phlébotomie, si usitée parmi les anciens médecins, combinée aux drastiques puisque par ce moyen on arrive à une diminution directe de la pression sanguine et à la possibilité d'une résorption rapide. L'heureuse action des narcotiques sur l'intensité des accès, soit sous forme d'injections hypodermiques de morphine ou d'inhalation de chloroforme s'explique aisément, puisque l'excitabilité des nerfs en est toujours apaisée. En considérant les résultats favorables obtenus par la transfusion, d'après des observations récentes, il ne faut pas oublier que celle-ci ne s'opère qu'après une saignée déplétive.

NÉPHRITE CATARRHALE — NÉPHRITE DESQUAMATIVE

INDICATIONS BIBLIOGRAPHIQUES

RAYER. *Maladies des reins*, t. I.

VIRCHOW. *Archiv für patholog. Anatomie*, Bd. IV.

BOUILLAUD. *Archives générales de médecine*. 1848.

FRERICHS. *loc. citat.*

JOHNSON. *Die Krankheiten der Nieren* (*Diseases of the Kidneys*). Traduit de l'anglais en allemand par SCHÜTZE.

REINHARD et LEUBUSCHER. *Archiv für patholog. Anat.*, Bd. II.

L. MEYER. *Archiv für patholog. Anatomie*, Bd. VI.

BUHL. *In* HENLE *und* PFEUFFER's *Zeitschrift für rationnelle Medicin*. 1855.

GUTERBOCK. *Deutsche Klinik*. 1855.

V. CORNIL. *Mémoire sur les lésions anatomiques du rein*, etc. Paris, 1864.

GOLDBAUM et BRUMBERGER. *Bericht über das Cholera hospital*, etc. (VIRCHOW's *Archiv*, Bd. XXXVIII).

OSCAR WYSS. *Ueber die Beschaffeinheit des Harnes im Reactions Stadium der Cholera* — De l'état des urines dans la période de réaction du choléra (*Archiv der Heilkunde*, Heft. 3, 1868).

GRIESINGER. *Infections-Krankheitein* in VIRCHOW's *Handbuch der Speciel. Pathol.* 2e Aufl. 1865.

B.-J. STOKVIS. *Bydragen tot de Kennis der eerste na den cholera-aanval geloosde urine* (*Nederl. Tydschr. voor Geneeskunde*. 1867).

Dans les lésions catarrhales qui ne portent le plus souvent que sur l'épithélium des canaux droits, le rein conserve son volume normal, ou bien il est légèrement tuméfié et augmenté de volume; dans les cas plus intenses, il est vivement injecté et recouvert à sa surface de petites taches ecchymotiques. Le processus inflammatoire commence d'ordinaire au sommet des pyramides, de sorte qu'au début, celles-ci gorgées de sang prennent une coloration rouge foncé, mais bientôt les sommets pâlissent et l'hypérémie s'avance vers la base. Ce processus se répétant à plusieurs reprises, on voit dans la substance médullaire, après une certaine durée de la maladie, des zones formées alternativement de stries pâles et de stries rouges allant du sommet vers la base (*Virchow*). Les stries rouges correspondent aux parties récemment injectées et les stries pâles aux canaux élargis et remplis par des cellules qui sont elles-mêmes le siége d'une forte prolifération épithéliale. Les cellules sont rondes, gonflées, granuleuses, peu cohérentes entre elles, et adhérant d'autre part faiblement à la paroi des canaux dont elles se détachent aisément. A la pression, les pyramides laissent sourdre un liquide blanc verdâtre composé de mucus et de cellules épithéliales.

Cependant il faut expressément faire remarquer que l'on ne peut pas ajouter une grande valeur à ce dernier caractère puisqu'on peut constater cet état cadavérique sur tous les reins et *Rindfleisch* (*Lehrb. der path. Gewebelehre*, p. 417) affirme avec raison qu'on n'est pas en droit de conclure de cette desquamation épithéliale *post mortem* que pendant la vie aussi l'épithélium n'adhère que légèrement à la membrane propre des tubuli. Fréquemment les épithèles conservent la forme des canalicules et sont éliminés sous forme de tubes épithéliaux.

Quand la maladie date de longtemps ou lorsque le processus présente une grande intensité, les cellules se remplissent de granulations graisseuses et tombent même en détritus graisseux, après l'élimination duquel, il se fait une néoformation de jeunes cellules. Il est probable, mais non prouvé que cette prolifération a son point de départ dans le tissu conjonctif, comme certains auteurs le supposent. Dans les cas intenses, l'hypérémie peut être arrivée à un degré de développement tel, que les canalicules contiennent beaucoup de corpuscules sanguins ou d'hématine décomposée, et que les cellules paraissent remplies de granulations pigmentaires. Les lésions sus-mentionnées peuvent se continuer dans la couche corticale et même, par exception, s'accentuer d'une façon particulièrement distincte précisément dans cette dernière, mais elles ont toujours leur point de départ dans la substance médullaire et le plus souvent elles ne s'étendent pas au delà. Les glomérules et les capsules de Malpighi ne subissent aucune modification, leur contenu sanguin seul varie.

Le tissu interstitiel de la substance médullaire est épaissi, de sorte que sa consistance paraît ferme, notamment à l'extrémité papillaire des canaux; en outre les papilles présentent assez souvent des taches très-blanches qui proviennent de dépôts calcaires à l'intérieur des canalicules.

Les *symptômes* du catarrhe rénal comme processus actif sont tout à fait insignifiants et se bornent à l'adjonction à l'urine de petites quantités d'albumine, de mucus et de coagula. L'urine est d'ailleurs très-peu modifiée au point de vue du rapport quantitatif de ses parties constituantes et quelquefois même elle n'offre aucun changement.

Les coagula se composent de cellules épithéliales encore cohérentes qui se présentent alors sous forme de tubes cylindriques ou bien de cylindres fibrineux, émaillés de corpuscules sanguins, de granulations pigmentaires ou de cristaux d'oxalate de chaux. Vu le faible degré d'intensité des phénomènes, il ne faut pas s'étonner que la forme légère de cette maladie passe souvent inaperçue pendant la vie, et cela d'autant plus facilement que l'affection se présente, seulement dans les cas les plus rares, comme une maladie idiopathique primitive; et alors même qu'elle évolue rapidement sous forme d'une fièvre rhumatismale, l'examen de l'urine peut seul faire diagnostiquer le cas, puisqu'à côté du caractère général d'un état fébrile, elle présente les particularités décrites ci-dessus. Les deux cas que j'ai eu l'occasion d'observer appartenaient précisément à cette catégorie.

H. Sch. est tombé malade trois jours auparavant, après avoir éprouvé un refroidissement, avec frisson, chaleur, céphalalgie et anorexie. Le malade est d'une constitution vigoureuse, la fièvre est vive, 120 pls., la peau est brûlante, la langue légèrement humide, un peu chargée. Anorexie. Constipation. La diurèse est peu abondante, 450 ccm. en 24 heures. Densité = 1022. L'urine faiblement colorée en rouge, réaction acide, se coagule à la chaleur avec l'addition d'acide nitrique et laisse après un peu de repos déposer un sédiment. Le sédiment contient des cylindres, qui consistent seulement en épithéliums et des cellules épithéliales du rein libres, qui sont légèrement granuleuses et qui après l'addition d'acide acétique ne montrent qu'un seul noyau.

Pendant trois jours l'urine ne présente aucun changement, le troisième jour (19 *octobre* 1856), le malade avait le matin 112, le soir 128 pls., l'état général n'avait pas subi d'altération notable.

L'urine pâle, à peine jaunâtre, est à réaction acide, ne contient pas d'albumine et dépose légèrement encore.

Le 21 *octobre*, le matin 88 pls., l'état général très-bon, la quantité d'urine de la journée est de 1300 ccm. Densité : 1017. L'urine est jaune, acide, sans albumine, sédimenteuse. Le sédiment contient encore des cylindres et des cellules épithéliales isolées.

Les jours suivants ces symptômes disparaissent aussi, de telle sorte que le 29 octobre et les jours suivants l'urine ne présentait plus rien d'anormal.

On peut rapprocher du cas précédent l'observation suivante :

A. B., âgée de 39 ans, bonne santé habituelle, fut prise dans l'après-midi du 7 septembre de fièvre. Une vive douleur dans la région rénale, accompagnée de sentiment de malaise. Quand je la vis, elle avait une forte fièvre, 120 pls., pas d'appétit, soif vive. Il n'y avait aucun signe du côté du thorax. L'urine peu abondante, est acide, albumineuse et laisse déposer par le repos, un sédiment, qui se compose de cristaux d'acide urique et de quelques globules de sang, de cylindres épithéliaux du rein et de cellules libres. La région lombaire est sensible à la pression.

Prescription : 8 ventouses sur les reins.

Le jour suivant la quantité d'urine était de 770 ccm.; dens.=1026, elle ne présentait aucune particularité.

16 *septembre*. 92 pls. Peau humide, transpiration, état général très-bon. La quantité d'urine dans les 24 heures est de 800 ccm.

Densité 1025, réaction acide, pas d'albumine, l'urine est jaune et contient peu de cylindres.

Les jours suivants la quantité d'urine augmente tandis que sa densité diminue.

L'urine ne contient ni albumine, ni éléments anatomiques figurés.

De pareils cas pourraient bien se produire beaucoup plus souvent qu'il ne semble, mais être pris pour des affections rhumatismales ou gastriques, surtout quand on n'a pas recours à l'examen microscopique de l'urine, qui peut seul fournir des renseignements précis. Il est beaucoup plus fréquent, en tout cas, de rencontrer le catarrhe rénal comme affection secondaire et alors l'état de l'urine n'est pas simplement l'expression de la lésion rénale, mais accuse en même temps l'influence de la condition étiologique. En premier lieu, on doit ranger parmi les conditions étiologiques, les affections catarrhales de la muqueuse, des uretères, de la vessie, de l'urèthre où le catarrhe prend naissance pour gagner ensuite, par l'intermédiaire du bassinet, les papilles et s'étendre ensuite plus haut.

La quantité de l'urine ne subit dans ces cas aucune diminution, sa densité est un peu plus faible que normalement, sa couleur est jaune pâle, son contenu en albumine est modéré. Dans le sédiment que dépose une urine pareille après le repos, on trouve les cellules épithéliales de l'urèthre et de la vessie, du mucus, souvent aussi des corpuscules purulents, et les tubes épithéliaux cylindriques ou cylindres fibrineux précédemment mentionnés. La réaction de l'urine est faiblement acide, à moins qu'une décomposition de l'urée produite par d'autres circonstances ne se produise à l'intérieur de la vessie; dans ce dernier cas la réaction devient alcaline, et on trouve de nombreux cristaux de phosphates tribasiques. Le catarrhe rénal peut encore persister longtemps après la disparition de la maladie de l'urèthre ou de la vessie. J'ai vu un individu qui avait contracté une gonorrhée depuis un an avec un rétrécissement consécutif, sans qu'il y ait eu une nouvelle cause occasionnelle, il présentait encore les signes d'un catarrhe rénal, après la disparition de la gonorrhée et du rétrécissement. L'urine était d'une coloration jaune pâle, légèrement albumineuse et contenait dans son sédiment des cylindres hyalins fins et pâles à côté des tubes épithéliaux.

Les quantités de l'urine variaient entre 1500 et 1700 c.c., la densité était de 1013-1014; les proportions quantitatives des principales parties constituantes étaient normales; l'état général satisfaisant. De pareilles affections peuvent durer longtemps; mais, dans certains cas, les conséquences deviennent cependant sérieuses, la légère irritation catarrhale pouvant amener des formes sérieuses de la néphrite, notamment la néphrite circonscrite; de sorte que l'on a toutes les raisons du monde de ne pas négliger cette affection, alors même qu'elle semble insignifiante. En traitant de la néphrite suppurée, nous reviendrons encore en détail sur sa connexion étroite avec la prolifération catarrhale intra-canaliculaire.

Quand on a introduit dans le sang des matières irritantes, soit directement comme la cantharide, le cubèbe, le copahu, soit indirectement par l'emploi de vésicatoires ou des épipastiques appliqués sur la peau, il peut aussi se produire un catarrhe du rein en même temps qu'une inflammation des autres muqueuses des voies urinaires. Les auteurs qui nous ont précédé rangent encore ces conditions étiologiques au nombre des causes de la maladie de

Bright (*Frerichs*, p. 148), bien qu'il n'existe pas une seule observation authentique qui démontre, dans des cas pareils, l'existence des lésions anatomiques de la néphrite diffuse. *Chomel*, déjà cité par *Rayer*, a rejeté cette manière de voir en disant : « On croit généralement que l'usage interne de quelques substances irritantes, telles que les cantharides, la térébenthine, déterminent des inflammations rénales ; mais ces substances n'exercent pas une influence aussi directe sur les voies urinaires, et notamment sur les reins, qu'on le suppose habituellement, et pour ma part je ne connais pas d'exemple authentique de néphrite produite par cette cause. » Les expériences faites sur des animaux ont donné peu de résultats concluants (voyez Beckmann, in *Virchow's Archiv.*, XLI et Schroff, in *Zeitschrift Wiener Aertze*, 1855), car ces derniers supportent avec une grande tolérance les diurétiques. Force est donc de nous en tenir aux observations faites sur l'homme ; or, chez lui, ces substances exercent sur ces lésions une action toute autre que celle qu'on admet d'ordinaire, c'est-à-dire qu'administrées même en petites quantités, quelle qu'en soit la voie d'introduction, elles produisent des hémorhagies et des ecchymoses sur la muqueuse de la vessie, notamment dans le voisinage du col. Dans les cas intenses, la simple hypérémie se transforme en cystite complète. De là, l'hypérémie peut s'étendre aussi aux papilles et aux canaux droits par l'intermédiaire de la muqueuse du bassinet, qu'on trouve toujours plus ou moins fortement injectée (*Bouillaud*, 3 autopsies), et à l'intérieur des papilles et des canalicules droits ; elle peut produire une prolifération catarrhale du contenu cellulaire telle que Virchow l'a démontrée après l'emploi de vésicatoires. La participation de la substance corticale à la dégénérescence graisseuse des épithèles après un long usage du copahu n'a été démontrée que par l'observation de *Reinhard*. Mais celle-là concernait un individu de constitution faible, dont l'état antérieur de santé était assez suspect, elle n'est donc pas très-concluante. Dans l'urine albumineuse qui est éliminée en pareil cas, on a réellement vu parfois des masses fibrineuses, mais elles provenaient vraisemblablement de la vessie. Dans un autre examen microscopique que *Schroff* (*Sur la cantharide. — Zeitschrift der Wiener Aertze*, 1855) a eu, par la suite, occasion de pratiquer, l'individu qui en fait le sujet avait pris en une seule fois 10 gouttes de teinture de cantharides (1 centigramme de cantharide pure); ayant succombé à l'expérience, on a vu une hypérémie des reins, exfoliation considérable de l'épithélium des canalicules droits, du bassinet et de tout l'appareil urinifère, avec une sécrétion extrêmement diminuée; les troubles fonctionnels cités dans quelques observations anciennes et sur lesquelles *Rayer* s'appuie pour affirmer l'origine de la néphrite cantharidienne, n'étaient que de l'ischurie ou de la strangurie, très-probablement déterminées plutôt par l'affection de la vessie que par celle des reins. On doit seulement admettre comme un fait acquis, du côté des reins, nous l'avons déjà dit, l'affection catarrhale des canalicules droits, qui naturellement est compliquée d'albuminurie, ce qui, probablement, a conduit à l'hypothèse de la maladie dite de Bright.

Le *catarrhe des pyramides, consécutif à la fièvre typhoïde*, est également accompagné de l'inflammation des autres parties des voies urinaires, notamment du bassinet.

Ordinairement, l'apparition de l'albumine dans l'urine des malades atteints de fièvre typhoïde, qui se présente plus ou moins souvent dans diverses épidémies et dans les périodes les plus différentes, pourrait bien n'être produite que par une stase veineuse des reins. Souvent, cependant, l'albumine tire son origine d'une affection catarrhale des pyramides; on a eu l'occasion de confirmer la réalité de ce fait dans les cas où la nécropsie a pu être faite. Le pronostic de l'albuminurie, qui apparaît souvent dans la deuxième ou dans la troisième semaine de la maladie, n'est donc pas bien défavorable, même quand la quantité de l'albumine est assez grande. J'ai observé, en 1857, une épidémie de fièvre typhoïde d'une certaine intensité, pendant laquelle il se présentait chez la plupart des malades, passagèrement, de l'albumine et des coagula dans l'urine, sans qu'il en résultât un dérangement sérieux. Bien que Vogel ait vu mourir la plupart de ceux dont l'urine contenait de l'albumine et considère en conséquence l'albuminurie comme un fâcheux symptôme, je ne peux cependant pas partager cet avis, et dois juger cette coïncidence comme accidentelle. Même dans un cas comme le suivant, où l'albuminurie avait une allure un peu anormale, elle n'était cependant que de nature passagère.

N., âgée de 33 ans, a été prise de fièvre il y a six jours. La malade présente manifestement les symptômes du typhus avec prédominence des phénomènes abdominaux et nerveux. La fièvre est vive. Le 9e jour de la maladie, le 15 octobre 1851, l'albumine se montra pour la première fois en très-grande abondance dans l'urine, qui elle-même était sécrétée en quantité relativement faible.

Après deux jours, la quantité d'albumine a tellement diminué, que c'est à peine si l'urine se trouble soit par la chaleur, soit par l'addition d'acide nitrique.

Le 24 *octobre*, il n'y a plus de traces d'albumine ou d'éléments figurés dans l'urine. La fièvre a cessé et la malade se trouve en convalescence, mais garde encore la chambre et le lit. Au bout de quelques ours, elle se plaint de douleurs très-vives dans la région du rein gauche et l'urine contient de l'albumine, elle est peu colorée, est faiblement acide, sa densité est 1009, et il en est émis 1700 ccm. en 24 heures. Additionnée d'acide nitrique, elle prend une couleur rosée. Après quelque temps de repos, elle dépose un sédiment dans lequel se trouvent des cylindres presque exclusivement épithéliaux, une grande quantité de cellules épithéliales du rein libres, quelques cellules épithéliales des bassinets avec leur forme spéciale et des leucocytes.

Après trois jours, pendant lesquels il fut excrété 1300, 1800 et

2000 ccm., l'albumine était complétement disparue, et le microscope ne révélait plus que quelques cellules épithéliales libres. Celles-ci disparurent aussi les jours suivants et la malade se rétablit complétement.

Mais un autre cas appartenant au typhus exanthématique qui n'est pas sans intérêt relativement à notre sujet et que j'ai pu observer en détail, l'albuminurie se présentait dès le premier jour de la maladie, contrairement à ce qui a lieu d'ordinaire, sans exercer sur la marche de la maladie d'influence fâcheuse :

J. D., âgée de 20 ans, habituellement bien portante, éprouve le 26 *novembre* un frisson suivi d'une forte fièvre continue.

27 *novembre*. Les frissons se sont renouvelés la nuit et le matin. 120 pulsations, peau chaude, langue chargée. Anorexie, soif vive, céphalalgie violente. La rate est augmentée de volume.

Le soir : pouls 128. T. 39°,4.

28 *novembre*. 104 puls., soif très-vive, pas d'appétit. Une seule selle, diminution de l'urine, qui est claire, la chaleur et l'acide nitrique ne décèlent pas la présence de l'albumine. Le soir : P = 140 — T = 40°9.

29 *novembre*. Le matin : P. 124 — T. 40°. Aux symptômes précédents s'ajoutent encore des nausées ; les taches rosées apparaissent sur la poitrine et l'abdomen ; la rate augmente de volume. Pas d'albumine dans les urines. Le soir : 130 pls. T. 40°,6.

30 *novembre*. Le matin : P. 128 — T. 40°,2. Peu de sommeil pendant la nuit, peau chaude, soif vive. Enrouement, forte rougeur du voile du palais et des amygdales, la langue fortement chargée, les lèvres sont fendillées. Une seule selle. L'urine est épaisse, d'un jaune pâle, trouble, à réaction acide, riche en albumine, sans éléments figurés dans les sédiments. Le soir : 140 pls. — T. 40°,5.

1er *décembre*. Le matin : 144 pls. — T. 40°,3, nuit sans sommeil, soif vive, violente céphalalgie, grande oppression. Plusieurs selles peu consistantes. Les taches sont plus nombreuses, l'urine contient beaucoup d'albumine, elle contient dans son dépôt des cylindres hyalins et épithéliaux. Le soir : 148 pls. — T. 40°,8.

2 *décembre*. Le matin : 136 pls. — T. 39°,7. La langue sèche, les lèvres fendillées, déglutition plus facile, le voile du palais est moins rouge. Violente céphalalgie.

Lourdeur dans tous les membres, plusieurs selles liquides. 600 c.c. d'urine dans les 24 heures. Densité 1025. Réaction acide, albumine abondante. Le soir : 144 pls. — T. 40°,7.

3 *décembre.* 128 pls.—T. 39°,1. Sommeil de la nuit souvent interrompu. Lourdeur dans la tête et dans tous les membres. Dans le cours de la journée deux selles bilieuses, 500 c.c. d'urine. Densité : 1019, acide, contient de l'albumine et beaucoup d'épithèles libres à côté de cylindres et de tubes.

4 *décembre.* 128 pls.—T. 39°,1. Soif vive, pas d'appétit, grand abattement, forte céphalalgie. Le matin, une selle liquide. L'exanthème subsiste encore. Urine peu abondante. Densité 1013. Albumine et cylindres dans les sédiments. Le soir : T. 40°,4. La malade se plaint de violents élancements dans les oreilles.

5 *décembre.* Le matin, 129 pls. — T. 30°,3. Céphalalgie intense, élancements dans les deux oreilles. Plusieurs selles liquides. Le soir 140 pls. — T. 40°,5.

6 *décembre.* Le soir 129 pls. — T. 40°. La rate a un peu diminué. Urine albumineuse.

7 *décembre.* 128 pls.—T. 39°,3. Nuit agitée, délire. La malade veut s'élancer hors de son lit. Grande surdité.

L'albumine de l'urine est moins abondante que la veille. Le soir : T. 39°,8.

8 *décembre.* 120 pls.—T. 38°,7. La malade a un peu dormi. L'état général est meilleur. Le soif est encore vive. Une seule selle le soir; 128 pls. — T. 39°,3.

9 *décembre.* 104 pls. — T. 37°,5. Peu de céphalalgie, langue humide, peu de soif, une selle. Il n'y a pas d'albumine appréciable dans l'urine. Dans le dépôt : épithélium rénal libre, cylindres avec cristaux d'acide urique et d'oxalate de chaux.

10 *décembre.* 100 pls.—T. 37°,2. Nuit bonne, état général excellent. La langue est humide, la soif modérée, faible appetit. Pas d'albumine. Le soir 104 pls. — T. 37°,5.

11 *décembre.* 92 pls. — T. 37. La malade a très-bien dormi. La langue est humide, la soif minime, l'état général bon, sauf le bourdonnement dans la tête. Quantité d'urine : 1200 c.c. Densité 1011. La chaleur et l'acide nitrique ne donnent pas de précipité, mais elle devient rose à l'addition de l'acide.

L'amélioration s'accentue les jours suivants. L'urine n'offre plus traces d'albumine ni d'élements figurés. Guérison complète.

Si la coïncidence plus ou moins fréquente des processus dont on ne connaît pas les rapports de causalité intime, sert de mesure pour concevoir l'un de ces états comme cause de l'autre, il faut considérer la fièvre typhoïde plutôt comme une circonstance étiologique de la néphrite catarrhale que de la néphrite diffuse, bien qu'il arrive assez souvent que cette dernière se développe consécutivement et puisse aller jusqu'à la véritable atrophie.

Enfin, en se fondant sur l'état anatomique et des phénomènes cliniques dans les cas légers, on range avec juste raison dans ce même groupe les altérations que subissent les reins dans le *choléra*. Mais ici le processus n'est plus simple; car le trouble profond de la nutrition toute entière, l'état dyscrasique du sang consécutif à la transsudation copieuse de liquides salins à travers les intestins, l'extrême affaiblissement de la force impulsive du cœur et la stase sanguine dans le merveilleux réseau bipolaire des capillaires de Malpighi déterminée par cet affaiblissement, tout en un mot concourt à rendre très-complexe le tableau de la lésion rénale. Celle-ci forme un mélange de stase hypérémique, d'affection catarrhale et de lésion parenchymateuse. Quand on examine les lésions les plus légères qui se rencontrent à l'autopsie, déjà même souvent chez les sujets qui ont succombé à la période algide, les reins présentent une hypérémie veineuse excessive, et ne sont que peu ou point augmentés de volume. Les papilles sont décolorées (tandis que la base de la substance médullaire est d'un rouge foncé), résistantes, élargies et de couleur blanchâtre. A partir des papilles, la décoloration se poursuit de bas en haut, quoique d'une façon discontinue le long des canaux droits. On peut toujours faire sourdre par la pression un liquide crémeux lactescent qui contient des cellules épithéliales libres, des tubes épithéliaux et des cylindres gélatineux. Si le processus est un peu plus ancien, la substance corticale a augmenté en masse et a pris une coloration rougeâtre. Les canaux flexueux sont dilatés et, au microscope, on en voit la lumière au niveau des points d'aspect blanc, jaunâtre, remplis de cellules épithéliales détachées, infiltrées de granulations et en voie de dégénérescence graisseuse. *Cependant le corpuscule de Malpighi, les anses et les capsules, restent toujours intacts*. Ces caractères ont été constatés par tous les observateurs, abstraction faite peut-être du degré variable de l'hypérémie (*Reinhard*, *Virchow*, *Güterbock*, *Bulh*, *L. Meyer*). Les modifications essentielles sont donc les suivantes : hypérémie, desquamation et dégénérescence épithéliales avec intégrité anatomique de l'appareil vasculo-sécréteur. L'altération graisseuse de l'épithélium se fait si rapidement que *Johnson* et *Bull* l'ont constatée après que le processus fondamental n'avait eu que 17 heures de durée. A côté de cela, on trouve dans les cas légers des altérations catarrhales étendues à la muqueuse des autres voies urinaires ; ces altérations deviennent croupales et diphthéritiques dans les cas graves.

A ces lésions anatomiques correspondent aussi les modifications cliniques de l'urine. Tandis que dans les cas légers appartenant plutôt à la cholérine, l'urine est émise pendant l'accès même et éliminée au moins une fois encore dans les premières 24 heures, on trouve dans les cas graves une suppression complète de la diurèse, coïncidant avec la diminution de l'activité cardiaque et l'insuffisante replétion des artères rénales qui en est la conséquence. L'anurie peut durer suivant la gravité des cas, 2, 3, 4 jours, dans les cas sûrement mortels, même 5 et 6 jours. Ces conditions sont, il est vrai, très-variables, cependant la première urine émise dans la période de réaction, rarement d'une façon spontanée, est très-peu abondante (en moyenne 100 c. c.), elle paraît trouble, floconneuse, tantôt d'un jaune foncé, tantôt d'un brun jaunâtre; parfois, après addition d'acide azotique, présentant une coloration changeante qui ressemble beaucoup à la réaction de la matière colorante biliaire dite de Gmelin, on n'y trouve cependant pas l'anneau vert caractéristique. D'après *Wyss*, cette couleur changeante dépend de sa richesse en indigose urinaire. *Dans tous les cas graves* cette urine est albumineuse (les recherches de *Shokvis* prouvent cependant que l'albumine peut manquer même après 24 heures d'anurie) et contient dans son sédiment, qui se dépose bientôt, du mucus amorphe, des corpuscules muqueux, des cellules épithéliales de la vessie et du bassinet, des corpuscules de pus, des cellules et des noyaux de l'épithélium rénal, des corpuscules sanguins, des tubes gélatineux sous toutes les formes qu'ils peuvent affecter (hyalins, graisseux, granuleux) et en proportions variables; des urates, de l'acide urique et de l'oxalate de chaux. Quant aux coagula, on les trouve aussi dans l'urine exempte d'albumine. La réaction est faiblement acide, la densité de 1012 à 1016, la quantité des matières solides (urée, chlore) très-faible. Les épidémies de 1866 ont amplement fourni l'occasion d'observer avec plus d'exactitude aussi les proportions quantitatives des parties constituantes isolées (*Bruberger*, *Wiss*, etc.), et de montrer que le contenu en urée de l'urine cholérique est tantôt seulement de moitié moindre que celui de l'état normal, tantôt plus faible encore, le plus souvent de 11 pour 1000; le contenu en chlorure de sodium descend dans la première urine en moyenne à 0,5 pour 1000, si une nouvelle émission d'urine a bientôt lieu, la quantité de sel devient plus abondante, la proportion d'albumine diminue de même que les éléments microscopiques figurés. A une seconde miction, la quantité de l'urine augmente d'habitude, parfois même d'une façon notable, et en même temps augmentent aussi, non-seulement la proportion centésimale de l'urée et du chlorure de sodium, mais aussi la quantité absolue de l'urée; de sorte qu'il en est sécrété de 70 à 80 grammes dans les 24 heures, tandis que les quantités de chlorure de sodium restent encore faibles; les parties constituantes cristallisées disparaissent complétement de même que l'albumine, il ne reste peut-être que les symptômes d'un catarrhe vésical, mais bientôt ceux-ci s'effacent à leur tour, et les fonctions des reins reprennent leur cours normal. Le cas suivant, quoique peu grave, en retrace le fidèle tableau :

K., âgé de 25 ans, est malade depuis la veille 29 septembre. Il a des vomissements, de la diarrhée et des crampes.

Le 30 *septembre*, le soir, la peau est froide, le pouls est petit, fréquent. De fortes crampes dans les bras et les mollets. La voix est sourde, voilée.

1er *octobre*. La nuit : quatre selles liquides, vomissements incessants, pouls plein, langue sèche, brune avec un enduit jaunâtre. Les crampes sont plus rares. Le malade n'urine pas. Le cathétérisme ne fait pas sortir une seule goutte d'urine.

2 *octobre*. Quatre selles liquides, riziformes, décolorées ; pas d'urine. 120 pulsations. Langue sèche.

3 *octobre*. La miction fournit 250 grammes d'urine, trouble, floconneuse, très-albumineuse. Dans le sédiment : cylindres, cellules épithéliales du rein et de la vessie. 84 puls. Peau chaude.

4 *octobre*. Depuis hier, le malade a encore rendu 250 grammes d'une urine fortement albumineuse. Selles très-liquides mais colorées en brun. Le malade vomit tout ce qu'il ingère.

5 *octobre*. 88 puls. Miction abondante, l'urine renferme une grande quantité de cylindres et est fortement albumineuse.

7 *octobre*. Apparition de l'exanthème sur le cou, le dos et la poitrine; la diurèse augmente; l'urine ne contient pas d'albumine ni d'éléments figurés.

Le 17 *octobre*. Le malade a complétement guéri.

Nous venons d'examiner les faits anatomiques et cliniques. Comment doit-on les interpréter? Dans les cas légers, l'urine de même que les reins présente seulement les modifications propres à la lésion catarrhale ; un faible contenu albumineux, des cellules épithéliales libres, des tubes et des cylindres gélatineux. *Mais dans les cas intenses, la stase excessive* qui se manifeste anatomiquement par l'hypérémie veineuse et l'infiltration séreuse, est accusée par les fortes proportions d'albumine, l'altération des épithèles et par l'état des principes cristallisés du sédiment. La faible sécrétion des parties solides, ainsi que la faible quantité de l'urine elle-même, sont l'effet de deux causes connexes, d'un côté, de la diminution énorme de pression dans le système aortique et de l'augmentation de tension dans le système veineux ; de l'autre, de la perte plus ou moins grande d'eau par la transsudation intestinale. La relation entre la quantité urinaire et la pression sanguine dans les vaisseaux rénaux, est démontrée par l'anurie. L'activité cardiaque est tellement affaiblie, que la tension intra-vasculaire devient insuffisante, le véhicule dissolvant fait défaut, il en résulte qu'il n'y a que peu ou point d'urine. L'urée qui, d'ordinaire, quand la nutrition est active, passe des tissus dans le sang et de là est excrétée par les reins[1], reste maintenant dans les tissus, ou elle s'amasse jusqu'à ce que l'issue favorable remette en jeu l'activité des organes excréteurs. Tandis que *dans les cas légers*, la nutrition interstitielle est moins languissante et présente le *processus plus actif d'une prolifération catarrhale* et d'une augmentation cellulaire à l'intérieur des canalicules droits, on ne peut plus considérer *dans les cas intenses l'infiltration granuleuse et la métamorphose graisseuse des épithèles* comme un processus *exsudatif*, mais comme un processus *régressif*, une *nécrobiose des cellules*. L'albumine et les tubes ne sont pas, comme dans la première période de la néphrite diffuse, l'expression d'une irritation inflammatoire des tissus, mais celle d'une stase excessive qui provoque la transsudation d'un sérum pur. C'est aussi sur ces conditions que repose la possibilité d'un prompt retour à l'état normal, qui est ici très-rapide, tandis qu'il est beaucoup plus lent dans les cas

[1] L'hypothèse de la formation de l'urée dans les reins eux-mêmes, ne peut provisoirement être considérée comme un fait démontré : d'après les recherches de *Meissner et Voit* on peut même la considérer comme peu probable ; et au point de vue clinique, l'état du sang dans le choléra, par rapport à son contenu en urée, semble militer directement contre cette hypothèse.

les plus aigus de la néphrite diffuse. Comme les lésions anatomiques ne sont pas les produits d'une inflammation analogue à la néphrite diffuse, mais bien ou seulement ceux d'une irritation catarrhale légère ou la simple expression de l'arrêt de la nutrition et de la stase sanguine, la prompte soustraction de ces dernières causes peut aussi vite rétablir la sécrétion. Reste encore la question obscure jusqu'ici de la néoformation des épithèles, et qui joue cependant un rôle important. Si le processus rénal dans le choléra était pareil à celui qni se montre dans la scarlatine et dans d'autres formes aiguës, de la néphrite diffuse, cette dernière devrait être une affection consécutive au choléra beaucoup plus fréquente qu'elle ne l'est en réalité.

Dans les cas rares, l'altération des reins ne se borne pas aux conditions précédemment indiquées, il peut en même temps se former des infarctus hémorrhagiques étendus.

Les lésions des reins et leurs troubles fonctionnels sont d'une importance d'autant plus grande dans le choléra que l'expérience puisée dans toutes les épidémies, a trouvé, depuis que l'attention a été dirigée sur ce point, dans l'état des reins, un puissant auxiliaire pour juger du cours ultérieur du processus fondamental. — Si la diurèse est suspendue pendant assez longemps, si l'anurie persiste plus de trois jours, ou si la sécrétion de l'urine reparaît, tout en restant médiocre en quantité et riche en albumine, l'issue est d'habitude sûrement léthale. En revanche, on peut regarder comme l'indice précurseur d'une solution favorable le retour de l'émission urinaire, graduellement croissante. Parallèlement aux conditions de la sécrétion urinaire, se montre une série d'autres phénomènes; phénomènes nerveux dont l'analogie avec les symptômes typhiques a valu à tout l'état morbide le nom de *typhoïde*.

La dépression du système nerveux, depuis la simple lourdeur et la céphalalgie jusqu'au plus profond coma, dont le malade ne peut plus être tiré, interrompu çà et là par des phénomènes d'excitation tant de la sphère motrice que de la psychique (délire et convulsions), tels sont les traits les plus saillants de cet état fâcheux, mais heureusement passager, dont la description exacte se trouve dans les excellents travaux de *Reinhard* et *Leubuscher*.

Vu le parallélisme fréquent et manifeste de ces phénomènes avec les modalités de la diurèse, il était indiqué de rechercher la relation qui pouvait exister entre eux. — *Hamernik* avait déjà cherché la cause des troubles nerveux dans l'arrêt de la sécrétion urinaire et dans l'intoxication consécutive du sang par les parties constituantes de l'urine et avait *brevi modo* qualifié d'urémie cet état typhoïde. De son côté *Frerichs* et plus tard *Carl Schmidt* tentèrent, bien longtemps après *Henle*, d'élever cette hypothèse à la hauteur d'une théorie, et crurent pouvoir démontrer que la substance qui produisait l'adultération du sang était le carbonate d'ammoniaque, produit de la décomposition de l'urée provoquée par une fermentation encore peu connue[1].

L'idée fondamentale de rechercher dans les troubles de la sécrétion urinaire, la cause unique des symptômes nerveux, n'est pas exacte en elle-même, et une seule exception à la règle, montrant que les symptômes sont indépendants de la sécrétion urinaire, doit suffire pour faire admettre la possibilité d'autres exceptions; c'est pourquoi je relate ici une observation de *Reinhard* et de *Leubuscher*, qui montre que les deux séries de phénomènes peuvent marcher indépendamment l'une de l'autre.

Carl Dræger, caissier, âgé de 31 ans, d'une faible constitution, tomba malade le 10 octobre au matin; quelques jours auparavant, sept personnes avaient été atteintes du choléra dans la même maison. Il eut de

[1] L'exposé complet de cette théorie sera faite au chapitre consacré à l'urémie.

la diarrhée, d'abord légère, mais qui devint très-abondante le soir. Il ressentit une soif très-vive, vomit plusieurs fois et fut pris de crampes dans les mollets. La nuit, la diarrhée diminua, mais elle reprit plus fort le matin.

A son entrée, le 11 octobre, à 10 heures du matin, le malade présentait l'état suivant : chaleur de la face et du front, extrémité du nez froide, lèvres rouges, langue recouverte d'un enduit blanchâtre, nausées, soif vive, un peu d'oppression, voix presque éteinte, douleur et sensibilité épigastriques. La diarrhée dure encore ; selles semblables à de l'eau de riz ; les pieds et les mains sont un peu froids, mais non livides. Les plis de la peau ne sont pas apparus. Pouls perceptible, 120 pulsations. Les deux bruits du cœur sont perceptibles. Les forces du malade sont encore assez bonnes.

Bain avec affusion. Boissons gazeuses. Sinapismes à l'épigastre. Dans le courant de la journée, il y a plusieurs vomissements. La diarrhée diminue. La peau devient également chaude. Le pouls s'élève, devient plus fort et moins fréquent ; le soir, il n'y a que 88 pulsations.

12 *octobre*. Le malade a bien dormi. La figure est chaude, la soif vive, Le vomissement survient de temps en temps. Diarrhée légère. Les selles sont déjà un peu jaunes et exhalent une odeur fade. La poitrine est libre, la voix est encore perceptible. La douleur épigastrique a disparu. Les pieds et les mains sont chauds. Pouls de force moyenne, 80 pulsations. Vers le soir, la figure est injectée, le pouls est fort, 76 pulsations. Le malade a eu un peu d'urine qui contient beaucoup de mucus et en même temps est fortement albumineuse. Compresses froides sur la tête.

13 *octobre*. Le malade a assez bien dormi. La figure est encore rouge et chaude, les yeux un peu injectés. Depuis hier soir, un vomissement, trois selles liquidés colorées en jaune par de la bile. Le malade a abondamment uriné ; l'urine est encore assez fortement albumineuse, la poitrine est libre, la voix est normale. 76 pulsations. Le malade se sent faible, abattu et dort beaucoup.

14 *octobre*. Le malade a bien dormi. Le visage n'est plus rouge, la température est presque normale, un peu en collapsus. Le malade paraît fortement affaibli. Ses yeux sont légèrement injectés. Pas de vomissements, un peu d'appétit, 2 selles liquides. L'urine est moins albumineuse que le jour précédent. Pouls plus petit que la veille, 76 pulsations. Le malade se sent très-faible et épuisé, prend intérêt à ce qui se passe autour de lui, dort beaucoup sans qu'il y ait cependant du mieux.

15 *octobre*. Même état que la veille. Le malade se plaint d'une grande lassitude. Un peu d'appétit.

16 *octobre.* Le malade a bien dormi la nuit. Il paraît très-faible et pâle et se plaint de lassitude et de faiblesse. Les facultés intellectuelles sont intactes. La soif n'est pas augmentée. L'appétit est presque nul. La langue est encore chargée. 2 selles liquides. Pouls petit, faible, 70 pulsations. L'urine décolorée, légèrement verdâtre. Décoction au quinquina avec acide chlorhydrique.

17 *octobre.* La nuit a été mauvaise. Le malade a été très-agité et a peu dormi. Il est tranquille pendant la journée. Son état est à peu près le même que la veille, mais il est de mauvaise humeur et ne répond pas volontiers. Du reste, il n'y a pas d'altération des sens.

18 *octobre.* La nuit a été de nouveau très-agitée. Le malade a essayé plusieurs fois de quitter son lit, s'est disputé avec le veilleur; le matin, il est de très-mauvaise humeur, anxieux. Ses réponses sont brèves, cependant elles sont justes. Pouls petit, mou, 68 pulsations. Peu d'appétit. Décoction de quinquina avec acide chlorhydrique. Bain chaud suivi d'affusion froide.

19 *octobre.* Pendant la nuit, le malade a été très-tranquille, a essayé de quitter son lit et déliré de temps en temps. Vers les huit heures du matin, il éprouve une attaque convulsive qui dure 8 minutes et qui ressemble à celle de l'épilepsie. Le malade perd connaissance et a des convulsions cloniques dans les bras, les jambes et les muscles de la figure. Après l'attaque, la figure est congestionnée, les yeux sont injectés. Il se plaint de douleurs de tête. Dans l'après-midi, la figure est redevenue pâle et la céphalalgie a disparu. Le malade se sent très-faible, et par suite très-irritable. Ses réponses sont difficiles et quelquefois confuses. Il entend aussi difficilement. Pouls petit, 64 pulsations. Urine jaune clair, légèrement verdâtre, renfermant peu d'albumine.

20 *octobre.* Le malade a été plus tranquille pendant la nuit, mais a eu de temps en temps du délire. Le matin, la figure est pâle, fatiguée, les yeux fixes. Le malade ne répond pas volontiers, cependant ses réponses sont assez justes. La langue est sèche dans sa partie médiane, et brunâtre. Une selle liquide, claire. L'urine, décolorée, est légèrement précipitée par la chaleur. Toutes les deux heures, une cuillerée à bouche de la solution suivante : acide chlorhydrique dilué, eau distillée, 64 grammes. Boissons vineuses.

21 *octobre.* Pendant la nuit, le malade a eu assez de délire; le matin il repose tranquillement. On le retire difficilement de sa torpeur. Ses réponses sont confuses. Langue sèche, selles liquides. Par la chaleur, l'urine se trouble plus qu'hier. Le pouls plus petit, 76 pulsations. Bain chaud avec affusion.

22 *octobre.* Le malade a eu moins de délire cette nuit, il est moins engourdi, ses réponses sont un peu plus claires. Les bords de la langue

sont un peu humides. Un peu d'appétit. Pouls petit, dépressible, 76 pulsations. Dans l'après-midi se montrent aux pieds et aux mains de petites rougeurs; vers le soir, on trouve à la région épigastrique un grand nombre de petites taches disparaissant sous la pression du doigt, d'un rouge sombre presque livide et ayant la plus grande analogie avec l'exanthème du typhus. L'urine est pâle et se trouble encore plus qu'hier à la chaleur. 2 selles un peu colorées par la bile, claires, liquides.

23 *octobre*. L'exanthème a gagné tout le corps. Urine semblable à celle de la veille. Le soir, l'exanthème est général.

24 *octobre*. Pendant la nuit, le malade a déliré de temps en temps; ce matin, à huit heures, il est tranquille. Il est plus difficile qu'auparavant de le faire sortir de sa torpeur; il répond peu volontiers, mais ses réponses sont encore assez justes. Le malade paraît plus affaibli.

Le pouls est très-petit, 80 pulsations. Les taches de l'exanthème sont devenues plus larges, mais ont encore une rougeur assez vivace. Vers 11 heures, le malade est sans connaissance, on entend le râle de l'agonie; l'exanthème s'efface, devient livide, et il expire au bout d'une demi-heure.

Autopsie faite 12 heures après la mort.

Le corps est très-amaigri. La peau présente encore les traces de l'exanthème. A la coupe, on trouve çà et là les couches cutanées superficielles hypérémiées; il n'y a pas d'autres altérations. Les ganglions cervicaux et inguinaux sont décolorés, comme les ganglions mésentériques.

Cavité crânienne. La pie-mère est legèrement œdématiée. Les veines ne sont pas très-hypérémiées; la pie-mère présente, le long des gros vaisseaux, des opacités produites par d'anciens exsudats. La substance cérébrale anémiée, légèrement œdématiée. Une très-petite quantité de sérosité dans les ventricules. Les plexus choroïdes sont normaux.

Cavité thoracique. Petites ecchymoses sous-pleurales. Les poumons sont très-emphysémateux. Les lobes inférieurs sont gorgés de sang, un peu œdématiés. De chaque côté l'on trouve des exsudats hémorrhagiques, les uns encore d'un bleu rougeâtre, les autres décolorés et d'un volume variant de la grosseur d'un pois à celui d'une noix. La muqueuse trachéale est très-vivement injectée au niveau de sa bifurcation. Quantité assez grande de sérosité dans le péricarde. Le cœur est mou. Les cavités droites sont distendues par une quantité de sang en partie fluide et en partie coagulé; quelques caillots cruoriques.

Dans le ventricule gauche peu de sang dans les mêmes conditions.

Cavité abdominale. L'estomac est très-rouge dans le voisinage de l'orifice cardiaque; il existe également de l'hypérémie de la partie inférieure de l'œsophage, avec exfoliation de l'épithélium sur les plis longitudinaux de la muqueuse; le duodénum est aussi assez hypérémié; les glandes sont augmentées de volume. Hypérémie légère de l'intestin grêle; en deux points limités, hypérémie et infiltration sanguine. Les follicules isolés, ainsi que ceux de *Peyer*, principalement dans la partie inférieure de l'iléum, sont très-tuméfiés; sur plusieurs plaques de *Peyer* se trouvent des ulcérations petites et rondes, d'autres plus grosses, irrégulières.

Dans le gros intestin, dans le sérum et le rectum, on trouve quelques petits points hypérémiés; en outre, quelques ulcérations circonscrites, mais très-superficielles. L'on ne trouve nulle part d'exsudat diphthéritique. Les glandes mesentériques très-tuméfiées, presque toutes décolorées. Le foie très-hypérémié, de coloration jaunâtre. La vésicule biliaire est très-distendue, longue de 13c,6, dépasse de plus de 2 travers de doigt le bord inférieur du foie. Son contenu est une sérosité fluide, faiblement colorée et mêlée de beaucoup de mucus. La muqueuse de la vésicule biliaire est très-hypérémiée. Dans les conduits hépatiques, beaucoup de mucosités jaunâtres. La rate est de volume normal et n'a pas subi la dégénérescence graisseuse. Parenchyme ferme, granulations blanches facilement visibles.

Les reins sont augmentés de volume. La capsule se détache aisément. La substance corticale très-épaissie, d'une couleur grisâtre, un peu molle. La pointe des pyramides est blanche.

Catarrhe des bassinets. La vessie contient peu d'urine.

Si les symptômes dépendant du système nerveux et ceux de la diurèse ne marchent pas toujours parallèlement, faut-il donc considérer l'état typhoïde comme l'expression d'une intoxication urémique quand celle-ci se rencontre avec une diurèse suspendue? Il existe toujours des auteurs qui revendiquent pour le carbonate d'ammoniaque un rôle spécial dans le processus urémique et invoquent partout son influence dans l'état typhoïde du choléra, — et cependant c'est précisément dans cette maladie que l'urée a été trouvée intacte dans le sang et le suc gastrique (*O'Shaugnessy*, *Carl Schmidt*, *Buhl*, etc.), dans le contenu intestinal (en même temps que l'ammoniaque dans ce cas), dans le liquide ventriculaire (*Guterbrock*), dans l'œdème de la pie-mère, dans le liquide du péricarde (*Buhl*), dans les *sécrétions*, dans la *sueur* et dans le *lait* (*Schottin*, *Drasche*), et même dans beaucoup de tissus. En outre, *Buhl* et *L. Meyer* n'ont pas trouvé l'ammoniaque dans le sang, bien que l'urémie eût été des plus prononcées; en revanche, *Buhl* a constaté dans ce liquide de grandes quantités d'urée. Ces faits sont probants et n'ont pas besoin de commentaires. Si on pouvait jamais penser à une intoxication du sang par des parties constituantes de l'urine dans l'état typhoïde du choléra, le rôle de matière toxique ne pourrait échoir qu'à l'urée comme telle ou aux matières extractives.

Comme théorie générale de l'état typhoïde dans le choléra, il faut rejeter toute intervention du processus urémique. Celui qui prétend considérer tout symptôme typhique dans le stade de réaction du choléra comme l'expression d'une intoxication du sang, confond d'un côté sans distinction toutes les choses en apparence semblables, et se fonde de l'autre sur une base incertaine et fragile. — Il ne faut pas oublier d'éliminer les cas où les symptômes typhiques appartiennent à une fièvre d'irritation comparée très-bien par *Grietinger* à celle qui atteindrait un homme congelé qu'on aurait trop vite réchauffé. Il ne faut pas oublier en outre que, même dans les cas où les symptômes typhoïdes se montrent en même temps qu'une diminution de la diurèse, les deux séries de phénomènes peuvent être des effets simultanés de la même cause. — Si la pression dans le système aortique est tellement diminuée qu'il ne se fait plus de transsudation dans les glomérules, et si l'anhydrie du sang ne permet plus au rein l'élimination de l'urée amassée dans les tissus, le trouble circulatoire et l'anhydrie du cerveau, joints à l'arrêt de la nutrition, pourront provoquer une réaction du système nerveux que nous avons qualifiée de typhoïde; enfin (et cela me semble une circonstance capitale trop souvent négligée), est-ce que les séries des phénomènes sont réellement les mêmes chez les individus atteints d'insuffisance rénale dite urémique, et chez un individu atteint du typhus cholérique? Aussi cette base nous fait-elle défaut. De tous les symptômes urémiques, le seul qui reste constant dans les états typhoïdes du choléra est la somnolence, — tandis que les convulsions et le complexus de phénomènes de dépression et d'excitation, qui caractérisent le véritable état urémique, ne s'y présentent qu'à l'état de rares exceptions. On ne doit donc se servir de l'urémie pour expliquer l'état typhoïde dans le choléra que pour le nombre restreint des cas dans lesquels la sécrétion urinaire est réellement réduite au minimum, et où il y a un vrai coma interrompu par des convulsions. — Quand cela n'a pas lieu, l'état général du malade fournira assez de points de repère pour pouvoir rendre compte de la somnolence.

Nous venons ainsi de passer en revue les différents états auxquels le catarrhe rénal se joint le plus fréquemment. — Les affections primitives, dans le cours desquelles il se présente, sont d'une importance si grande pour les malades, que le catarrhe lui-même n'a de valeur qu'en tant qu'il peut lui-même encore devenir le point de départ d'états consécutifs plus sérieux.

Le DIAGNOSTIC du catarrhe rénal est fondé sur le contenu albumineux de l'urine, le plus souvent très-faible (celle-ci ne montre d'ailleurs, dans les proportions quantitatives de ses parties constituantes normales, que l'influence de l'affection fondamentale) et sur les éléments figurés microscopiques contenus dans le sédiment. — Ces derniers consistent en mucus, épithéliums des canalicules droits, en tubes composés presque exclusivement d'éléments épithéliaux et en coagula le plus souvent pâles, homogènes. — Dans le choléra, où la stase hypérémique prédomine de beaucoup sur le catarrhe, le contenu en albumine peut naturellement être très-considérable, et la proportion quantitative des autres parties constituantes est alterée suivant le mode décrit.

La MARCHE est ordinairement rapide et favorable, ce n'est que dans les cas rares, et surtout là où elle se présente comme continuation du catarrhe de la vessie, qu'elle devient lente comme sa cause.

Le PRONOSTIC sera donc en général toujours favorable, seulement quand l'affection fondamentale est aussi intense, et que les lésions anatomiques, caractérisées par les altérations épithéliales, se font aussi rapidement que dans le choléra, il est encore assombri par les lésions rénales elles-mêmes.

TRAITEMENT. — Si le catarrhe rénal est idiopathique, le malade n'a le plus souvent besoin que de repos et d'un régime approprié, joint à de petites émissions sanguines locales, quand la région rénale est douloureuse, mais le régime doit être sévèrement réglé, il faut notamment que le malade garde le lit et qu'il évite avec soin toute cause de refroidissement; si cette précaution n'a pas lieu, cette affection insignifiante peut se prolonger, devenir chronique et par là contribuer au développement de troubles graves. — Si le catarrhe est deutéropathique, il disparaît le plus souvent avec l'affection qui lui a donné naissance, sans qu'il y ait lieu de recourir à une médication spéciale. — Dans le choléra seul, le catarrhe peut, par son développement rapide, devenir la cause déterminante de la terminaison mortelle du processus fondamental. Mais là aussi, de même que dans les autres états morbides, ce n'est pas l'affection rénale locale qui elle-même n'est qu'un épiphénomène, mais l'affection primitive, qui est l'objet du traitement, et il faut l'appliquer, dans les différents cas morbides, suivant les préceptes habituels. — Les reins n'y sont pris en considération qu'autant qu'il faut s'efforcer de mettre en mouvement la diurèse suspendue. — Pour ce faire, c'est précisément dans le choléra que sont principalement indiqués les agents qui réveillent l'activité cardiaque et accélèrent la circulation. Les vins mousseux, tels que le champagne, le vin du Rhin coupé d'eau de Seltz, et en général toute boisson prise en abondance, constituent les meilleurs diurétiques; il faut essayer en outre d'accélérer l'activité de la peau par des frictions sèches, des enveloppements avec le drap mouillé, les rubéfactions de la peau au niveau de la région rénale, surtout les ventouses sèches sont recommandables pour combattre la stase. — En revanche, je ne plaiderai pas en faveur des frictions avec l'essence de térébenthine, etc., préconisées par beaucoup de praticiens, parce qu'elles ne feraient qu'augmenter la congestion, sinon pis. — Pour le reste, il faut convenir que nous ne connaissons pas les conditions dans lesquelles il se fait un revirement dans les cas heureux sans qu'on puisse attacher beaucoup d'importance aux remèdes employés.

III

NÉPHRITE DIFFUSE — NÉPHRITE PARENCHYMATEUSE — MALADIE DE BRIGHT — DÉGÉNÉRESCENCE GRANULEUSE DES REINS

INDICATIONS BIBLIOGRAPHIQUES

BRIGHT. *Tabular view of the morbid appearances*, et *Reports of medical cases*. London, 1827.

CHRISTISON. *On granular degeneration of Kidneys*. Edimb. 1829. Traduction allemande de J. MAIER, annotée par ROKITANSKY. 1844.

OSBORNE. *On the nature and treatment of dropsy diseases*. London, 1837. Trad. allemande de A. SOES. Leipzig, 1840.

RAYER. *Maladies des reins*. T. II. 1839.

VIRCHOW. *Archiv für patholog. Anatomie*, Bd. IV, p. 261-315. (*Pathologie cellulaire*. Trad. française, 1865.)

MALMSTEN. *Ueber die Bright'sche Krankheit*. Trad. allemande de l'ouvrage de BUSCH. Bremen, 1846.

REINHARD. *Charité Annalen*. 1850.

FRERICHS. *Die Bright'sche Nierenkrankheit*. 1851.

OWEN-RIES. *Ueber Nierenkrankheit mit eiweisshaltigem Harn* (Sur la maladie rénale avec urines albumineuses. Traduit en allemand par ROSTOK. 1852.

JOHNSON. *Die Krankheiten der Nieren*. Traduit en allemand par B. SCHUTZE. 1856.

TODD. *Clinical lectures on certain diseases of urinary organs* (Leçons cliniques sur quelques maladies des voies urinaires). 1857.

JULIUS VOGEL. *Krankheiten der Harnbereitenden Organe* (Maladies des organes urinaires). Erlangen, 1865.

TRAUBE. (Divers mémoires.) *Centralzeitung*. 1861. 103.

BAMBERGER. *Ibidem*.

BECKMANN. *Archiv für pathol. Anatomie*, Bd. XI.

ROSENSTEIN. *Archiv für pathol. Anatomie*. Bd. XIV et XVI. — *Berlin. Klin. Wochenschrift*. 1864.

Beer. *Die Bindesusbstanz*, etc. (De la substance conjonctive). 1859.

Tungel. *Klinische Mittheilungen aus der medic. Abtheil. der allgem. Krankenhauser* in Hamburg, 1861.

Forster. *Ueber den Zusammenhang zwischen Herz- und Nierenkrankheiten.* (*Würzb. Zeitschrift*, 1863.)

Roth. *Ueber den Zusammenhang zwischen Herzund Nierenkrankheiten* (Connexité entre les maladies du cœur et des reins), in *Würzb. med. Zeitschr.*, Bd. V, p. 4.

Jaccoud. *Nouveau dictionnaire de médecine et de chirurgie pratiques.* Paris, 1865. Art. *Albuminurie*, et *Leçons de clinique médicale*. Paris, 1867. p. 616, etc.

Treitz. *Prager Vierteljahrsschrift*. 1859, p. 145.

Stokvis. *Ueber den Harnstoff als Ursache der Urämie.* (De l'urée comme cause d'urémie). *Bederl. Tydschr.* 1860.

Fournier. *De l'urémie.* (Thèse d'agrégation. Paris, 1865.)

M. Perls. *Qua via insuffis. renum*, etc. Regiomonti, 1864.

Ph. Munk. *Ueber Urämie* (*Berliner klinische Wochenschrift*, n° 11, 1864).

Zuelzer. *Zur Frage über Urämie* (ibid. n° 20).

Loewer. *Aus der Traube'schen Klinik* (ibid. n° 35).

Zalesky. *Untersuchungen über den uramischen Process und die Function der Nieren.* Tübingen, 1865.

Messner. *Bericht über Versuche* (*mit* Eulm *und* Goemann) *die Urämie betreffend* (Recherches sur l'urémie), *in* Henle *und* Pfeuffer's *Zeitschrift für ration. Med.* 3 R. Bd. 26. 1866.

W. Rommelaere. *De la pathogénie des symptômes urémiques.* Bruxelles, 1867. (*Centralblatt f. med. wiss.* p. 540, 1868.)

Carl Voit. *Ueber das Verhalten des Kreatin, Kreatinin und Harnstoff im Thierkorper* (Sur la créatinine et l'urée dans le corps humain), in *Zeitschr. für Biologie*, 1868.

D'après la classification la plus généralement usitée des altérations anatomiques, établies par *Reinhard* et *Frerichs*, on distingue trois stades dans la néphrite diffuse. Si l'on ne tient compte que de la période vraiment active du processus, il n'existe à proprement parler que deux stades : celui de l'hypérémie et celui de l'exsudation. Les processus ultérieurs, tels que la métamorphose graisseuse, la décomposition des épithèles et la disparition du parenchyme qui s'y rattache, enfin l'atrophie ; toutes ces altérations secondaires ne sont que des terminaisons du processus et n'en constituent pas des stades distincts ; mais, au point de vue des symptômes cliniques qui ne répondent pas seulement aux lésions actuelles, mais aussi à celles qui ont préparé le terrain pathologique et aux altérations consécutives du parenchyme rénal, il nous semble convenable de conserver l'ancienne classification. Dans la grande majorité des cas, on trouve à côté des altérations particulièrement marquées de ces éléments épithéliaux, des modifications du tissu interstitiel, caractérisées notamment par un travail hyperplastique, de sorte que l'on rencontre le plus souvent comme caractère histologico-pathologique général de la néphrite diffuse l'affection combinée des deux tissus susnommés, et il est difficile alors de décider dans les cas isolés lequel des deux a été atteint le premier.

Le *stade initial* est celui de l'*hypérémie*, les reins conservent leur volume normal ou bien sont augmentés de volume et de poids, leur coloration est rouge foncée, et ils sont gorgés de sang. Leur consistance est amoindrie et flasque. A leur surface lisse se montrent des arborisations vasculaires qui le plus souvent sont d'une coloration bleuâtre foncée. La capsule se détache facilement. A la coupe on trouve surtout la substance corticale tuméfiée ; les capsules de *Malpighi* sont visibles à l'œil nu sous forme de nodules saillants faciles à énucléer avec la pointe du scalpel. A la coupe, le parenchyme est légèrement granulé; dans les épithèles des canaux fluxueux qui à l'état normal déjà présentent le plus souvent des granulations foncées, le noyau est très-apparent, mais leur volume a augmenté et la masse des granulations contenue dans le protoplasma s'est multipliée. Les tubuli sont élargis en totalité. Les capsules de *Malpighi* sont le plus souvent légèrement hypertrophiés, les anses des glomérules sont plus ou moins remplies. Dans les hypérémies intenses, on rencontre assez souvent des ruptures vasculaires, et le sang est épanché dans les capsules et les canalicules urinaires ou l'extravasation se trouve déjà parfois sous forme d'un pigment jaune ou brun rougeâtre. Si l'extravasation sanguine se fait dans l'intérieur de la capsule, souvent les glomérules disparaissent complétement et il se produit des corpuscules noirs particuliers. Les parois des vaisseaux paraissent légèrement épaissies, et l'addition d'acide acétique rend apparent leurs nombreux noyaux; les capillaires intertubulaires sont également fortement injectés. Dans les canaux droits et ansiformes (canaux de Henle) de la substance médullaire, on trouve des tubes pâles, lisses, ou des débris cylindroïdes, jaunes et résistants. Les épithèles sont généralement peu ou point modifiés.

Avec la tuméfaction des cellules épithéliales et l'accroissement de leur contenu, l'hypérémie descend au second plan et l'exsudation arrive au premier, le deuxième stade s'établit : l'exsudation n'a pas lieu sur la surface libre (comme on l'a cru, en se fondant sur l'existence des cylindres dits fibrineux) mais dans les cellules épithéliales elles-mêmes, dont la tuméfaction semble constituer la lésion principale; de la sorte, les canaux se dilatent, exercent une compression sur les vaisseaux et amènent ainsi une ischémie de la substance corticale, le sang pénétrant plutôt dans les vaisseaux intertubulaires de la substance médullaire qui partant prend une coloration rouge foncée. Dans ce stade, les reins sont toujours augmentés, parfois même doublés de volume, notamment dans les cas ou prédomine le processus parenchymateux. Leur consistance est molle et pâteuse. La capsule se détache facilement, la surface est lisse, d'un rouge pâle ou d'un jaune blanchâtre. A la coupe, sa substance corticale paraît tuméfiée, élargie et exubérante; pâle et anémiée, ou bien encore parsemée çà et là de stries ou de points rouges entremêlés de plaques d'un jaune foncé. La décoloration de la substance corticale est d'autant plus marquée que la substance tubuleuse est d'un rouge foncé. La ligne de démarcation entre la substance corticale et les pyramides n'est plus nette, celle-là s'enfonçant comme un coin entre celles-ci et leur donnant un aspect fasciculé. Les cellules épithéliales qui tapissent les canalicules flexueux sont agrandies, remplies de granulations albuminoïdes, ou bien déjà infiltrées çà et là de gouttelettes graisseuses. L'épithélium pariétal des corpuscules de *Malpighi* prend part le plus souvent aux altérations.

Les vaisseaux du glomérule présentent des proliférations nucléaires et quelquefois aussi des épaississements de leurs parois aussi bien sur des glomérules agrandis que sur ceux qui ont conservé leurs dimensions normales, le plus souvent ils sont exsangues. Dans les veines rénales où le cours du sang est entravé, on trouve quelquefois des thromboses. Les canalicules urinaires sont fortement dilatés, présentent en plusieurs points des renflements variqueux, et dans la substance médullaire, ils sont remplis des cylindres caractéristiques, aussi bien les anses ouvertes que les tubes de Henle.

D'ordinaire il existe déjà vers cette époque des modifications du tissu interstititiel, les cellules augmentent de volume par division nucléaire et cellulaire et la substance intercellulaire devient épaisse. Ces modifications se produisent en premier lieu sur les capsules de *Malpighi* qui sont déjà, à l'état normal, entourées d'une couche de tissu conjonctif formé de corpuscules à larges cellules. Là, l'effet de l'irritation se montre en premier lieu et on les voit entourées de couches cellulaires concentriques; mais en outre on voit une hyperplasie cellulaire abondante dans le tissu interstitiel des canaux flexueux.

L'issue du processus qu'on qualifie de troisième stade est la transformation du contenu épithélial en graisse, la décomposition des cellules en détritus granulo-graisseux, le collapsus des canalicules, la disparition du parenchyme, en un mot, *l'atrophie*. Cette rétraction peut se montrer aussi dans certains points du rein encore augmenté de volume, et alors elle se présente sous forme de points cicatriciels sur la surface d'ailleurs lisse de l'organe. Dans le cours ultérieur de la maladie, quand la graisse de beaucoup de canalicules urinaires ou les détritus épithéliaux ont déjà été éliminés par l'urine et que les canalicules sont affaissés, la surface du rein devient irrégulière, chagrinée, rugueuse, les parties atrophiées faisant paraître en relief les canalicules urinaires encore sains ou anormalement dilatés. Cette *atrophie* peut se produire sans nulle participation du tissu interstitiel, car la disparition n'est jamais autre chose *que le résultat du processus parenchymateux, de la décomposition des épithèles;* mais le plus souvent elle se complique, comme nous l'avons déjà dit, de modifications du tissu interstitiel qui consiste en une hyperplasie (tantôt fibrillaire, tantôt cellulaire) dont la rétraction contribue au ratatinement de l'organe. Le volume du rein ne correspond pas toujours au degré de l'atrophie; car il peut se faire que l'on constate dans un rein tous les caractères de l'atrophie, tandis qu'au total l'organe paraît même agrandi; c'est le cas quand tous les degrés intermédiaires se trouvent réunis et que les interstices agrandis compensent la perte de substances. *Mais dans la grande majorité des cas la diminution du volume de l'organe est considérable.*

La capsule, le plus souvent opaque et épaissie, adhère fortement et ne peut souvent être détachée du rein qu'à grand'peine. La coloration de la surface est d'un brun jaunâtre pâle, les parties atélectasiées sont le plus souvent rougeâtres, la circulation y étant plus libre. La consistance du rein est dure, ferme, solide, lardacée, mais tout cela à un degré variable; à la coupe on trouve le siége principal de l'atrophie dans la partie corticale, celle-ci est extrêmement mince et étroite, et sa coloration est d'un jaune pâle. Au microscope, on voit les épithèles, soit entièrement remplis de graisse, ou ratatinés, ou bien l'on ne constate qu'un détritus granulo-graisseux. L'état le plus fréquent, dans lequel on trouve les capsules de Malpighi, est le suivant : les anses se présentent sous forme de petits globes luisants, entourés de couches cellulaires concentriques ; aux points où les modifications sont les plus avancées, on ne trouve qu'un seul de ces globes quatre à cinq fois plus petit que le corpuscule normal. Le plus souvent on rencontre au centre un endroit pâle peu luisant, dans lequel on peut souvent encore reconnaître les traces délicates des anses des glomérules (*Bekmann*). Ces capsules de Malpighi peuvent aussi se présenter sous forme de granulations; mais alors elles renferment des granulations fines, tandis que dans les capsules à granulations plus volumineuses, ces dernières correspondent comme il a été dit déjà, aux canalicules sains ou dilatés. Enfin il y a encore des formes où le glomérule est aussi très-pâle et sans nucléole, mais où il est cependant absolument distinct et n'est entouré de couches luisantes que d'un seul côté, de celui précisement où les vaisseaux se rendent au glomérule et en émergent (*Bekmann*). On ne trouve presque jamais de corpuscules sanguins dans les glomérules, bien qu'ils soient encore perméables aux injections. Le produit de l'hyperplasie interstitielle ne se présente pas seulement autour des capsules de Malpighi, mais les tuniques propres des canalicules urinaires sont aussi épaissies, et on remarque le long de ces canalicules des stries fibrillaires épaisses garnies de nucléoles; ils se présentent sous forme de cordons vides et pressés les uns contre les autres. Aux endroits atrophiés on ne voit qu'un petit nombre de canalicules, très-distants les uns des autres, dont les intervalles sont remplis de travées celluleuses nucléaires. On ne saurait, suivant la remarque de *Beer*, préciser les rapports des modifications interstitielles isolées avec les modifications parenchymateuses concomitantes. Elle peuvent se présenter comme de simples complications, de sorte que l'on a devant soi deux états nés à des époques tout à fait différentes, ou bien elles peuvent présenter entre elles des rapports de causalité. La distinction se rattache ici à la nature des différentes modifications et à leur évolution simultanée ou hétérochrone.

En fait, et c'est là le point important, les deux processus, celui des épithèles et celui du tissu intermédiaire peuvent évoluer isolément, mais le plus souvent ils marchent de pair; les capillaires intertubulaires sont en partie dilatés, en partie rétrécis, et le plus souvent ils offrent aussi une dégénérescence graisseuse; dans certains cas les anses des glomérules sont atteintes de dégénérescence graisseuse évidente.

L'atrophie consiste donc dans une altération profonde de structure, entraînant l'arrêt du fonctionnement d'une grande quantité de canalicules urinaires avec oblitération simultanée d'une partie de l'appareil vasculaire correspondant, produite en majeure partie par la prolifération du tissu interstitiel. Quoique les modifications pathologiques portent principalement sur la substance corticale, la substance médullaire ne reste cependant pas complétement intacte, ce sont notamment les tubes excréteurs qui se dilatent et présentent souvent des ectasies étendues.

A côté des lésions que nous venons de mentionner, on en trouve encore parfois quelques autres que l'on ne peut guère considérer que comme des complications. Ainsi on observe notamment sur les pyramides et à la surface du rein des bosselures blanches ayant parfois l'apparence médullaire, se composant entièrement de petites cellules assez irrégulières et qui présentent souvent une légère dégénérescence graisseuse au centre. Ces bosselures proviennent d'une prolifération cellulaire des éléments interstitiels. Les reins peuvent présenter en outre de petites néoplasies fibreuses avec travées celluleuses distinctes où l'on découvre d'abondants noyaux après addition d'acide acétique.

Très-fréquemment des kystes[1] se rencontrent dans les reins atrophiés aussi bien dans la couche médullaire que dans la couche corticale; le plus souvent dans la partie médiane de la substance médullaire. On peut les considérer pour la plupart comme des kystes par rétention qui se développent dans les cavités préformées, que ce soit les ectasies des canalicules urinaires, oblitérés ou bouchés au-dessous ou les capsules de Malpighi elles-mêmes. Leur contenu est rarement formé des principes urinaires connus tandis que la leucine s'y rencontre constamment et souvent la tyrosine. La présence de ces deux substances dans le rein tant normal qu'*altéré* a été démontrée par *Cloetta* et *Bekmann*. J'ai trouvé dans un grand kyste rénal, à côté de la leucine et de la tyrosine, une assez grande quantité de paralbumine.

En outre on rencontre parfois dans les reins atrophiés des collections purulentes, aussi bien dans la couche corticale que dans la couche des pyramides, notamment dans les atrophies rénales produites par un obstacle mécanique au cours de l'urine dans les conduits excréteurs, dans des cas rares on trouve encore des infarctus hémorrhagiques coïncidant avec les modifications parenchymateuses. J'ai observé une fois des dépôts calcaires très-considérables dans le bassinet; l'injection vasculaire de ce dernier constitue une lésion accessoire fréquente. *Mettenheim* (*Wurzburg medic. Zeitschrift*, II, 5 et 6) a récemment démontré que les capsules surrénales pouvaient participer à ces désordres : il les a trouvées dans deux cas de maladie de Bright, plus épaisses et plus solides qu'à l'état normal. Leur substance corticale n'avait pas subi de modifications notables, la substance médullaire au contraire était élargie, d'une consistance extraordinairement ferme et difficile à déchirer sans qu'au

[1] Nous parlerons en détail des kystes à propos des néoplasmes.

centre il y ait eu de vaisseau ou de tubes infiltrés d'un tissu solide albumineux, qui puisse avoir déterminé l'oblitération vasculaire. Au microscope il était encore possible de reconnaître les cellules de la substance médullaire, normales, aplaties, nucléaires, munies de prolongements pointus, semblables à des éléments ganglionnaires, mais elles étaient en partie recouvertes de noyaux granulés irréguliers et de molécules graisseuses libres interposées. La substance corticale des capsules surrénales ne présentait pas de modifications au microscope.

Nous consacrerons un chapitre spécial à une autre modification concomitante et presque habituelle des vaisseaux, nous voulons parler de la dégénérescence amyloïde dans les accès de la néphrite diffuse.

On constate parfois une série d'inflammations secondaires, de sorte qu'à côté de l'altération rénale on trouve le plus souvent aussi dans les autres organes des lésions anatomiques très-intenses.

Le tableau suivant, tracé d'après les observations faites à l'hôpital de Dantzig, et mis en parallèle avec celui de Frerichs, nous donnera une idée approximative des modifications qui se rencontrent dans les autres organes concurremment avec l'affection rénale; mais je fais expressément remarquer que toutes ces données sont défectueuses en tant que la séparation de la maladie de Bright dans ses groupes isolés n'y a pas encore été prise pour base et que partant ces tableaux impliquent maintes erreurs. Ils pourront cependant servir à accuser à grands traits, d'un côté les différences imprimées par la diversité du lieu d'observation, et d'autre part à montrer les particularités importantes qui leur sont communes.

TABLEAU DE 292 NÉCROPSIES FAITES PAR FRERICHS

REINS.	CŒUR.	POUMONS.	PLÈVRES.	PÉRICARDE.	PÉRITOINE.	FOIE.	RATE.	ESTOMAC ET INTESTINS.	CERVEAU.
Stades : 1er 12 fois. 2e 139 fois. 3e 133 fois.	99 fois hypertrophie. 41 fois avec lésions valvulaires. 42 fois hypertrophie simple.	75 fois œdème pulmonaire. 4 fois œdème de la glotte. 27 fois pneumonie. 8 fois infarctus hémoptoïque. 3 fois gangrène pulmonaire. 37 fois tuberculose. 22 fois emphysème vésiculaire.	35 fois pleurésie.	13 fois péricardite.	53 fois péritonite.	26 fois cirrhose. 19 foies gras. 1 cancer du foie.	26 fois mégalosplénie chronique. 4 fois mégalosplénie aiguë.	24 fois catarrhe chronique de l'estomac. 3 fois ulcère simple. 4 fois cancer du pylore. 1 fois ramollissement typhique. 34 fois hypérémie et catarrhe de l'intestin. 12 fois ulcérations tuberculeuses. 13 fois ramollissement des follicules.	11 fois hémorrhagie cérébrale, dont 8 fois avec hypertrophie et lésions valvulaires et 2 fois avec dégénérescence athéromateuse des artères. 40 fois hydropisie sous-arachnoïdienne et ventriculaire. 2 fois méningite. 1 fois méningite tuberculeuse. 11 fois tumeur

TABLEAU SYNOPTIQUE DE 114 NÉCROPSIES PRATIQUÉES A L'HOSPICE MUNICIPAL DE DANTZIG.

REINS.	CŒUR.	POUMONS.	PLÈVRES.	PÉRICARDE.	PÉRITOINE.	FOIE.	RATE.	ESTOMAC ET INTESTINS.	CERVEAU.
Stades : 1er 12 fois. 2e 67 fois. 3e 35 fois. Total : 114 cas.	26 fois hypertrophie. 13 fois avec lésions valvulaires. 13 fois sans lésions valvulaires. Dans ces 13 derniers cas, les reins présentaient : 9 fois les lésions du 3e stade. 2 fois celles du 2e. 2 fois celles du 1er.	40 fois œdème pulmonaire. 25 fois pneumonie. 3 fois abcès des poumons. 2 fois gangrène pulmonaire. 11 fois emphysème.	22 fois pleurésie. 25 fois hydro-thorax.	17 fois péricardite. 21 fois hydro-péricarde.	13 fois péritonite.	dans 10 cas foie gras. dans 11 cas foie muscade. 13 fois cirrhose. 3 fois : abcès du foie. 3 fois : dégénérescence amyloïde. 13 fois hypertrophie simple de l'organe.	32 fois hypertrophie ancienne. 13 fois hypertrophie récente. 9 fois points cicatriciels. 8 fois dégénérescence amyloïde.	12 fois catarrhe chronique de l'estomac. 17 fois œdème de la muqueuse intestinale. 10 fois entérite folliculaire et ulcérations du gros intestin. 3 fois inflammation pseudo-membraneuse. 13 fois catarrhe de l'intestin grêle. 9 fois ulcérations folliculeuses de l'intestin grêle. 1 fois tuberculose de l'intestin.	3 fois apoplexie sanguine. 1 fois avec hypertrophie du cœur et lésions valvulaires. 2 fois avec hypertrophie du cœur sans lésions valvulaires. 1 fois ramollissement du cerveau. 6 fois méningite chronique. 10 fois hydropisie sous-arachnoïdienne. 14 fois hydropisie ventriculaire. 1 fois méningite suppurée.

SYMPTOMALOLOGIE.

En nous apprêtant à tracer une esquisse des symptômes, il faut que nous fassions ressortir encore une fois que nous prendrons pour type de notre description la forme de néphrite diffuse dans laquelle se trouvent combinées des lésions interstitielles et parenchymateuses. On doit en effet considérer cette forme comme la base élémentaire, comme le véritable substratum de tout l'édifice seméiologique.

Le tableau morbide diffère suivant que la maladie apparaît subitement accompagnée de fièvre et se termine rapidement par la guérison ou par la mort, ou que son évolution est progressive et insidieuse, et que l'issue fatale ne se présente qu'après des mois ou même des années. On distingue par conséquent deux formes dans cette maladie : une forme aiguë et une forme chronique.

La première de ces deux formes se présente d'ordinaire sous l'influence de certaines causes occasionnelles telles que : refroidissements subits et violents, exanthèmes aigus, surtout la scarlatine, etc. Le malade est pris d'un frisson unique ou répété avec des intermissions typiques, suivi de chaleur, de soif, d'anorexie et des autres symptômes fébriles. Souvent ces phénomènes sont accompagnés d'une sensation douloureuse dans la région lombaire, augmentée notamment par une forte pression. La diurèse est peu abondante; les malades urinent souvent mais peu à la fois. L'urine présente une densité normale ou augmentée, sa coloration est rouge, elle contient de grandes quantités d'albumine, et, après un repos prolongé, elle laisse déposer un sédiment composé de corpuscules sanguins, de fibrine, d'épithélium, de tubes gélatineux et d'urates. Le plus souvent, après quelques jours déjà, vient s'y ajouter un léger œdème, surtout marqué aux paupières ; cet œdème est souvent passager au début, de sorte qu'après avoir apparu le matin il n'est déjà plus visible le soir ; mais bientôt il devient permanent et se complique d'une hydropisie étendue aussi bien aux extrémités inférieures qu'aux cavités séreuses. Parfois aussi c'est l'œdème de la face qui ouvre la scène, et les autres symptômes n'apparaissent que plus tard. Si la fièvre persiste, les autres organes prennent bientôt part à la perturbation générale, notamment ceux de la digestion sont troublés de bonne heure. Il se produit des nausées qui sont souvent suivies de vomissements opiniâtres ; la constipation du début fait place à des diarrhées fréquentes et profuses qui affaiblissent considérablement le malade. Les organes respiratoires sont rarement indemnes. Il se produit des affections catarrhales des bronches et du larynx qui causent de la toux et des crachats et déterminent de la dyspnée. Si la maladie prend une tournure favorable, la fièvre s'apaise, la peau, sèche auparavant, devient halitueuse, l'œdème disparait souvent en même temps, la diurèse devient plus abondante, la coloration de l'urine plus claire, d'un jaune pur, la quantité de l'albumine diminue, le sédiment est moins considérable. Enfin l'albumine aussi bien que les parties constituantes formées disparaissent complétement de l'urine et le malade revient à la santé.

Mais dans d'autres cas, la diurèse se maintient dans son exiguïté primitive ou descend même encore au point d'atteindre son minimum. Aux douleurs, existant déjà, viennent dans ce cas encore s'ajouter des symptômes nerveux caractérisés par des accès épileptiformes ou par un coma profond dont on ne fait que difficilement sortir le malade, et qu'on a désigné sous le nom d'*accès urémiques*, dans l'hypothèse qu'ils sont dus à l'intoxication du sang par des parties constituantes de l'urine. Ces accès se répètent souvent et terminent habituellement la scène pathologique. Parfois ces accès n'ont pas même le temps de se produire, et les malades sont enlevés par un œdème des poumons ou de la glotte, ou bien succombent à une pneumonie ou à une péritonite intercurrentes.

Cependant les accès urémiques même les plus violents, ou encore un œdème des poumons peuvent être, pour ainsi dire jugés par l'apparition d'un phénomène critique et par une diurèse profuse. Dans ce cas les hydropisies disparaissent aussi pour quelque temps, mais plus tard elles reviennent, et ces intermittences se répètent ainsi avec une intensité variable. La quantité de l'urine varie également, sa densité devient toujours moindre, et à l'inspection on y trouve toujours de l'albumine. Dans ce cas il est permis de dire que la maladie est devenue chronique.

Une pareille transition de la forme aiguë à la forme chronique est cependant rare. Le plus souvent les débuts de la forme chronique restent tout à fait latents et pour le médecin et pour le malade. La maladie ne se présente pas *d'emblée sous une forme aiguë*. Il n'est nullement rare de trouver que ce n'est qu'une des inflammations secondaires, la bronchite ou la pneumonie, ou même, comme je l'ai observé, peut-être seulement la diarrhée (dite de vomissement) qui amènent le malade au médecin, et que celui-ci même, trompé par l'absence d'hydropisie, ne trouve la néphrite qu'après une investigation soigneuse. Le plus fréquemment c'est une hydropisie étendue qui éveille l'attention : si l'on interroge avec soin le malade, il vous apprend que depuis longtemps déjà il est obligé d'uriner fréquemment même pendant la nuit, que l'urine a d'abord été peu abondante, parfois d'une coloration rouge, et que dans la suite elle est devenue plus copieuse et plus claire. Dans certains cas isolés, bien que rares, on constate que la quantité d'urine excrétée a été abondante dès le début. Alors les phénomènes diffèrent essentiellement, suivant que les reins sont encore augmentés de volume ou suivant qu'ils ont déjà subi un commencement d'atrophie. Dans les cas où celle-ci n'existe pas encore, l'urine est d'ordinaire jaune, et s'il s'est produit des hémorrhagies, elle prend une teinte rouge ou sanguinolente analogue à de la lavure de chairs, elle présente une grande densité et est très chargée d'albumine. Quand l'atrophie s'est déjà produite, la coloration de l'urine est d'un jaune pâle, extrêmement pauvre en matière colorante, peu dense, faiblement albumineuse, et laissant, après un repos prolongé, un dépôt pulvérulent souvent peu considérable, d'un gris blanchâtre, qui ne contient le plus souvent que des éléments figurés.

L'habitus général des malades est d'ordinaire caractéristique : la face est pâle et bouffie ; la peau est blanche, anémiée, très-sèche et distendue par une anasarque généralisée ou bien assez souvent sans traces d'œdème dans le stade de l'atrophie. L'hydropisie sous-cutanée est très-faiblement marquée aux paupières, mais très-considérable aux parties les plus profondes du corps, aux extrémités inférieures, aux parties génitales. Dans ces mêmes points la peau est assez souvent rouge et présente une inflammation érysipélateuse. Dans la cavité péritonéale et dans les plèvres on trouve aussi, le plus souvent, un épanchement de sérosité en quantité plus ou moins grande.

Les organes des sens participent de très-bonne heure à la maladie et parmi les premiers phénomènes accusés par le malade, il faut noter les troubles oculaires. Tous les objets paraissent à ses yeux comme enveloppés d'un épais brouillard.

La digestion n'est pas troublée, mais parfois les malades présentent des vomissements alimentaires ou aqueux, et plus souvent encore ils sont sujets à une diarrhée persistante.

Les organes respiratoires et circulatoires ne sont presque jamais indemnes. Il y a ou simplement des catarrhes étendus, mais sans gravité, ou bien, et c'est le cas le plus fréquent, les malades ont une forte dyspnée qui peut même arriver à des accès complets d'asthme et être compliquée parfois de crachements de sang. A l'examen, on constate tous les signes d'une hypertrophie du ventricule gauche qui fait rarement défaut, dans le stade de l'atrophie. L'inflammation des poumons ou des membranes séreuses, constitue souvent un épiphénomène parfois passager, mais le plus souvent mortel.

Le plus grand danger cependant menace d'un autre côté: soudain il se présente avec un état général, relativement assez satisfaisant, une diminution frappante de la diurèse, et l'on voit apparaître ces spasmes qui sont compliqués de perte de connaissance; ils sont d'abord passagers, mais plus tard, ils se succèdent à très-courts intervalles, et mettent un terme à la vie, en amenant la paralysie des centres nerveux. Parfois ces accès graves s'annoncent d'une façon peu accusée. Les malades se plaignent seulement d'une céphalalgie plus ou moins continue, et qui a surtout pour siége le sinciput, le plus souvent affectant la forme de la migraine. La céphalalgie disparaît, mais revient bientôt avec une intensité nouvelle et augmente jusqu'à devenir un coma complet dont le malade ne se réveille plus.

Après cette esquisse générale, nous allons maintenant passer à l'étude isolée des symptômes, et nous verrons qu'ils se divisent en symptômes qui relèvent directement de l'organe malade et en phénomènes qui ne se rattachent à la maladie que par les modifications générales imprimées à l'organisme, soit par l'altération chimique du sang, soit par les changements de pression vasculaire. Les premiers ne sont pas seuls à caractériser le stade et la forme de la maladie; car bien que les symptômes produits par la modification chimique du sang, tels que l'inflammation des séreuses, etc., puissent se présenter dans toutes les périodes, que la modification du sang ait été rapide ou graduelle, l'altération appartenant au cœur ne se montre cependant de préférence que dans le stade de l'atrophie. La différence séméiologique essentielle entre les formes aiguë et chronique, entre les périodes initiales ou ultimes de la maladie, repose cependant sur les phénomènes locaux de l'uropoièse. Ces signes locaux, de leur côté, ont une valeur plus ou moins grande, suivant qu'ils sont accusés par le malade, tels que la sensibilité douloureuse de la région rénale, ou suivant qu'ils sont objectivement perceptibles, tels que les modifications de l'urine.

I. DOULEUR.

La douleur locale, quand elle existe, consiste en une sensation obtuse de lourdeur dans la région lombaire, irradiant parfois jusque dans les cuisses. Si cette douleur n'est pas spontanée, elle peut souvent être provoquée ou accrue par une légère pression. Cette sensation, dans la grande majorité des cas, accompagne la forme aiguë de la maladie ; mais elle fait aussi bien défaut ici qu'elle peut se présenter dans la forme chronique, quelquefois à sa période terminale. Au total, la douleur n'est qu'un symptôme très-inconstant, et je ne saurais partager l'opinion de *Malmsten*, prétendant que sur 10 cas de cette maladie, il y a au moins 8 fois des sensations anormales dans la région rénale. Outre la sensibilité douloureuse qu'ils accusent, les malades vous disent encore qu'ils sont obligés d'uriner fréquemment, ce qui trouble et interrompt leur sommeil. *Christison* regardait ce symptôme comme tout à fait caractéristique et l'a presque toujours constaté. Pour ma part, je l'ai aussi trouvé parfois, mais seulement chez des femmes, précisément comme phénomène initial précédant tous les autres.

Certes, ce symptôme n'est pas non plus très-constant, mais il mérite d'attirer l'attention, et je lui attribue plus de valeur qu'à la sensibilité douloureuse.

Le symptôme le plus constant est fourni par les modifications de l'urine.

II. URINE.

Dans la forme aiguë de la maladie, d'ordinaire compliquée de fièvre, l'urine renferme presque toujours du sang ; surtout si c'est un refroidissement violent ou la scarlatine qui en sont la cause. Après un repos prolongé, il se forme un sédiment qui, à l'examen microscopique, présente des corpuscules sanguins en partie intacts, en partie ratatinés et déchiquetées à leur base, des coagulations extrêmement fines composées de fibrine, et entremêlées de corpuscules sanguins (cylindres sanguins). Suivant la violence de l'hémorrhagie, le sédiment sera plus ou moins considérable. Dans la suite, on voit diminuer le nombre des corpuscules sanguins ; les vrais caillots fibrineux finement striés disparaissent et à leur place se voient des tubes gélatineux formés de granulations foncées, plus tard de granulations pâles et rares, composées en partie ou en totalité d'épithèles. Plus tard, les corpuscules disparaissent complétement, les cylindres augmentent de nombre et se présentent en partie sous forme de tubes hyalins homogènes couverts de détritus, en partie sous forme de cylindres épithéliaux, dont la base est à peine visible, en outre les épithèles se rencontrent aussi isolés en grand nombre, et l'on peut suivre jour par jour leurs modifications successives. Le sang peut faire défaut dans l'urine, même dans des cas tout à fait aigus et d'un autre côté apparaître dans les cas chroniques, aussi bien quand il y a des exacerbations intercurrentes (qui alors se révèlent aussi par d'autres symptômes) que quand il n'y en a pas. Presque toujours on trouve aussi dans le sédiment des corpuscules de pus ou des corpuscules sanguins décolorés. Dans un cas, j'ai constaté que la plupart des tubes ne se composaient que d'un amas de corpuscules sanguins décolorés. Après l'addition d'acide acétique, il n'y a pas trace de noyaux multiples. Mais assez souvent aussi l'urine présente, dans les cas chroniques, une coloration légèrement sanguinolente, coloration « lavure de chairs, » sans qu'on trouve dans le sédiment de corpuscules sanguins. Dans ce cas, la coloration est due à la transsudation d'hématine dissoute.

Dans toutes les formes fébriles de la maladie, la *quantité* est toujours de beaucoup inférieure à celle de l'état normal. Ainsi, par exemple, je l'ai vue dans une poussée aiguë après la scarlatine descendre de 800 à 600 c. c., 450 et jusqu'à 200 c. c.

Sa *réaction* est acide.

La *densité* dépend d'un côté de la quantité d'eau, diminuée dans l'état fébrile, d'un autre côté de la quantité même de l'albumine, *Frerichs* l'a vue une fois monter jusqu'à 1032, *Keller* jusqu'à 1047. Moi-même je ne l'ai vue dans des cas où l'invasion était brusque, qu'entre 1018 et 1025. En revanche, je l'ai vue atteindre 1042 dans la période d'état de la maladie avec excrétion considérable d'albumine (correspondant anatomiquement au deuxième stade).

Même quand le sang a déjà disparu, l'urine contient presque toujours de l'albumine dans la forme aiguë. Cependant il peut se faire qu'on trouve des cylindres sans qu'il y ait traces d'albumine par l'acide azotique et par la chaleur.

La *quantité d'albumine* n'est pas considérable au début. J'en ai vu s'éliminer 3, 5, 6 grammes dans les 24 heures. D'après Frerichs, elle varie entre 5 et 25 grammes.

Le plus souvent la production de l'albumine est indépendante de la fièvre. En revanche, la dyspnée après des accès d'asthme, par suite de l'augmentation de la pression veineuse produit un surcroît très-notable d'albumine.

L'*urée*, aussi bien que les autres principes urinaires, sont sécrétés en bien moindre quantité. La quantité d'urée excrétée en 24 heures, a été dans mes observations de 12, 15, 5 grammes. Frerichs en a vu s'éliminer de 7 à 12 grammes dans les 24 heures. Je n'ai jamais observé pour ma part d'augmentation de l'excrétion d'urée même dans les cas où il y avait de la fièvre. *Mosler* fait connaître un cas dans lequel la quantité a été de 40 grammes dans les 24 heures.

La quantité de *chlorure de sodium* est encore plus notablement diminuée; ainsi j'en ai vu 2gr,73, 2gr,97, 1gr,00, 0gr,6 excrétés en 24 heures. *Mosler* en a trouvé dans un cas 2gr,73 dans les 24 heures.

Quant à l'*acide urique* dans les cas aigus, nous ne possédons pas encore un nombre suffisant d'observations pour que nous puissions établir des données positives.

Les *phosphates*, de même que la plupart des autres substances inorganiques, sont considérablement diminués.

Les *sulfates* au contraire varient de quantité et augmentent accidentellement dans les cas aigus.

Les conditions sont tout autres dans la forme *chronique*, et dans celle-ci il faut encore établir une distinction, d'un côté, entre le stade de l'*exsudation* et celui de l'*atrophie*, de l'autre, entre les formes *hémorrhagiques* et non *hémorrhagiques* : c'est que les cas se distinguent les uns des autres, suivant qu'ils sont accompagnés d'*hématurie*, qui souvent n'est reconnaissable qu'à l'examen microscopique, ou qu'ils ne présentent pas de sang dans l'urine pendant toute leur durée. *Traube* pense que cette différence dépend essentiellement du siége de l'altération du tissu interstitiel. On prétend que dans le cas où ces lésions se concentrent autour des capsules des glomérules (forme péri-capsulaire), l'hémorrhagie fait défaut; elle existerait au contraire lorsque les lésions sont localisées, principalement entre les canalicules (forme intertubulaire).

Mes recherches dirigées à plusieurs reprises sur ce point me permettent de supposer qu'en général on ne saurait parler que d'un degré plus ou moins accentué dans les lésions interstitielles, et que ces modifications ne se bornent pas exclusivement aux capsules ou aux canalicules urinaires. Cette restriction faite, je puis affirmer que j'ai toujours trouvé ces lésions intertubulaires particulièrement prononcées dans la forme hémorrhagique.

Le volume de l'urine, dans le cours d'un nycthémère, est bien diminué dans le stade d'exsudation, par conséquent dans la période d'état, mais il ne s'éloigne pas trop de l'état normal; il est bien de 1200, de 1400 c. c., parfois aussi plus faible, notamment dès qu'il y a des exacerbations aiguës. Dans le stade de l'*atrophie* confirmée, la quantité de l'urine est augmentée ou normale.

Le plus grand volume d'urine que j'ai vu a été de 5050 c. c. en 24 heures. *Peuffer* a trouvé la quantité nycthémérique de l'urine égale à 192 onces (6144 grammes), *Frerichs* à 115 onces (3680 grammes). — Cette quantité n'est *considérablement* diminuée que dans les *états fébriles intercurrents* et de même dans les derniers jours de la période ultime. — Au moment de l'invasion d'une pneumonie, j'ai vu le volume descendre de 700 à 190 c. c.; dans la péritonite, de 2000 c. c. à 370, et de 820 à 80; dans le typhus au début de 3120 à 1300 et même jusqu'à 150 c. c. — L'influence exercée par les accès d'asthme offre un intérêt tout particulier. — Dans ces cas j'ai vu parfois la quantité d'urine tomber subitement de 1000 c. c. à 60: dans un autre cas de dyspnée prolongée, je l'ai vu tomber peu à peu de 3800 à 500. Sous l'influence d'une hémorrhagie fort légère, j'ai vu descendre la quantité d'urine, dans une opération, de 2100 à 300 c. c. en douze heures.

La *couleur* de l'urine est en général d'un jaune pâle; cependant, dans le stade d'exsudation, la coloration varie encore entre le jaune et le jaune rougeâtre ; dans le stade d'atrophie, il y a très-peu de matière colorante ; je dis presque toujours, car j'ai vu un cas d'atrophie des plus manifestes, où l'urine présentait une coloration rouge jaune et sombre jusqu'à la période ultime. Au repos, elle paraît légèrement trouble et laisse déposer un sédiment qui est d'un gris blanchâtre, pulvérulent ou rouge brun, dans la forme hémorrhagique. Le sédiment est plus ou moins abondant dans le stade d'exsudation, et très-faible dans l'atrophie confirmée; il contient d'ordinaire peu de corpuscules de pus, des épithèles, des canalicules urinaires et de la vessie, des tubes gélatineux, et, suivant les cas, des corpuscules sanguins en plus ou moins grand nombre. On trouve à côté les uns des autres les épithèles des canalicules urinaires à tous les degrés d'altération, depuis les cellules épithéliales simplement agrandies et à noyaux distincts jusqu'à des épithèles avec infiltration albumineuse qui présentent soit des granulations tout à fait foncées, ou bien ces cellules épithéliales ne sont que finement granuleuses à la périphérie, et leur noyau n'est rendu apparent qu'après addition d'acide acétique ; en outre on en trouve d'uniformément claires, à contours diffus et à noyau fortement réfringent, parfois déjà granuleux. A côté on trouve des cellules gélatineuses (*Key*), d'autres homogènes, fort brillantes, le plus souvent à contours très-nets, offrant une résistance particulière aux réactifs, en état de dégénérescence cireuse (*Key*), ou des cellules entièrement graisseuses, ou, enfin, à tel point rétractées qu'elles ne forment plus que des plaques irrégulières. On rencontre assez souvent aussi des cellules à gros noyaux multiples. Il est important de constater l'une ou l'autre de ces modalités, parce qu'elles permettent d'en induire l'état des canalicules urinaires. Les formes des coagula constatées au microscope sont tout aussi variées ; elles correspondent toujours aux modifications épithéliales, et la comparaison des coagula qui se trouvent dans l'urine avec ceux constatés à l'endroit où ils se forment dans les reins, démontre avec certitude la justesse des opinions de Key. Ce dernier fait naître presque tous ces coagula de la fusion des épithèles, ou de la sécrétion des cellules elles-mêmes comme dans les formes hyalino-gélatineuses ou hyalino-cireuses.

Je m'écarte seulement de l'opinion de cet investigateur, en ce qui concerne les coagula dits cireux, parce que souvent je n'ai pu découvrir aucune trace des détritus cellulaires. En ne prenant en considération que les cellules provenant des urines qui ont passé sous mes yeux, je distingue les formes suivantes : 1° des cylindres pâles, délicats, distinctement striés et fibrillaires, le plus souvent sans stratifications, en un mot des coagulations réellement fibrineuses ; ceux-là sont d'une extrême rareté, mais leur existence est incontestable ; 2° des tubes rubanés fortement réfringents, étroits, entièrement homogènes et le plus souvent aussi également sans stratifications ; ceux-ci sont plus fréquents, ils pâlissent par l'addition d'acide acétique, mais ne sont pas dissous ; 3° des cylindres plus larges, quelquefois manifestement flexueux, toujours munis de grosses granulations dans lesquelles se voient encore çà et là certains contours de cellules ou de noyaux, ou bien des cellules plutôt finement granuleuses où les granulations décrivent des contours faisant office d'épithélium limitant. Parfois, ils sont fortement infiltrés d'urates, notamment dans l'urine des personnes affectées de fièvre intermittente ; et par l'addition d'acide acétique, les cristaux rhomboédriques d'acide urique deviennent apparents ; 4° les cylindres dits épithéliaux ou les épithèles à divers degrés de dégénérescence se trouvent situés les uns auprès des autres, de sorte qu'il ne reste pas trace de substance fondamentale. On voit assez souvent des granulations et parfois même des gouttelettes de graisse disposées en séries. Ces dernières formes constituent ce que les différents auteurs désignent sous le nom de cylindres graisseux. On peut encore trouver des cellules imprégnées de sels calcaires : elles constituent les cylindres dits calcaires (*Key*). Mais j'ai eu rarement l'occasion de les voir chez les individus affectés de néphrite diffuse. Dans les cas d'hématurie, il y a des cylindres entiers composés de corpuscules sanguins ou de pigment, et on trouve souvent des cylindres de sang et de pigment notamment dans les formes consécutives à la scarlatine; 5° des grandes coagulations d'un jaune foncé, le plus souvent ovalaires, et fortement réfringentes qui résistent également aux acides et aux alcalis, d'un aspect cireux particulier, souvent festonnées et déchiquetées sur leurs bords, c'est-à-dire des cylindres cireux. Cette espèce de coagulum paraît adhérer très-fortement à la paroi interne des canalicules de la substance médullaire, car on ne les rencontre que rarement dans l'urine; on les observe le plus souvent sur le cadavre. *Il n'est pas exact* de dire que ces formes se présentent seulement quand il y a dégénérescence amyloïde, et je conteste en général, que l'on puisse conclure de l'*aspect des cylindres* à une *forme* déterminée *de la maladie rénale*, comme l'ont prétendu notamment les auteurs anglais; 6° à la métamorphose gélatineuse des épithèles, décrite ci-dessus, correspondent les cylindres gélatineux; ils sont extrêmement clairs, transparents et homogènes ; souvent on ne les reconnaît que par leurs noyaux très-brillants, qui sont régulièrement disposés ou recouverts de détritus nucléaires affectant la forme granuleuse. — Toutes ces formes sont très-fidèlement reproduites dans les tableaux qui terminent le traité de *Key*. (l. c.)

La *densité* est amoindrie, en moyenne je l'ai trouvée de

1012, plus souvent au-dessous de 1006, et quand l'atrophie était très-marquée de 1005 ou 1004. Dans la période moyenne de la forme chronique où l'on constate *post mortem* l'état graisseux et l'augmentation de volume des reins, j'ai souvent trouvé la densité augmentée, une fois je l'ai même vue atteindre 1002 comme je l'ai déjà signalé précédemment. Les états inflammatoires tels que la pneumonie, la pleurésie ou d'autres et les accès d'asthme n'augmentent pas sensiblement la densité de l'urine quand l'atrophie est très-prononcée.

La *réaction* est ordinairement acide, rarement neutre et plus rarement encore alcaline d'une façon continue; dans un cas cependant j'ai trouvé une réaction alcaline dès le début.

La *quantité* d'albumine contenue dans l'urine est, d'après mes observations de 10 à 12 grammes dans la période d'état, d'après d'autres auteurs, elle serait de 20 grammes et au-dessus. Quand il y a atrophie granuleuse, le contenu en albumine est d'ordinaire faible et surtout pour l'atrophie résultant de la *goutte*, les observateurs anglais donnent le contenu faiblement albumineux comme un signe caractéristique. Mais il n'en est certes pas toujours ainsi. Une atrophie prononcée peut aussi être accompagnée d'une forte albuminurie; parfois l'albumine fait défaut dans l'urine pendant plusieurs semaines et même pendant des mois et pour la forme goutteuse de cette maladie, on fait ressortir particulièrement cette circonstance qu'entre les différents accès de goutte, l'albumine disparaît et ne se montre de nouveau que peu avant l'accès. Il est vrai que moi-même j'ai observé des cas de néphrite à l'état de complet développement, dans lesquels l'albumine faisait défaut; mais ce ne sont là que des exceptions rares, comparées au grand nombre de cas ou l'albuminurie est un signe tout à fait constant.

Dans la plupart des cas on ne trouve dans l'urine que du

sérum albumineux, cependant comme nous l'avons déjà dit plus haut, *Lehmann* a constaté la présence de paralbumine dans l'urine albumineuse, et d'après les recherches de *Masing* on ne saurait douter que l'on ne puisse rencontrer exceptionnellement la paralbumine. *C. Gerhardt* a même vu uneurine qui traitée par l'acide azotique et par la chaleur se montrait exempte d'albumine et dont le précipité repris par l'alcool, présentait cependant une réaction albumineuse.

Il résulte des observations de *Masing* (*Arch. f. Klin. Med.* B, IV) que, pendant la nuit, on excrète moins d'albumine que pendant le jour et que l'exercice fait augmenter l'albuminurie. Il serait d'un grand intérêt au point de vue pratique de porter son attention sur ces faits et d'approfondir ce sujet.

L'excrétion de l'urée est notablement diminuée pendant toute la durée de la maladie et particulièrement dans le stade d'atrophie. J'ai constaté en moyenne une quantité journalière de 7 à 8 grammes. *Frerichs* l'évalue à 7,5 ou 12,4 grammes. L'état fébrile aussi n'accroît pas considérablement le contenu en urée s'il se présente comme exacerbation intercurrente.

L'*acide urique* est également diminué en quantité et suit un cours parallèle à celui de l'acide urique; dans les cas observés par moi, la proportion centésimale était beaucoup plus faible que dans les évaluations de *Frerichs*. Dans deux tableaux statistiques (comprenant une période de dix jours) que le docteur *Kannegieter* a dressé pour deux cas de ma clinique, les quantités nycthémériques variaient entre 0,945, 0,615 et 0,120 grammes ; dans un cas entre 0,24-0,127 et 0,077, et 0,073 dans l'autre cas, avec des quantités d'urine de 1050 c.c. 1025, 800 dans l'un des cas et 1200 c.c. 1270-1050 dans l'autre. Quant aux proportions respectives de l'urée, de l'albumine et du chlorure de sodium, mes propres observations m'ont amené aux résultats suivants : dans la plupart des cas et notamment dans la période d'état des cas chroniques, il y avait avec l'augmentation de la sécrétion albumineuse, une diminution correspondante des quantités de chlorure de sodium excrétés ; de telle sorte que le maximum de l'albumine coïncidait exactement avec le minimum du chlorure de sodium. Dans d'autres cas où un état intercurrent ne venait pas terminer la maladie rénale avant son décours naturel, il y avait diminution progressive de la sécrétion albumineuse bien que les quantités de chlorure de sodium restassent les mêmes ou descendissent encore plus bas.

Les modifications de l'urée ne sont pas en relation numérique avec celles du chlorure de sodium ou de l'albumine; il est certain que sa quantité n'est pas en proportion inverse avec cette dernière, comme quelques auteurs le supposent.

La quantité de *chlore*, dont la diminution dans la forme aiguë pouvait être principalement en rapport avec l'état fébrile, est aussi considérablement amoindrie dans l'état apyrétique, et ce n'est que tout à fait au début qu'elle reste encore presque normale avec une quantité centésimale diminuée. Notamment vers la fin de la maladie la quantité nycthémérique descend à 2 grammes et au-dessous. Les autres principes inorganiques paraissent tous diminués et particulièrement les phosphates dont la diminution est très-frappante.

La *matière colorante* de l'urine présente plusieurs variétés. Il faut notamment signaler l'apparition fréquente d'une coloration bleue par l'addition d'acide chlorhydrique, ce qui s'explique par son contenu abondant en indigose. Si le contenu en albumine est fortement amoindri, la matière colorante de l'urine devient légèrement rosée après addition d'acide chlorhydrique.

Il y a encore un autre symptôme qui affecte un rapport intime avec les modifications de l'urine, c'est :

III. L'HYDROPISIE.

L'épanchement de sérosité dans le tissu cellulaire sous-cutané ou dans les cavités séreuses du corps fait partie des phénomènes les plus fréquents de la maladie, bien qu'il ne soit ni constant ni nécessaire, puisque dans certains cas la maladie a accompli son évolution, on le sait positivement, sans qu'il y ait eu d'œdème. Avec les observations de sept investigateurs (*Gregory*, *Christison*, *Becquerel*, *Rodier*, *Solon*, *Bright* et *Barlow*) et les siennes propres, *Frerichs* a trouvé un chiffre moyen d'après lequel la proportion des cas accompagnés d'hydropisie est à ceux exempts de ce phénomène comme 4 : 1. — Dans quatre-vingts cas observés par moi, dans tout le cours de la maladie, l'hydropisie n'a fait défaut que quatre fois, de sorte que la proportion serait de 20 : 1. Je crois que ces proportions varient essentiellement suivant que la maladie qui sert de substratum à l'affection rénale prédispose déjà à l'hydropisie, comme c'est le plus souvent le cas, ou non. — En outre elles dépendent encore du stade même de la maladie.

En comparant les différents stades par rapport à l'hydropisie, on trouve qu'elle fait défaut bien plus souvent dans le stade d'atrophie que dans celui qui correspond au rein graisseux et augmenté de volume.

En général il faut aussi diviser les cas isolés : en ceux où l'hydropisie existait déjà avant le développement de la néphrite, comme cela arrive après la fièvre intermittente et d'autres maladies, et en ceux où son apparition n'a été que secondaire et cela d'une façon irrécusable.

Dans ces derniers cas qui sont de nature plutôt primitive, l'œdème dans la forme aiguë débute, dans la grande majorité des cas, par la face. Les paupières commencent le plus souvent par être enflées d'abord d'une façon passagère puis continue. Puis l'œdème s'étend à toute la face, passe de là aux membres inférieurs où il fait sa première apparition autour des malléoles. Il est rare de le voir débuter par les points les plus déclives, et remonter ensuite vers les parties supérieures; dans ces cas il atteint notamment, chez les hommes le scrotum et le pénis; chez les femmes, les grandes lèvres et le sac péritonéal. Dans les cas chroniques ou la tuméfaction initiale de la face, échappe souvent à l'attention des malades, on les entend assez souvent dire que l'hydropisie a commencé par les pieds, et que de là elle a envahi tout le corps, sous forme d'une anasarque généralisée, sans que les choses se soient réellement passées de cette façon, car les gens moins instruits accordent peu d'attention à de petites altérations. Parfois l'œdème est entièrement localisé, persiste de la sorte et peut donner lieu à de grossières erreurs quand les recherches ne sont pas attentives. Ainsi pour ma part j'ai vu le prépuce être le siége exclusif de l'infiltration, et *Fenger* rapporte un cas dans lequel, depuis le commencement jusqu'à la fin de la maladie, il n'y avait d'œdème considérable que dans le cordon spermatique; de sorte qu'au moment de l'entrée du malade à l'hôpital, on crut avoir affaire à une hernie inguinale. Si ce sont des fièvres intermittentes, des grossesses ou des insuffisances du cœur qui ont précédé la maladie ou coexisté avec elles, l'anasarque et notamment l'ascite atteignent des degrés énormes, constituent presque l'unique objet des plaintes des malades. L'ascite est le plus souvent encore accrue par les affections concomitantes du foie, et se présente par conséquent souvent plus tôt que ne le fait l'épanchement pleural ou péricardiaque. D'un autre côté, j'ai vu une fois tout œdème faire défaut même avec une cirrhose du foie à l'état de complet développement et une atrophie simultanée du rein, l'épanchement de sérosité est surtout dangereux et menace le plus souvent la vie des malades, s'il se présente sous forme d'œdème pulmonaire ou d'œdème de la glotte.

Souvent on remarque que l'œdème se déplace pendant le cours de la maladie, circonstance qui ne se montre dans aucune hydropisie déterminée par d'autres maladies, et ce fait constitue donc un signe caractéristique de l'anasarque rénale. En revanche la compressibilité plus ou moins grande de la peau, la persistance des empreintes produites par la pression du doigt, n'ont pas une grande signification, de même qu'ils changent souvent de place, les œdèmes disparaissent facilement au début, sous l'influence d'un régime approprié, et s'ils persistent, ils varient beaucoup. Avec une diurèse abondante, ils diminuent promptement, pour s'accroître quand la fonction urinaire est suspendue, ou sous l'influence du moindre refroidissement accidentel. Si la maladie est confirmée, il n'y a souvent plus de rapport entre l'hydropisie et la sécrétion urinaire, celle-là persistant quelle que soit la quantité de l'urine éliminée. Mais l'augmentation et la diminution de l'œdème dépendent encore moins du degré d'albuminurie existante que du degré de la diurèse. Le contenu albumineux de l'urine n'exerce même aucune influence sur l'hydropisie. Celle-ci paraît au contraire être, à l'égal de l'albuminurie, un phénomène particulier du processus fondamental.

Jusqu'à nouvel ordre, on ignore absolument la cause réelle de l'hydropisie. L'expérimentation physiologique nous apprend que ni la fluidité du sang, ni l'augmentation de la pression seule, ne suffisent pour produire la transsudation, qu'au contraire ces deux facteurs doivent s'unir pour la provoquer. Mais il n'existe que peu de cas où les forces mécaniques et chimiques agissent ainsi de concert; dans une série d'autres cas, notamment dans la scarlatine, l'hydropisie précède même parfois l'albuminurie, pourvu toujours qu'elle en soit accompagnée. L'hydrémie peut s'être produite promptement, mais l'autre agent, l'agent chimique, fait complétement défaut. Il est vrai que, *Frerichs* suppose ici une paralysie des capillaires produite par le refroidissement, mais on sait que ces phénomènes se présentent souvent bien tard, mais souvent aussi dès le début et dans les conditions hygiéniques les plus satisfaisantes. Le rapport causal reste donc inexpliqué, et l'on ne saurait concevoir pour l'élucider que l'hypothèse suivante : Le principe infectieux de la scarlatine agit sur les vaisseaux vaso-moteurs tantôt de la peau seule, tantôt de la peau et des reins simultanément, etc. Je dois absolument faire ressortir qu'il nous est impossible d'expliquer pourquoi, dans certains cas, il n'y a pas trace d'hydropisie, tandis que dans d'autres, elle existe de la façon la plus prononcée, sans qu'on en puisse trouver la raison dans la différence de l'albumine excrétée. Quant aux caractères et à la composition chimique des épanchements, le liquide possède une faible densité, il est pauvre en principes solides, surtout en albumine, tandis que les sels y apparaissent presqu'en même quantité que dans le sérum sanguin. D'après *Schmidt*, les épanchements les plus riches en albumine sont ceux de la plèvre, viennent ensuite ceux du péritoine, puis ceux des méninges et enfin ceux du tissu cellulaire sous-cutané. Et de même que le sang est riche en principes excrémentitiels, notamment en urée, celle-ci se rencontre aussi dans les transsudations. Dans la sérosité péricardiaque d'une femme morte de néphrite, *Haughton* a trouvé, après avoir enlevé l'albumine, 6,971 grammes d'urée sur mille, et dans le liquide hydropique d'une autre femme dont les reins étaient intacts, il n'en a constaté que 2,99 sur mille. On en a même trouvé dans l'hydrothorax d'un enfant mort-né d'une femme enceinte affectée de néphrite diffuse.

L'urine et la transsudation affectent des rapports intimes avec le sang.

IV. — ALTÉRATION DU SANG.

Les recherches hématologiques commencées par *Christison* et perfectionnées par *Franz Simon*, *Andral* et *Gavarret*, *Scherer*, *Carl Schmidt* et *Frerichs* ont pour la plupart, fait constater les modifications produites secondairement par l'affection rénale, tandis que nous ne savons presque rien de sa composition, avant l'invasion de la néphrite ; nous ignorons par conséquent les rapports étiologiques de l'altération du sang avec la lésion rénale.

Les modifications secondaires se produisant peu après le début de la néphrite, aussitôt que des quantités abondantes d'albumine ont été éliminées par l'urine et l'œdème, consistent d'abord en une diminution de densité du sérum sanguin. Tandis que, dans les conditions normales, cette densité est, d'après *Christison*, de 1029 et 1031, on la trouve rarement dans l'état pathologique au-dessus de 1022. Dans des cas tout à fait aigus, *Frerichs* l'évalue à 1025, 1022 et 1019 ; moi-même je l'ai trouvée à 1024 avant un accès urémique.

Cette densité amoindrie a sa cause essentielle dans la diminution du contenu albumineux, tandis que la quantité des sels reste normale, ou est même légèrement augmentée, ainsi que *Schmidt* l'a démontré.

Bien que dans le cours de la maladie le contenu en albumine du sérum varie au point de vue de la quantité, il n'atteint cependant à aucune époque son chiffre normal. (*Frerichs*).

Dans beaucoup de cas, le sérum présente un aspect trouble lactescent, ce qui proviendrait, d'après *Christison* et *Rayer*, de l'augmentation du contenu en graisse, d'après

Simon, *Scherer* et *Frerichs*, d'albumine finement granulée, de molécules de protéine, secrétées par la diminution de l'alcalinité du sang ; dans d'autres cas cet aspect lactescent est uniquement dû à l'accroissement des globules blancs.

C'est que les corpuscules sanguins colorés, approchant encore au début de l'état normal comme nombre, diminuent rapidement dans la suite, tandis que la quantité des corpuscules incolores augmente considérablement.

Le contenu du sang en fibrine correspond essentiellement aux irritations locales dans certains organes et à l'état fébrile qui les accompagne le plus souvent ; il est par conséquent augmenté dans la forme aiguë, ou quand il y a des inflammations intercurrentes, mais autrement il ne diffère pas des conditions normales, (*Christison*, *Frerichs*). Les recherches entreprises jusqu'ici ne sont pas suffisantes pour évaluer les modifications subies par les matières fibrinogènes et fibrino-plastiques dans le sang.

Un fait tout particulièrement caractéristique est l'augmentation des principes excrémentitiels dans le sang (on y a notamment démontré la présence d'urée, d'acide urique et de matières extractives), surtout dans les cas où la diurèse est très-peu considérable. Tandis que le contenu normal du sang en urée est, d'après *Picard*, de 0,016 pour cent, le même auteur l'a trouvé à 0,07-0,0846 pour cent chez des individus affectés de néphrite diffuse. Bien qu'on ait soulevé des objections fondées contre la méthode de *Picard*, les proportions indiquées par lui sont cependant significatives, puisque la *même* méthode ayant été suivie pour tous les cas, la faute commise est aussi partout la même. Malheureusement nous ne possédons pas encore de méthode sûre pour déterminer le contenu du sang en urée. Les recherches futures devront être dirigées de préférence sur la créatine, à en juger d'après les résultats obtenus par les expériences faites sur les animaux à l'aide de l'extirpation des reins et de la ligature des uretères. Quant à l'urée, sa quantité dans le sang serait en proportion inverse de celle qui est excrétée par l'urine, d'après les données scientifiques modernes, qui, hâtons-nous de le dire, sont encore insuffisantes.

V. MODIFICATIONS DE LA PEAU.

Les phénomènes cutanés sont en relation intime avec les caractères du sang, ainsi que *Christison* l'a déjà fait ressortir. Proportionnellement à la diminution des globules rouges, la peau des malades est extrêmement sèche, pâle et rugueuse. Son activité est grandement diminuée, de sorte que les transpirations peuvent être considérées comme des raretés chez les individus affectés de la maladie de Bright, et souvent ne peuvent même pas être produites par l'usage continu des diaphorétiques. On ne sait pas encore exactement quelles sont les modifications chimiques que subit la sécrétion sudorale. Il résulte des quelques observations positives bien que rares, de *Drasche*, *Schottin*, *Bartels*, *Jürgensen*, *Kaup*, que l'urée indécomposée aussi, peut se présenter dans la sueur sous forme d'une poussière blanche à la surface de la peau. Ces observations n'ont rien de surprenant, car d'un côté l'urée est un des principes constituants de la sueur à l'état normal, de l'autre les glandes sudoripares montrent une grande similitude de fonctions avec les reins au point de vue des rapports de leur sécrétion avec la quantité d'eau contenue dans le sang.

Le haut degré de tension que présente la peau, par suite de l'épanchement dans le tissu cellulaire sous-cutané, produit souvent dans le tégument de légères excoriations et déchirures qui, assez souvent s'enflamment, et alors deviennent, en tant que phlegmons étendus, l'occasion de suppurations graves et opiniâtres. Parfois aussi ces points cutanés à inflammation tout à fait superficielle, deviennent le point de départ d'un érysipèle, qui prend rapidement un caractère gangréneux. Ensuite la gangrène étend plus profondément ses ravages, et peut devenir comme je l'ai observé moi-même, le point de départ de phénomènes pyémiques. Le charbon doit être rangé parmi les formes les plus rares de l'inflammation gangréneuse de la peau, qui se montrent dans le cours de la maladie, tandis que l'érysipèle en est la plus fréquente. Les affections cutanées traitées jusqu'ici doivent être considérées comme des états consécutifs d'une affection rénale, mais, d'un autre côté, on trouve aussi desca soù l'affection de la peau et celle des reins sont simultanées et semblent être les effets d'une seule et même cause. Ainsi, *Griesinger*, notamment a vu alternativement paraître et disparaître le purpura hemorrhagica accompagné de tous les symptômes d'une néphrite aiguë. Probablement, il faut aussi considérer la néphrite scarlatineuse comme un semblable effet de la cause qui frappe simultanément la peau et les reins (paralysie des nerfs vaso-moteurs).

Après avoir observé ces phénomènes étroitement liés les uns aux autres : les modifications de l'urine, l'hydropisie, les altérations du sang et l'état de la peau produit par eux, nous présenterons, avant d'aller plus loin, quelques observations probantes.

La première observation a trait aux modifications de l'urine et aux caractères de l'œdème dans la forme aiguë, telle qu'elle se développe à la suite de la scarlatine.

OBSERVATION I.

J. M..., réglée pour la première fois à l'âge de 15 ans, menstruation régulière depuis cette époque, a toujours joui depuis d'une bonne santé. Le 14 jauvier, au matin, elle fut prise de douleurs dans le cou et dans la tête et eut un accès de fièvre. Le lendemain apparut sur la poitrine et sur les bras un exanthème passager.

18 *janvier*. P. 104; T. 38°,7 c. Langue humide, rouge; anorexie; soif vive; rougeur considérable de l'arrière-gorge; la peau est entièrement recouverte d'une rougeur scarlatineuse, mêlée çà et là de petites papules; constipation depuis hier; urine, 1000 c. c.; densité 1020, acide, sans albumine, sans éléments figurés. Le soir, P. 123; T. 40°,4.

19 *janvier*. P. 128; T. 38°,9. Le sommeil de la nuit a éte bon; soif très-vive; anorexie complète; l'exanthème persiste; l'urine, comme hier. Le soir, P. 124; T. 40°,6; peau brûlante.

20 *janvier*. P. 108. T. 38°,9. La nuit a été calme; peu d'appétit; soif augmentée; pas de selle; l'exanthème commence à pâlir; urine 860 c. c., densité 1021, acide, la chaleur et l'addition de l'acide nitrique ne décèlent pas la présence de l'albumine; l'examen microscopique du sédiment démontre l'existence de rares cylindres extrêmement fins, ténus, recouverts de globules de sang. Le soir, P. 112; T. 39°,9.

21 *janvier*. P. 96; T. 38°,5. L'exanthème diminue; peu de sommeil pendant la nuit; appétit médiocre; soif extrême; une selle. Le soir, P. 112; T. 39°,9; urine 1000 c. c.; densité 1017, acide, sans albumine; au microscope: des cylindres du plus fin calibre, extrêmement fragiles, recouverts de globules sanguins.

22 *janvier*. P. 96; T. 38°,5. Bon sommeil pendant la nuit; état général satisfaisant. Le soir, P. 100; T. 38°,7; urine, 950 c. c.; poids spécifique, 1017, acide, sans albumine, sans éléments figurés.

23 *janvier*. P. 98; T. 38°. L'exanthème est presque entièrement effacé; état général bon. Le soir, 38°,6; urine, 1200 c. c.; poids spécifique 1016, sans albumine, acide, sans éléments anormaux.

24 *janvier*. P. 90; T. 37°,9. État général très-satisfaisant; l'exanthème est très-pâle. Le soir, T. 38°,3; urine, 1000 c. c.; densité 1019, sans albumine, sans éléments figurés.

26 *janvier*. La desquamation commence; l'état général est excellent; la malade n'a pas de fièvre; urine, 1000 c. c.; poids spécifique 1014, acide, sans albumine; l'urine contient des cylindres fins, polis, rubanés, microscopiques.

Jusqu'au 6 février, la malade reste sans fièvre; la desquamation est en bonne voie, et l'état général ne subit aucune perturbation.

6 *février*. P. 68; état général très-bon; urine, 1210 c. c.; poids spécifique, 1110; acide, 0,60 pour 100 d'urée; 0,50 pour 100 de chlorure de sodium; albumine, 0,1; au microscope on ne voit qu'un grand nombre de globules sanguins. Le soir, la malade éprouve un frisson, qui dure trois heures, suivi d'une haute élévation de température.

7 *février*. P. 120; T. 40°,6. Peau chaude, squameuse; une selle; vomissements répétés bilieux. Le soir, P. 104; T. 39°,5. Sur la poi-

trine et sur les bras se montre de nouveau une éruption scarlatineuse; urine, 730 c. c.; poids spécifique, 1022; acide, albumineuse, 0,70 pour 100; urée, 0,50; chlorure de sodium, 0,20; albumine colorée en rouge; au microscope: nombreux globules sanguins, cylindres hyalins, la plupart granuleux, en partie recouverts de globules sanguins, en partie de cellules épithéliales complètes.

8 *février*. P. 104; sommeil interrompu pendant toute la nuit: langue sèche; appétit médiocre; soif vive; deux vomissements; à la paupière inférieure de l'œil gauche, on remarque un très-léger œdème: constipation. Le soir, P. 128; T. 41°,4. Érysipèle au côté gauche de la face; œdème du côté droit; nouveaux vomissements; sur la poitrine et les bras, aucune trace de l'éruption d'hier; urine, 890 c. c.; poids spécifique, 1014; coloration, brun rouge; urée, 0,43; chlorure de sodium, 1,24; albumine, 0,78; au microscope: de grandes quantités de cylindres avec des cellules épithéliales complètes.

9 *février*. P. 90; T. 38°,8. Peu de sommeil pendant la nuit; céphalalgie très-vive; vomissements bilieux abondants; deux selles liquides; l'érysipèle du côté gauche n'a pas changé; des taches rouges apparaissent sur la poitrine et les bras. Le soir, P. 120; T. 40°,7. L'érysipèle s'étend sur le côté droit de la figure; urine, 150 c. c.; poids spécifique, 1013,5; urée, 0,85; chlorure de sodium, 0,41; albumine, 0,2; au microscope: cylindres hyalins isolés; épithélium rénal complet et beaucoup de corpuscules sanguins.

10 *février*. P. 108; T. 40°,7. Vomissements répétés; épistaxis le matin; les taches rouges de la poitrine et des bras persistent; les règles apparaissent. Le soir, P. 120: T. 40°,8; urine, 430 c. c.; densité, 1017,5; urée, 0,75; chlorure de sodium, 0,52; au microscope: beaucoup de tubes recouverts d'épithélium; très-peu de globules sanguins; quelques-uns de ces tubes montrent manifestement leur calibre béant, et leur paroi interne est tapissée de cellules épithéliales, de sorte que je suis porté à les considérer comme des canalicules urinifères complétement détachés, mais je ne puis encore affirmer le fait.

11 *février*. L'érysipèle a quitté la face et a envahi le cuir chevelu; nouveaux vomissements; pas de douleurs lombaires; P. 125; T. 40°,7. Le soir, P. 136; T. 40°,5; urine, 420 c. c.; densité, 9018; urée, 0,85; chlorure de sodium, 0,52; albumine, 0,1.

12 *février*. P. 104; T. 38°,05. L'érysipèle persiste; les taches rouges ont disparu sur la poitrine et les bras; le flux cataménial s'est suspendu; nuit sans sommeil; langue humide chargée; peu d'appétit; soif vive; nouveaux vomissements; deux selles liquides. Le soir, P. 128; T. 150°,2: urine, 440 c. c.; poids spécifique, 1015; urée, 0,70; chlo-

rure de sodium, 0,20; albumine, 0,60; au microscope : beaucoup de cellules granuleuses avec des noyaux simples ou doubles; un grand nombre de cylindres hyalins, quelques-uns isolés et sans cellules épithéliales; sur quelques cylindres, les cellules épithéliales qui les recouvrent sont augmentées de volume, remplies d'une masse granuleuse, en partie irrégulièrement disséminée le long du cylindre et sans noyaux apparents.

18 *février*. P. 88 ; T. 38°,4. Sommeil pendant la nuit; l'érysipèle a disparu; peu de soif; langue sèche; constipation. Le soir, P. 180 ; T. 40°,5 ; urine, 470 c. c. ; poids spécifique, 1012.5; urée, 0,80 ; chlorure de sodium, 0,17; albumine, 0,05; au microscope : augmentation des cylindres hyalins; les cellules épithéliales sont plus grosses et présentent des granulations à noyaux fortement réfringents.

14 *février*. P. 72 ; T. 38°,4. Bon sommeil pendant la nuit ; l'érysipèle a tout à fait disparu; langue humide; moins de soif; deux selles molles. Le soir, P. 105; T. 34°,6; urine, 200 c. c.; densité 1015; urée, 0,70 ; chlorure de sodium, 0,15; albumine, 0,07; au microscope : beaucoup de globules sanguins.

15 *février*. P. 84; T. 38°,5. Pendant la nuit, bon sommeil; peu de céphalalgie; langue sèche; deux vomissements. Le soir, P. 92; T. 39°,1; urine, 760 c. c. ; densité, 1015 ; d'un rouge brunâtre ; urée, 0,85 ; chlorure, 0,15; albumine, 0,04.

16 *février*. P. 76; T. 38°,1. Nuit tranquille; langue humide; peu d'appétit; beaucoup de soif; pas de vomissements. Le soir, P. 92; T. 39°; urine, 600 c. c. ; poids spécifique, 1012,52 ; colorée en jaune brun, acide; urée, 1,00; chlorure, 0,10 ; albumine, 0,5; au microscope : des gouttelettes graisseuses sont très-visibles sur quelques cellules épithéliales.

17 *février*. P. 72; T. 37°,5. L'appétit est meilleur; la soif est moindre; vomissements bilieux plusieurs fois répétés. Le soir, P. 80; T. 38°,8 ; urine, 860 c. c.; densité, 1012,5, rouge jaunâtre, acide; urée, 1,60; chlorure de sodium, 0,10 ; albumine, 0,6 ; au microscope : on ne trouve presque exclusivement que des cylindres hyalins, dont quelques-uns sont entièrement graisseux; sur quelques autres, l'épithélium qui les recouvre est irrégulier, gros, polygonal, mêlé à des gouttelettes graisseuses.

18 *février*. P. 76; T. 37°,9. État général meilleur; légère otorrhée à gauche. Le soir, P. 72; T. 38°,5; urée, 800 c. c. ; densité, 1015,5; réaction acide; coloration brun jaunâtre ; urée, 0,90 ; chlorure de sodium, 0,20 ; albumine, 0,6 ; au microscope : quelques rares cylindres hyalins dont quelques-uns sont tellement altérés que l'on ne voit que quelques fines granulations graisseuses affectant la forme de cylindres;

peu de leucocytes; grande quantité de grosses cellules avec un ou plusieurs noyaux fortement réfringents.

19 *février*. P. 68; T. 37°,7. État général satisfaisant; dans le courant de la journée, la malade a un frisson. Le soir, P. 108; T. 40°,2; urine, 750 c. c.; densité, 1014; réaction acide; urée, 0,60; chlorure de sodium, 6,20; albumine, 0,60.

20 *février*. P. 84; T. 38°,9. Dans la nuit, le sommeil a été souvent interrompu; langue sèche; soif vive; deux vomissements. Le soir, P. 129; T. 40°,8; urine acide; 630 c. c.; densité, 117; urée, 0,90; chlorure de sodium, 0,10; albumine, 0,8; le microscope révèle la présence d'un grand nombre de grosses cellules à contenu finement granuleux; quelques cylindres granulo-graisseux.

21 *février*. P. 112; T. 40°,2. Peu de sommeil la nuit; cinq vomissements bilieux; deux selles liquides. Le soir, P. 138; T. 42°,8; urine, 460 c. c.; densité, 1017,5; acide; urée, 0,05; chlorure de sodium, 0,15; albumine, 1,2; presque tous les cylindres hyalins sont recouverts d'épithélium graisseux; quelques cellules n'ont pas leur noyau visible, mais il est allongé ou segmenté, entouré d'amas moléculaires.

19 *février*. P. 128; T. 40°,7. Frissons suivis de fièvre; vomissements répétés; grande prostration; urine, 770 c. c.; densité, 10[illegible]7; réaction acide, coloration brune; urée, 0,90; chlorure de sodium, 0,10; albumine, 1,2.

23 *février*. P. 132; T. 41°. Plusieurs vomissements. Le soir, P. 140; T. 40°,8; urine, 600 c. c.; densité 1017; urée, 0,90; chlorure de sodium, 0,10; albumine, 1,3.

24 *février*. P. 124; T. 40°,7. Vomissements répétés; point de côté; toux. L'auscultation et la percussion révèlent l'existence d'une pleurésie à gauche. Le soir, P. 140; T. 40°,9. Plusieurs vomissements; urine, 570 c. c.; densité, 1016; urée, 120; chlorure de sodium, 0,15; albumine, 1,1.

25 *février*. P. 128; T. 38°,6. Soif vive; anorexie; vomissements répétés, on constate également un épanchement à droite. Le soir. P. 136 T. 40°,7; urine, 540 c. c.; densité 1015; urée, 1,10; chlorure de sodium, 0,20; albumine 0,60.

27 *février*. P. 120; T. 38°,4. Sensibilité de l'abdomen; trois vomissements. La pleurésie a fait des progrès à gauche, mais a diminué à droite. Le soir, P. 144; T. 48°,8. Vives douleurs dans le côté droit; urine 820 c. c.; densité 1014; acide; urée, 1,50; chlorure de sodium, 0,20; albumine, 0,6.

28 *février*. 120 pulsations; T. 38°,7. Nuit sans sommeil; léger œdème dans les membres inférieurs et supérieurs. Le soir, T. 39°,6. Les phénomènes stéthoscopiques ne se sont pas modifiés; urine

560 c.c.; densité 1016 ; urée, 0,95 ; chlorure de sodium, 0,13 ; albumine, 6.

1er *mars*. 116 pulsations. T. 39°5. L'œdème persiste. Le soir, 136 pulsations ; T. 29°,4 ; urine, 630 c. c.; densité, 1014; urée, 1,05; chlorure de sodium, 0,15; albumine, 0,5.

2 *mars*. 120 pulsations; T. 38°,5. Vomissement le matin ; à l'œdème s'est ajouté l'ascite ; tuméfaction des ganglions sous-maxillaires ; matité à gauche de haut en bas, en avant le long du médiastin, résonnance tympanique à la percussion; en arrière, souffle bronchique. Le soir, 180 pulsations ; T. 40° ; pouls petit ; dyspnée extrême ; urine 790 c. c.; densité 1014; urée, 1,00 ; chlorure de sodium, 0,15 ; albumine, 0,6.

3 *mars*. 128 pulsations; T. 38°,6 ; œdème, surtout à droite. Le soir : l'œdème a augmenté ; T. 34°,9 ; pouls très-petit, 140 pulsations; urine, 550 c. c.; densité, 1013.

4 *mars*. 128 pulsations; T. 38°,8. L'œdème est à son apogée. Rien n'est changé dans les autres symptômes. Le soir ; T. 39°,7. On ne peut plus compter le pouls ; urine 500 c. c.; densité 1,1 ; urée, 1,00; chlorure de sodium, 0,10 ; albumine, 0,3.

5 *mars*. Œdème de la glotte, mort.

Autopsie : lividité cadavérique, infiltration œdémateuse du visage et des membres supérieurs ; léger œdème des malléoles. Hypérémie du diploé, la dure-mère est ferme et n'adhère que modérément à la paroi crânienne. Le sinus longitudinal est vide de sang, la pie-mère est décolorée et facile à détacher ; le cerveau est ferme et présente à la coupe un léger pointillé sanguin. L'épendyme des ventricules latéraux offre une surface lisse. Pas de sérosité ventriculaire, le plexus choroïde est pâle ; rien d'anormal à la base.

Dans la cavité pleurale gauche, on trouve à peu près un litre de sérosité épanchée; la plèvre pulmonaire dans sa partie voisine du péricarde, est tapissée d'une fausse membrane récente et peu épaisse.

Le *poumon gauche* est refoulé en haut et en avant, comprimé, exsangue, atelectasié. Le poumon droit est un peu emphysémateux aéré, congestionné et légèrement œdématié dans les parties inférieures.

Le *péricarde* adhère à la plèvre pulmonaire gauche par une néo-membrane. La surface interne est polie, non injectée.

Le *cœur* a son volume normal ; il est d'un rose pâle et contient dans ses ventricules des caillots; rien aux orifices artériels et pulmonaires.

Le *foie* de dimensions normales, présente des bords épais et une surface polie peu hypérémiée. A la coupe, teinte d'un rose jaunâtre. La périphérie des acini a subi un commencement de dégénérescence graisseuse.

La *rate* de volume normal, à surface lisse, de consistance ferme.

Les *reins* ont 11^{c},25 de long, 6^{c},18 de large et 3^{c},37 d'épaisseur. Leur capsule est facilement adhérente. La surface est polie avec un réseau capillaire fortement injecté, et tachetée de marbrures. A la coupe, la substance corticale est hypertrophiée à l'état de tuméfaction trouble, et envoie des prolongements entre les pyramides qui sont elles-mêmes parsemées de points rouges; le reste de la substance est pâle et d'un jaune mat.

Les pyramides sont d'un rouge sombre.

La muqueuse du bassinet est pâle; au microscope, on constate la dégénérescence graisseuse de l'épithélium et de la substance médullaire.

Cette observation nous montre ce fait très-intéressant à savoir : que le microscope fait déjà reconnaître dans les mêmes cylindres sanguins, les premiers débuts de l'hématurie qui ne se manifestera que plus tard par le contenu sanguin de l'urine. La diurèse est bien moins considérable, les principes solides, l'urée notamment ont beaucoup diminué malgré la fièvre. L'excrétion albumineuse est abondante. L'œdème est tout d'abord limité aux paupières, et ce n'est que dans la période ultime qu'il se généralise.

OBSERVATION II.

Le cas suivant est un type de la forme chronique de cette maladie, avec les modifications correspondantes de l'urine, et les caractères habituels de l'œdème.

Au moment de la mort, les reins étaient en voie d'atrophie, mais les lésions de ces organes appartenaient encore au deuxième stade.

C. Schmidt, âgée de quarante et un ans, est entrée à l'hôpital le 6 juin 1856. Elle avait joui d'une excellente santé dans sa jeunesse. Cinq semaines auparavant, elle avait eu la fièvre; après 14 jours, le mouvement fébrile s'apaisa, mais d'après les renseignements qu'elle nous fournit, elle aurait vu à ce moment se développer un œdème de la face qui s'étendit ensuite aux extrémités. Peu à peu l'œdème s'accrut et l'anasarque se généralisa.

6 *juillet*. Actuellement la fièvre a disparu ; œdème considérable des

extrémités inférieures, ascite très-marquée; appétit conservé, la soif n'est pas vive, langue nette et humide, constipation, urines peu abondantes, mais chargées d'albumine, région lombaire indolente à la pression; léger catarrhe bronchique. La matité cardiaque commence au bord supérieur de la troisième côte. Le choc de la pointe est senti entre la cinquième et la sixième côte dans la ligne mamillaire. Bruit du cœur très-faible, mais net à la pointe, souffle systolique doux au niveau de l'orifice aortique.

Après l'administration des bains chauds, la diurèse devient abondante; l'œdème diminue manifestement aux extrémités inférieures, et l'ascite disparait complétement. L'état général devient si satisfaisant que la malade, sur sa demande, peut quitter l'hôpital le 30 soût.

Elle revint de nouveau le 19 *novembre*, 14 jours après sa sortie, l'anasarque reparut, mais céda promptement à l'emploi des diurétiques; au moment ou nous revîmes la malade, elle avait de l'œdème de la face, des extrémités inférieures et de l'ascite; hydrothorax; 76 pulsations; température normale. Langue humide; pas de soif; appétit bon; constipation; urines rares 400 c. c. dans les 24 heures, légèrement jaunâtres; densité 1023; acides, très-albumineuses. Dans le sédiment, beaucoup de cylindres fortement graisseux, décolorés, dont quelques-uns d'aspect tortueux, reproduisent exactement le moule des tubes flexueux.

21 *novembre*. Urine : 350 c. c. en 24 heures; densité : 1021; jaune clair, acide. Les jours suivants la diurèse devient plus abondante, sans exercer toutefois d'influence notable sur l'hydropisie.

A partir du 22 décembre, l'examen quotidien des urines fournit les résultats numériques consignés dans le tableau suivant :

DATES.	QUANTITÉ NYCTHÉMÉRIQUE DE L'URINE.	DENSITÉ.	PROPORTIONS NUMÉRIQUES (centésimales.)			QUANTITÉS EXCRÉTÉES EN 24 HEURES (en grammes.)			REMARQUES.
			URÉE.	CHLORURE DE SODIUM.	ALBUMINE.	URÉE.	CHLORURE DE SODIUM.	ALBUMINE.	
22 décembre.	1010	1010	0,40	0,60	0,8	4,00	6,00	8	
23	1020	1011	0,45	0,55	0,8	4,59	5,61	8,16	
24	1800	1011	0,55	0,52	0,4	9,90	9,90	7,2	
25	1950	1010	0,30	0,50	0,4	5,85	9,75	7,8	
26	1000	1011	0,35	0,50	0,6	5,60	8,00	9,6	
27	1950	1009	0,35	0,45	0,2	6,82	8,77	3,90	
28	1900	1009	0,30	0,40	0,4	5,70	7,60	7,6	
30	1900	1007	0,30	0,30	0,2	5,70	5,7	3,8	L'hydropisie n'est pas modifiée.
1er janvier. .	1900	1005	0,30	0,20	0,2	5,70	4,75	3,8	
2	1920	1005	0,28	0,25	0,0	5,37	4,8	0,0	
3	2000	1006	0,32	0,25	0,0	6,40	5,00	0,0	
4	1800	1006	0,30	0,25	0,0	5,40	4,50	0,0	
6	1900	1006	0,25	0,30	0,4	4,75	5,70	7,6	
7	1500	1006	0,25	0,35	0,2	3,75	5,25	3,0	3 selles liquides.
11	1600	1007	0,25	0,35	0,1	4,00	5,60	1,6	
12	1400	1006	0,30	0,28	0,2	4,20	3,92	2,8	
14	1600	1007	0,30	0,15	0,1	3,00	2,50	0,1	Hydropisie persistante.
15	1550	1006	0,20	0,18	0,1	3,10	2,79	1,5	
16	1600	1006	0,25	0,19	0,2	4,00	2,79	3,2	
17	1460	1005	0,33	0,30	0,1	4,81	4,38	1,46	
18	1000	1006	0,22	0,20	0,1	2,00	2,00	1,00	
19	1600	1006	0,25	0,20	0,1	4,00	3,20	1,60	
20	1200	1006	0,30	0,30	0,2	3,6	3,6	2,4	
21	1450	1006	0,35	0,35	0,2	5,7	4,35	2,9	

Les jours suivants, la diarrhée est plus abondante, l'hydropisie persiste sans subir la moindre modification. L'urine devient de plus en plus rare.

4 *février*. L'œdème des extrémités diminue, la malade accuse quelques vertiges.

5 *février*. Accès de convulsions avec perte de connaissance. Après cette crise, la malade a les yeux hagards, tous ses mouvements sont brusques et saccadés, et lorsqu'on l'interroge, elle ne répond que par des soupirs et des sanglots. Le soir, nouvelle perte de connaissance.

6 *février*. Le coma persiste depuis la veille au soir ; œdème pulmonaire, mort.

Autopsie. Coloration légèrement jaunâtre de la peau avec sugillations cadavériques, dans les parties déclives. Rigidité presque nulle ; tissu cellulaire sous-cutané, infiltré de sérosité.

Paroi *crânienne* très-résistante ; dure-mère flasque et ridée; pie-mère, anémiée et sans épaississement; pulpe cérébrale assez ferme et exsangue; cavités ventriculaires vides; épendyme lisse ; les racines du nerf auditif sont très-apparentes à leur origine sur le plancher du quatrième ventricule.

Dans les deux cavités pleurales, épanchement considérable de sérosité. Les deux *poumons* sont fortement œdématiés. La muqueuse bronchique est épaissie.

Cœur flasque, de volume normal, un peu de sang liquide dans les cavités ventriculaires, valvules saines; ventricule droit modérément dilaté.

La *rate* offre les dimensions suivantes : 12c,971 de long, 6c,767 de large, 3c,384 d'épaisseur. Capsule très-épaissie; parenchyme dur, cassant, de coloration rosée.

Foie à bords un peu épais, surface lisse, de volume moindre que normalement, à la coupe, coloration, noix muscade.

Reins : 9c,857 de long, 5c,95 de large, 2c,82 d'épaisseur, surface lisse, arborisations en certains points se détachant sur un fond jaunâtre; substance corticale légèrement atrophiée, fortement colorée en jaune, homogène, pyramides de couleur plus foncée; muqueuse des bassinets injectée.

La muqueuse du gros *intestin* présente en certains points une injection marquée surtout au-dessus du cœur, en d'autres points, des hémorrhagies et quelques ulcérations légères au niveau des follicules, des parties inférieures du tube digestif.

Ici la quantité de l'urine émise est diminuée, mais elle se rapproche encore assez de l'état normal. La densité est au total peu considérable, la quantité de l'urée et du chlorure de sodium est très-faible. L'albumine disparaît complétement pendant trois jours.

L'œdème s'est montré dans ce cas, d'abord à la figure et ensuite aux extrémités. Après plusieurs alternatives d'augmentation et de décroissance, correspondant à la quantité d'urine éliminée, il a fini par rester permanent, bien que le contenu aqueux de l'urine approchât de près l'état normal et eût seulement diminué un peu quelques jours avant la mort.

Mais les modifications de l'urine ne sont pas toujours les mêmes dans ce stade d'exsudation. J'ai déjà observé plus haut que dans de semblables cas, aussi la densité peut approcher la norme ou même être augmentée, nous trouverons plus tard l'occasion de communiquer dans un autre chapitre un cas semblable. L'observation suivante nous montrera de quelle façon la quantité de l'urine diminue, et comment sa densité augmente dans les dernières semaines qui précèdent la mort.

OBSERVATION III.

Fischer, âgé de 49 ans, admis le 12 avril dans mon service, présentait au moment de son entrée tous les signes d'une pleurésie gauche. A la percussion on pouvait constater, en effet, de la matité dans toute la partie inférieure du thorax à gauche; le murmure vésiculaire était à peine perceptible au niveau des points mats et au-dessus de la limite supérieure de la matité, on entendait du souffle bronchique. Sous l'influence d'une émission sanguine locale et de l'administration de la digitale en infusion (40 centigrammes) associée à du tartrate de potasse (32 grammes), la diurèse, primitivement très-faible, devint bientôt plus abondante (15 avril), et l'urine ne contenait pas d'albumine.

Le 24 avril, les phénomènes de la pleurésie sont en voie de décroissance, quoiqu'il persiste encore une légère submatité à partir de la quatrième côte jusqu'à deux lignes au-dessus de l'angle de l'omoplate. L'angoisse respiratoire et la toux s'amendent.

Le 16 mai, le malade nous présente l'état suivant : grande faiblesse, anémie profonde. Pouls très-faible — 100 pulsations. — A droite, à partir de la septième côte jusqu'à la partie inférieure du thorax, matité complète. Toute cette portion de la poitrine est saillante, les espaces intercostaux sont agrandis, le murmure respiratoire fait absolument défaut à ce niveau. Sur les parties latérales, la matité et l'absence de tout bruit vésiculaire s'étend depuis la cavité axillaire jusqu'en bas, en avant et à droite, elle commence à partir de la cinquième côte. A gauche et en arrière, matité depuis la huitième côte, et à ce niveau, la respiration s'entend à peine, mêlée de quelques râles.

Le 9 juin, se montre pour la première fois l'œdème du prépuce, et l'urine devient rare et très-fortement albumineuse. L'œdème du prépuce persiste sans modification jusqu'au 19 décembre, époque à laquelle se développe une ascite modérée et un léger œdème des pieds; l'épanchement pleurétique, dans ce long espace de temps, avait, il est vrai, un peu diminué, mais n'en persistait pas moins. L'ascite et l'œdème des extrémités inférieures firent des progrès, et le scrotum aussi devint œdémateux. — L'urine était de coloration jaune, de quantité variable, d'abord voisine de la normale, puis moindre, épaisse et sédimenteuse. — La réaction était acide. — Le sédiment, plusieurs fois examiné, renfermait des cylindres pâles extérieurement, présentant à leur surface des cellules épithéliales en voie de dégénérescence graisseuse. Le malade mourut le 23 mars. Le tableau suivant indique les modifications successives de l'urine depuis le 20 janvier jusqu'au 15 février.

DATES.	QUANTITÉ DE L'URINE.	DENSITÉ.	PROPORTIONS CENTÉSIMALES			QUANTITÉS QUOTIDIENNES			REMARQUES.
			URÉE.	CHLORURE DE SODIUM.	ALBUMINE.	URÉE.	CHLORURE DE SODIUM.	ALBUMINE.	
20 janvier. .	1600	1011	0,60	0,45	0,2	9,6	5,2	3,2	
21	900	1020	0,60	0,55	0,02	5,4	4,9	0,18	
22	1500	1014	0,60	0,50	0,1	9,0	7,5	1,5	
23	1750	1014	0,40	0,45	0,1	7,0	7,8	1,7	
24	1820	1009	0,30	0,04	0,3	5,4	7,2	5,4	
25	1900	1009	0,30	0,40	0,02	5,7	7,6	0,18	
26	1900	1009	0,35	0,35	0,02	6,6	6,6	0,18	
27	1650	1014	0,50	0,35	0,3	8,2	5,7	4,9	L'hydropisie fait des progrès.
28	1720	1014	0,45	0,50	0,1	7,5	8,6	1,7	
29	1940	1009	0,40	0,50	0,2	7,6	9,7	3,8	
30	1150	1009	0,50	0,55	0,2	5,7	6,3	2,0	
31	1010	1012	0,60	0,70	0,4	6,0	7,0	2,04	
1er février . .	1250	1014	0,60	0,60	0,3	7,5	7,5	3,7	
2	1350	1014	0,45	0,60	0,1	6,7	8,1	1,5	
3	820	1021	0,60	0,60	0,3	4,9	4,9	2,4	
4	830	1024	0,70	0,75	0,14	5,8	6,2	3,5	
5	1040	1019	0,70	0,65	0,3	7,28	6,7	3,12	
6	830	1023	0,70	0,60	0,4	5,8	4,9	3,5	
7	770	1023	0,70	0,60	0,4	5,39	4,62	3,8	
8	600	1023	0,70	0,75	0,6	4,2	4,5	3,6	
9	700	1022	0,80	0,80	0,5	5,6	5,6	3,5	
10	650	1022	0,70	0,75	0,3	4,55	4,87	1,95	
11	610	1024	0,85	0,80	0,6	5.18	4,8	3,66	
12	580	1024	1,15	0,85	0,5	6,67	4,9	2,9	
13	720	1023	1,00	0,85	0,5	7,2	6,12	3,6	
14	900	1021	1,00	0,80	0,2	9,0	7,2	1,8	

L'AUTOPSIE revéla les lésions suivantes : Teinte cadavérique du sujet. — Sur les cuisses, cicatrices d'ulcérations anciennes. — Rigidité très-faible. — Boîte crânienne peu épaisse. — Dure-mère faiblement adhérente. — Méninges injectées sur la convexité des hémisphères, très-opalescentes et faciles à détacher. — Sérosité abondante, épanchée dans la cavité arachnoïdienne. — Pulpe cérébrale de consistance très-ferme et présentant à la coupe un abondant pointillé sanguin. — Épendyme ventriculaire lisse. — Dans sa cavité, léger épanchement de sérosité. — Les veines du corps strié sont très-turgescentes. — Rien d'anormal à la base du cerveau.

La *cavité pleurale* gauche renferme dans sa partie postéro-inférieure de la sérosité jaune rougeâtre; le poumon présente quelques adhérences faibles et d'origine récente, il est fortement comprimé, anémié et insufflable encore dans les parties supérieures.

Le *poumon* droit est fortement uni à la paroi thoracique par des néomembranes épaisses et purulentes, et ce n'est qu'à grand'peine que l'on parvient à l'en séparer. Les poumons même, dans leurs lobes supérieurs, sont indurés et renferment une caverne du volume d'une noix à parois lisses.

Le *péricarde* est tapissé sur son feuillet pariétal de dépôts fibrineux. Le cœur est de dimensions normales, sa fibre est molle, et la substance musculaire est jaunâtre. Les valvules sont parfaitement saines.

La *rate* est augmentée de volume; tous ses diamètres sont accrus, son enveloppe est ridée et de consistance molle; à la coupe, le parenchyme est de coloration rouge brunâtre et les corpuscules de *Malpighi* font une saillie notable.

Le *foie* est plus petit que normalement, les bords de ses deux lobes sont minces et tranchants. — La surface est légèrement grenue, l'enveloppe séreuse est opaline en plusieurs points. — A la coupe, le parenchyme est également grenu et de coloration jaune foncée; les vaisseaux biliaires sont remplis de bile vert noirâtre.

Les *reins* présentent 11^{c},81 de long, 5^{c},6 de large et 2^{c},82 d'épaisseur; leur surface est lisse, en certains points granuleuse, et présente des arborisations rouges sur fond jaunâtre. — La capsule est très-adhérente. — La substance corticale est augmentée de volume, blanc jaunâtre; la substance médullaire est vascularisée à sa base, pâle dans sa partie inférieure.

La muqueuse des calices et du bassinet n'est pas injectée.

La muqueuse de l'*intestin grêle*, sur toute l'étendue du jejunum, et notamment dans sa partie inférieure, est très-injectée, et, en certains points, couverte d'ulcérations superficielles. — On constate de plus la présence du catarrhe depuis le cœcum jusqu'à l'extrémité inférieure de l'intestin.

Dans cette observation, nous voyons la quantité d'urine diminuée en même temps que la densité est notablement accrue, tandis que l'excrétion des principes solides est très-faible. L'œdème reste longtemps limité au prépuce, puis survient l'ascite qui, dans ce cas, est manifestement liée à l'atrophie du foie.

OBSERVATION IV.

Pour terminer, nous rapporterons un cas d'atrophie rénale avec hypertrophie du cœur qui nous servira d'exemple de diurèse augmentée bien au delà de l'état normal, et montrera en même temps l'intensité variable de l'hydropisie.

K. W. Getz, âgée de 39 ans, admise pour la première fois à l'hôpital, le 14 juin 1856, pour des accès de vertiges et d'asthme, dont elle était atteinte depuis déjà près d'un an, accompagnés de toux et d'expectoration qui, depuis près de 8 jours, s'étaient notablement accrues. — A son entrée, cette malade présentait les attributs d'une constitution robuste et un certain degré d'embonpoint. — Léger œdème du visage et des extrémités. — Ascite. — Pouls dur et un peu fréquent, 84 pulsations. — Appétit conservé. — Constipation. — Urines rares, jaunâtres et fortement albumineuses. — Toux accompagnée de crachats muqueux. — Dans les deux poumons, sonorité à la percussion, à l'auscultation : râles muqueux disséminés. — Augmentation de la matité cardiaque, choc de la pointe très-énergique, mais ne dépassant pas la ligne mamillaire. — Deuxième bruit de l'artère pulmonaire renforcé.

Le 31 juillet, l'œdème et l'ascite diminuent, le catarrhe bronchique s'amende, l'état général s'améliore, mais l'urine est encore albumineuse.

La malade, après avoir quitté l'hôpital, revient dans le service le 23 août, et présente de nouveau de l'ascite. — Les fonctions digestives sont intactes, mais elle éprouve encore de temps en temps des angoisses respiratoires. — L'urine est examinée avec soin : sa quantité s'élève à 5000 c. c. Sa densité est de 1008 ; sa réaction acide. L'urine est jaune pâle et claire. Elle précipite par la chaleur; le précipité devient plus abondant après l'addition de l'acide azotique, puis prend une teinte violette.

29 *août*. La quantité d'urine émise est de 4000, — densité, 1006,5; pâle claire. — L'ascite a notablement diminué en six jours par le simple repos. L'albumine, après avoir complétement disparu dans les trois jours suivants, se montre de nouveau dans l'urine en quantité considérable.

Depuis le 16 décembre jusqu'au 7 janvier, l'examen minutieux de l'urine donne les chiffres suivants :

DATES.	QUANTITÉ NYCTHÉMÉRIQUE D'URINE.	DENSITÉ.	PROPORTIONS CENTÉSIMALES			QUANTITÉS QUOTIDIENNES			REMARQUES.
			URÉE.	CHLORURE DE SODIUM.	ALBUMINE.	URÉE.	CHLORURE DE SODIUM.	ALBUMINE.	
16 décembre.	3700	1010	0,25	0,52	0,2	9,25	19,24	7,4	
17	3600	1011	0,35	0,50	0,2	12,60	18,00	7,2	
18	3900	1009	0,30	0,55	0,4	11,70	21,45	15,6	
19	3600	1009	0,25	0,50	0,2	9,00	10,00	7,2	
20	3650	1009	0.25	0,55	0,2	9,12	20,07	7,3	
21	3800	1009	0,25	0,50	0,2	9,50	19,00	7,6	
22	2300	1010	0,25	0,50	0,6	7,00	14,00	16,8	Accès d'asthme légers.
23	2700	1013	0,35	0,55	0,2	9,45	14,85	5,4	
24	2600	1009	0,35	0,65	0,4	9,27	17,22	10,6	Accès d'asthme le matin. Crachats muqueux, sanguinolents. Pouls, 124.
25	2400	1012	0,35	0,30	0,2	7,20	8,40	4,8	
26	2200	1013	0,40	0,35	0,2	8,80	7,70	4,4	
27	2300	1012	0,45	0,35	0,4	10,35	8,05	9,2	Accès d'asthme intenses. Orthopnée.
28	2300	1011	0,40	0,35	0,2	9,20	8,05	4,6	Dyspnée continue.
29	2000	1010	0,40	0,30	0,2	10,40	7,80	5,2	
30	2000	1011	0,35	0,30	0,2	7,00	6,00	4,0	
1er janvier.	1100	1014	0,50	0,25	0,2	5,50	2,75	2,2	
2	500	1018	0,70	0,25	0,2	3,50	1,25	1,0	Dyspnée croissante.
3	700	1018	0,55	0,30	0,8	3,85	2,10	5,6	Plus d'hydropisie.
4	750	1017	0,60	0,30	0,2	4,50	2,25	1,5	La dyspnée est moins intense.
5	1400	1015	0,60	0,30	0,2	6,40	4,20	2,8	
6	2500	1011	0,30	0,40	0,2	7,50	10,00	5,0	
7	2800	1011	0,35	0,45	0,2	8,50	10,80	9,8	

Cet état persiste pendant quelques jours sans modifications, les accès d'asthme sont très-intenses, la dyspnée continue, la quantité d'urine émise quotidiennement diminue, sa densité s'accroît faiblement, un peu plus tard; les urines subissent les modifications suivantes :

DATES.	QUANTITÉ.	DENSITÉ.
10 mars.....	3000 c.c.	1011
11 mars.....	2760 c.c.	1011,5
12 mars.....	2620 c.c.	1012
13 mars.....	2800 c.c.	1011

Bientôt la dyspnée devient plus intense, et l'on entend de nombreux râles dans la poitrine :

14 mars......	1960 c.c.	1011 densité.
15 mars......	1590 c.c.	1015 —

L'oppression est extrême et continue :

16 mars.	880 c.c.	1016 densité.			
17 mars.	680	1017	7gr,80 urée.	1gr,7 NaCl.	2gr,560 Alb.
18 mars.	850	1015	8gr,49	1gr,91	2gr,97
19 mars.	600	1015	6gr,51	1gr,20	1gr,92
20 mars.	620	1015	3gr,78	1gr,24	1gr,86

La dyspnée s'apaise et l'analyse de l'urine donne les chiffres suivants :

22 mars.	3000 c.c.	1009 densité.	16gr,00 urée.	9gr,95 NaCl.	3gr,0 Alb.
25 mars.	2900	1009	14gr,50	11gr,96	5gr,90

Dans la dernière semaine, la diurèse est moins abondante, l'ascite se développe à nouveau, une anasarque considérable apparaît pour la première fois. Une pneumonie intercurrente vient enfin emporter la malade, le 20 juin 1857.

Autopsie. Crâne normal, dure-mère parsemée de granulations de Pacchionni. L'arachnoïde est épaissie au niveau du sinciput, et renferme dans sa cavité un peu de sérosité sanguinolente. La substance cérébrale est anémiée, de consistance ferme ; les ventricules latéraux renferment dans leur cavité environ une cuillerée à bouche de sérosité claire. Le plexus choroïde est pâle.

Dans les *cavités pleurales*, des deux côtés, on trouve une certaine quantité de sérosité sanguinolente. Le poumon gauche est comprimé, d'un rouge brunâtre à la coupe, dur et résistant dans son lobe inférieur, le lobe supérieur est encore rempli d'air, un peu d'emphysème au sommet. La muqueuse bronchique est très-rouge. Le lobe supérieur du poumon droit est normal, le lobe moyen adhère fortement à la plèvre costale ; son parenchyme est brun rougeâtre en certains points et atelectasié. Le lobe inférieur présente les caractères de l'hépatisation rouge ; un point de sa périphérie, du volume d'une noix, est ramolli, et le tissu à ce niveau est fortement coloré par le sang.

Dans la *cavité péricardiaque*, on trouve quelques cuillerées de sérosité claire. Le *cœur* est augmenté de volume, son plus grand diamètre mesure 10c,12, la longueur du ventricule gauche est de 11 centimètres. La fibre charnue du ventricule droit est mince, celle du ventricule gauche fortement épaissie, surtout au niveau des muscles papillaires. Les orifices sont normaux.

Le *foie* présente ses dimensions normales, le bord inférieur des deux lobes est mince et tranchant, sa coloration est blanchâtre. Le parenchyme hépatique est jaunâtre à la périphérie des lobules et au centre. La vésicule biliaire est remplie d'un liquide épais et noir.

La *rate* est petite et ne mesure que 8c,46 de long, ses bords sont épais et festonnés. Son parenchyme est dur et peu injecté.

Le *rein* gauche mesure 7c,049 de long et 4c,512 de large. Sa surface est inégale et grenue. La capsule est épaissie, granuleuse, adhérente. A la coupe, la substance corticale n'a que 0c,2 à peine d'épaisseur, et est fortement colorée en jaune. La substance médullaire est pâle. Le rein droit atteint 8 centimètres en longueur, 6c,5 en largeur, et présente les mêmes altérations que son congénère.

La *muqueuse de l'intestin grêle* est hypérémiée, boursouflée et recouverte de mucus.

La *vessie* est vide, sa paroi musculaire est hypertrophiée et fait saillie sous la muqueuse. La paroi antérieure de l'utérus renferme un corps fibreux de la grosseur d'une noix.

Ce cas montre, par rapport à l'urine, tant comme quantité, qu'au point de vue de son contenu en principes solides, que l'hypertrophie du ventricule gauche produite par l'atrophie des reins, a pour conséquence, en dehors d'une augmentation de tension dans le système aortique, une sécrétion rénale relativement accrue d'eau et de principes solides, et que la quantité d'urine du système veineux diminue quand la tension augmente, et qu'en revanche, la quantité d'albumine sécrétée s'accroît. Nous rattachons donc immédiatement à ce cas, qui montre d'une façon si nette les rapports intimes de la sécrétion rénale avec les modifications de la pression sanguine dans les reins, la coïncidence si fréquente de l'altération du cœur dans le cours de la néphrite diffuse, c'est-à-dire l'hypertrophie.

HYPERTROPHIE DU VENTRICULE GAUCHE.

Dans la grande majorité des cas de néphrite diffuse on trouve le cœur atteint, et cela le plus souvent dans sa substance musculaire, le ventricule gauche étant hypertrophié avec ou sans dilatation simultanée, et *indépendamment d'affections valvulaires ayant pu occasionner la maladie.*

On la trouve beaucoup plus fréquemment quand il y a atrophie rénale. *Bright*, le premier, dressa un tableau où il inscrivit les résultats constatés à l'autopsie de cent sujets; dans ce nombre, il y en avait 52 avec hypertrophie simultanée du ventricule gauche. Sur ces 52 cas, il y en avait 34 sans altérations valvulaires, mais 11 avec concomitance de maladies de l'aorte ; par conséquent, il restait 22 pour cent où il n'existait pas d'autre cause de l'hypertrophie que l'affection rénale. *Bright* fait remarquer que : « This naturally leads us to look for some less local cause for the unusual efforts, to which the heart has been impelled; and the two most ready solutions appear to be, either that the altered quality of the blood affords irregular and unwonted stimulus to the organ immediately or that it so affect the minute and capillary circulation as to render greater action necessary to force the blood through the distant subdivisions of the vascular system. It is observable that the hypertrophy of the heart seems in some degree to have kept pace with the advance of disease in kidney[1]. »

En opposition avec ces idées, *Rayer* dit : « Les exemples d'hypertrophie du cœur, sans autre altération cardiaque ou pulmonaire coïncidant avec la néphrite albumineuse, sont assez rares. » (*Maladies des reins*, II, 259).

Christison partage l'opinion de *Bright*, mais il fait observer qu'il existe bien des cas d'affections rénales parvenues déjà à un stade avancé, sans qu'il y ait la moindre altération dans le muscle cardiaque.

[1] Cela nous conduit donc à chercher une cause un peu moins locale aux efforts extraordinaires auxquels le cœur a été soumis; et ces deux solutions, les plus aisées du problème, paraissent être : soit que l'altération du sang fournisse directement à l'organe un stimulant irrégulier et anormal, soit que cet état dyscrasique du sang modifie à tel point la circulation dans les petites artères et dans les capillaires qu'une action plus intense devient nécessaire pour forcer au sang un passage à travers les subdivisions éloignées du système vasculaire. Il faut ajouter que l'hypertrophie du cœur semble, à un certain degré, avoir progressé du même pas que la maladie rénale (*Guy's Hospital reports*, n° 11).

D'après *Frerichs*, l'hypertrophie cardiaque précéderait le plus souvent la maladie des reins et en deviendrait la cause occasionnelle. On voit par tout ce qui précède que *Bright* est le seul qui ait constaté le fait de cette coïncidence et qui ait essayé de l'expliquer, tandis que les autres auteurs n'ont pas reconnu l'importance du fait ou l'ont méconnu. C'est *Traube*, seulement, qui a de nouveau signalé la fréquence de cette complication et, ce qui est plus important, a fait de l'hypertrophie du ventricule gauche l'un des traits caractéristiques du tableau morbide et en même temps un moyen de diagnostic de l'atrophie du rein. *Traube* donne comme cause du développement de l'hypertrophie la disparition des capillaires qui sont détruits par l'atrophie et l'augmentation d'eau dans le sang, par suite du défaut d'excrétion. Ces deux circonstances réunies font que la tension du système aortique est augmentée, ce qui provoque une dilatation secondaire. A celle-ci vient alors s'ajouter l'hypertrophie compensatrice des résistances qu'éprouve l'ondée sanguine. Cette théorie a été contestée, mais cette contestation, à mon avis du moins, ne s'est pas adressée au fait qui est indéniable, mais à la cause purement mécanique qui lui a été assignée par l'auteur. La simple explication mécanique, qui repousse toute intervention de la dyscrasie sanguine dans le processus ne répond pas suffisamment aux faits contradictoires. Voici pourquoi : En prenant en considération impartialement tout ce qui a été dit pour et contre, il reste toujours positivement établi qu'on a rencontré même une atrophie granuleuse dans laquelle le cœur était manifestement atrophié (*Bright*, obs. 10. — *Forster*, 13 fois sur 67 cas), et qu'il se présente, en outre, des cas de néphrite parenchymateuse où l'on trouve en même temps une hypertrophie du ventricule gauche sans insuffisance dès le premier ou le second stade de la maladie. (*Bright*, obs. 12, *Bamberger* et *Rosenstein*, etc. *Forster* : 22 fois sur 72 cas), même en admettant que l'on ne doive pas prendre en considération l'absence d'hypertrophie dans des cas d'atrophie granuleuse, les faibles degrés d'hypertrophie pouvant facilement échapper à l'observation, du moment où l'on ne fait pas des mensurations. Il faut remarquer, en outre, que même ces exceptions ne militent pas *absolument* contre une explication mécanique du phénomène, l'hypertrophie ne pouvant naturellement se développer, même dans les conditions indiquées ci-dessus, que si l'état des forces est encore suffisant et si la quantité du sang n'est pas trop diminuée; l'hypertrophie peut donc manquer même s'il y a atrophie, sans que la théorie soit infirmée pour cela. D'un autre côté, le même effet mécanique pourra être atteint si les capillaires sont fortement comprimés par l'exsudation aussi bien que s'il y avait atrophie. A cela il faut ajouter qu'une hypertrophie peut de même se produire dans l'hydronéphrose où l'embarras de la circulation rénale est aussi grand que dans l'atrophie granuleuse. Toutes ces circonstances sont autant d'arguments en faveur de la théorie de *Traube*. Néanmoins, je ne crois pas que les conditions physiques seules en soient la cause déterminante (parce que j'ai trouvé des exceptions à cette règle, comme dans le cas rapporté page 143, où une pareille explication n'est pas admissible) et je reconnais, avec *Bright*, qu'il faut aussi prendre en considération l'altération du sang et admettre la participation et la coopération des circonstances physiques et chimiques. Du reste, tout ce raisonnement ne porte que sur l'interprétation, et non sur le fait qui reste indubitable : *Dans la plupart des cas, l'atrophie rénale (quelle que soit son origine) est accompagnée de la dilatation et de l'hypertrophie du ventricule gauche.* Il résulte aussi de l'observation que cette hypertrophie se développe progressivement dans le cours de l'affection rénale et qu'elle peut être considérée comme un symptôme certain de l'atrophie; de sorte qu'à côté de l'état de l'urine, les signes d'une hypertrophie du ventricule gauche et d'une augmentation de tension du système aortique constituent *les éléments les plus sûrs du diagnostic de l'atrophie.*

Les *symptômes* sont ici les mêmes que pour tous les autres cas d'hypertrophie : on conclut à l'augmentation du volume du cœur d'après les signes fournis par la percussion : étendue de la matité dans le diamètre longitudinal, et ce qui est encore plus important, impulsion anormale de la pointe du cœur. Le choc est devenu intense et se fait sentir dans plusieurs espaces intercostaux ; il est perçu plus bas qu'à l'état normal et latéralement en dehors de la ligne mamillaire, le plus souvent dans le cinquième ou le sixième espace intercostal. Assez souvent cependant, le battement de la pointe se borne, même si l'hypertrophie et la dilatation sont extrêmement prononcées, à un seul espace intercostal, ne dépasse pas l'étendue d'un demi-pouce et n'est pas excessivement élevé. S'il y a en même temps emphysème du poumon gauche, ces signes font complétement défaut. Le renforcement du second bruit aortique se rencontre souvent. Les malades se plaignent d'asthme, de dyspnée et d'une sensation de vertige. Le pouls est habituellement dur et plein, et doit attirer tout particulièrement l'attention du médecin. *Owen Rees* a déjà signalé la dureté toute particulière du pouls ; il compare la sensation donnée au doigt par l'artère à celle que fournirait un fil de fer, et ce phénomène correspond précisément à la tension anormale du système aortique. Ce n'est guère que vers la fin de la vie que cette tension anormale disparaît, et alors il ne faut naturellement pas tirer de son absence un indice favorable.

Le cas précité a déjà montré que le développement de l'hypertrophie est capable de produire une compensation momentanée. Il est difficile de dire jusqu'à quel moment cette compensation peut rester salutaire. Je puis cependant indiquer comme positif l'espace de dix-huit mois, pendant lesquels j'ai vu des malades vaquer à leurs occupations tout en accusant tous les symptômes d'atrophie rénale, s'il y avait simultanément hypertrophie cardiaque. Le cas suivant, rapporté par *Traube*, montre d'une façon bien nette comment cet effet cesse de se produire.

K. ouvrier, âgé de quarante ans, fut admis le 6 novembre 1855, à l'hôpital de la Charité, de Berlin. Il était atteint depuis l'âge de treize à quatorze ans, de toux avec expectoration muqueuse; ces phénomènes s'accrurent pendant sa jeunesse et même plus tard, mais depuis un an ils étaient restés à peu près stationnaires. Vers l'âge de seize ans, le malade avait eu une pneumonie, qui, deux ans auparavant s'était reproduite (dans cette dernière récidive, la pneumonie siégeait à gauche). Depuis douze ans environ, le malade était sujet tous les ans à des attaques de rhumatisme articulaire qui duraient environ de quatre à six semaines.

Sa maladie actuelle avait débuté un mois auparavant par une exacerbation de la toux et de la dyspnée, qui, depuis trois semaines, l'avaient forcé à garder le lit. La dyspnée s'accrut graduellement et devint si intense, dans les quatre derniers jours, que le malade ne pouvait goûter un seul instant de sommeil, et était obligé de passer ses nuits assis sur son lit. Deux jours avant son entrée, ses crachats étaient devenus sanglants.

État actuel. 6 *novembre*, soir : Individu bien conformé, de constitution moyenne, cyanose des lèvres et des joues, amaigrissement peu notable, facultés intellectuelles intactes ; le malade se plaint d'étouffement et d'accès de douleurs dans la région épigastrique ; orthopnée ; température normale ; pouls 108 ; 40 respirations par minute ; thorax bien conformé ; dans les inspirations profondes, propulsion très-marquée de la paroi thoracique en avant, mais soulèvement à peine appréciable des parois latérales de la poitrine ; type costal supérieur de la respiration ; contractions intenses des scalènes et des sterno-cleido-mastoïdiens à chaque inspiration ; crachats spumeux teintés de sang ; en arrière et en bas de la poitrine : gros râles muqueux ; partout ailleurs, murmure vésiculaire normal.

La percussion pratiquée au niveau de la région précordiale fait constater une matité étendue qui, jointe à l'absence du choc cardiaque permettent de diagnostiquer une péricardite. Les bruits du cœur sont normaux, le second bruit est fort et éclatant. Les carotides ont conservé leurs dimensions normales, tandis que les artères radiales sont extrêmement petites; malaises; nausées; urines rares, jaunes, troubles, acides, fortement albumineuses; densité 1012; renfermant une petite quantité de sang, quelques leucocytes et des cylindres hyalins peu nombreux.

La dyspnée s'accroît dans la soirée du 10 novembre au point de nécessiter l'emploi de l'opium (extrait aqueux). L'état s'améliore manifestement dans la nuit, mais les nausées et les vomissements persistent.

Le 11 *novembre*, la quantité d'urine émise dans les 24 heures est de 665 c. c.; la densité = 1011.

Le 12 *novembre*, le malade tombe dans un état demi-soporeux, dont on peut encore aisément le tirer. Pendant le sommeil, il survient de temps en temps des mouvements convulsifs dans les bras. La dyspnée est moins forte, le nombre des inspirations ne dépasse pas 14. Le malade peut aisément se mouvoir, mais éprouve encore des nausées aussitôt qu'il prend quelque chose. L'urine est toujours peu abondante et présente les mêmes caractères que précédemmeut. On administre de l'oxymel scillitique (40 grammes) par cuillerées à bouche toutes les deux heures.

13 *novembre* soir : La peau est chaude, le visage coloré, le pouls est plein, régulier, et bat 76 pulsations par minute. La respiration est irrégulière (22 inspirations par minute). L'état soporeux et les convulsions persistent encore; plaintes incessantes; les nausées et les vomissements ont reparu depuis minuit. La matité cardiaque est moins étendue; elle commence en avant et à gauche, à partir de la troisième côte jusqu'à la sixième; elle s'étend transversalement depuis 3c,9 à droite de la ligne médiane du sternum jusqu'à 13 millimètres environ de la ligne mamillaire. La matité mesure dans la plus grande longueur, 15c,6, le long du bord gauche du sternum, elle est de 12 centimètres environ. La matité du cœur commence au-dessous de la quatrième côte, s'étend à gauche jusqu'au côté interne de la ligne mamillaire et à droite, à 2 centimètres sur le sternum. Dans les profondes inspirations, cette matité disparaît à sa périphérie. La pointe du cœur vient battre dans le cinquième espace intercostal en dedans de la ligne mamillaire, et forme un relief de 2 centimètres environ sur la paroi thoracique; cette saillie se montre dans la diastole (le même phénomène a été constaté pour la première fois le 11 novembre). Au moment de la systole ventriculaire, il paraît y avoir au même point une dépression manifeste.

Cette dépression se produit bien pendant la systole, car, tandis qu'elle est appréciable à la main appliquée sur la région précordiale, on peut très-bien sentir en même temps le pouls carotidien. Le pouls radial est plus fort et plus large qu'auparavant. La quantité d'urine émise en 24 heures s'élève à 860 c. c., sa densité=1010. Dans la nuit du 13 au 14 novembre, le malade a peu dormi, s'est plaint souvent, a éprouvé de la gêne à respirer et a présenté des convulsions violentes dans le bras. Le malade succombe le 14 novembre à 9 heures 1/2 du matin.

L'AUTOPSIE confirme les résultats fournis par la percussion en faisant découvrir une certaine quantité de sérosité épanchée dans le péricarde. Le *cœur* a dans sa plus grande longueur (de la partie supérieure de l'oreillette droite à la pointe du cœur) 15c,6, la longueur du ventricule est de 13c,5. La distance comprise entre le point d'origine de l'artère pulmonaire et la pointe du cœur = 15c,75. Au niveau de la naissance de l'artère pulmonaire, à la hauteur du deuxième espace intercostal gauche, on voit partir de la surface du ventricule droit un épais faisceau rubané de tissu cellulaire ancien (ayant 1c,8 de longueur et 1 centimètre environ de large), qui va s'insérer au feuillet pariétal du péricarde. Si l'on fixe le péricarde dans cette position, on s'aperçoit bientôt que le ventricule ne peut être que très-faiblement porté en arrière et à gauche. C'est précisément cette adhérence anormale qui a réuni ainsi le cœur et le péricarde. On retrouve d'ailleurs plusieurs adhérences néo-membraneuses à la surface des deux oreillettes. Le ventricule droit à sa face antérieure est surchargé de graisse. La cavité du ventricule gauche est notablement dilatée, et de forme elliptique, son grand diamètre mesure 9c,1, son épaisseur (abtraction faites de colonnes charnues) = 1c,44.

Les muscles papillaires et un certain nombre de colonnes charnues sont hypertrophiés. La cavité du ventricule droit est un peu dilatée; son épaisseur = 0c,65. Les valvules sont normales, sauf quelques inégalités sur le bord libre des sigmoïdes.

La surface interne de l'*aorte thoracique et abdominale* est parsemée de plaques saillantes, d'un blanc jaunâtre (athérome commençant). Le poumon droit adhère à la plèvre pariétale dans sa plus grande étendue à l'aide du tissu cellulaire infiltré de sérosité. Le poumon gauche, au contraire n'est adhérent qu'en quelques points. Les deux organes sont congestionnés et fortement œdémateux.

Les *reins* sont manifestement atrophiés; le rein gauche mesure 8c,5 en longueur, et 3c,7 en épaisseur; le droit = 7c,1 de long et 4 de large. Leur surface est mamelonnée; leur parenchyme de consistance ferme; la substance corticale offre une très-faible épaisseur et une coloration rougeâtre avec sa disposition rayonnée normale. Les épithèles rénaux sont en majeure partie normaux, quelques-uns seulement ont subi la dégénérescence graisseuse.

Le *foie* est petit et de consistance molle.

La *rate* est augmentée de volume, sa capsule est épaissie, et l'organe adhère dans sa plus grande étendue au diaphragme.

L'épicrise suggère à *Traube* la judicieuse remarque que, dans ce cas aussi, il y avait une époque pendant laquelle le malade, malgré la dégénérescence fort avancée des reins, se trouvait dans un état de santé assez satisfaisant, l'atrophie prononcée ne pouvant pas s'être développée dans le court espace des dernières semaines. La période de *troubles dans la compensation* débuta par le développement d'un œdème pulmonaire étendu, auquel vinrent s'ajouter après une durée d'environ quatre semaines seulement d'œdème insignifiant des extrémités inférieures et des symptômes urémiques. Dans l'urine on constata, comme dans notre cas, vers la terminaison fatale, une quantité nycthémérique extrêmement faible, ainsi qu'une densité anomalement amoindrie et une coloration jaune. (*Voy*. pp. 71-76).

PHÉNOMÈNES GASTRIQUES.

Les fonctions digestives sont très-fréquemment troublées. Le plus souvent, des maux d'estomac surviennent dès le début de la maladie ; les malades éprouvent, surtout à jeun, un sentiment de nausée, facilement suivi de vomissements. Ils accusent aussi assez souvent un reflux de liquides gastriques dans la bouche, que le vulgaire désigne sous le nom d'*eau cardiaque* (*Herzwasser*) ou de *colique aqueuse* (*Wasserkolk*). Dans les stades plus avancés, les nausées augmentent parfois tellement que les malades rendent presque tous les aliments ingérés. C'est ce qui a lieu notamment quand l'urémie est imminente. Il est d'une grande importance pratique, et le médecin ne doit pas l'oublier, *que dans les affections rénales les phénomènes de gastrorrhée ont parfois une grande valeur séméiologique* et qu'arrêtés trop tôt, ils sont immédiatement suivis par une explosion d'accès de convulsions urémiques. Le liquide rendu, composé tantôt des débris alimentaires, tantôt seulement de masses muqueuses, a le plus souvent une réaction acide, ou neutre, mais parfois aussi une réaction alcaline.

La diarrhée se présente tout aussi souvent, bien qu'à ce qu'il paraît avec une fréquence variable, suivant les pays. Tandis qu'à Londres les phénomènes d'irritation du tube intestinal comptent, d'après *Bright*, parmi les raretés, ils ont été fréquemment observés à Edimbourg par *Christison. Rayer* les a vus chez plus de la moitié de ses malades, et parmi les individus que j'ai observés à Danzig bien peu en étaient exempts. Je possède dans mes notes le résumé d'un cas où la diarrhée et plus tard les vomissements étaient les *seuls et uniques symptômes* de l'affection dont le malade souffrait, et pour lequel on pourrait être d'autant plus facilement induit en erreur dans le diagnostic, que les phénomènes hydropiques faisaient complétement défaut. Voici ce cas qui est intéressant aussi à d'autres points de vue :

Henriette Schröder, âgée de quarante-cinq ans, entre à l'hôpital le 7 juillet 1856. Elle est mère de deux enfants, dont le plus jeune a dix-huit ans. Elle n'en a pas eu d'autres depuis cette époque, il y a huit ans, elle a été atteinte d'une fièvre intermittente qui a duré un an; depuis cette époque, elle n'a jamais été forcé de garder le lit et sa santé s'est maintenue bonne jusqu'à la semaine précédente. Elle n'a jamais eu d'hydropisie. A ce moment, c'est-à-dire il y a quinze jours environ, elle a été prise de nouveaux accès de fièvre accompagnés de diarrhée. Elle éprouvait aussi de l'anorexie, des douleurs de tête, etc. Les selles étaient fréquentes, et les besoins si impérieux, qu'elle avait peine à retenir ses matières. L'abdomen est un peu sensible, le ténesme n'existe presque plus aujourd'hui. Dans le cours de la journée, elle a eu quatre selles, en partie demi-solides, en partie séreuses, liquides, brunâtres, mêlées de mucus abondant.

La sécrétion urinaire est amoindrie, les urines sont albumineuses. — Prescription : acétate de plomb, 15 milligrammes. — Opium pur 25 milligrammes. — Une pilule toutes les trois heures.

Le 20 *juillet* le nombre des selles n'avait pas diminué, il était de 6 à 8 par jour. Les fèces étaient liquides, bilieuses sans mélange de sang ni de mucus. Les vomissements survenaient aussi bien quand l'estomac était plein d'aliments que lorsqu'il était vide. Pas de céphalalgie. Intégrité complète de l'intelligence. L'examen objectif révèle l'existence d'une augmentation de volume du foie, qui dépasse de deux travers de doigts le rebord des fausses côtes.

La diurèse diminue progressivement, l'urine est fortement albumineuse et renferme quelques coagula.

28 *juillet*. Il n'y a pas de sensibilité de l'abdomen. Le nombre des selles n'a pas diminué, mais leur consistance paraît un peu plus ferme. Les vomissements sont très-violents.

Prescription : Décoction de salep, 64 grammes ; créosote : 5 gouttes.

2 *août*. La diarrhée est moins abondante, mais les vomissements sont continuels, quoique la malade ne prenne qu'un peu de lait et de bouillon.

6 *août*. Les vomissements cessent et la diarrhée reparaît avec une nouvelle intensité.

Le 7 *août* la malade tombe dans le collapsus et meurt le lendemain.

L'AUTOPSIE est pratiquée le lendemain : corps petit, rigidité cadavérique très-prononcée. Sugillations nombreuses sur le dos. Peau d'un jaune sale. Pannicule graisseux peu développé. Système musculaire faible. Les os du crâne ne sont pas épaissis. La dure-mère n'est pas plus adhérente que normalement. Les méninges sont peu injectées et légèrement épaissies. Le cerveau est pâle et de consistance assez ferme. Pas de sérosité dans les ventricules. L'épendyme est lisse. Rien d'anormal à la base du cerveau.

Les *poumons* n'adhèrent pas à la plèvre pariétale ; ils sont modérément congestionnés et perméables à l'air en tous points.

Le *cœur* est libre dans la cavité péricardiaque et ne présente d'augmentation dans aucun de ses diamètres. La fibre charnue de cet organe est rouge ; les muscles papillaires ne sont pas hypertrophiés. Toutes les valvules sont saines.

La *rate* est hypertrophiée, de coloration brune, et de consistance ferme. La capsule paraît tendue.

Le *foie* dépasse le rebord des côtes quoiqu'il ait déjà subi un commencement d'atrophie, sa surface est granuleuse et la capsule est ridée en certains points. A la coupe, il est pâle, et à l'examen microscopique on trouve non-seulement une infiltration graisseuse intercellulaire mais encore les cellules hépatiques en voie de dégénérescence granulo-graisseuse.

Les *reins* sont tous les deux diminués de volume, et leur surface est chagrinée. La capsule présente en certains points des rétractions pseudo-cicatricielles et se détache difficilement de la surface rénale. — La coloration de ces organes est d'un blanc jaunâtre. La substance corticale est peu épaisse, molle et de couleur jaune. Les pyramides sont pâles dans leur partie inférieure. Les tubes enroulés sont en partie remplis de gouttelettes graisseuses, en partie vides. Quelques canalicules renferment des coagulations résistantes. La vessie ne contient pas d'urine; ses parois ne sont pas épaissies.

La muqueuse de l'estomac et du canal intestinal est tuméfiée dans toute son étendue, légèrement injectée en quelques points et tapissée de mucus.

Le cas précédent présente un certain intérêt quand on songe d'une part à l'intensité des lésions du foie et des reins et d'autre part à l'état relativement assez bon de la malade qui a pu pendant toute la durée de sa maladie, vaquer à ses occupations. Ce qui étonne précisément dans ce cas, c'est l'absence de tout phénomène d'hydropisie, bien que le foie aussi fût atteint et que l'on devait s'attendre au moins à une ascite. Malgré l'atrophie des reins, il ne se développa cependant pas d'hypertrophie du cœur. Voilà un fait qui me paraît militer contre l'explication purement mécanique de cette hypertrophie. Un deuxième cas, également sans traces d'œdème dans la période où je l'observais, se présenta à ma clinique sous la forme de gastrorrhée.

Sjoukje Buurma, âgée de 51 ans, s'est toujours bien portée. Elle paraît avoir eu l'année précédente, un œdème passager des extrémités inférieures, puis elle n'a rien éprouvé depuis cette époque et a même pu se livrer à un travail pénible jusqu'à six semaines avant son entrée à l'hôpital.

A son entrée (décembre) elle se plaignait d'anorexie. Elle avait des selles liquides, devenues bientôt très-fréquentes, et auxquelles avaient bientôt succédé des vomissements.

Ces vomissements consistèrent d'abord en matières bilieuses, puis en mucosités à réaction neutre, et enfin devinrent séreux. L'examen des organes ne révèle rien d'anormal. L'œdème manquait, mais l'urine était fortement albumineuse, sa densité de 1011 à 1015. La quantité d'urine excrétée par jour variait de 700 à 1000 cent. cubes.

La température oscillait entre 36°,5 et 37°,5 centigr.; la fréquence du pouls variait entre 88 et 100 pulsations. Il était petit et mou.

La malade extrêmement pâle devint chaque jour plus faible et quoique les vomissements et la diarrhée se fussent arrêtés dans le courant de la semaine, elle tomba dans le coma le 13 décembre et mourut au bout de 12 heures.

Autopsie. Le rein droit, de consistance ferme, a 10 centimètres de long et 5 de large, sa capsule est facilement énucléable. Sa surface est recouverte de granulations d'un blanc jaunâtre, saillantes et de grosseur variable, l'espace compris entre ces granulations est fortement coloré en rouge.

A la coupe, on constate la diminution de la substance corticale, dont l'épaisseur est de 0,3 cent. Les Pyramides sont pâles et présentent des infarctus calcaires.

Au microscope, on constate un épaississement concentrique de la capsule, agrandissement des interstices avec lésions des canalicules dont le calibre est amoindri. On remarque beaucoup de noyaux dans les interstices et la tunique propre.

Le rein gauche, long de 7 cent., large de 6, ramolli, présente des bassinets très-dilatés, et en haut une rangée de poches correspondantes aux calices et qui ne sont recouvertes que d'une légère couche de substance rénale (Hydronéphrose congénitale).

L'uretère est perméable. Le cœur est hypertrophié. La pointe du ventricule gauche est bifide, sa longueur à partir de l'origine de l'aorte est de 13 centimètres, son épaisseur au niveau de l'orifice mitral est de 3 centimètres et à la pointe 1c,8. La valvule mitrale est légèrement épaissie au niveau de son bord libre.

La muqueuse gastrique est colorée par de la bile et présente une coloration hémorrhagique près du pylore, elle est légèrement tuméfiée en cet endroit. Les ganglions sont augmentés de volume.

Le cerveau est pâle, exsangue ; les circonvolutions aplaties à la coupe, la pulpe est légèrement œdématiée.

Les lésions intestinales étaient dans ce cas purement catarrhales ; l'observation suivante offre un exemple d'altérations anatomiques plus étendues.

Schlezinsky, âgé de 32 ans, est admis le 18 juin. D'après son récit, le malade a toujours été bien portant auparavant. Il y a 7 semaines, sans avoir de fièvre, il eut, pendant longtemps de la diarrhée et ensuite de l'œdème.

Actuellement le malade est un individu grand, fortement musclé ; il est sans fièvre, 76 pulsations à la minute.

La langue est humide, sans enduit. Appétit conservé. La peau est sèche. Œdème considérable des extrémités inférieures. Ascite modérée. Œdème considérable du scrotum, mais peu marqué au visage.

La diurèse a diminué, l'urine est albumineuse. Les garde-robes sont régulières. L'examen de la poitrine révèle l'existence d'un hydrothorax à gauche. Le cœur n'a pas augmenté de volume, les bruits sont normaux (Décoction de quinquina avec du perchlorure de fer).

Le 30 juin, la diurèse a un peu augmenté, mais l'hydropisie reste stationnaire, l'état général est assez bon.

Le 5 juillet, la diurèse a un peu diminué ; et l'anasarque et l'œdème ont augmenté. On prescrit des bains chauds, mais ces bains, suivis d'enveloppement dans des couvertures chaudes n'amènent aucune diaphorèse et la diurèse n'augmente pas.

Le 14 juillet, la diarrhée survient, selles muqueuses. Il se fait un nouvel épanchement dans la plèvre gauche.

Le 17 juillet, les selles, copieuses et extrêmement fréquentes, sont mélangées de sang et de débris épithéliaux.

Le malade prend de l'acétate de plomb, associé à l'opium, et des lavements amidonnés, additionnés de nitrate d'argent.

Mais les garde-robes ne diminuent pas de fréquence. La diurèse est très-amoindrie, et l'hydropisie augmente toujours.

Les souffrances du malade sont intolérables.

Le 28 juillet, l'anxiété devient extrême, en même temps que l'on entend des râles humides dans les deux poumons. On emploie en vain l'émétique, l'acide benzoïque et les sinapismes ; le malade succombe à l'œdème des poumons.

Autopsie. Le cadavre est grand, bien musclé. Anasarque généralisée, œdème considérable du scrotum. La voûte crânienne est d'épaisseur ordinaire. La pie-mère est pâle et l'arachnoïde contient une petite quantité de sérosité claire et limpide. A la coupe, la *substance cérébrale* est pâle, molle et œdématiée ; elle présente un très-faible pointillé sanguin. Les ventricules ne contiennent qu'une petite quantité de sérum, l'épendyme est lisse. Les plexus choroïdes sont pâles. Rien d'anormal à la base du cerveau.

La plèvre gauche contient environ une livre d'une sérosité claire et citrine. Le *poumon* n'est adhérent nulle part ; ses vésicules sont aérées. A la coupe, il laisse sourdre une quantité considérable d'un sérum rougeâtre et spumeux. Le lobe inférieur, quoique plein d'air, est fortement aplati.

Le poumon droit est libre dans la cavité pleurale et très-œdématié. Dans le péricarde, environ deux cuillerées à bouche de sérosité.

Le *cœur* est flasque, de dimensions normales. Les deux ventricules contiennent une certaine quantité de sang coagulé, ainsi que les oreillettes. Les valvules sont normales.

Le *foie*, d'un volume ordinaire, présente à la coupe une coloration jaune pâle. La rate offre une capsule légèrement chagrinée, son parenchyme est ferme, d'une coloration brun noirâtre.

Les *reins*, hypertrophiés, jaunâtres, présentent à leur surface des granulations. A la coupe, on constate une différence considérable entre les substances corticale et médullaire. La substance corticale est colorée en jaune, augmentée de volume, parsemée çà et là de points rougeâtres et n'offrant pas de stries rayonnées.

Des pyramides, on fait sourdre une quantité considérable d'un mucus épais. Les bassinets sont le siége d'une forte congestion veineuse. Pas de lésions dans l'*estomac* et dans l'*intestin* grêle. Dans le cœcum, quelques follicules tuméfiés avec de l'injection circonvoisine. Ces lésions sont plus nombreuses dans les parties supérieures du colon. Dans la partie inférieure de celui-ci, les follicules sont infiltrés de pus, en partie détruits, et à leur place se trouvent de petites ulcérations rondes, à bords taillés à pic, irréguliers. On rencontre aussi de plus grandes ulcérations, avec des bords irréguliers et paraissant formées de la réunion de petites ulcérations cohérentes. Ces lésions s'étendent jusqu'au rectum, où elles sont encore plus marquées; la muqueuse, comprise entre ces ulcérations, est épaissie et infiltrée.

Dans la *vessie*, se trouve un peu d'urine trouble et albumineuse.

La muqueuse du bas fond est un peu injectée.

Les évacuations profuses et aqueuses ne se présentent dans la plupart des cas, que pendant les deux dernières périodes de la maladie; alors elles augmentent parfois, accompagnées de coliques violentes au point de devenir de vraies dysenteries, et exercent toujours une influence défavorable sur les forces du malade. *Treitz* dit : (*Prager Vierteljahrschr.*, 1859, p. 143) (en citant un cas analogue) que le liquide intestinal présentait une réaction faiblement acide, neutre ou alcaline, et qu'il contenait du carbonate d'ammoniaque provenant de la décomposition de l'urée (sans qu'on pût invoquer la putréfaction). *Une diminution des phéno-*

mènes hydropiques ne se présente que rarement dans le cas d'abondantes diarrhées; cela cependant peut s'observer parfois. Ainsi *Christison* cite un cas de cette nature.

Un seul coup d'œil sur le tableau des lésions constatées à l'autopsie, montre que ce sont fréquemment des altérations catarrhales des muqueuses, notamment le catarrhe folliculaire des intestins, qui donnent la raison anatomique de ces troubles fonctionnels. *Treitz* a trouvé des lésions intestinales plus souvent que les autres observateurs, et il les a rattachés positivement au processus fondamental, en faisant remonter leur développement à l'action topique sur la muqueuse de l'urée, transformée (décomposée) dans les intestins en carbonate d'ammoniaque, sur 220 cas il a trouvé :

Hydrorrhée intestinale (avec réplétion des intestins par un liquide jaune ou vert).	80	fois.
Entérorrhée et catarrhe intestinal	120	—
Dysenterie avec lambeaux membraneux et ulcérations.	19	—
Des ulcérations soit récentes, soit gangréneuses. . . .	12	—
Un contenu sanguinolent, sans qu'on pût reconnaître la source de l'hémorrhagie	4	—
Des selles normales.	5	—
L'état de l'intestin n'a pas été spécifié.	11	—

Après les expériences faites par *Bernard* et *Barreswil* on peut à peine douter que, l'excrétion de l'urée survenant supplémentairement à ces altérations de la muqueuse intestinale, la décomposition de cette urée en carbonate d'ammoniaque ne contribue puissamment au développement de ces lésions. *Frerichs* a, il est vrai, contesté les opinions de *Bernard* et de *Barreswil*, mais il n'a pu réfuter leurs arguments. L'appréciation exacte du contenu des selles en urée et en ammoniaque dans les affections rénales fait d'ailleurs encore complétement défaut.

Quelle que soit la fréquence des lésions intestinales que nous venons d'indiquer, on ne trouve cependant pas toujours sur la muqueuse de l'estomac, la raison anatomique des troubles gastriques et en particulier des vomissements, et on ne peut l'expliquer autrement, à moins que l'on ne veuille encore invoquer la sympathie nerveuse des reins et de l'estomac, par une altération dyscrasique du sang et par la sécrétion anormale des muqueuses. Ce sont là des phénomènes que l'on range dans le groupe des phénomènes urémiques, et dont il sera bientôt question en détails. Avant d'y arriver il convient de citer comme transition quelques symptômes purement nerveux.

SYMPTÔMES NERVEUX.

Les hyperesthésies de la peau qui consistent en une sensation violente de cuisson et de démangeaison, et vont quelquefois jusqu'à la névralgie, privant le malade de tout repos, sont des symptômes d'une affection du système nerveux, qui se présentent presque tout à fait indépendamment du cours de la sécrétion urinaire dans la néphrite diffuse. Ces douleurs de même que celles qui apparaissent notamment dans les muscles, sont facilement prises pour des douleurs rhumatismales, et peuvent alors faire commettre une erreur de diagnostic. En dehors des névralgies qui siégent dans les nerfs périphériques il s'en produit aussi dans la sphère du trijumeau ; elles affectent surtout le nerf sus-orbitaire. J'ai eu l'occasion d'observer un cas, dans lequel la paralysie du nerf auditif alternait d'une façon singulière avec le retour à son fonctionnement normal. Je vais le rapporter ici pour la rareté même du fait :

Schikowsky, servante, âgée de 29 ans, raconte qu'elle s'est toujours bien portée pendant son enfance. Jusqu'à ce jour, elle n'a jamais été réglée, et est sujette depuis deux ans aux fièvres intermittentes. Les accès paraissent avoir affecté plusieurs types différents et avoir toujours disparu pour quelque temps, après une intervention médicale ; il y avait ainsi des interruptions de deux à trois mois. En septembre de l'année précédente se montra, en même temps que les accès fébriles, une anasarque qui disparut avec ceux-ci.

A l'automne de cette année, ces accidents se renouvelèrent dans les mêmes circonstances et furent de nouveau complétement maîtrisés, de sorte que la malade se porta bien jusqu'il y a deux mois environ. A cette époque, survinrent des accès de fièvre quarte et bientôt une anasarque généralisée.

La malade raconte qu'avant le commencement de cet accès, elle avait toujours eu l'ouïe très-bonne et que, depuis cet accès, elle entendait moins bien, surtout de l'oreille droite.

C'est aussi au commencement de cet accès qu'apparurent les palpitations.

8 juin. — La malade est de forte stature, la peau est blanche, ainsi que les muqueuses apparentes, et tout le corps est œdématié. La peau de la face interne des deux cuisses est excoriée, légèrement rougeâtre, sillonnée de rayures et en certains points couverte de croûtes.

Le bas-ventre est fortement distendu, fluctuant, et la matité s'étend des deux côtés jusqu'à la ligne médiane.

La matité hépatique commence entre les bords de la cinquième et de la sixième côte et s'etend jusqu'au rebord des fausses côtes. A gauche, la délimitation est moins exacte, la matité cardiaque s'étend de la quatrième à la sixième côte, et le choc se fait faiblement sentir au niveau de la ligne du mamelon.

L'appétit est modéré, la soif n'est pas augmentée, l'urine peu abondante contient de l'albumine et des cylindres hyalins.

Prescription : quinquina et tartrate de potasse.

Jusqu'au 1er juillet, la diurèse n'augmenta que fort peu et l'anasarque ne diminua aucunement. On changea la prescription et l'on prescrivit du nitrate de potasse combiné au tartrate de potasse, à la dose d'une cuillerée à thé ; mais ces moyens n'augmentèrent pas la diurèse et provoquèrent une diarrhée si intense qu'il fallut agir contre elle.

Après la disparition de la diarrhée, la sécrétion urinaire augmenta sous l'influence de l'acétate de potasse, mais les hydropisies persistèrent.

15 août. Dans les derniers jours, se manifesta une alternative d'augmentation et de diminution de l'œdème. Le matin, le visage était très-œdématié, et, le soir, l'œdème avait disparu.

Le 22 août, la malade eut un accès de fièvre, et, quoiqu'on lui eût administré aussitôt du sulfate de quinine, l'accès revint le 24 avec une violence extrême. On augmenta la dose de quinine de 20 centigrammes. La fièvre persista.

Le 25 août, la malade remarqua, et avec elle tous ceux qui lui adressaient la parole, que l'ouïe, amoindrie jusqu'au jour précédent, avait repris son intégrité. Deux jours après, l'ouïe s'était affaiblie. L'état général de la malade changea peu dans les derniers jours, tantôt augmentation, tantôt diminution de l'œdème, aussi bien pendant le cours de cette médication que pendant l'emploi des diurétiques et des drastiques.

Les extrémités inférieures étaient fortement tuméfiées et présentaient des ulcérations recouvertes de granulations fongueuses.

Le 26 septembre, la malade était de nouveau presque complétement sourde. Les jours suivants, jusqu'au 3 octobre, les symptômes du catarrhe bronchique, dont la malade souffrait depuis quelque temps déjà, augmentèrent d'intensité et il s'y joignit une légère fièvre rémittente. L'œdème disparut alors en partie, sans médication adjuvante.

Le 4 octobre, dans l'après-midi, l'ouïe revint tout à coup, même avec une exquise finesse et se conserva jusqu'au 14 octobre, époque où elle disparut, après l'invasion d'une anasarque généralisée. L'ouïe resta abolie jusqu'à la mort, qui survint dans le cours du mois suivant avec des phénomènes d'œdème pulmonaire et après qu'un érysipèle violent eût occasionné de grandes douleurs à la malade.

Autopsie. La rate avait acquis un volume triple et sa consistance était molle, de couleur chocolat. Elle se déchirait facilement et présentait des glomérules saillants.

Les reins, longs de 15c,6, présentent une injection étoilée de leur surface qui est d'un jaune clair.

A la coupe, la substance corticale est hypertrophiée et fait saillie entre les pyramides.

L'épithélium des canalicules a subi la dégénérescence graisseuse.

Les pyramides sont pâles, très-dissociées; l'examen du cerveau et spécialement du quatrième ventricule, ainsi que celui du rocher, ne présentent rien de remarquable.

J'ai à peine besoin d'ajouter que le sulfate de quinine n'est nullement la cause des modifications qui se sont présentées dans l'ouïe, puisque celles-ci se sont montrées tout à fait indépendantes de l'emploi de ce remède, et qu'en outre, le sulfate de quinine peut bien produire une *paracousie*, mais non pas une surdité aussi complète. Il est beaucoup plus probable que cet accident se lie à l'œdème et à ses causes fondamentales, la fièvre intermittente et l'affection rénale; il y avait peut-être un œdème sur le trajet intra-crânien du nerf acoustique qui disparaissait passagèrement et se montrait bientôt après.

En dehors des phénomènes sus-mentionnés, il se présente encore, tant dans la forme aiguë que dans la forme chronique de la néphrite, une série d'autres symptômes nerveux, qui le plus souvent paraissent au moment où la sécrétion urinaire subit de fortes perturbations. Leur parallélisme avec les conditions d'augmentation et de diminution de la diurèse, quand la lésion anatomique des centres nerveux est peu considérable ou manque tout à fait, est devenu un fait décisif pour le diagnostic. Dans la pensée que ces symptômes nerveux se produisent sous l'influence d'un sang surchargé de principes urinaires, on les a réunis sous le nom de symptômes urémiques.

SYMPTÔMES URÉMIQUES.

Les phénomènes nerveux que l'on considère comme des symptômes urémiques rentrent en général dans les grandes classes des irritations et des paralysies, et on y remarque, d'après toutes les observations parvenues à ma connaissance, les rapports constants que voici : les *paralysies* attaquent le plus souvent le sensorium et les nerfs sensitifs spéciaux, rarement les sphères motrices; les *irritations*, au contraire, s'attaquent rarement au sensorium, et dans ce cas il y a délire, qui peut même être de nature maniaque. J'en ai moi-même observé un cas ; le plus souvent elles affectent les sphères motrices sous forme de convulsions, mais jamais elles ne se présentent dans les nerfs sensitifs. Le développement des phénomènes se fait, soit d'une façon progressive, annoncé pour ainsi dire par des prodromes, ou bien subitement. La première éventualité est la plus rare. Dans ce cas, on constate chez les malades une grande paresse intellectuelle, une vraie somnolence ; ils souffrent souvent de vertige ou de céphalalgie. Cette dernière se présente parfois sous forme de migraine, accompagnée de vomissements. Ou bien les malades accusent une douleur dans les extrémités, notamment dans l'une des mains ou dans les pieds, et se plaignent de lourdeur ou de pesanteur de tête. Tous ces phénomènes passeront rapidement si la sécrétion urinaire est abondante, ou bien augmenteront au point de se changer en perte de connaissance complète, en un coma profond. C'est en vain qu'on s'efforcera de réveiller les malades de leur coma en les appelant ou en les secouant ; ils n'entendent ni ne sentent rien. Les seules interruptions de cet état consistent en une convulsion violente de tous les membres, jusqu'à ce que la connaissance revienne, après quelque temps, ou que la mort s'ensuive, précédée d'une respiration stertoreuse, après plusieurs retours du même accès.

La forme aiguë affecte un tout autre type : si la sécrétion urinaire a déjà été peu considérable, il survient subitement une diminution considérable dans la quantité de liquide. En même temps le malade est atteint de convulsions violentes épileptiformes. Tous les muscles de la face et des extrémités sont contractés, et il y a perte de connaissance. Quand les spasmes diminuent, les malades sont plongés dans le coma le plus complet ; les pupilles restent rarement normales : le plus souvent elles sont dilatées et réagissent peu ou point sous l'influence de la lumière. La respiration est stertoreuse, irrégulière. D'après ce que j'ai constaté, *la température est considérablement augmentée pendant la durée des accès urémiques*, et plus encore dans la forme convulsive ; mais elle est accrue aussi dans la forme comateuse. Parfois (et des cas semblables peuvent, au début, fortement induire en erreur) les convulsions se bornent d'abord à quelques groupes musculaires peu nombreux, ainsi dans mes observations elles ont été limitées aux muscles sterno-clido-mastoïdiens, ou bien, au lieu de convulsions, on observe des contractures de l'une ou de l'autre des extrémités. *Jaccoud* a cité des exemples de cette dernière variété, et en a fait une forme particulière qu'il appelle la forme tétanique. De pareils accès sont rarement légers et éphémères ; mais plus souvent ils deviennent mortels, après de courtes rémissions et des reprises. Parfois aussi, l'urémie aiguë ne se présente que *sous forme de coma*, précédé d'un délire léger ou de vomissements intenses. Cette forme est d'autant plus importante à connaître que (comme nous le verrons plus loin) l'œdème du cerveau est constaté à l'autopsie, même sans qu'il y ait eu des convulsions. L'urémie ne se borne d'ailleurs pas toujours à la sphère psychique et à l'appareil moteur. Elle peut affecter aussi les nerfs sensoriels. L'organe qui est le plus rarement atteint est celui de l'ouïe ; mais dans les cas où la diurèse est suspendue, il peut subitement se présenter des bruissements dans les oreilles et une paracousie, qui disparaît aussitôt que la fonction urinaire a repris son cours. L'amblyopie et l'amaurose sont plus fréquentes. Depuis que l'on a appris à observer sur le vivant, à l'aide de l'ophthalmoscope, les altérations matérielles qui surviennent dans le fond de l'œil, on a acquis la conviction que le plus grand nombre des amauroses dites urémiques ne sont pas seulement liées à la perturbation nerveuse produite par l'état dyscrasique du sang, mais que la raison des troubles fonctionnels est dans des modifications matérielles et profondes de la rétine. On est allé, il est vrai, trop loin, en contestant absolument l'existence d'une amaurose purement urémique. Elle est néanmoins *très-rare*, mais on n'en peut contester l'existence quand les résultats fournis par l'ophthalmoscope restent négatifs. Dans ce cas, elle se développe avec une extrême rapidité. Dans l'espace de quelques heures ou de quelques jours, les malades, après avoir eu des nausées et des vomissements, sont frappés de cécité complète. D'autres phénomènes, tels que le coma ou les convulsions, viennent bien s'y ajouter quelquefois, mais c'est l'amaurose qui constitue le seul et unique dérangement. Si la maladie prend une tournure favorable, la faculté visuelle peut être complétement rétablie dans l'espace de 24 à 36 heures. EBERT et HENOCH (*Berl. Klinische Wochenschrift*. 1868) ont cité des cas d'amaurose purement urémique dans le cours de néphrites consécutives à la scarlatine. Cependant elles ne se produisent pas seulement dans la néphrite scarlatineuse, et leur apparition ainsi que leur durée ne tiennent pas exclusivement à la diminution de la diurèse. Cela résulte du fait suivant que j'ai eu l'occasion d'observer comme médecin consultant.

V. L., âgé de 28 ans, bien portant auparavant, avait été indisposé pendant tout l'été et se plaignait depuis huit jours de tension dans le ventre. Il y a quatre jours apparut de l'œdème préputial, qui disparut le lendemain, puis survint de l'œdème des pieds et un peu d'ascite.

L'urine, chargée d'albumine, contenait des cylindres.

Hier soir, céphalalgie violente et amaurose subite. Quand je vis le malade, il ne voyait pas, les pupilles étaient cependant contractiles, l'examen ophthalmoscopique montra un peu de dilatation des vaisseaux mais sans altération de la papille.

Le pouls était à 76 à la minute, plein, un peu dur. J'examinai 500 centimètres cubes de son urine; celle-ci avait une densité de 1021, était d'un rouge jaunâtre et contenait des cylindres hyalins avec des noyaux très-apparents.

La nuit suivante, il y eut 2 vomissements, du coma et des convulsions, qui durèrent une demi-heure.

Pendant 19 heures, le malade rendit 1000 ccm. d'urine, contenant de nombreux cylindres, dont la plupart consistaient en des couches serrées d'épithélium à noyaux refringents, entremêlés de corps granuleux et de noyaux isolés.

Après 48 heures, la vue commença à revenir, quoique l'albuminurie persistât et que l'urine excrétée variât en quantité entre 1000 et 1200 ccm. avec une densité de 1019. Le troisième jour le malade avait complétement recouvré la vue.

Dans ce cas aussi, la pupille n'avait pas cessé de réagir à l'action de la lumière et ce signe a été indiqué par *Graefe* comme un moyen de diagnostic différenciel des amauroses liées à la paralysie du nerf optique.

Les *vomissements* ou du moins les *nausées* doivent être rangées parmi les phénomènes les plus constants de l'urémie, quelle que soit la forme sous laquelle se présente celle-ci. L'urine émise présente une réaction neutre ou alcaline, ce qui dépend de la présence de composés ammoniacaux. On a aussi trouvé de l'urée non décomposée dans les matières rendues.

L'appareil circulatoire prend plus ou moins part au désordre, comme le démontre la fréquence variable du pouls. Dans beaucoup de cas, il est très-accéléré pendant les accès de convulsions, mais nos observations nous ont fait constater aussi des ralentissements et des irrégularités considérables dans le pouls : ce qui est *constant*, selon moi, c'est son caractère spécial, sa dureté et sa tension anormale pendant les accès. Voici un cas qui peut servir d'exemple de la forme la moins grave, et très-passagère. Il est remarquable en outre par l'augmentation manifeste de la densité de l'urine.

Carl Wolter, marin, âgé de 21 ans, s'était toujours bien porté jusqu'en 1855. Au printemps de cette année, il fut atteint à Memel d'une fièvre tierce, qui n'eut que deux accès, après lesquels elle cessa à la suite d'un remède donné par le capitaine du navire.

Cependant le malade raconte qu'il eut de temps à autre des frissons sans cependant avoir été obligé d'interrompre son travail.

Sa santé resta bonne jusqu'à l'été de 1856; à cette époque, sans cause apparente, ses pieds commencèrent à enfler. A son entrée à l'hôpital, le 26 octobre, le malade est vigoureusement constitué, la peau est blanche et il est fortement musclé, — 76 pulsations, température normale; appétit conservé; langue nette, humide. Selles normales. L'examen du malade ne révèle rien de particulier. L'œdème n'a pas diminué, la pression sur les lombes ne provoque point de douleur.

En 24 heures, il excrète 1260 ccm. d'urine, poids spécifique 1025, acide, d'une couleur rouge-brunâtre, limpide et très-albumineuse.

Après quelque temps, elle laisse déposer un sédiment dans lequel sont contenus d'innombrables cylindres hyalins et quelques rares cellules épithéliales du rein, colorées en jaune. La semaine suivante la diurèse augmente et le poids spécifique diminue, de telle sorte qu'en 24 heures les 2590 ccm ont un poids spécifique de 1016, les 2900 ccm suivants ont 1016 etc.

En même temps, l'état général du malade est satisfaisant. A partir du 15 décembre, il survient une modification de la diurèse et en même temps des manifestations urémiques, comme le démontre le tableau suivant :

DATES.	QUANTITÉ D'URINE ÉMISE EN 24 HEURES.	DENSITÉ.	PROPORTIONS CENTÉSIMALES			QUANTITÉS ÉMISES EN 24 HEURES.			OBSERVATIONS.
			NaCl.	URÉE.	ALBUMINE.	NaCl.	URÉE.	ALBUMINE.	
15.12	500	1028	0,55	0,75	2,2	2,75	3,75	11,0	76 pulsations. Pas d'œdème. A 1 heure de l'après-midi, accès de frisson suivi de chaleurs et de sueurs. Douleurs lombaires.
16.12	700	1029	0,75	1,20	2,0	5,27	8,40	14,0	Pas de fièvre.
17.12	700	1031	0,70	0,80	2,6	4,90	5,61	18,2	Pas de fièvre.
18.12	400	1036	0,65	0,85	3,0	2,60	3,40	12,0	Pas de fièvre.
19.12	450	1034	0,60	0,95	2,6	2,80	4,27	11,7	
20.12	320	1028	0,65	0,90	2,4	2,08	2,88	7,68	
21.12	400	1032	0,65	1,25	2,8	2,60	5,00	11,2	Douleurs lombaires modérées. — Céphalalgie, vomissements.
22.12	350	1036	0,60	0,90	4,4	2,10	3,15	15,40	La lourdeur de tête augmente. — Nausées et vomissements.
23.12	260	1033	0,55	0,80	3,8	1,43	2,08	9,88	Céphalalgie plus violente. — Vertiges, nausées.
24.12	270	1033	0,50	0,70	4,0	1,35	1,89	10,80	Bain chaud suivi d'enveloppement dans des couvertures de laine.
26.12	350	1032	0,40	1,05	4,6	1,20	3,15	13,8	Diaphorèse abondante.
28.12	450	1031	0,35	0,90	4,2	1,57	4,05	18,9	Vertiges.—L'air expiré développe un faible nuage avec l'acide chlorhydrique.
31.12	550	1022	0,35	0,70	1,8	1,65	3,85	9,90	Même état général.

Sous l'influence de l'emploi quotidien des bains chauds, qui amenèrent d'abord des sueurs profuses, la diurèse reprit son cours, de sorte que les quantités d'urine émises en 24 heures atteignirent 1100, 1450, 2080, 2100 c. c., et tous les accidents disparurent.

Dans d'autres cas, une céphalalgie en apparence simple, devient de plus en plus intense et fait place à un coma profond et rapidement mortel.

Le cas suivant rapporté par Christison, en est un frappant exemple :

Samuel Richie, tailleur, âgé de seize ans, fut pris deux mois environ avant d'entrer dans mon service, d'envies d'uriner qui le forçaient à se relever trois ou quatre fois pendant la nuit; pendant le premier mois, il conserva sa santé et ses forces.

Enfin après avoir souffert, dans le nord de l'Écosse, de froid et de privations, il commença à enfler; trois semaines plus tard, en arrivant d'Inverness à Édimbourg, il se plaignit d'oppression, de soif et d'envies fréquentes d'uriner, mais sans éprouver d'autres douleurs.

Cependant quatorze jours plus tard, le 22 mars 1836, il fut obligé de s'aliter, se plaignant de violente céphalalgie.

Le soir du même jour, on le trouva dans un état de prostration, avec les pupilles dilatées, le pouls très-fort, la respiration stertoreuse et bruyante, entrecoupée; convulsions, principalement de la face. Dans ces circonstances, on lui fit une saignée de 40 onces (1225 grammes). Le sang se coagulait rapidement dans la palette, était recouvert d'une couenne et extrêmement séreux. La respiration stertoreuse diminua; la prostration et les convulsions cessèrent vers le matin. On ne fit pas l'examen des urines à ce moment. Le lendemain matin, il était très-somnolent, mais se laissait facilement réveiller, et répondait volontiers. Le pouls était fréquent, petit et dur; la respiration bruyante et accélérée. Tout le corps et principalement la face, le cou et la partie supérieure de la poitrine étaient très-œdématiés. En certains points, la pression laissait une empreinte sur la peau, empreinte qui, dans d'autres points, s'effaçait rapidement. Le ventre était augmenté de volume, la face et la peau tout entière présentaient l'apparence de la phlegmatia alba. Il se plaignait surtout de céphalalgie. On lui fit de suite une saignée de 20 onces (320 grammes), qu'il supporta très-bien. On lui administra 4 grains (24 centigrammes) de gomme-gutte avec de la crème de tartre, ce qui occasionna une garde-robe facile. Cependant, il ne survint aucune amélioration. Le coma augmenta, les convulsions revinrent le soir, avec une chaleur excessive de la peau, et il mourut le lendemain matin. Pendant ces vingt heures, il n'y eut pas de miction, et le cathétérisme pratiqué douze heures avant la mort n'amena aucune goutte d'urine.

Le sang retiré avant la mort n'avait pas de couenne, mais présentait une petite masse avec beaucoup de sérum. Le poids spécifique du sérum était de 1019.

Le sang contenait pour 1000 parties : 26 parties de fibrine concrète, 524 de sérum et 563 d'hématosine, de telle sorte que l'albumine et surtout l'hématosine étaient considérablement diminuées.

Une partie du sérum fut desséchée au bain-marie, puis pulvérisée et chauffée avec de l'alcool, le résidu filtré fut desséché de nouveau, mis dans de l'eau, puis fitré et concentré. Après l'addition d'acide nitrique, il se formait une grande quantité de cristaux perlés, de telle sorte que toute la masse semblait solidifiée.

Autopsie. Le *cerveau* et ses enveloppes étaient partout exsangues, pâles. Une très-petite quantité de sang était épanchée sous l'arachnoïde à la partie postérieure de l'hémisphère droit. Les ventricules contenaient environ deux drachmes de sérum. Le cerveau et le cervelet étaient complétement sains.

La *plèvre* droite contenait 500 grammes de sérosité; la plèvre gauche une demi-livre environ et le péricarde un peu moins d'une once.

Les 2/3 inférieurs du *poumon* droit présentaient d'anciennes adhérences à la plèvre. Les lobes inférieurs des deux poumons étaient à l'état d'hépatisation rouge tirant sur l'hépatisation grise.

Une petite portion du lobe inférieur gauche était indurée, et le reste du poumon était imbibé de sérosité, quoique crépitant encore sous le doigt.

Le *cœur* présentait son volume normal et sa consistance ordinaire. Les cavités droites et les artères pulmonaires contenaient une grande quantité de fibrine colorée, qui était fortement enchevêtrée dans les mailles des colonnes charnues.

Le *péritoine* contenait quelques litres de sérosité claire.

Le *foie*, de volume ordinaire, présentait une coloration brune et était aminci sur ses bords.

La *rate* était d'un rouge brun dans sa partie supérieure et d'un rouge pâle dans sa partie inférieure.

Les *reins* étaient de dimensions normales, lobulés, de coloration uniformément jaunâtre, sillonnés de quelques vaisseaux volumineux qui çà et là offraient une disposition rayonnée; la capsule est peu adhérente et laisse voir après qu'on l'a détachée, la surface du rein granuleuse et légèrement ramollie. A la coupe, les reins présentent une coloration grise jaunâtre, uniforme; il est impossible de distinguer la structure de la substance corticale, tandis que les tubes urinifères sont très-apparents, on distingue en effet très-nettement leur disposition fasciculée, et notamment sur le rein gauche, ces tubes paraissent remplis à leur intérieur d'une substance grise jaunâtre. La *vessie* est pâle et ne présente pas d'altération, elle contient quelques onces d'urine fortement albumineuse et d'une densité de 1014.

La *muqueuse intestinale* était œdémateuse, et normale d'ailleurs.

Le cas suivant offre un type d'urémie à marche aiguë, cette observation est encore intéressante à d'autres points de vue, comme nous aurons soin de l'indiquer plus bas.

Carl Klein, âgé de douze ans, s'est toujours bien porté jusqu'à il y a un an, époque où il fut pris de fièvre tierce, à la suite de laquelle il eut de l'œdème de la face.

La fièvre intermittente revint plusieurs fois dans le courant de l'année et l'œdème suivit la même marche.

L'accroissement de l'hydropisie dans ces dernières semaines décida la mère à faire entrer son fils à l'hôpital.

A son entrée, le 28 avril, il présente un œdème considérable des membres supérieurs et inférieurs ainsi que de la face.

La percussion et la diminution du murmure vésiculaire des deux côtés du thorax, à la base, indiquent l'existence d'un hydrothorax.

Les bruits du cœur sont clairs, la matité cardiaque normale. On ne peut que difficilement délimiter la rate. L'état général du sujet est satisfaisant, il ne souffre pas dans le décubitus dorsal et n'accuse d'autres douleurs que celles qu'occasionne l'anasarque.

Les aliments lui paraissent agréables, la soif est modérée, plusieurs gardes-robes demi-liquides par jour. La diurèse est peu considérable, 200 c. c. en vingt-quatre heures. Densité 1017, réaction légèrement acide. L'urine est fortement albumineuse et contient une grande quantité de cylindres, qui sont recouverts d'épithélium, tantôt granuleux, tantôt graisseux, deux jours après l'entrée du malade, il fut repris d'accès de fièvre, on lui administra de la quinine avec du fer, et on employa des bains chauds.

Quoique ce moyen soit le plus puissant pour amener la diurèse dans les cas où il peut produire encore la diaphorèse, il eut cependant, dans ce cas, peu d'influence sur la peau et encore moins sur la sécrétion urinaire.

Pour la première fois, l'emploi simultané du nitrate et du tartrate de potasse, amena à la fois, la semaine suivante la diminution de l'œdème et une augmentation de 500 cent. cubes d'urine en 24 heures.

Le 24 *mai*, il se déclara un œdème si considérable du prépuce, qu'il se produisit un phimosis.

Dans l'après-midi, le même jour, il eut des vomissements violents, et bientôt plusieurs accès convulsifs occupant les muscles du visage et les extrémités, et accompagnés de perte de connaissance. Le traitement mis en usage (émissions sanguines, applications glacées, acide benzoïque) ne produisit aucun effet.

On crut que le phimosis pouvait bien entretenir les phémonènes urémiques, et on pratiqua le cathétérisme, malgré de grandes difficultés, car on ne pouvait apercevoir le méat. La quantité d'urine extraite à l'aide du cathétérisme était de 250 centimètres en vingt-quatre heures. Son poids spécifique 1020 et sa réaction alcaline.

L'état du malade resta le même, le jour suivant; l'enfant était plongé dans un état comateux et ne reconnaissait personne. Les pupilles étaient fortement dilatées et peu contractiles. Le pouls était remarquablement lent, 54 pulsations à la minute, seulement de temps à autre survenaient des convulsions de différents groupes de muscles. Pendant deux heures, je vis tous les muscles du visage pris tour à tour de contractions, depuis le frontal jusqu'au fléchisseur des doigts et jusqu'au sterno-mastoïdien du côté droit. Un seul signe rassurant au milieu de ces tristes symptômes fut l'accroissement de la diurèse.

Le 28 *mai*, le malade rendit 500 c. c. d'urine.

Le 30 *mai*, le jour, 350 c. c., poids spécifique, 1015; la nuit, 370 c. c.; poids spécifique, 1014; réaction fortement alcaline, en tout, 720 c. c.

1er *juin*, 400 c. c., poids spécifique, 1017, alcaline.

Le 3 *juin*, 700 c. c., poids spécifique, 1016, alcaline.

Pendant ce temps, les convulsions ne furent pas modifiées, et le jeune garçon succomba dans le coma.

La réaction alcaline de l'urine était produite par la présence de l'ammoniaque, qui pouvait être constatée dans l'urine fraîchement émise, sous forme de cristaux de phosphate ammoniaco-magnésien.

Autopsie. Corps de volume ordinaire, peau blanche et infiltrée aux extrémités supérieures et inférieures. *Crâne* et dure-mère à l'état normal. Pie-mère pâle, en quelques points opaque, infiltrée de liquide. Substance cérébrale très-anémiée, de consistance moyenne. Dans les ventricules latéraux une petite cuillerée de sérosité. Rien d'anormal à la base du cerveau.

Le *poumon* droit était rempli d'air dans son lobe supérieur et moyen, assez hypérémié. Le lobe inférieur présente à sa surface des exsudats fibrineux récents et son parenchyme est induré. A la coupe, hépatisation rouge. Le lobe inférieur du poumon gauche est en partie hépatisé, le lobe supérieur est normal.

Le *cœur* de volume normal, a ses valvules intactes.

La *rate* flasque, longue de 17 centimètres et large de 8^c,1, pèse 250 grammes.

La capsule est ridée. Le parenchyme d'un brun foncé est très-friable.

Le *foie* à surface lisse, à bords épais, est hypérémié et ne présente rien d'anormal.

Les *reins* ont 10^c,7 de long, 6^c,5 de large, 2^c,6 d'épaisseur, et présentent à leur surface un épais réseau d'étoiles veineuses, (étoiles de Verheyen).

La capsule est peu adhérente à la surface. A la coupe, le parenchyme est tuméfié ; dans le rein droit, la substance corticale est homogène, d'un jaune blanchâtre. Dans le rein gauche, elle est marbrée par une apoplexie capillaire.

Les papilles des pyramides sont pâles et celles-ci sont à leur partie supérieure foncées, d'un rouge brun, congestionnées. La pression fait sourdre des papilles un mucus épais.

L'épithélium de la substance corticale a subi la dégénérescence graisseuse.

Abstraction faite du tableau fidèle d'une urémie aiguë que présente ce cas, il est encore particulièrement intéressant, en ce qu'il nous montre la quantité de l'urine accrue pendant les accès urémiques, sans que l'intensité de ceux-ci en soit amoindrie, tandis que dans la plupart des cas, les phénomènes urémiques sont en raison inverse de la quantité de l'urine qui est sécrétée. *Mais il importe beaucoup de ne pas négliger le fait que Christison a déjà mis en lumière, à savoir : que les phénomènes urémiques peuvent se développer, même si la quantité de l'urine ne change pas et que la sécrétion d'urée n'est que légèrement diminuée, ou encore si la sécrétion de l'urine et l'excrétion de l'urée restent égales ou sont plus abondantes ; d'un autre côté, ces phénomènes peuvent ne pas se produire malgré une anurie complète et persistante.* Les observations suivantes, citées dans ce but, fourniront la preuve de ces trois séries de variations possibles dans les conditions de la diurèse, et dans ses rapports avec l'urémie.

Charles Krause, âgé de trente-deux ans, raconte, à son entrée à l'hôpital, qu'il s'est toujours bien porté jusqu'au commencement de l'hiver 1857. A cette époque, ayant tout à coup été pris d'une hémoptysie, il eut recours à un remède populaire composé d'huile de fleurs balsamiques et d'huile de Jean et l'accident cessa.

Après deux mois d'une santé parfaite en apparence, le malade ressentit des douleurs lombaires, des cuissons pendant la miction et présenta un peu d'œdème des pieds. Cependant, il put continuer son travail de bûcheron, mais il se plaignait de picotements dans les membres inférieurs. Cette sensation s'étendit plus tard aux bras, et il paraît avoir eu de temps à autre de véritables convulsions dans les mains et dans les pieds. Il y a quelques semaines, il eut tout à coup un accès de violente dyspnée, tel que le malade crut qu'il allait suffoquer, et en même temps il eut une paralysie passagère de la langue, qui, malgré la conservation de l'intelligence, l'empêcha pendant vingt-neuf heures de prononcer un seul mot.

A la suite d'une saignée, ces symptômes disparurent tous, sauf les convulsions des membres inférieurs.

Dans les trois dernières semaines, il éprouva aussi un obscurcissement de la vue, qui lui faisait voir tous les objets comme entourés d'un nuage. Actuellement, le 17 mai, il présente l'état suivant : Individu bien musclé, teint d'un brun jaunâtre, anémie des muqueuses extérieures, léger œdème des membres inférieurs. Le pouls se laisse déprimer facilement : 84 pulsations à la minute. La peau ne paraît pas chaude à la main ; la langue est humide, recouverte d'un léger enduit, l'appétit est faible, la soif n'est pas augmentée, plusieurs selles par jour, peu copieuses. L'urine est d'un blanc jaunâtre, 1500 centimètres cubes en 24 heures ; densité 1008. Elle contient en abondance de l'albumine et des cylindres hyalins. La quantité d'urine ne s'élève qu'à 10 grammes par 24 heures. L'examen des organes nous révèle une hypertrophie du ventricule gauche sans autre lésion.

Le malade se plaint surtout de céphalalgie et de faiblesse.

De temps à autre, il reste couché, est somnolent, comprend à peine les questions qui lui sont faites, puis tout à coup il recouvre l'usage de ses facultés, répond distinctement, mais cependant avec lenteur. Pendant les trois jours suivants, les phénomènes précédents ne subissent aucune modification. Le 20 mai, l'état physique du malade éprouve un changement notable : La torpeur profonde fait place à la vivacité. Dans la nuit du même jour le malade est pris pendant une heure de deux accès violents de convulsions, accompagnés de perte de connaissance tout à fait analogues à des accès épileptiques. La langue avait été si violemment mordue qu'elle en était restée gonflée. Vers le milieu de la nuit survint un accès analogue. Les deux jours suivants, le malade qui n'avait jamais eu de semblables accès auparavant, d'après les renseignements fournis par sa femme, ne présenta aucun phénomène convulsif. La somnolence seule augmenta, en dépit des émissions sanguines.

Vers le 29 mai, apparurent trois nouveaux accès et leur ressemblance avec les accès épileptiques était si frappante que le malade présentait peu de temps avant l'accès une sorte d'aura caractérisée par une agitation excessive ; il déchirait ses couvertures et en dispersait les lambeaux autour de lui.

En même temps que les convulsions générales, se montrèrent les jours suivants des contractions limitées au département musculaire innervé par l'accessoire, de telle sorte que la tête, l'épaule droite et le menton étaient fortement tirés du côté correspondant. Deux jours après, ces convulsions firent place à une somnolence complète dans laquelle le malade resta plongé ; ses paupières étaient le plus souvent fermées comme dans le sommeil. En l'interpellant énergiquement on obtenait encore de lui quelques réponses qui témoignaient que la connaissance n'était pas absolument perdue. Il mourut dans la nuit suivante sans que la quantité quotidienne d'urine ait jamais été inférieure à 1000 c. c. Cependant la proportion des principes solides était descendue jusqu'à 5 grammes dans les 24 heures.

Autopsie. Cadavre d'assez forte corpulence, musculature développée, pannicule graisseux abondant. Rigidité cadavérique peu marquée.

Parois crâniennes épaisses et dures, diploë peu abondant ; la dure-mère faiblement adhérente est en quelques points légèrement épaissie.

Les *méninges* présentent une forte injection veineuse, mais sont en tous points transparentes et n'adhèrent qu'à la base du cerveau. Les méninges rachidiennes n'offrent rien d'anormal. La *substance cérébrale* est de consistance assez ferme, et paraît à la coupe parsemée d'un pointillé sanguin. Les ventricules latéraux sont tapissés d'un épendyme lisse et renferment quelques gouttes de sérosité. — La surface des ventricules n'est pas injectée. On trouve un peu d'épanchement à la base du crâne. Les sinus tranverses contiennent des caillots qui n'adhèrent pas à la paroi de ces canaux.

Le *poumon* gauche est en tous points perméable dans son lobe supérieur, le lobe inférieur paraît à la coupe légèrement granuleux, en majeure partie perméable à l'air et de consistance assez ferme. La plèvre est lisse. Le poumon droit est fortement infiltré de sérosité, mais insufflable dans tous ses points.

Le *cœur* est libre dans la cavité du péricarde et de dimensions normales. Le ventricule gauche est fortement hypertrophié; le bord interne de la valvule tricuspide est légèrement adhérent, mais les autres valvules sont saines.

Le *foie* est de volume normal, ses bords sont épais, sa capsule est lisse et à la coupe il présente une coloration fortement jaunâtre; la rate, légèrement augmentée de volume est parsemée à sa surface de taches rouges à côté de points plus clairs. A la coupe, le parenchyme paraît fraîchement tuméfié et congestionné.

Les *reins* ont 6c,5 de longueur, 5c,2 de large et 1c,3 d'épaisseur. La capsule adhère fortement à leur surface, de sorte qu'en essayant de les énucléer on arrache en même temps quelques parcelles du tissu rénal. Leur surface est elle-même très-granuleuse et de coloration blanchâtre. A la coupe du rein gauche, la substance corticale est très-atrophiée et de couleur jaune pâle. Les pyramides constituent des masses homogènes circonscrites par des travées résistantes. Le rein droit offre extérieurement le même aspect que son congénère, mais sa substance corticale est moins amincie, les pyramides sont parsemées de nombreux petits kystes. La muqueuse des bassinets est injectée.

Tandis que la quantité de l'urine n'était que peu diminuée dans ce cas, au moment des accès urémiques, la sécrétion de l'urée était cependant anormalement faible.

Dans l'observation suivante faite par LIEBERMEISTER (*Prager Vierteljahrschr.*, Jahrg. XVIII, Bd. IV, p. 17), la sécrétion de l'urine et de l'urée était même augmentée avant l'apparition des premiers accès convulsifs, la quantité de l'urine émise dans les douze heures ayant été aussi grande que celle émise d'ordinaire dans les vingt-quatre heures, et la quantité d'urée sécrétée dans ces même douze heures, n'ayant pas été beaucoup au-dessous de celle qui est sécrétée d'ordinaire dans les 24 heures.

Wilhelmine Karsten, domestique, âgée de 29 ans, entre le 8 juin 1859 à l'hôpital de Greifswald.

Antécédents. La malade nous dit avoir joui d'une excellente santé dans son enfance. — A l'âge de 18 ans, elle fut atteinte d'une fièvre intermittente tierce, qui dura environ six semaines. — Il y a trois ans, elle devint enceinte ; à la fin de sa grossesse elle avait remarqué un œdème aux extrémités inférieures qui disparut peu de temps après qu'elle eut mis au monde un enfant bien portant. Dans les deux années qui suivirent, elle recouvra la santé et put sans peine reprendre son service.

Dans la première semaine de novembre, la malade s'aperçut que ses malléoles étaient légèrement œdématiées sans qu'aucun phénomène morbide ait pu rendre compte de cet accident ; l'œdème s'accrut progressivement et envahit bientôt les mains et le visage ; l'ascite se développa en même temps. — Cette hydropisie s'accrut et diminua tour à tour ; mais dans les derniers temps elle devint permanente.

Au début, la malade était encore en état de faire son service ; elle remarquait cependant que les efforts violents déterminaient chez elle de l'oppression, des palpitations violentes et une sensation de chaleur croissante. La céphalalgie qui, au commencement de la maladie, n'apparaissait qu'à de longs intervalles, se renouvela plusieurs fois pendant l'hiver avec une intensité croissante en s'accompagnant d'une faiblesse extrême et d'assoupissement. Les vomissemnts ne se montrèrent jamais pendant les accès. L'appétit avait diminué notablement.

Pendant l'hiver, la diarrhée apparut sans cause appréciable et après avoir cessé de même, elle ne se renouvela pas dans les derniers mois. Parfois aussi, il y avait une toux légère accompagnée de quelques crachats.

La sécrétion urinaire sur laquelle la malade ne pouvait donner que des renseignements à peu près nuls, ne parut pas manifestement s'amoindrir pendant toute la durée de la maladie et resta toujours au-dessus du taux normal.

La menstruation après avoir été régulière pendant les premières périodes de la maladie, s'était suspendue depuis trois mois.

Il est impossible d'attribuer à la maladie une cause certaine ; la malade invoquait les nombreux refroidissements auxquels elle s'était exposée [1].

État actuel. La malade est de corpulence médiocre, le visage, la peau du corps, les muqueuses extérieures sont pâles et décolorées. La face est légèrement œdématiée, les extrémités supérieures, la peau

[1] Dans l'original cette description est beaucoup plus détaillée encore.

du thorax et du dos sont très-fortement œdématiés, les jambes sont le siége d'un œdème dur, les grandes lèvres sont tuméfiées et les parois de l'abdomen sont distendues par l'épanchement ascitique. La limite supérieure du foie commence à la hauteur du mamelon droit ; la limite inférieure appréciée par la percussion dans la position verticale ne dépasse pas le rebord des fausses côtes.

La zone de matité absolue du cœur commence au voisinage du sternum dans le deuxième espace intercostal et ne présente aucune augmentation de largeur ; les bruits du cœur sont nets et éclatants, le deuxième bruit au niveau de l'artère pulmonaire est renforcé.

Le pouls radial est plein, dur, à peine dépressible et de fréquence normale. Il faut noter en outre des signes d'hydrothorax et de catarrhe bronchique. La quantité d'urine est presque normale ; le liquide est pâle, fortement spumeux, un peu trouble et chargé de sédiments formés de cellules épithéliales du vagin, de leucocytes, de cylindres de différent volume, en partie hyalins, amorphes ou légèrement tortueux et plissés, en partie contournés, brillants, et constitués par d'abondantes et fines granulations. Quelques-uns, et c'est le plus petit nombre sont épais, opaques et granuleux.

L'appétit était faible, les garde-robes régulières.

Le malade est soumis à un régime fortifiant ; on lui administre 16 grammes d'acétate de fer par jour. — Ce traitement étant resté sans effet sur l'hydropisie, on lui substitue, le 16 juin, le vinaigre scillitique (16 grammes par jour) et comme ce médicament s'était montré tout aussi impuissant, on eut de nouveau recours aux préparations ferrugineuses.

Dans la nuit du 22 au 23 juin, la malade se plaignit de violentes douleurs de tête qui disparurent pour reparaître de nouveau le 24 juin. En même temps elle accusait un trouble de la vision dans l'œil droit, une apathie profonde et une grande somnolence. Les nausées et les vomissements ne s'étaient pas encore montrés.

Dans la soirée du 25, la céphalalgie cessa complétement, mais la vue resta encore, pendant plusieurs jours, moins nette de l'œil droit que de l'œil gauche.

Ces légers symptômes urémiques s'amendèrent peu à peu, l'état général devint plus satisfaisant, et les phénomènes hydropiques eux-mêmes diminuèrent notablement, mais avec plus de lenteur ; l'œdème des grandes lèvres, avait presque disparu, en même temps que l'œdème des extrémités et que l'ascite étaient moins marqués.

Le 15 juin, survient une diarrhée légère qui n'exerça qu'une très-faible influence sur l'hydropisie. La malade prit, dans la nuit du 5 juillet, un bain chauffé au début à 37° et dont la température fut graduellement portée jusqu'à 42°. Après y être restée pendant 35 minutes, elle fut enveloppée pendant deux heures et demie dans des couvertures de laine chaudes. Cet enveloppement provoqua une transpiration abondante. La malade dormit d'un bon sommeil pendant environ trois heures.

Le lendemain matin, la face était très-œdématiée, chaude et rouge, la malade accusait une sensation de chaleur brûlante dans la tête. Le pouls battait 72 fois à la minute. Après une courte interruption, l'emploi des bains fut repris de la façon précédemment décrite et produisit un effet très-favorable, car l'hydropisie diminua, lentement il est vrai, mais d'une manière notable. Le 30 juillet, elle avait presque complétement disparu et il ne restait plus que quelques traces d'anasarque en certains points.

La gêne respiratoire avait tout à fait disparu, l'appétit était manifestement meilleur. Quoique la transpiration fût facile, l'hydropisie reparut dans les 5 jours pendant lesquels la malade n'avait pas eu recours aux moyens diaphorétiques.

Si bien, que le 5 août, on fut obligé de recourir de nouveau aux bains et aux enveloppements de laine qui produisirent la diaphorèse accoutumée. Mais bientôt, le 11 août, force fut de suspendre ces moyens en présence d'une violente céphalalgie, accompagnée de deux vomissements, de trois selles liquides. La céphalalgie dura la journée entière, sans fièvre. La malade était plongée dans une apathie profonde et n'ouvrait les yeux que lorsqu'on éveillait son attention. Les jours suivants, les phénomènes s'amendèrent, mais la céphalalgie reparut de temps en temps. Dans la nuit du 21 au 22 août, nouvelles douleurs de tête qui ne cessèrent que le lendemain.

Dans la soirée du 22 août, la malade se plaignit de bourdonnements d'oreilles et de troubles de la vue (mouches volantes). Le pouls était très-fréquent.

La nuit suivante, vers deux heures, elle fut prise subitement d'une violente attaque d'éclampsie assez analogue à un accès épileptique, avec perte de connaissance, convulsions cloniques des extrémités des muscles, du visage et du tronc. Ces convulsions étaient tellement violentes que le lit de la malade en était ébranlé. L'accès cessa au bout de 10 minutes, et la malade s'endormit profondément. Elle avait de l'écume à la bouche, son pouls très-fréquent au début se ralentit ensuite, la respiration était stertoreuse. Venait-on à l'interroger, elle entr'ouvrait les paupières et tantôt ses yeux regardaient fixement l'interlocuteur, tantôt ils roulaient dans leurs orbites. Elle ne répondait pas aux questions qu'on lui adressait et si on la pressait de parler, elle tirait la langue en avant et ne pouvait pas lui imprimer d'autres mouvements. Les accès se renouvelèrent ainsi pendant toute la nuit à si courts intervalles qu'elle en avait déjà eu douze depuis le soir jusqu'au matin. Dès le début des accès, on lui administra de l'acide sulfurique dilué, puis de l'acide benzoïque à hautes doses et enfin des pilules d'aloès et de coloquinte.

Le matin vers 8 heures, la malade avait recouvré connaissance mais restait dans un état d'apathie extrême. Elle se plaignait d'une céphalalgie intense et la vision paraissait fortement atteinte. A 9 heures nouvel accès suivi de trois autres jusqu'à minuit avec émission involontaire d'urine et des matières fécales, respiration stertoreuse, coma profond. Dans l'intervalle des attaques, la bouche était entr'ouverte, les paupières à demi-voilées. Le pouls battait 114-120. La température axillaire était de 38°,16. La nuit suivante, la malade n'eut pas d'accès. Dans la soirée elle était un peu somnolente, mais son intelligence était parfaitement conservée. Le pouls marquait 96. La face était œdématiée et l'anasarque ne s'était pas modifiée. Le lendemain matin la malade éprouva une telle faiblesse et une si grande lassitude que les moindres mouvements lui étaient douloureux et pénibles. Les troubles sensoriels avaient disparu et la céphalalgie était bien moindre.

Les jours suivants, la malade se remit très-vite de son accès. Mais elle conservait encore une grande lassitude, beaucoup d'accablement et d'apathie. L'état se modifia bientôt, la céphalalgie ne reparut que de temps en temps, encore était-elle supportable. Mais malgré une abondante sécrétion d'urine, l'hydropisie fit de notables progrès.

Le 4 octobre au matin, il survient un léger frisson accompagné d'une céphalalgie violente. Dans la nuit : dyspnée intense, somnolence très-marquée. Vers 3 heures du matin, on pratique une saignée de 190 grammes environ, et à 6 heures du soir apparaissent les vomissements qui se répètent plusieurs fois; vers 9 heures : violent accès éclamptique, pareil aux précédents et suivi d'un profond coma. Les accès se renouvellent dans la nuit et les jours suivants, en tout 12 fois. Les pupilles pendant les accès et dans leur intervalle ne présentaient aucune modification, ni dilatation, ni rétrécissement, mais se contractaient faiblement sous l'impression de la lumière. A la suite de l'administration du calomel et du jalap, les selles furent copieuses et le 6 octobre au matin la malade avait repris connaissance, son visage était encore très-fortement œdématié, mais elle se plaignait encore de mal de tête et était très-abattue. Le 7 et le 8 octobre, l'œdème de la face n'avait pas augmenté, les lèvres étaient le siége d'un œdème dur. L'ascite et l'œdème des pieds paraissaient avoir un peu diminué. La malade se rétablit lentement.

Le 22 octobre, les phénomènes inquiétants reparurent : la céphalalgie avait repris une intensité nouvelle, la somnolence était revenue et de temps en temps on observait des convulsions dans les extrémités supérieures. Ces accidents ne furent que de courte durée ; mais dans la nuit du 31 octobre, survint un accès de convulsions suivi de vomissements. On ordonna de l'acide benzoïque vers 5 heures du matin, nouvel accès éclamptique d'une extrême violence qui se renouvela deux fois dans la nuit. Dans l'intervalle, la malade resta sans connaissance, la bouche ouverte, la respiration stertoreuse, la face cyanosée, les dents fuligineuses, les pupilles étaient notablement rétrécies. Les jours suivants, la malade revint à elle, mais elle était faible et déprimée.

La face était très-œdématiée, les pupilles avaient recouvré leur contraction normale. L'état de somnolence persista pendant les semaines suivantes. A partir du 10 novembre, survinrent des troubles tels de la vision, que la malade ne pouvait distinguer, ni compter les doigts de la main. Le pouls était relativement peu fréquent, petit, dur et non dépressible. Dans la soirée du 3 décembre, nouvelle série d'accès éclamptiques qui persistèrent jusqu'au lendemain soir. Le 5 décembre au matin, la vue était extrêmement faible ; l'œil gauche pouvait distinguer réellement une lumière, tandis que l'œil droit ne voyait qu'une lueur confuse.

L'examen ophthalmoscopique révélait dans les deux yeux, les signes d'une rétinite apoplectique. La malade ressentait encore un peu de somnolence ; mais dans la nuit du 18 au 19 décembre, de violents accès éclamptiques se montrèrent à nouveau, suivis de vomissements et de prostration. Les troubles visuels s'accrurent d'intensité, mais la malade succombe à un catarrhe bronchique compliqué de pneumonie.

L'Autopsie pratiquée par le professeur *Grohe* fit constater les lésions suivantes : Toutes les parties du corps sont extrêmement anémiées.

Dans le *cerveau*, sauf l'ischémie on ne constate aucune lésion marquée.

Dans l'abdomen, dans les cavités pleurales et péricardiaque, on trouve un épanchement considérable de sérosité.

Les deux ventricules du *cœur* sont très-hypertrophiés. La paroi du ventricule gauche a dans sa partie moyenne 26 millimètres d'épaisseur, à sa base 22 millimètres environ ; l'épaisseur du ventricule droit est de 6 à 9 millimètres. Les cavités cardiaques sont peu dilatées. Le cœur est ferme, épais et d'une coloration bleuâtre.

Le *poumon* gauche d'un petit volume, adhère assez fortement à la paroi thoracique inférieure ; le lobe inférieur est presque complétement atélectasié, le lobe supérieur est fortement œdématié et perméable.

Le poumon droit offre à la coupe dans la partie inférieure des lobes supérieur et inférieur, une infiltration pneumonique, tandis que les parties antérieures sont encore perméables.

Le *foie* et la *rate* sont légèrement augmentés de volume.

Les deux *reins* ont subi la dégénérescence graisseuse et sont en voie d'atrophie granuleuse. Leur volume est à peu près normal, la capsule est facile à détacher, leur surface est légèrement granuleuse, d'aspect multicolore, parsemée de points gris sur un fond jaune rougeâtre; l'on constate en outre de très-nombreuses hémorrhagies diffuses. La substance corticale est d'une coloration jaune, légèrement tâchetée, les parties périphériques sont atrophiées, les tubes urinifères sont troubles et déformés. Les pyramides sont également diminuées de volume, les papilles acuminées et d'un gris blanchâtre.

Dans le mésentère on trouve de petites cicatrices et quelques adhérences anciennes.

Dans les deux *rétines :* hémorrhagies anciennes et récentes.

Le tableau suivant indique les modifications qu'a subies l'urine dans le cours de la maladie.

DATES.	CENTIMÈTRES CUBES.	DENSITÉ.	URÉE.	CHLORURE DE SODIUM.	ALBUMINE.
12 juin. . . .	1320	»			
13.	1175	»			
14.	1202	»			
15.	1180	»			
16.	1220	»	Du 16 au 22 août, vinaigre scillitique, 32 grammes — 96 grammes, une cuillerée à bouche toutes les deux heures.		
17.	1162	»			
18.	1750	»			
19	1370	»			
20.	1945	»			
21.	1395	»			
22.	1430	»			
23.	1520	»			
24.	1350	»	16gr,06 d'urée; 16gr,50 de chlorure de sodium. — Légers symptômes urémiques.		
25.	1340	1015	16gr,80 d'urée; 12gr,70 de NaCl. — Phénomènes urémiques peu marqués.		
26.	1110	»			
27.	1620	»			
29.	1270	1014			
1er juillet. . .	1545	1015			
2.	1305	1016			
3.	1700	1014			
4.	1360	1014			
5.	1405	1014			
6.	1700	1013			
7.	1272	1013			
8.	1415	1015			

DATES.	CENTIMÈTRES CUBES.	DENSITÉ.	URÉE.	CHLORURE DE SODIUM.	ALBUMINE.
9.	1515	»	»	»	»
10.	1565	»	»	»	»
11.	1380	1014	»	»	»
12.	1560	1014	17,18	10,90	12,31
13.	1580	1013	15,17	14,85	12,12
14.	1754	1015	16,52	14,39	13,79
15.	1655	1012	16,05	10,92	11,15
16.	1590	1014	16,58	18,60	10,64
17.	1920	1013	19,58	23,81	11,45
18.	1720	1013	»	»	»
19.	2094	1014	17,80	25,34	12,06
20.	1735	1014			
21.	1800	1014			
22.	1760	1014			
23.	1593	1013			
24.	1525	1014			
25.	1860	1014			
26.	1260	1012			
27.	1150	1013			
28.	1290	1014			
29.	1660	1013			
30.	1650	1014	Urine colorée par le sang menstruel. Sang coagulé au fond du vase.		
1er août. . . .	1550	1013			
2.	1970	1013			
3.	1870	1012	Urine pâle, à réaction acide.		
4.	2010	1013	Le sédiment renferme de nombreux cylindres de coloration foncée et pour la plupart granuleux.		
5.	2000	1013			
6.	1880	1014			
7.	2020	1012			
8.	1080	»			
9.	1500	1014			
10.	1490	1015			
11.	»	»	Céphalalgie. — Vomissements, diarrhée. Quelques symptômes urémiques.		
12.	1610	1013			
13.	1440	1012			
14.	1570	1013	14,59	17,90	11,31
15.	1570	1013	De temps en temps quelques phénomènes urémiques.		
16	1780	1013			
17.	1484	1013			
18.	1785	1013			
19.	1363	1013			
20.	1476	1013			
21.	1375	1014			
22.	1606	1013	13,65	13,17	12,56
23.	1708	1013	Accès urémique intense. Pendant la durée des convulsions (12 heures), la malade excréta 14gr,86 d'urée; 13gr,32 de chlorure de sodium et 10gr,28 d'albumine.		

DATES.	CENTIMÈTRES CUBES.	DENSITÉ.	URÉE.	CHLORURE DE SODIUM.	ALBUMINE.
25.	1785	1009	L'urine des 23 heures renferme 13gr,21 d'urée; 6gr,43 de chlorure; 8gr,35 d'albumine.		
26.	1850	1010			
27.	1560	1009	Urine rendue sanguinolente par le flux menstruel : 12gr,19 d'urée; 9gr,05 de chlorure de sodium.		
28.	880	1014	Il se perd une grande partie de l'urine par suite de la diarrhée.		
29.	1130	1012			
30.	1390	1012			
31.	1360	1012			
1er septembre.	2060	1012			
2.	1360	1012			
3.	1950	1009			
16 octobre. .	1225	»			
17.	1230	1010			
18.	1300	1010			
19.	1030	1013			
20.	1090	1014			
21.	1150	1014			
22.	1220	1013			
23.	1030	1014			
24.	1150	1012			
25.	1320	1012			
26.	1150	1015			
27.	1540	1014			
28.	910	1016			
29.	1970	»			
30.	1150	1015			
31.	1000	1016			
1er novembre. .	Violent accès urémique — L'urine ne peut être recueillie en totalité; elle renferme un sédiment abondant formé de cylindres en partie hyalins, en partie granuleux et de quelques cellules épithéliales dégénérées.				

L'observation de Biermer offre de frappantes analogies avec le cas précédent, et peut aisément en être rapprochée (*Virchow's Archiv. für path. Anat.*, vol. XIX). L'auteur a vu *dans un cas de scarlatine accompagnée de néphrite diffuse une anurie complète d'une durée de 118 heures, et bientôt après ce même accident persister pendant 104 heures, sans que l'urémie se soit déclarée. Les symptômes urémiques se prononcèrent seulement après que l'urine eut déjà commencé à être émise de nouveau depuis plusieurs jours.*

Henri D., âgé de cinq à six ans, fils d'un tanneur, malade depuis le 4 mai 1858.

Antécédents. De faible constitution, il avait eu, quelques années auparavant, une otite accompagnée de douleurs dans les oreilles et d'un écoulement.

Pas d'autres maladies antérieures. Parents bien portants.

Marche de la maladie. — A la suite de quelques phénomènes prodromiques, (mauvaise humeur, abattement, céphalalgie, somnolence), le malade fut pris de scarlatine le 4 mai. La langue était d'un rouge vif, l'angine très-marquée et aux symptômes habituels de la période initiale, vint s'ajouter un coryza intense avec gonflement considérable de la muqueuse nasale et écoulement abondant de mucus par les narines. Au moment de l'éruption, la fièvre fut intense : la peau était extrêmement chaude, le pouls à 160, à la fin du second jour de fièvre, l'exanthème s'était manifestement étendu et avait disparu rapidement après 36 heures. La fièvre s'était apaisée, le pouls était tombé à 126. La peau était moins chaude, mais restait sèche. L'état fébrile se maintint ainsi jusqu'au 11 mai, et subit à ce moment une nouvelle exacerbation ; nuit agitée, mais sans délire : douleurs à l'occiput, pouls 140 ; peau sèche et brûlante, urine pâle, sans albumine ; sa quantité ne paraît pas amoindrie.

Le lendemain matin, la peau pour la première fois se couvre de sueurs, et la desquamation commence à se produire ; pouls 120, langue villeuse et d'un rouge vif. Le 13 mai, dans la soirée, la fièvre se montre de nouveau sans manifestation locale, pouls vibrant 130 ; urine jaune violâtre, sans sédiment, légèrement albumineuse.

Tandis que l'angine, le coryza et l'engorgement ganglionnaire tendaient à disparaître, et que la fièvre devenait aussi plus modérée, une bronchite aiguë se déclara dans la nuit du 17 au 18 mai accompagnée d'une réaction fébrile intense. Pouls, 140 ; respiration, 42 ; somnolence, toux fréquente sans expectoration ; respiration rude et puérile ; râles sibilants et humides ; urine pâle, sans albumine ; desquamation très-marquée surtout aux mains. La peau est chaude et sèche.

Le 23 mai, la bronchite diminue et la fièvre s'apaise promptement, pouls, 120. Le malade se plaint de douleurs dans la région lombaire, que la pression exaspère. L'abdomen est très-chaud, mais mou et sans ballonnement.

Les jours suivants : léger œdème du scrotum et des pieds, urine peu abondante, jaune brunâtre, sans albumine, à 7 heures du soir le malade ne rend que trois cuillerées d'urine décolorée et très-albumineuse, et depuis ce moment jusqu'au 29 mai à 5 heures du soir, c'est-à-dire pendant 118 heures, l'anurie est complète.

Émission spontanée ou artificielle de quelques gouttes d'urine. Le garçon est examiné avec soin. On ne trouve que quelques traces d'urine, soit dans les selles, soit sur les draps. La vessie est complétement vide comme le témoigne le cathétérisme. Les diurétiques ne produisent aucun effet sur la sécrétion urinaire, mais en revanche déterminent de la diarrhée caractérisée par 2 ou 3 selles demi-molles et brunâtres par jour. La langue est humide et nette. La peau se couvre de sueurs sous l'influence des bains sulfureux, la desquamation est complète, la température n'est pas trop élevée depuis que la transpiration est facile; pouls 110 à 120, légère augmentation de l'hydropisie malgré l'anurie complète, l'anasarque n'a pas fait de progrès, mais il s'est développé un peu d'ascite. Les parois abdominales ne sont pas distendues, et l'action du diaphragme n'est pas gênée. Le trouble respiratoire a disparu. Le petit malade supporte assez bien son état, il n'accuse aucune douleur, reste assis sur son lit, demande à jouer; son appétit est bon et ses digestions régulières. La soif est modérée, le sommeil est bon. L'urine que le malade a rendue après 5 jours d'anurie, le 29 mai à 5 heures du soir, s'est trouvée mêlée avec les selles, de sorte qu'on n'a pu en recueillir que deux ou trois cuillerées. Dans les 104 heures suivantes (c'est-à-dire jusqu'au 3 juin à 1 heure du matin), l'anurie ne fut pas complète, mais la quantité d'urine émise était extrêmement faible. L'urine, qui fut sécrétée à cette époque, s'écoulait goutte à goutte pendant la défécation, de sorte qu'elle était pour ainsi dire perdue au milieu des garde-robes. En examinant le pénis qui est humide encore, immédiatement après la défécation, ou bien en écartant le prépuce du gland, les quelques gouttes de liquide que renferme la rainure balano-préputiale témoignent que la sécrétion urinaire n'a pas été suspendue.

Vers le 31 mai, il se développe sur les lèvres une affection papuleuse particulière, offrant une analogie frappante avec les plaques muqueuses syphilitiques. Cette affection est tout à fait indolore et paraît devoir être attribuée à l'habitude qu'avait l'enfant de se mordre constamment les lèvres. Des croûtes brunâtres se développent à ce niveau et s'étendent bientôt jusque sur les narines.

L'examen de l'haleine à l'aide de l'acide chlorhydrique ne révèle aucune trace d'ammoniaque. Le 1er juin il se développe un intertrigo au niveau du pli du coude. L'enfant est très-amaigri. Les selles sont muco-bilieuses et renferment des débris d'aliments incomplétement digérés. Les nuits sont de nouveau agitées. Le 5 juin au matin, les draps de l'enfant sont mouillés par l'urine émise spontanément; les jours suivants, ce liquide est mêlé aux fèces. Les selles sont liquides, muqueuses et régulières. La peau est peu chaude et légèrement halitueuse. Le pouls est faible et bat habituellement 90, 100. Soif modérée, appétit presque nul, affaiblissement extrême et apathie.

Le 6 juin, à 1 heure de la nuit, éclatent les premiers symptômes cérébraux (urémiques); vomissements, état soporeux. Le même jour à 9 heures du soir, 320 grammes d'urines sont émis, et, vers 2 heures de la nuit, le malade en rend à peu près une égale quantité dans une seconde miction. Cette urine est acide et renferme des traces d'albumine et quelques cylindres pâles. Le 7 juin, pas de symptômes cérébraux, pouls, 104. La nuit suivante est agitée; dans la matinée, l'enfaut s'assoupit, il n'urine pas ce jour-là.

8 juin, peau chaude, sèche, pouls, 110, avec des intermittences. Ondulations visibles sur le trajet des vaisseaux du cou. Langue sèche; le malade prend un aspect typhique. Il est pris vers 11 heures de convulsions et succombe peu d'instants après.

Autopsie pratiquée le 9 juin à 6 heures 1/2 du soir; cadavre très-maigre. La cavité abdominale renferme une petite quantité de sérosité claire, jaunâtre, très-fortement albumineuse, tenant en suspension quelques flocons fibrineux. Le gros intestin est fortement distendu par des gaz.

Dans les deux *cavités pleurales*, petite quantité de sérosité claire; Épanchement considérable dans le péricarde. Le *cœur* est très-ferme et décoloré à la base des ventricules, quelques petites ecchymoses. Dans le ventricule droit et dans les grosses veines, on trouve des caillots noirâtres, dans le ventricule gauche, quelques coagulations cruoriques et un petit caillot de la grosseur d'un pois, blanchâtre et d'aspect granuleux, qui paraît entièrement formé par des globules sanguins décolorés. Les valvules sont saines. L'endocarde est légèrement opaque en quelques points. On distingue sur la paroi aortique, au-dessus des valvules, quelques tâches jaunes. La fibre charnue du cœur est ferme, pâle, gris rougeâtre et lardacée. A la paroi antérieure de l'infundibulum aussi bien qu'à la partie antéro-supérieure du ventricule gauche la fibre cardiaque est d'un gris jaunâtre par places. Sur la valvule tricuspide, on remarque quelques points noirâtres.

La surface des *poumons* est inégale et offre çà et là de légères dépressions qui tranchent par leur aspect grisâtre sur le reste du tissu. Dans le lobe inférieur du poumon droit, on distingue un noyau hémisphérique, dur, gris, rougeâtre, homogène, de la grosseur d'une noisette. A un examen plus attentif, on reconnaît que ce nodule est constitué par un agrégat de granulations rondes de la grosseur d'un grain de mil.

Dans le reste de son étendue, le poumon est insufflable, quoique peu élastique ; pâle dans sa partie supérieure, rouge dans ses parties inférieures et crépitant sous le doigt à sa surface. Du côté droit, on distingue quelques points d'atélectasie.

Les *ganglions bronchiques* sont tuméfiés, de coloration grise homogène et parsemés de points jaunâtres; les ganglions mésentériques sont également tuméfiés, un peu ramollis, pâles et gris rougeâtres.

La *rate* est volumineuse, ferme et couverte à la surface de toutes petites granulations blanchâtres, à la coupe l'organe laisse échapper la boue splénique, rougeâtre et présente de nombreux corpuscules de Malpighi augmentés de volume et de cololoration blanche.

Le *foie* est augmenté de volume et de consistance ; il paraît anémié aussi bien à sa surface, que dans sa profondeur. Les lobules jaunâtres (c'est-à-dire le centre des acini) sont entourés d'un tissu lardacé grisâtre. La vésicule biliaire renferme une très-faible quantité de bile presque décolorée, mêlée à du mucus.

La muqueuse de l'*intestin* grêle est pâle, mais humide. Dans le duodénum, on trouve des matières colorées par la bile ; plus bas, c'est une bouillie blanchâtre très-abondante. La muqueuse est pâle en tous points et de loin en loin, on distingue de petites ecchymoses au niveau des valvules conniventes. Les plaques de Peyer et les follicules isolés sont apparents, mais ne semblent pas tuméfiés. Au niveau du cæcum, cependant, les plaques sont énormes et recouvrent presque toute la surface de la muqueuse ; cinq d'entre elles sont très-saillantes, ramollies, blanchâtres et de la grosseur d'une pièce de 50 centimes (1 kreutzer).

Dans le gros intestin on ne trouve d'autre lésion que de petits polypes muqueux. Dans l'estomac, la muqueuse est pâle et légèrement tuméfiée.

Les *reins* sont extrêmement hypertrophiés. Le rein droit s'étend jusqu'à la crête iliaque et a subi une rotation telle sur son axe que son hile est tourné en avant et en haut et sa veine qui est de moitié plus petite que celle du rein gauche semble se diriger de haut en bas. Le rein gauche conserve sa position normale, sa veine suit son trajet habituel au-dessus de la colonne vertébrale ; les artères des deux organes n'ont subi aucun changement. Les artères sont un peu dilatées.

La *vessie* est remplie d'urine et sa muqueuse est très-pâle. L'urine est d'un jaune clair, acide, ne renferme ni albumine, ni cylindres et ne donne par la chaleur qu'un très-faible précipité. Le sédiment granuleux, jaunâtre et très-abondant est en grande partie constitué par des urates de soude et d'ammoniaque sous forme d'haltères (*dumbells*) et par des cristaux de phosphate tribasique. Traitée par l'alcool, l'urine présente une grande quantité d'urée et de créatinine. Les reins sont faciles à énucléer de leurs capsules et offrent alors les dimensions des reins d'un nouveau-né. Leur surface est lisse et leur consistance assez ferme. Leur coloration n'est pas homogène et à côté de lobules bien dessinés, à contours rouges et à centre gris, on aperçoit des tâches rouges, irrégulières de 2 à 5 millimètres de diamètre environ, qui sont en certains points tellement confluentes qu'elles constituent de véritables étoiles, d'un rouge foncé, tandis qu'en d'autres points elles ont un aspect plus homogène et une coloration plus grisâtre qui voile pour ainsi dire les contours des lobules, à la coupe, la substance corticale est augmentée de volume et empiète sur la substance médullaire. Sa coloration est d'un jaune blanchâtre uniforme, sauf au voisinage de la périphérie où elle présente des stries rougeâtres. Au niveau des points rouges qui sont beaucoup plus marqués à la base des pyramides, on distingue de nombreux petits points blanchâtres de la grosseur d'un grain de chènevis. Les pyramides sont relativement petites et de teinte rosée tranchant peu sur la pâleur de la substance corticale. A un examen plus attentif, on peut distinguer des stries rouges et grises sur les papilles décolorées. Le rein gauche renferme de nombreuses concrétions qui paraissent dues à une accumulation de sédiment urinaire.

A l'examen microscopique, les reins présentent une telle prolifération cellulaire que le stroma est rempli de noyaux, tandis que les canalicules urinaires renferment de jeunes cellules, les unes irrégulières et légèrement granuleuses, les autres à peine altérées. En certains points, la prolifération cellulaire s'étend vers la partie antérieure et notamment à la surface, au niveau des taches rouges ou des plaques grisâtres, où la couche cellulaire superficielle du rein envoie des prolongements dans le parenchyme et surtout enfin au niveau des plaques blanchâtres précédemment mentionnées où l'on trouve une masse de petites cellules étoilées disposées en couche épaisse. Les pyramides et la substance corticale n'offrent pas de grandes différences anatomo-pathologiques, si ce n'est peut-être une plus grande prolifération cellulaire dans les premières que dans la seconde.

Le cerveau est anémié, ramolli en certains points, de consistance très-ferme en d'autres, mais ne présente pas de lésion notable.

La *fréquence* de l'urémie varie selon les contrées : Ainsi, en Allemagne et en France, elle est positivement plus rare qu'en Angleterre. Tandis que *Bright* a vu la mort occasionnée par l'urémie dans 27 cas sur 70, et *Christison*, dans 10 cas sur 16, *Frerichs* n'a signalé cette maladie comme cause de mort que dans 5 cas sur 21, et à Dantzig, on n'a même trouvé que 12 fois l'urémie sur 157 cas. Depuis que je suis à Grœningue, j'observe l'urémie relativement moins souvent encore, bien que la néphrite diffuse soit fréquente.

L'apparition des phénomènes urémiques ne se rattache pas à une période déterminée de l'affection rénale ; elle *peut* par conséquent se produire aussi bien dans le stade de l'exsudation que dans celui de l'atrophie, mais on ne saurait méconnaître qu'elle se présente le plus fréquemment dans l'atrophie avec hypertrophie simultanée du cœur. L'accroissement ou la diminution de l'hydropisie n'a pas en général de relation directe avec le développement de l'urémie. Cependant la diminution de l'hydropisie est importante, en ce sens que c'est en elle seule que se trouve la source des symptômes nerveux quand la résorption s'opère promptement. Ainsi j'ai vu un individu vigoureux, affecté depuis huit jours de dyspnée et d'œdème des pieds. Les phénomènes fébriles étaient très-insignifiants, la dyspnée cependant assez considérable, et les douleurs dans la région précordiale constantes. A l'examen du thorax, je trouvai les poumons parfaitement sains, au-dessus du cœur on percevait un léger bruit de frottement. Avec cela il y avait un léger œdème de la face et des pieds, et un œdème considérable du scrotum. L'urine, dont la quantité était de 1200 centimètres cubes était albumineuse, et contenait des cylindres épithéliaux. Trois ou quatre jours après, je fus appelé auprès du malade, et le trouvai sous le coup d'un violent accès de convulsions, qui ressemblait complétement à une attaque épileptique. Je les pris pour des convulsions urémiques et considérais la péricardite comme une affection secondaire. Il y avait cependant une circonstance qui me fit hésiter : L'œdème avait disparu subitement dans le courant de cette journée même. Deux jours après le malade mourut. A l'autopsie, les centres nerveux étaient normaux, sauf un épanchement séreux dans les ventricules; au cœur, une péricardite avec fausses membranes épaisses. Les reins étaient simplement congestionnés, et ne présentaient aucun changement dans leurs dimensions, ni aucune modification dans leur épithélium. Les phénomènes nerveux tenaient vraisemblablement à une résorption subite de la sérosité, une rétention d'urine n'ayant pas eu lieu, et l'hypérémie des reins ayant probablement été un phénomène secondaire.

De quelle façon naissent donc ces phénomènes urémiques? qu'est-ce qui les provoque? Ce n'est pas sans intention que j'ai cité dans les pages qui précèdent, précisément des cas qui montrent que les symptômes nerveux qui se montrent dans le cours de la néphrite ne se produisent pas toujours en raison directe de la quantité d'urine sécrétée. *Christison*, qui avait déjà fait ressortir l'importance de ce fait en se fondant sur ses propres observations, en est arrivé à conclure, que la relation qui existe entre l'anurie et le coma ne doit pas être posée en fait général, et les auteurs anglais, qui étaient habitués à des expériences semblables, s'efforçèrent donc de chercher la raison de ces phénomènes dans d'autres conditions que celles de l'intoxication du sang par des principes d'urine. *Owen Rees* accusait l'état hydrémique du sang, l'hydrémie, si prononcée dans la néphrite dégénérative, comme en étant la cause, tandis qu'*Osborne* considérait comme condition étiologique, la méningite et les lésions des méninges. Mais ces deux opinions se réfutaient facilement par ce seul argument que des individus hydrémiques restent très-souvent exempts d'accidents de cette nature, et que la méningite se rencontre assez rarement sur les cadavres d'individus qui ont succombé à la maladie de Bright. En outre, la grande majorité des cas semblait cependant devoir faire admettre la corrélation entre l'urémie et l'anurie, de sorte que l'idée d'une intoxication du sang par des principes de l'urine fut mise au premier plan. Les premiers investigateurs qui déjà s'étaient efforcés de rechercher l'explication de ces phénomènes, parlèrent de métastase de l'urine (Nysten), et accusèrent la rétention d'urine en général. Les premières tentatives d'injection d'urine dans les veines d'un chien amenèrent si rapidement la mort de l'animal, qu'elles parurent confirmer cette présomption. Cependant on avait négligé de filtrer l'urine à cette occasion, et la mort fut probablement causée par des embolies capillaires dans les poumons (*Vauquelin* et *Segalas*). Lorsqu'on injecta de l'urine filtrée (*Courten*, *Gaspard*, *Frerichs*), les mêmes accidents ne se présentèrent pas. Comme ce n'était donc pas l'urine envisagée dans son ensemble (dans laquelle tous les principes se trouvaient réunis, bien qu'en état de dilution) qu'on pouvait rendre responsable de l'intoxication, on se rejeta sur l'un ou l'autre de ses principes. Mais lequel d'entre eux devait-on mettre en cause?

Christison avait déjà dit, à la vérité, avoir trouvé le sang d'une malade chargé d'urée, sans qu'il y ait eu le moindre phénomène urémique. Mais on ne s'en tint pas là, et l'on eut recours au contrôle de l'expérimentation à l'aide d'injections artificielles. Les expériences de *Vauquelin* et *Segalas*[1], faites sur des animaux non néphrotomisés permirent à l'urée de circuler dans le sang, sans effet pernicieux sur le système nerveux. Mais cela pouvait tenir à ce que les reins avaient éliminé trop promptement l'urée du sang; il fallait donc enlever d'abord les reins, pour juger définitivement de l'influence de l'urée. Dans ces essais, ainsi modifiés,

[1] In MAGENDIE, *Journal de Physiol.*, t. II, p. 354.

quelques investigateurs (au nombre desquels nous citerons *Hammond*[1], *Gallois*) crurent avoir produit des phénomènes urémiques, la majorité cependant (*Stannius*[2] et *Scheven*, *Frerichs*, *Hoppe*, *Oppler* et *Petroff*) mirent en doute ce résultat. Récemment l'urée a cependant trouvé de nouveaux et importants détracteurs en *Meissner* et *Voit*. Le premier s'est borné à démontrer l'augmentation du contenu en albumine dans le sang des animaux néphrotomisés en face des opinions divergentes de *Zalesky*, de *Perls* et d'autres; mais le second prétend prouver que la cause des phénomènes urémiques se trouve dans l'urée par l'expérience suivante : « Il avait produit sur un chien des phénomènes nerveux semblables aux phénomènes urémiques en le nourrissant d'urée, et en lui ôtant la quantité d'eau nécessaire à l'élimination de cette matière par la privation absolue de boissons. Bien que cette tentative en elle-même ne démontre pas ce qu'il s'agit de prouver, précisément à cause de la privation d'eau, on peut cependant admettre qu'une accumulation d'une grande quantité d'urée dans le sang est nuisible sans aller jusqu'à expliquer par là les phénomènes urémiques. Il en est de même de l'opinion de *Perls* qui croit avoir trouvé chez les vaisseaux néphrotomisés une augmentation frappante de la créatinine, et qui, par conséquent attribue la cause de l'urémie à l'action de ce principe. *Voit* et *Meissner* contestent purement et simplement l'augmentation de la créatinine, et *Perls* lui-même (*Berlin. klin. Wochenschrift*, 1868, n° 19), avoue n'avoir pas trouvé la créatinine dans le sang d'un individu urémique, pas plus que chez les animaux néphrotomisés qu'il avait empoisonnés à l'aide de ce principe, quoique chez ces derniers les accidents urémiques se soient produits à la suite de l'intoxication par

[1] In *American Journal of medic. sciences*, 1861.
[2] In *Vierordt's Archiv.*, 1850.

l'urée. Il pense donc que la créatinine n'exerce d'action toxique qu'après s'être décomposée dans le corps ou avoir été sécrétée dans le cerveau. Au point de vue clinique, on peut dire avec quelque raison, que ceux qui cherchent la cause de l'urémie dans l'accumulation des principes normaux de l'urine dans le sang, et dirigent leurs expériences dans cette voie, posent mal la question. C'est que l'expérience *de tous les jours*, montre, d'un côté, *la sécrétion urinaire considérablement diminuée chez tous les individus* atteints de la maladie de Bright, et que cependant l'*urémie* ne se rencontre que chez un petit nombre *d'entre ces malades;* d'un autre côté, il résulte aussi bien de mes observations personnelles que de celles qui ont été faites par d'autres, qu'une *anurie qui dure plusieurs jours*, même sans qu'il y ait de la diarrhée ou des vomissements, peut exister sans que l'*urémie* se produise, et qu'il n'y a pas toujours un simple *parallélisme* entre la sécrétion urinaire et les phénomènes urémiques. C'est aussi ce fait clinique qui amena *Frerichs*, bien qu'il ne le dise pas, après *Henle*[1] et *Lehmann*[2] à chercher l'origine de l'urémie, non pas dans un des éléments normaux de l'urine, l'urée, mais dans son dérivé, le carbonate d'ammoniaque, et c'est précisément par un procédé défectueux qu'il a été conduit à ce résultat. Ainsi, d'après cet investigateur, *ce n'est pas l'urée*, mais un de ses dérivés, le carbonate d'ammoniaque qui produit les phénomènes urémiques, et cette décomposition se ferait dans le sang même à l'aide d'une ferment peu connu jusqu'ici, et qui alors ne devrait pas forcément se retrouver dans tous les cas. Depuis que cette hypothèse a été émise, elle a servi de point de départ à toutes les discussions relatives à l'urémie, et aujourd'hui même encore des investigateurs très-sérieux (tels

[1] *Handbuch du ration. Pathologie*, Bd. II, p. 213.
[2] *Archiv. für physiol. Heilkunde*, I.

que *Vogel* et d'autres), ne peuvent que très-difficilement l'abandonner. Les preuves que *Frerichs* lui-même a fournies en sa faveur devaient démontrer : 1° que le carbonate d'ammoniaque, injecté dans le sang, provoque des phénomènes semblables à ceux de l'urémie ; 2° que le sang des urémiques, (que ce soit sur les animaux néphrotomisés, par conséquent, dans les urémies artificielles, ou chez les individus affectés d'urémie) contient du carbonate d'ammoniaque, tandis que cette substance fait défaut chez les individus bien portants.

Relativement au premier point, c'est-à-dire à l'effet des injections de carbonate d'ammoniaque, les expériences entreprises par *Frerichs* lui-même ont répondu à ses exigences. Quelques observateurs (*Schottin*[1], *Hammond*) ont cependant soulevé l'objection que des phénomènes semblables aux accidents urémiques se sont aussi produits après l'injection d'autres matières, telles que le sulfate, le carbonate de soude, tandis que d'autres (*Hoppe*, *Oppler*[2] et *Ph. Munk*) ont contesté la similitude des symptômes produits par le carbonate d'ammoniaque et de ceux qui se présentent dans l'urémie ; les effets de la première de ces substances consistant de préférence en une irritation du système nerveux, et ceux de la dernière, au contraire, en une dépression de ce système.

Les expériences faites par *Petroff*[3], qui repousse la première de ces objections, montrent, en ce qui touche la seconde, que les symptômes nerveux produits par le carbonate d'ammoniaque sont moins intenses et plus éphémères que les symptômes de la véritable urémie. Mais il en trouve l'explication dans la prompte élimination de l'ammoniaque par l'urine, et dit que ces expériences établissent

[1] *Archiv. für phys. Heilkund*, Bd. XI.
[2] *Virchow's Archiv.*, Bd. XXI.
[3] *Virchow's Archiv.*, Bd. XXV, Heft 1 et 2

cependant un rapport entre la quantité d'ammoniaque injectée et la similitude des symptômes produits par ces injections avec les phénomènes urémiques. Cependant *Richardson* (*American Journal*, 1862) cite des expériences faites par *Barker*, qui donnent un tout autre résultat, et d'après lesquelles l'ammoniaque ne produit pas des phénomènes urémiques, et *Munk*, aux expériences duquel j'ai assisté, conteste avec raison la ressemblance des accidents provoqués par des injections d'ammoniaque avec les symptômes urémiques.

Le deuxième point, c'est-à-dire la démonstration de l'existence de l'ammoniaque dans le sang d'urémiques, se rapporte d'un côté à l'urémie artificielle, et d'un autre côté à des individus affectés de cette maladie. Déjà *Hoppe* et *Oppler* contestaient la présence d'ammoniaque dans le sang des animaux néphrotomisés, mais *Petroff* trouve à redire à la méthode mise en pratique par ces investigateurs, parce qu'il s'est convaincu que l'ammoniaque, même fixée par l'acide acétique, se volatilise, et par conséquent ne peut plus être retrouvée après, si l'on fait comme *Oppler*, c'est-à-dire lorsqu'on filtre d'abord le sang et qu'ensuite on le laisse s'évaporer. Lui-même a fait la distillation tout de suite et a démontré, au moyen du chlorure de platine, l'existence de l'ammoniaque dans le résidu sec du sang distillé qui s'était évaporé avec l'acide chlorhydrique, et dans des quantités d'autant plus considérables que l'espace de temps écoulé depuis la néphrotomie avait été plus considérable[1]. Mais ici quelques divergences séparent les différents observateurs : *Hoppe* et *Oppler* avaient trouvé beaucoup d'urée non décomposée dans le sang des animaux néphrotomisés, tandis que *Petroff* n'y en trouvait pas du tout ou des traces seulement, comme chez les individus bien por-

[1] L'exposé de la méthode de *Pétroff* est à lire dans l'original.

tants, ce qui concorde avec les observations de *Munk*. En outre *Zaleski* avait, à proprement parler, déjà ôté toute valeur au carbonate d'ammoniaque en produisant l'urémie sur des animaux qui ne sécrètent pas d'urée, tels que les oiseaux et les serpents. Il nous faut cependant encore rechercher ce qu'il en est de la constatation de l'ammoniaque dans le sang d'urémiques. *Frerichs* lui-même a essayé d'en fournir la preuve clinique, en démontrant la présence du sel ammoniac dans l'haleine des malades, de même que dans les matières vomies et dans les déjections intestinales et enfin dans le sang même. Cependant on reconnut bientôt que l'exhalation de l'ammoniaque qui passait pour être la preuve la plus constante de sa formation dans le sang, et se démontrait rapidement (au moyen d'une baguette de verre plongée dans de l'acide chlorhydrique et tenue devant la bouche du malade) par le développement de vapeurs de chlorhydrate d'ammoniaque, ou par du papier de tournesol rouge que l'haleine fait bleuir, que cette exhalation, disons-nous, est la moins concluante, parce que les imperfections de ce procédé sont si nombreuses, qu'on ne peut même plus le qualifier du nom de méthode. Non-seulement il existe dans l'air ambiant de toute salle d'hôpital assez d'ammoniaque pour produire des vapeurs à l'aide de l'acide chlorhydrique, mais dans la cavité buccale elle-même, il existe une source abondante pour la formation d'ammoniaque, soit dans les caries des dents, soit dans les cellules épithéliales desséchées, et en voie de décomposition. L'expiration ammoniacale peut donc tout aussi bien manquer chez les urémiques, qu'elle peut se trouver dans des maladies d'une autre nature (la fièvre typhoïde, la scarlatine, etc.) et même chez des individus bien portants.

La constatation de sels ammoniacaux dans les matières, vomies ou dans les déjections ne prouve pas davantage en faveur de cette théorie, les expériences faites par *Bernard* et *Barreswil* ayant démontré que la muqueuse du tube gastro-intestinal sécrétait de l'urée en compensation des reins, et ici certes, plus qu'ailleurs, le ferment de la digestion et le mucus donnent lieu à sa décomposition. En effet, on constate aussi dans ces matières de l'urée non décomposée à côté des sels ammoniacaux. Il ne reste donc plus comme preuve principale et concluante, que la constatation du sel ammoniacal dans le sang lui-même. Voyons maintenant comment cette preuve a été fournie? Parmi les cas cités par *Frerichs* dans sa monographie, il y en a cinq où l'urémie existait manifestement. Dans l'un de ces cas, on avait démontré la présence de l'ammoniaque dans le sang d'un cadavre dix-huit heures après décès. Or il est indubitable que la constatation de l'ammoniaque dans le sang d'un cadavre, sur lequel des décompositions de toute nature peuvent avoir eu lieu, ne prouve rien. En outre la méthode de démonstration consistait dans l'addition de potasse diluée ; mais on sait que l'action dissolvante de la potasse ou de la soude sur les albuminates du sang peut faire naître l'ammoniaque[1]. Ainsi *L. Meyer*, par exemple, n'a pu démontrer la présence d'ammoniaque dans le sang d'un individu urémique, qu'après y avoir ajouté de la potasse diluée. Un deuxième cas donné comme supplément est décrit de la façon suivante : « Le sang jaillissant des piqûres de sangsues n'était pas exempt d'ammoniaque. » Il n'est pas dit de quelle façon la démonstration a été faite, mais il est permis de supposer qu'elle consistait, comme celle qu'a faite *Litzmann* chez les éclamptiques, dans le développement des vapeurs de chlorhydrate d'ammoniaque au moyen d'une baguette trempée dans de l'acide chlorhydrique, car la quantité aura été trop faible pour qu'une autre méthode pût être applicable. Il est bon de dire, à ce propos, que

[1] C'est ce que prouvent également les recherches de *Petroff*.

Gütertock a obtenu aussi la même réaction avec le sang d'individus bien portants.

Mais, même abstraction faite des imperfections de la méthode, on n'a pas trouvé l'ammoniaque dans tous les cas où on l'a cherché. En mettant à part les cholériques, dont je ne range pas les symptômes typhoïdes dans la catégorie de l'urémie, on n'a pas réussi, dans un cas d'urémie prononcée, a démontrer la présence du sel ammoniacal dans le sang du cadavre, même à l'aide de cette méthode vicieuse (Todd, *Clinical Lectures*, Observ. 40).

Il faut encore ajouter que l'examen du sang d'animaux urémiques, fait d'après la méthode perfectionnée de *Kühne* et *Strauch* (loc. cit.) qui permet de découvrir 0,0001 pour 100 de carbonate d'ammoniaque, là où il en existe, a donné un résultat complétement négatif; mes propres recherches faites, selon cette méthode, sur le sang d'individus urémiques ne m'ont pas permis de constater sa présence.

La présence du sel ammoniacal dans le sang des malades n'étant donc pas prouvée, il devient inutile d'en discuter l'origine. Mais il resterait encore l'explication de *Treitz*, mentionnée plus haut, d'après laquelle l'urée serait décomposée dans le tube intestinal, et c'est de là que se ferait la résorption de l'ammoniaque dans le sang. A part la circonstance qu'il n'y a nulle continuité de rapport entre les affections intestinales et les phénomènes urémiques, cette opinion manque de base positive, la présence de l'ammoniaque dans le sang n'étant pas démontrée (Comp. Voit, *loc. cit.*, p. 150).

Ainsi donc, on peut considérer la théorie ammoniacale comme amplement réfutée, et il ne s'agit plus que de savoir si c'est l'augmentation et la décomposition des matières extractives et leur influence sur le cerveau qui produisent les phénomènes urémiques, ou si ce sont des modifications dans la circulation cérébrale (dépendant à leur tour d'altérations anatomiques démontrables) qui constituent la cause des symptômes nerveux.

Traube a proposé une nouvelle explication de l'urémie fondée sur la dernière de ces deux hypothèses.

Il fait valoir en sa faveur les raisons suivantes : le sérum sanguin étant plus apte aux transsudations, par suite de sa fluidité, et la tension du système aortique étant excessivement accrue, à cause de l'hypertrophie du ventricule gauche, le liquide séreux transsudera à travers les parois des artérioles, et il se produira de l'œdème dans le cerveau, dès que cette tension sera subitement augmentée par quelque cause occasionnelle, ou qu'il se produira tout à coup une diminution dans la densité du sérum sanguin déjà peu considérable en elle-même. Mais comme le sérum se trouve dans les capillaires et les veines, quand la pression du système aortique est de moyenne intensité, c'est ces derniers vaisseaux qui seront comprimés et leur contenu sera diminué de tout le volume du sérum transsudé. La conséquence nécessaire d'un œdème se produisant dans ces circonstances est l'*anémie de la substance cérébrale*. La forme que prendra l'accès urémique, variera suivant que le cerveau aura été atteint en totalité ou en partie seulement. Si ce n'est que le cerveau qui devient œdémateux et anémique, le malade tombe simplement dans le coma ; si, au contraire, l'anémie s'étend aussi à la protubérance et au bulbe, le coma s'accompagnera de convulsions. Les convulsions sans coma n'ont lieu que quand la partie moyenne du cerveau est seule attaquée.

Au point de vue clinique, cette hypothèse présente incontestablement des avantages sur les autres. Elle sert d'abord à expliquer l'état du cerveau, tellement modifié chez les individus morts d'urémie, que les circonvolutions sont aplaties, et que, dans la majorité des cas, tout le cerveau est extrêmement anémié. Par cette théorie, on s'explique en outre les accès urémiques indépendants de la diurèse, dont on ne saurait contester l'apparition dans des cas isolés, les conditions nécessaires pour la production des accès urémiques étant données, pourvu que le sérum soit assez dilué et qu'il se produise une augmentation de pression subite, même sans que la sécrétiou urinaire soit supprimée. Le fait frappant, et trop peu apprécié jusqu'ici par les physiologistes, que l'urémie se développe si rarement dans la dégénérescence amyloïde, s'expliquerait, d'après cette hypothèse, par l'absence de l'hypertrophie du ventricule gauche, que l'on constate le plus souvent dans cette maladie; or, c'est précisément cette hypertrophie que l'on doit considérer comme la cause principale de l'augmentation de pression. Le fait général que l'urémie se produit chez peu d'individus affectés de la maladie de Bright, malgré la diminution de la diurèse que l'on constate presque toujours dans cette maladie (preuve qu'il faut s'aider d'une autre circonstance, temporaire il est vrai, pour expliquer le développement des symptômes nerveux), s'accorde aussi bien avec l'opinion de *Traube*, que la dureté considérable du pouls (constamment observée dans les accès urémiques) la possibilité d'une disparition rapide de l'accès urémique, et le tableau des symptômes variant selon la partie du cerveau qui est atteinte. Cette théorie a trouvé un appui considérable dans les expériences de *Munk*. Celui-ci produisait des accès urémiques chez les animaux en faisant la ligature de la jugulaire, après avoir fait celle des uretères, et en y injectant de l'eau peu de temps après. Il empêchait les accès urémiques en entravant l'arrivée du sang au cerveau par la ligature des carotides, ayant de même fait la ligature des urétères.

Les objections soulevées contre cette hypothèse ont été particulièrement dirigées contre la signification attribuée par *Traube* à l'état anatomique du cerveau, ses adversaires croyant devoir considérer l'œdème cérébral comme un état consécutif aux convulsions. Cette objection se réfute simplement par les observations cliniques, citées par *Traube* et par moi-même (voir plus haut), puisque nous avons constaté à l'autopsie d'individus décédés à la suite d'urémie, le même état cérébral (qu'après des convulsions), même dans les cas où il n'y avait eu que du coma; elle se réfute, d'un autre côté, par l'observation d'animaux chez lesquels on ne constatait pas d'œdème cérébral après des convulsions qui avaient duré plusieurs heures (comparez mes recherches sur l'épilepsie saturnine, dans *Virchow's Archiv*, vol. XXXIX). Les objections faites par *Voit*, à savoir qu'on ne trouve pas le sang liquide, mais plutôt visqueux et foncé, et que le contenu en eau du cerveau et des muscles n'est pas augmenté, seraient très-importantes si elles s'appliquaient à des hommes et non à des animaux rendus urémiques. C'est que chez les hommes on ne saurait contester ni la fluidité du sérum, ni l'anémie du cerveau. D'ailleurs, à mon avis, le point le plus important de toute la théorie se trouve dans l'apparition de l'anémie cérébrale *aiguë*, qu'elle se montre avec ou sans œdème. Cette anémie se produira dans la plupart des cas de la façon indiquée par *Traube*, mais elle peut se produire, avec les mêmes résultats, d'une façon toute autre, tel que dans l'empoisonnement par le plomb. Au point où en est la question aujourd'hui, on ne saurait pas encore, il est vrai, porter un jugement définitif, applicable à tous les cas, mais voici ce que l'on peut déjà faire ressortir. La théorie de l'intoxication du sang par le carbonate d'ammoniaque est réfutée, celle de son intoxication par l'urée ou par des matières extractives est devenue très-douteuse et n'est pas vraisemblable; celle enfin qui suppose une *anémie aiguë du cerveau*, produite par l'œdème cérébral ou de toute autre façon, explique la plupart des symptômes réputés urémiques.

Il importe, d'ailleurs, de ne pas oublier que la perte de connaissance subite qui se produit dans le courant de l'affection rénale ne se rattache pas toujours à l'urémie, la néphrite pouvant entraîner à sa suite des lésions de foyer très-considérables dans le cerveau. On constate assez souvent dans le cours de la néphrite une apoplexie sanguine, produite elle aussi le plus souvent par une hypertrophie secondaire du ventricule gauche, et l'état athéromateux des vaisseaux. C'est à *Senhouse Kirkes* que revient le mérite d'avoir le premier appelé l'attention sur ce point (*Medical Times and Gazette*, 1855) et d'avoir le premier aussi fourni une explication mécanique à l'hémorrhagie cérébrale. Sur 22 cas d'apoplexie cérébrale, suivis de mort, il constata 14 fois l'existence d'une maladie rénale. Les reins étaient, d'ordinaire, durs, atrophiés et dans un état correspondant au stade de granulation. En même temps que la dégénérescence rénale il y avait, dans 13 cas, hypertrophie, surtout du ventricule gauche, et qui, dans 5 cas seulement, pouvait être mise sur le compte de l'insuffisance des valvules. Dans l'un des cas seulement, sur les 13 cas sus-mentionnés, les parois des artères cérébrales n'avaient pas subi d'altération morbide. Le plus souvent les artères cérébrales sont athéromateuses dans les cas d'apoplexie, ainsi que *Dickinson* l'a démontré. Il a constaté, en effet, sur 250 cas, 17 apoplexies, et dans 14 d'entre celles-ci, il y avait simultanément des lésions athéromateuses. Eulenburg (*Virchow's Archiv*, Bd. 24) a constaté 5 fois l'hypertrophie du cœur sur 6 cas d'apoplexie cérébrale avec atrophie rénale simultanée.

Quelques-uns de ces cas peuvent donner lieu à des erreurs de diagnostic. On prendra un coma aigu pour une apoplexie, et *vice versa*. On est cependant à l'abri de cette erreur en tenant compte de tous les autres symptômes simultanés. Voici deux points de repère excellents à cet égard : l'*absence de tous les phénomènes de paralysie*, dans les cas d'urémie, et *la présence de l'hémiplégie* dans les apoplexies. Il y a des cas particulièrement intéressants, tels que celui rapporté ci-dessous, et que j'ai observé à ma clinique. Chez mon malade (qui avait présenté plusieurs accès urémiques), il ne restait plus à l'approche de la mort, en fait de troubles nerveux, qu'une *aphasie pure*, dont la condition pathogénique était une extravasation sanguine dans la troisième circonvolution frontale.

T. Naberhuis, entre à l'hôpital le 19 février 1867. Elle est âgée de vingt-deux ans, et, sauf une fièvre intermittente, elle n'a jamais eu d'autres maladies. Cette fièvre intermittente avait été très-rebelle. Après avoir pendant près d'un an revêtu le type tierce, les accès disparurent complétement pendant quelques semaines, mais ils revinrent de nouveau, et la malade en était encore atteinte au moment de son entrée à l'hôpital. Les accès étaient incomplets et le stade de sueur faisait défaut. En même temps se développèrent des phénomènes hydropiques; l'œdème, d'abord limité aux extrémités inférieures, s'étendit bientôt et en peu de temps se transforma en une anasarque généralisée avec ascite. L'œdème des téguments était plus marqué du côté gauche que du côté droit, sur lequel la malade était toujours couchée.

État actuel. Les muqueuses apparentes sont décolorées, les chairs flasques. La température cutanée n'est pas sensiblement élevée 37°,4, 37°,8 c. matin et soir, le pouls est petit, faible et peu fréquent : 84. L'ampliation du thorax est normale, la respiration presque exclusivement costale, la pointe du cœur bat entre la cinquième et la sixième côte en dedans de la ligne mamillaire, mais est à peine perceptible à la palpation.

La percussion thoracique ne révèle aucun signe particulier, à l'auscultation le murmure vésiculaire s'entend en tous points.

La matité du foie commence à la sixième côte et s'étend le long de la ligne mamillaire, jusqu'au rebord des fausses côtes. La matité cardiaque a pour limite supérieure la quatrième côte et ne dépasse pas en dedans le bord du sternum. Les bruits du cœur sont parfaitement normaux.

Le bord supérieur de la rate, déterminé plessimétriquement, atteint le septième espace intercostal, mais son bord inférieur se confond avec la matité produite par l'épanchement ascitique ; — en arrière, on trouve de la matité au niveau et au-dessous de la huitième vertèbre dorsale.

La quantité d'urine oscille entre 400 et 500 c.c., sa densité entre 1029 et 1032. Sa coloration est jaune paille. Elle renferme beaucoup d'albumine et laisse déposer un sédiment composé de cylindres en partie recouverts de cellules épithéliales à noyaux, en partie granuleux. — Ces cylindres traités par une solution faible d'iode prennent une teinte rouge brune, mais ne changent pas de couleur par l'addition d'acide sulfurique. (Je n'avais jamais pendant la vie de la malade constaté la moindre réaction amyloïde de ces cylindres). Un nouvel accès fébrile céda définitivement à l'administration du sulfate de quinine. — Je ne veux pas relater ici les diverses méthodes de traitement auxquelles on eut recours dans ce cas, c'est un point sur lequel j'aurais à revenir, et que je rapprocherai en temps opportun de quelques autres faits analogues.

Dans les derniers jours du mois d'août, la malade se plaignait d'une céphalalgie intense et vomissait très-souvent. Le 12 septembre son mal de tête augmente et la malade vomit abondamment vers cinq heures du matin, quoiqu'elle n'ait presque rien mangé la veille. Elle est prise en même temps de violentes convulsions qui cessent par moment, et dans l'intervalle de ces crises, les pupilles sont dilatées et elle reste plongée dans un coma profond. Néanmoins le pouls est très-fort et fréquent (148 pulsations par minute), la température prise dans le vagin marque 40°,7 c. L'accès entier dure jusqu'au lendemain soir. Les convulsions, dans cet espace de temps se reproduisent 40 fois ; la température pendant la durée de la crise convulsive dépasse 40°,5 c., pendant la période comateuse, elle n'atteint que 39°,8 ; le soir quand la malade reprit connaissance, elle n'était plus qu'à 38°,8. Le jour suivant, la malade resta très-abattue, mais ses facultés étaient intactes, et elle put même s'alimenter un peu. Le 15 septembre vers minuit, nouvel et violent accès de convulsions avec perte complète de connaissance. La température pendant les convulsions marquait 40°,3 et pendant la période comateuse elle était à 39°,7 c. ; à la fin de l'accès dont la durée fut réduite à six heures par une saignée, la température était descendue à 38°8 c. ; à partir de ce moment, l'état général de la malade resta très-bon, pendant 5 mois, l'œdème diminua considérablement, la diurèse fut assez abondante, les digestions se maintinrent bonnes jusqu'au 10 février de l'année suivante. A cette époque, un notable changement se produisit. La malade était étendu sur son lit, les yeux éteints, les pupilles dilatées, quoique comprenant très-bien ce qu'on lui disait, elle ne pouvait répondre un seul mot. La priait-on de montrer sa langue, de prendre son verre, etc..., elle le faisait sans peine, mais aussi sans mot dire, car il lui était impossible de répondre une seule parole aux questions qui lui étaient adressées ; la face est pâle, le pouls faible et petit, bat 108 à la minute, la température axillaire $= 37°,4$. Une petite saignée est pratiquée aussitôt, mais ne produit pas de modification notable de son état.

La malade essaye d'exprimer ses désirs par des signes et ne peut répondre aux questions qu'on lui adresse que ces deux mots : oui, oui.

Voulant savoir si elle a conservé la faculté d'expression écrite, nous la prions de nous répondre par écrit. Elle trace sur du papier quelques griffonnages, mais aucune lettre n'est formée ; lui demande-t-on, si l'on a satisfait à l'un de ses désirs, elle incline la tête en signe d'approbation. L'incontinence des matières fécales et de l'urine est complète. On retire à l'aide du cathétérisme 640 c.c. d'urine d'une densité de 1012. Les jours suivants l'état de la malade ne subit pas de modification, la température oscille entre 36°,6 et 37°,8 c., le pouls reste toujours au-dessus de 100, la malade n'a pas encore recouvré l'usage de la parole, ses facultés sont intactes ; bientôt l'œdème fait des progrès, il se développe un hydrothorax ; la dyspnée devient intense et la malade est enlevée par ces complications.

L'Autopsie pratiquée le 27 février révèle les lésions suivantes : taille du cadavre : 144 centimètres. Rigidité et nombreuses sugillations cadavériques sur les parties déclives. Les téguments externes fortement œdématiés présentent çà et là des excoriations.

Crâne peu épais, diploé très-peu abondant, dure-mère lisse et sans adhérences. Dans le sinus longitudinal supérieur, quelques caillots sanguins non adhérents, œdème sous-arachnoïdien. La surface des hémisphères cérébraux présente des circonvolutions aplaties et des anfractuosités peu profondes. A la surface de la partie externe de l'hémisphère cérébral gauche, dans la troisième circonvolution du lobe frontal, on trouve la pulpe cérébrale tellement ramollie dans une étendue de quatre centimètres environ, qu'elle paraît presque fluctuante, tandis que le reste du cerveau conserve une consistance assez ferme ; une coupe pratiquée à ce niveau montre un caillot sanguin du volume d'une noisette entouré d'une zone de ramollissement, tel qu'un filet d'eau suffit à entraîner la pulpe cérébrale diffluente.

Les cavités ventriculaires renferment peu de sérosité.

L'épendyme du ventricule est lisse et ne présente d'ailleurs aucune lésion bien notable.

La *cavité pleurale* droite est à moitié remplie de sérosité claire et d'un jaune-paille. La surface de la séreuse est lisse. Les *poumons* sont fortement retractés, les lobes inférieurs comprimés, pâles, légèrement œdémateux, à la partie antérieure du lobe supérieur on trouve un infarctus récent du volume d'une noix et de forme pyramidale.

Le poumon gauche adhère à la plèvre en certains points et présente dans sa partie postérieure, quelques dépôts fibrineux. Il en est de même de la surface antérieure du lobe supérieur. On constate également dans cette partie de l'organe un petit foyer hémorrhagique récent et bien circonscrit. Le parenchyme de l'organe est en tous les autres points parfaitement perméable, et légèrement congestionné.

Le *péricarde* renferme quelques amas de sérosité claire et jaunâtre, sa surface est lisse.

Le *cœur* a conservé sa mobilité. La pointe de cet organe est formée aux dépens du ventricule gauche. Le bord externe de ce ventricule mesure dans sa plus grande longueur à partir de l'origine de l'aorte jusqu'à sa pointe, 11c,8, la largeur de l'organe tout entier =14c,5.

L'épaisseur du ventricule droit est au niveau de la pointe du cœur de 1c,2, à la partie moyenne de 1c,8, au niveau du point d'insertion de la valvule mitrale de 1,9 centim.

Le bord libre de cette valvule est recouvert d'exsudations microscopiques et gélatiniformes ; mais les orifices sont intacts. On trouve à la paroi interne de l'aorte quelques points opalescents à côté d'épaississements notables.

La *rate* mesure 14c,5 de long, 7 de large, et sa consistance est très-ferme, son enveloppe séreuse est épaissie et opalescente. A la coupe les corpuscules de Malpighi sont très-apparents.

Pas de réaction iodo-sulfurique.

Le *rein* droit mesure 10 centimètres de long, 7 de large au niveau du hile et 1,9 d'épaisseur. L'énucléation de la capsule n'entraîne avec elle aucun lambeau du parenchyme rénal. A la coupe, la substance corticale présente une épaisseur de 5 millimètres — et est parsemée de points blancs jaunâtres. La substance médullaire semble un peu pâle.

La muqueuse du bassinet est lisse.

Le *rein* gauche offre les mêmes altérations, son bord est en outre parsemé de petites hémorrhagies capillaires.

Le *foie* a une longueur de 25 centimètres, son grand diamètre vertical atteint près de 16 centimètres, son épaisseur au niveau du lobe droit est de 8 centimètres. Sa surface est lisse, et ses bords très-épais. à la coupe, les acini sont très-apparents et présentent une dégénérescence graisseuse des parties centrales.

L'examen microscopique des reins fait constater l'existence d'une abondante prolifération du tissu cellulaire interstitiel et une stratification concentrique autour des glomérules de Malpighi. L'épithélium des canaux médullaires est parfaitement intact.

Les cas d'urémie accompagnés de délire ou de convulsions seraient plus facilement confondus avec les maladies cérébrales. Mais là aussi il y a deux critères excellents : 1° Si les convulsions ont une origine urémique, elles sont le plus souvent bilatérales, et même lorsqu'elles sont unilatérales, elles alternent d'ordinaire avec des convulsions générales et n'occupent presque jamais qu'une seule des sphères nerveuses.

Le cas suivant démontre cependant avec quelle facilité on peut prendre dans des circonstances appropriées, au moins pendant les premiers jours, les affections urémiques du sensorium pour des affections typhiques, d'autant plus aisément que les premières provoquent aussi quelquefois un état fébrile.

M., fils d'ouvrier, âgé de six ans, ne peut donner aucun renseignement sur sa maladie, et présente au moment de notre examen, les symptômes suivants : C'est un enfant très-délicat et faible ; sa peau est pâle, sèche et chaude, pouls 136, langue sèche, sans enduit, papilles légèrement saillantes. Rien d'anormal du côté du thorax. Abdomen volumineux mais mou et indolore à la pression.

La percussion thoracique donne en tous points un son clair. L'auscultation fait percevoir, à l'inspiration, le murmure vésiculaire parfaitement pur, tandis que l'expiration est un peu bruyante et prolongée. Çà et là on entend quelques râles sous-crépitants fins. La matité précordiale n'est pas accrue, et les bruits du cœur sont nets. La pointe de l'organe vient battre dans la ligne mamillaire entre la cinquième et la sixième côte. A gauche, la matité de la rate commence dans le huitième espace intercostal et dépasse le rebord des fausses côtes en bas et en avant, et l'on peut aisément sentir à ce niveau l'extrémité aortique de cet organe. Le foie ne présente rien d'anormal.

Le petit malade est dans le décubitus dorsal, ses paupières sont closes, mais de temps en temps il se dresse sur son séant et prononce quelques paroles incohérentes. Il se plaint de mal de gorge et un rapide examen fait découvrir une rougeur légère de l'isthme du gosier avec gonflement modéré des amygdales.

11 *mai*. Dans la nuit le malade a été très-agité. Délire incessant. Il a eu quatre selles liquides de coloration grise verdâtre. L'urine est très-peu abondante, claire, sans albumine et ne donne pas de sédiment quand on la traite par l'acide acétique.

Le matin, le pouls est à 128, la peau est brûlante.

Le soir, on constate dans les deux régions latérales du cou, au-dessus et en arrière du muscle sterno-cleido mastoïdien, une tumeur dure formée par un engorgement ganglionnaire ; les téguments qui la recouvrent sont rouges.

L'enfant n'a eu que trois selles liquides le lendemain.

14 *mai*. L'état du malade est à peu près le même ; le délire persiste aussi bien que la fièvre. Le pouls bat de 128 à 130 par minute. Le malade a trois ou quatre selles par jour ; la diurèse est très-peu abondante, l'urine acide, sans albumine, mais chargée d'un sédiment d'urates. La matité de la rate conserve les mêmes limites. La tumeur ganglionnaire est devenu fluctuante après l'application de sangsues et de cataplasmes, une incision profonde donne issue à une assez grande quantité de pus.

18 *mai*. Le matin, pouls 120 ; le soir, 100. L'enfant est plus calme, ses idées sont plus nettes. La suppuration est toujours abondante au cou. L'urine n'a pas subi de modifications notables. Pas d'albumine, une seule garde-robe par jour, plus consistante ; pour la première fois, il apparaît un léger œdème du visage.

21 *mai*. L'œdème a disparu, d'ailleurs pas de changement dans l'état du malade.

22 *mai*. L'enfant dort peu dans la nuit, le délire est fréquent, l'œdème se montre de nouveau au visage et envahit les extrémités inférieures et les parties génitales. L'urine est albumineuse.

23 *mai*. L'œdème persiste. La sécrétion urinaire est tout à fait suspendue.

Le malade est tantôt en proie au délire et tantôt plongé dans le coma.

L'anurie est complète, et l'enfant succombe dans le coma.

Une baguette de verre, trempée dans l'acide chlorhydrique et mise devant la bouche du malade n'avait pendant sa vie développé aucune vapeur ammoniacale.

Autopsie. — La voûte crânienne est mince et transparente en certains points. La dure-mère est pâle, les sinus de la base sont remplis de sang épais. Dans les capillaires de la substance médullaire, on trouve de très-petites masses pigmentaires adhérentes aux parois. Les méninges sont légèrement œdémateuses, la substance cérébrale est très-anémiée ; on ne trouve dans les ventricules que quelques gouttes de sérosité claire.

Le *cœur* est petit, ferme, et sa fibre charnue est rouge. Les valvules sont normales.

La *rate*, notablement hypertrophiée et d'un rouge brun, de consistance assez ferme, le stroma de l'organe est assez développé.

Les *reins* sont aussi très-augmentés de volume, la substance corticale est tuméfiée, de coloration jaune foncé à la coupe et granuleuse. L'épithélium des glomérules en partie atrophié, aussi bien que celui qui tapisse les canaux flexueux a subi la dégénérescence granulo-graisseuse. Les pyramides ont une teinte rouge brun.

La *vessie* est vide et ses parois sont affaissées.

Les *anses intestinales* présentent à leur surface péritonéale des exsudats fibrineux récents, qui les font adhérer les unes aux autres.

La muqueuse de l'*intestin* est lisse et décolorée. Les plaques de Peyer et les follicules isolés ne présentent pas de gonflement, les ganglions mésentériques sont normaux.

En dehors des *maladies cérébrales* et de la *fièvre typhoïde*, il y a encore les accès produits par quelques substances narcotiques qui ressemblent beaucoup aux accès urémiques, et peuvent donner lieu à de grandes erreurs : Ce sont notamment les symptômes que fait naître l'ingestion de l'opium et de la belladone. A cet égard, ce sont surtout les cas, où les accès urémiques se produisent subitement qui sont importants à connaitre. Les symptômes de l'empoisonnement par la belladone, dont *Richardson* a récemment communiqué deux cas qui avaient été confondus avec des accès urémiques, peuvent bien en être distingués par un examen attentif des matières rendues (absence d'urée ou de composés ammoniacaux). En outre les pupilles, bien qu'elles soient également dilatées dans le coma, ne le sont cependant pas aussi complétement que dans l'empoisonnement par la belladone. L'empoisonnement par l'opium ne provoque pas comme l'empoisonnement atropique la suppression complète de la diurèse, il pourra donc le plus souvent être écarté, si l'on a recours à ce dernier caractère et aux signes anamnestiques.

On fera cependant toujours bien de procéder, à un examen de l'urine pour rechercher l'albumine et les éléments figurés, dans tous les cas où il y aurait lieu de soupçonner une affection rénale, et de cette façon on sera du moins à l'abri de confusions grossières.

RÉTINITE

A côté des phénomènes urémiques, vient se placer immédiatement l'étude d'une symptôme que nous voyons, dans des cas extrêmement rares mais parfaitement constatés, paraître et disparaître subitement, *sans entraîner d'altérations matérielles appréciables*. Nous voulons parler de l'amblyopie, mais souvent ce symptôme, *compliqué de lésions anatomiques considérables*, est accompagné d'autres phénomènes urémiques et caractérise alors la rétinite apoplectique[1]. *Landouzy* assure que les troubles de la faculté visuelle précèdent l'affection rénale et que leur développement suit une marche proportionnelle à la néphrite ; quoique cette assertion doive être considérée comme inexacte, il est néanmoins vrai que bien des malades ne dirigent l'attention des médecins expérimentés sur l'état des reins, qu'en se plaignant de la faiblesse de leur organe visuel. Voici les symptômes que le malade accuse le plus constamment en pareils cas : Il voit tous les objets comme à travers un brouillard. Au début, il parvient encore à distinguer des objets d'une certaine finesse et des caractères d'impression de moyenne grandeur, malgré l'ombre nébuleuse qui a déjà

[1] Bibliographie : Wells. *Transactions of a Society for improvement*, etc., vol. III.

Landouzy. *Archives générales de médecine*, 1849.

Turk. *Zeitschrift der Wiener Aertze*, 1850.

Heimann et Zenker. In *Graefe's Archiv fur Ophthalmologie*. 1856, II, 2.

Virchow. *Archiv für pathol. Anatomie*. Bd. X, Heft 1 et 2.

Wagner. Ibid., Bd XII.

H. Muller. *Archiv für Ophthalmologie*, Bd IV, et *Wurtzburger med. Zeitchrift*, I, 1.

Liebreich. *Archiv für Ophthalmologie*, V, 2. — V. Graefe. Ibid., VI, 2. — Nagel. Ibid., p. 191. — Schweigger. Ibid., p. 287.

envahi le champ visuel ; dès ce moment, la perception des objets ne peut plus s'effectuer qu'à courte distance. A cela viennent parfois s'ajouter des lacunes dans le champ visuel, et alors le mal reste longtemps à l'état stationnaire ou bien empire ; et c'est le cas le plus fréquent, de sorte que l'amblyopie arrive à un haut degré d'intensité. On n'a pas encore constaté des cas de cécité complète si ce n'est dans l'amaurose urémique passagère, où toute perception de lumière peut faire défaut.

L'examen ophthalmoscopique, qui révèle constamment une série définie de lésions dans la rétine, a récemment été très-bien décrit par *Liebreich*. D'abord on ne constate qu'une simple hypérémie rétinienne. Les veines paraissent plus fortement distendues et flexueuses, et suivant qu'elles s'élèvent ou s'abaissent davantage, elles sont tantôt d'un rouge foncé à contours nets, tantôt cachées par la membrane rétinienne, d'aspect légèrement trouble. Par l'extravasation de sang qui se fait tantôt sous forme de petits points étoilés entre les faisceaux de fibres, tantôt sous forme de grandes taches ovales ; cette lésion augmente bientôt considérablement, et alors cache presque en totalité les artères minces et rectilignes. Il en résulte que la papille aussi devient trouble, prend une coloration rouge mat, et se couvre de stries qui la rendent opaque. Il se développe de petits points blancs isolés, et des taches plus grandes, claires, d'un blanc laiteux, un peu convexes, ovales, ou arrondies, se produisent à différents endroits de la rétine, à quelque distance du nerf optique. Ces points et ces taches augmentent en nombre et en étendue, et se confondent en une large bande, qui entoure le nerf optique sous forme d'un bourrelet. Entre les deux, il reste cependant une partie grisâtre de la rétine, qui ne se distingue pas du point d'émergence du nerf, devenu tout aussi gris dans l'intervalle. Cette partie grisâtre est assez régulière, se présente sous forme d'un cercle, et son diamètre est trois ou quatre fois aussi grand que celui de la pupille. A sa périphérie s'élève le rempart gros et lactescent des cellules granuleuses, dont les contours extérieurs, irréguliers mais nets, se composent d'arcs ou de pointes plus ou moins longs et s'étend notamment le long des grands vaisseaux. Plus tard ce bourrelet saillant se referme du côté de la *macula lutea*, dans le voisinage de laquelle les lésions de la rétine présentent les caractères les plus saillants.

Les cellules granuleuses présentent ici, de prime abord, non pas l'aspect de grandes taches blanches, se confondant en une bande uniforme, mais celui d'un groupe de petits points blancs qui se réunissent en une série radiée très-particulière, tandis que la *macula lutea* présente une coloration rouge foncé, en opposition avec les parties voisines qui sont d'un blanc clair. Les vaisseaux disparaissent par endroits sous la zone péripapillaire; mais la plupart décrivent des flexuosités à la surface de ce bourrelet. La rétine peut rester dans cet état pendant assez longtemps, il se produira tantôt de petites ecchymoses, tantôt des hémorrhagies plus fortes, qui couvriront en grande partie le bourrelet péripapillaire, ou bien la rétine se décollera.

Voici une remarque importante : Dans quelques cas, *Liebreich* a vu disparaître tous les désordres, de sorte qu'il n'est resté à la fin aux yeux faiblement amblyopiques qu'une légère atrophie de la rétine (pupille un peu blanchâtre, avec amincissement des vaisseaux de la rétine); *Graefe* aussi, cite trois observations où des plaques blanches d'une étendue extraordinaire, disparurent de la rétine sans laisser de traces et avec restauration complète de la fonction.

Les altérations anatomiques de la rétine qui sont la cause des lésions ophthalmoscopiques et des troubles fonctionnels ont été assez exactement élucidées, après les précédents travaux de *Türk*, *Zenker* et *Heymann*, surtout par ceux de *Virchow*, *A. Wagner*, *H. Muller* et *C. Schweigger*.

D'après la statistique comparée des différentes observations, tant étrangères que personnelles faites par *Schweigger*, deux séries de lésions rétiniennes sont ici en cause : l'une concernant les éléments nerveux de la rétine, l'autre se rapportant à son tissu cellulaire. Les lésions de ce dernier tissu consistent principalement en hypertrophie et dégénérescence graisseuse, parfois, cependant aussi, en sclérose. Ici, il convient de remarquer expressément qu'il n'existe pas d'ordinaire en ce cas de corrélation entre l'hypertrophie et la dégénérescence graisseuse, en ce sens que les parties hypertrophiées finiraient par tomber en dégénérescence, l'hypertrophie s'attaquant de préférence à la trame celluleuse de la couche fibrillo-nerveuse, et la dégénérescence graisseuse atteignant en majeure partie les éléments histologiques des couches granuleuses. Dans l'hyperplasie du tissu conjonctif qui se trouve dans la couche fibrillo-nerveuse, toute fibre du réseau histologique paraît épaissie en particulier et il ne s'agit d'ailleurs que du développement hypertrophique d'un tissu d'ailleurs normal. Cette hypertrophie s'accompagne d'une augmentation considérable des éléments celluleux qui ne manquent pas dans la couche cellulo-nerveuse. Parfois cette même forme d'hypertrophie histologique se rencontre disséminée dans les touffes de fibres nerveuses atteintes de sclérose.

La dégénérescence graisseuse fait également partie des lésions histologiques. Tous les éléments celluleux de la rétine appartenant au tissu conjonctif, toutes les parties des fibres rayonnantes peuvent tomber en dégénérescence graisseuse. Les granulations graisseuses présentent un aspect différent, suivant qu'elles sont placées dans la couche granuleuse ou dans la couche cellulo-nerveuse. Souvent on peut encore reconnaître sur les globules des granulations graisseuses d'origine cellulaire, les traces d'un noyau et même d'une membrane celluleuse.

Les lésions des éléments nerveux de la rétine sont caractérisées par un épaississement des fibres nerveuses isolées, qu'on peut diviser en épaississement simple et en épaississement scléreux. L'épaississement scléreux frappe soit les fibres nerveuses dans leur trajet de sorte qu'elles augmentent de volume graduellement et d'une façon inégale, et se distingue par un reflet opalescent tout particulier, soit les varicosités de la fibre nerveuse, de sorte que celle-ci atteint des dimensions énormes, qu'elle est finement granuleuse et que souvent elle présente à l'intérieur un corps nucléaire, tandis que la fibre nerveuse n'est légèrement épaissie que dans le voisinage de ce gonflement considérable et revient un peu plus loin à son volume ordinaire. Les fibres nerveuses sclérosées sont habituellement réunies en faisceaux et produisent un gonflement de la couche cellulo-nerveuse. On ne sait pas encore si les cellules ganglionnaires sont aussi atteintes de sclérose. Dans les yeux examinés par *Müller* et *Schweigger*, il n'en était pas ainsi ; *Schweigger* distingue encore de la sclérose, les *gonflements séreux* des fibres du nerf optique, Dans ce cas l'épaississement s'étend à une partie plus considérable du parcours des fibres ; il est d'une nature plus uniforme et il lui manque le reflet caractéristique de la sclérose.

Quant aux *vaisseaux* de la rétine, les fines ramifications restent souvent indemnes, ou deviennent légèrement variqueuses ; par-ci, par-là seulement on y trouve les traces d'une dégénérescence graisseuse ou d'une sclérose, de sorte que leurs parois en semblent épaissies et leur calibre diminué. Il y a presque toujours des hémorrhagies soit sous forme de points ou de stries.

En outre on trouve alors dans la rétine des amas de coagulations qui se présentent en partie sous forme de masses compactes et saillantes, en partie sous celle de fibres enroulées qui, vraisemblablement, doivent leur origine à l'infiltration de la rétine par des liquides séreux ou fibrineux.

On trouve aussi dans la choroïde des lésions décrites par *Virchow* et *Heinrich Müller*, qui consistent en une sclérose de la couche chorio-capillaire (le plus souvent dans quelques-unes seulement des sphères vasculaires, ou bien disséminées dans la choroïde tout entière), et en une décoloration des cellules pigmentaires. En outre, *Müller* a observé dans le stroma choroïdien des cellules ganglionnaires plus nombreuses qu'à l'ordinaire; et, partant, il suppose la présence d'une hypertrophie des éléments nerveux, ce que *Schweigger* met en doute.

Le corps vitré contenait, dans les yeux observés par *Müller* et *Schweigger*, des filaments courts et nombreux, fins et entrelacés, que *Müller* avait seulement trouvés à la périphérie de ce corps, tandis que *Schweigger* en avait constaté la présence aussi au centre; les cellules du corps vitré étaient légèrement tuméfiées et troubles.

Dans le plus grand nombre des cas de rétinite, on rencontre simultanément une hypertrophie du ventricule gauche. *Traube*, ainsi que *Schweigger*, considèrent l'affection cardiaque, comme l'intermédiaire obligé entre la rétinite et la néphrite, mais je ne partage pas leur avis. Les apoplexies rétiniennes dont l'hypertrophie du cœur serait la cause, n'ont rien de ce qui caractérise un processus inflammatoire, se présentent souvent sans l'infiltration consécutive propre aux inflammations, et ne se restreignent pas absolument à des cas, où l'hypertrophie du cœur est déjà développée. *Graefe* aussi semble partager ce dernier avis, bien qu'il ne se prononce pas aussi nettement à ce sujet.

Le cas suivant que j'ai eu l'occasion d'observer et d'examiner après la mort de l'individu, en compagnie du professeur *Wagner* présente les altérations susmentionnées d'une façon très-nette :

S. S... journalière, âgée de trente-quatre ans, fut admise à l'hôpital le 19 mai 1856. Elle ne se rappelle avoir été malade qu'une seule fois dans sa vie. Elle aurait eu une adénite inguinale, qui se serait terminée par suppuration, mais elle n'aurait jamais eu d'antécédents syphilitiques. Il y a 2 ans, la malade est accouchée pour la seconde et dernière fois, et prétend avoir eu des convulsions à cette époque.

Les convulsions survinrent, prétend-elle, pendant la délivrance; elles auraient duré 5 jours, de sorte que l'accès aurait persisté 4 jours. Dans les trois semaines qui suivirent, elle eut encore des convulsions avec perte de connaissance. Puis la malade eut pendant longtemps de la céphalalgie qui augmentait d'intensité surtout la nuit.

La malade nie énergiquemsnt avoir eu jamais la syphilis. Il y a trois semaines, sans causes appréciables, les pieds, puis le corps ont commencé à enfler.

ÉTAT ACTUEL : Femme d'assez forte constitution, peau molle, sans élévation de température. Les extrémités inférieures sont assez fortement œdématiées. Forte céphalalgie et vertiges dans la station verticale. Anorexie, soif vive ; bouche amère, les selles sont régulières, la langue épaissie, est recouverte d'un enduit jaunâtre. Douleur épigastrique, n'augmentant pas par la pression.

Au ventre, gonflement de l'abdomen, fluctuation manifeste. La matité hépatique est normale, la rate paraît augmentée dans son diamètre vertical. Respiration tranquille, pas de toux. Partout dans les limites normales, sonorité à la percussion, intégrité du murmure vésiculaire.

La matité précordiale est peu augmentée dans le sens longitudinal; mais dans le sens transversal, le choc de la pointe a lieu entre la sixième et la septième côte, à 2 travers de doigt en dehors de la ligne du mamelon, l'impulsion cardiaque se fait sentir dans une plus grande étendue. A la pointe, on perçoit un bruit de souffle systolique, il est un peu moins net au niveau des orifices artériels. Le deuxième bruit est un peu renforcé au niveau des orifices artériels. Le pouls est à 96, fort et plein.

L'urine abondante contient une quantité notable d'albumine; la menstruation est régulière.

Le 1er *juin* la malade eut pour la première fois un accès d'orthopnée, 120 pulsations ; pouls petit mais un peu vibrant, les bruits du cœur sont confus.

Le 3 *juin*, après la fin de l'accès, la malade se plaignit d'avoir éprouvé une perte momentanée de la vue.

La vue avait toujours été bonne, cependant elle s'était un peu affaiblie dans ces dernières semaines. La malade a maintenant un nuage épais devant les yeux et ne peut distinguer et compter ses doigts que très-difficilement et de très près.

L'altération de la vue porte également sur les deux yeux. Cependant l'on ne remarque rien d'anormal, et à l'ophthalmoscope on constate dans l'œil gauche, que la pupille du nerf optique est très-large, à contours irréguliers et de forme presque étoilée, les vaisseaux rétiniens paraissent fortement injectés. Les vaisseaux de la choroïde sont à peine appréciables à travers le réseau rétinien, on les aperçoit cependant, d'une manière très-distincte à la périphérie. Le long du trajet des vaisseaux de la rétine, on distingue de petits amas jaunâtres légèrement striés et tachetés qui sont constitués par des granulations punctiformes, très-réfringentes et noirâtres ; les vaisseaux passent au-dessous de ces plaques ; des lésions analogues se retrouvent dans l'œil droit.

Jusqu'au 7 *juin*, il ne survient aucun changement dans la vue ni dans les yeux.

Cependant la diurèse diminue de plus en plus, tandis que l'hydropisie fait de nouveaux progrès.

Le 7 *juin* à 10 heures et demie, la malade fut prise de convulsions. Tous ses membres étaient violemment contracturés, et les doigts fortement fléchis dans la paume de la main. Lorsque le médecin arriva, il n'y avait plus qu'un léger tremblement des extrémités, perte absolue de la parole et cécité complète. La connaissance persistait, la malade reconnut le médecin et lui tendit la main, quand il s'approcha du lit. Tout à coup survint une violente convulsion, la figure devint livide. les pupilles se dilatèrent énormément, l'écume sortit de la bouche, et la malade expira.

Autopsie. Œdème considérable des extrémités inférieures, les membranes du cerveau sont peu injectées. La *pulpe cérébrale* est très-œdématiée, exsangue. Les ventricules très-distendus contiennent environ une once (32 grammes) d'une *sérosité* jaunâtre. L'épendyme épaissi, un peu rugueux au toucher.

Hydrothorax, compression légère des deux *poumons*, hypostase des deux lobes inférieurs.

Peu de sérosité dans le *péricarde*, hypertrophie et dilatation remarquable du ventricule gauche. Les parois musculaires sont pâles, les valvules normales dans les cavités gauches contiennent du sang noir et diffluent. Ascite considérable.

Le *foie* est sain, modérément congestionné; bile foncée, liquide.

La *rate* est un peu allongée dans son diamètre vertical, et un peu déchiquetée sur ses bords; son parenchyme est d'un rouge foncé, brun, granuleux et légèrement friable.

Les deux *reins* sont petits et sont enveloppés de tissu cellulo-graisseux. La capsule est très-épaissie et ne peut se détacher sans déchirure. La surface des reins est très-irrégulière, rugueuse, jaunâtre, avec de nombreuses taches sanguines et un réseau vasculaire très-abondant.

A la coupe, la substance corticale paraît ratatinée et séparée des pyramides qui sont d'un brun rougeâtre et présentent à leur base, çà et là, une disposition fasciculée et de nombreux points rougeâtres.

Les calices et les bassinets contiennent beaucoup de mucus.

L'*ovaire* droit contient un corps jaune récent et quelques autres plus anciens. L'ovaire gauche présente plusieurs kystes recouverts de parois épaisies.

Les vaisseaux de l'*utérus* sont très-injectés. L'estomac et l'intestin sont normaux.

L'examen de l'œil pratiqué 20 heures après la mort, donne les résultats suivants :

Œil droit : La pupille n'est visible qu'au point d'émergence des vaisseaux rétiniens. Elle est recouverte d'un nuage blanc parsemé de petits points jaunes. Sur ce voile on remarque cependant, près de la tache jaune, un cordon rougâtre, plus large que ne le sont les vaisseaux, et composé d'un faisceau vasculaire de coloration rosée, surtout autour de la tache jaune, mais cependant à peu près à 7 millimètres de la papille, l'on remarque des taches rondes, de la grosseur d'une tête d'épingle, jaunâtres.

Elles sont plus nombreuses le long des vaisseaux, ou elles tranchent sur la coloration blanchâtre de la rétine.

Près de ces taches, l'on trouve dans les parties centrales de la rétine, trois petites points rouges, mal délimitées.

A la périphérie, l'opacité de la rétine diminue, cependant cet état persiste le long du parcours des vaisseaux, avec une intensité plus marquée que dans les intervalles qui les séparent.

Les grosses taches jaunes deviennent plus rares, et sont remplacées par de toutes petites taches de la grosseur d'une tête d'épingle qui se trouvent, en plus grand nombre, dans la moitié interne du champ rétinien.

A la périphérie l'on trouve de petites extravasations rouges pointillées qui s'étendent jusqu'à la zone de Zinn.

La choroïde paraît d'un brun pâle ; ses vaisseaux sont très-apparents; en quelques points l'on trouve des taches rouges plus grosses, semblables aux plus petites que nous avons signalées dans la rétine.

Le pigment de la choroïde apparaît sous le microscope d'un brun clair. Les cellules hexagonales sont accolées les unes aux autres. Quelques cristaux rhomboédriques blanchâtres apparaissent à leur intérieur et dans leur intervalle.

Rien de particulier dans le corps vitré, le cristallin et la cornée.

Dans la rétine, on aperçoit sur les petits vaisseaux des dilatations variqueuses siégeant, tantôt d'un seul, tantôt des deux côtés. Le réseau capillaire est très-développé et injecté. Au niveau des points jaunâtres, opalescents, on trouve une très-grande quantité de corpuscules, jaunâtres, brillants, en partie isolés, en partie réunis et agglomérés sous forme de cellules rondes à contour très-nets et qui semblent entourés d'une capsule.

Ces éléments siégent au-dessus de la couche des bâtonnets qui n'a pas subi de modifications, et au milieu et au-dessous des cellules ganglionnaires qui sont également intactes.

D'autres cellules, plus volumineuses, rondes ou elliptiques, manifestement granuleuses, dont le plus grand nombre paraissent brunes, tandis que quelques autres offrent un ou deux points arrondis et clairs ou une apparence jaunâtre, tous ces éléments, dis-je, ne nous semblent autre chose que des cellules ganglionnaires en voie de dégénérescence granulo-graisseuse, quoiqu'il soit impossible d'affirmer le fait. On voit en outre une certaine quantité de noyaux ronds, fortement réfringents, faiblement colorés et de dimensions variables, qui ressemblent beaucoup à des gouttelettes graisseuses. En certains points, ces noyaux sont superposés et leur agglomération offre la forme d'une pyramide. Ces éléments, analogues aux gouttelettes graisseuses, se dissolvent, lentement il est vrai, dans l'éther. Les cellules granuleuses, à contours nets, au contraire, ne sont pas solubles dans cet agent, l'acide acétique et les alcalis les rendent plus claires et ne les dissolvent pas; l'œil gauche plongé immédiatement après la mort dans une solution de sublimé, pendant plus de huit heures, présente les lésions suivantes :

Après avoir séparé la rétine de la choroïde, on trouve sur la face externe de cette dernière, des masses d'un blanc verdâtre correspondante à l'épaississement et à l'opalescence de la rétine. Ces masses consistent en un amas de substance amorphe, insoluble dans l'éther aussi bien que dans les alcalis. La couche des bâtonnets adhère en partie à la choroïde par l'intermédiaire de cet exsudat. Les autres parties de l'œil ne présentent du reste aucune altération appréciable.

CATARRHE BRONCHIQUE, ASTHME, INFLAMMATION DES MEMBRANES SÉREUSES ET DES ORGANES PARENCHYMATEUX.

Parmi les symptômes *secondaires* les plus fréquents, il faut ranger le *catarrhe des bronches*. Il existe peu de cas de néphrite diffuse, dans lequel ce catarrhe fasse défaut. Parfois il revêt la forme aiguë et dans ce cas la bronchite peut occuper une place si importante dans le tableau morbide, qu'à un examen superficiel, on peut passer à côté de la maladie principale sans s'en apercevoir. Mais d'ordinaire il se présente sous la forme chronique et est accompagné d'une expectoration abondante. La dyspnée qui survient notamment sans exacerbations aiguës, est, le plus souvent, hors de proportion avec l'étendue du catarrhe, et s'explique aussi plutôt par l'affection concomitante du cœur. Parfois cette dyspnée apparaît très-subitement, même sans qu'il y ait de signes physiques apparents d'une affection des organes thoraciqnes, de sorte que certains auteurs vont jusqu'à distinguer un *asthme urémique*, et ils désignent, sous ce terme, notamment la dyspnée qui, dans la maladie de Bright, se présente assez fréquemment aussi sous forme d'accès. Si cependant ce terme prétend indiquer une connexité particulière entre la sécrétion urinaire et cet asthme, et que ce nom veuille dire que dans de semblables cas, il se manifeste sur les nerfs respiratoires, un effet produit par l'intoxication du sang, cette appréciation me semblerait erronée. Au moins, dans les cas d'accès de dyspnée que j'ai observés, et ils peuvent monter à un degré tel que l'on comptera 60 respirations par minute, comme j'ai eu occasion de le constater moi-même dans un cas. Il y avait en même temps une affection grave du larynx, des poumons ou du cœur qui rendait complétement inutile l'hypothèse d'un asthme nerveux tout particulier. Dans bien des cas l'hypertrophie du cœur restreint d'une façon mécanique l'ampliation du poumon gauche, et cependant les symptômes de cette hypertrophie peuvent, pendant la vie, se borner à une tension anormale du pouls. Une pareille influence mécanique exerce encore plus d'effet, dès que l'échange des gaz est empêché par un catarrhe bronchique le plus souvent diffus. Et le caractère rhythmique, saccadé de la dyspnée, s'explique aussi par le gonflement œdémateux de la muqueuse bronchique, dont l'intensité est soumise à bien des variations. Les phénomènes que l'on perçoit à l'auscultation pendant ces accès sont d'ordinaire une inspiration très-faible, et rarement sifflante ; un bruit d'expiration prolongé, des râles sous-crépitants à fines bulles, et parfois le souffle respiratoire ne s'entend que dans les parties supérieures malgré la sonorité à la percussion. Quant à l'expiration, je l'ai souvent trouvé accélérée, avec forte contraction des muscles abdominaux. Parfois la voix aussi était d'une raucité anormale, et j'ai vu dans un cas semblable un gonflement des cordes vocales et de tout le revêtement muqueux du larynx, mais sans que celui-ci ait déjà présenté un caractère œdémateux. L'emploi des vomitifs m'a toujours donné de bons résultats, lorsque l'asthme apparent avait son origine dans des affections semblables. Il va sans dire qu'il ne faut pas confondre les états décrits ci-dessus avec l'œdème de la glotte arrivé à son complet développement, qui lui aussi a été observé dans le cours de la néphrite diffuse tant aiguë que chronique (Consultez : GIBB ET FAUVEL, *The Lancet*, 1864 ; WALDENBURG, *Médic. Central-zeitung*, 1864). Le plus souvent après le catarrhe des bronches, se rencontre l'œdème pulmonaire qui devient même la cause de la mort dans plus d'un tiers des cas.

Les inflammations secondaires du *poumon* et des *membranes séreuses* présentent la plus grande importance au point de vue de la vie du malade. C'est ici que varient tout particulièrement les données statistiques des différents auteurs, et il ne faut pas en outre oublier ce fait que, suivant la différence du terrain, des influences locales se font sentir à côté des conditions fondamentales de la maladie, qui, elles, il est vrai, restent toujours les mêmes. Tandis qu'à Londres l'inflammation des membranes séreuses est un fait des plus fréquents; elle est, d'après *Christison* relativement rare à Édimbourg, et *Solon* dit qu'elle n'est pas fréquente en France. La *pneumonie* comme maladie secondaire est tellement rare à Édimbourg que *Christison* déclare n'en voir vu que deux cas bien caractérisés tandis que *Mac Dowell* en a constaté 12 à Dublin dans un espace de temps très-court.

Dans les 292 observations recueillies par *Frerichs*, il y avait :

Pneumonie. . . .	27 fois
Pleurésie.	35 —
Péritonite.	33 —
Péricardite	13 —

Sur les 114 cas que j'ai rassemblés, j'ai trouvé :

Pneumonie.	20 fois
Pleurésie	19 —
Péritonite	10 —
Péricardite.	8 —
Inflammation du Médiastin. .	3 —

Au point de vue de la gravité, la *péricardite* occupe le premier rang, d'après mes observations; car je lui ai toujours vu prendre une tournure fatale. Cela tient probablement à une paralysie du cœur survenue de bonne heure. La péricardite peut s'associer à chacune des périodes de l'affection rénale, et elle passe fréquemment et facilement inaperçue, comme font d'ordinaire les inflammations secondaires, car les souffrances des malades ne l'indiquent pas toujours, et d'autre part les épanchements séreux préexistant déjà dans les diverses cavités, de même que l'œdème des téguments cutanés, rendent très-difficile l'examen objectif de la poitrine.

En revanche, la *pleurésie* est moins fâcheuse ; elle n'acquiert de signification que lorsqu'elle devient bilatérale, je l'ai vue telle dans quatre cas. Quand elle n'existe que d'un côté, c'est le côté gauche qui est son siége de prédilection dans la grande majorité des cas, et cette particularité lui est commune avec l'affection pulmonaire.

La *pneumonie* s'attaque avec une fréquence marquée comme nous venons de le signaler, au côté gauche, mais que ce soit à droite ou à gauche qu'elle paraisse, son siége ordinaire se trouve aux lobes inférieurs. Souvent elle est disséminée en foyers. Son mode d'invasion n'offre d'ordinaire rien de particulier; d'après quelques auteurs son début serait lent et insidieux. Cela est exact jusqu'à un certain point, puisque ni une dyspnée intense, ni une élévation thermique considérable (j'ai le plus souvent vu celle-ci faire défaut), n'attirent l'attention. Mais les signes physiques connus établissent le diagnostic, qui se trouve appuyé encore par l'expectoration de crachats sanguinolents, pourvu qu'il n'existe pas un hydrothorax considérable du même côté. J'ai cependant observé un cas où la partie droite postérieure entière du poumon était infiltrée. Dans ce cas il n'y avait pas de crachats, presque pas de toux, et la dyspnée était relativement peu considérable.

D'ordinaire la marche de cette pneumonie est traînante, sans l'être cependant toujours. *Il arrive souvent qu'un individu qui jusque-là avait cru jouir d'une santé parfaite, est atteint d'une pneumonie, et que l'on constate* post mortem *les phénomènes d'une affection rénale avancée*. Il importe beaucoup, pour reconnaître de bonne heure la nature deutéropathique de la pneumonie dans des cas semblables d'*examiner l'urine* qui, s'écartant de ses caractères propres à tous les états fébriles ordinaires, présente ici *une densité relativement faible*, même quand le volume nycthémérique est extrêmement amoindri. Le cas suivant pourra servir à confirmer ces assertions :

Frédéric Auguste Jansen, ouvrier, âgé de trente-deux ans, entre à l'hôpital le 23 janvier 1857. Il nous dit avoir toujours été bien portant, n'avoir jamais été enflé et n'avoir jamais été forcé de suspendre son travail. Il y a douze jours environ qu'il fut pris de douleurs dans les membres, et dès le soir même, il remarqua un gonflement du scrotum. En même temps, il ressentit des douleurs lombaires, de l'anorexie, une soif très-vive, et bientôt se montrèrent la toux, de l'enrouement et une abondante diarrhée. Le malade ne peut assigner une cause quelconque à sa maladie.

État actuel. Le malade est un homme robuste, bien constitué. L'œdème du visage, des extrémités inférieures, du scrotum, du prépuce, aussi bien que l'ascite sont très-marqués ; pouls, 76. La température est normale. La langue chargée, l'appétit presque nul. Enrouement, douleur dans la poitrine, toux fréquente, expectoration muco-purulente, selles fréquentes, bilieuses et très-liquides. Douleur à la pression au niveau de la région rénale droite. L'auscultation fait entendre des râles nombreux mêlés de ronchus sonores et disséminés dans toute la poitrine. Le murmure vésiculaire est obscur. La percussion ne révèle de matité en aucun point. En avant, la sonorité est même si étendue qu'elle voile les limites du cœur. Le foie et la rate ont conservé leurs dimensions normales. La diurèse est modérée, l'urine contient de l'albumine et des cylindres.

Le 25 *janvier*, la percussion donne en arrière et à droite un son plus net qu'à gauche.

Le bruit respiratoire est confus, en certains points on entend du souffle bronchique, ailleurs le murmure vésiculaire est couvert par les râles et les ronchus. Les crachats sont purulents et nombreux. Les facultés du malade paraissent profondément atteintes. Il dit toujours : « Je me sens entre ciel et terre. » La diurèse est faible. Les selles sont un peu moins fréquentes que les jours précédents.

Le 28 *janvier*, la dépression intellectuelle est encore plus marquée ; la dyspnée est extrême, et les muscles complémentaires de la respiration entrent en jeu. Le malade veut toujours sortir de son lit. La soif est très-vive, l'appétit complétement nul.

La percussion révèle en arrière de l'épine de l'omoplate droite de la sonorité à l'auscultation, on entend du souffle bronchique en certains points, en d'autres, le murmure vésiculaire n'est pas perçu.

Les jours suivants l'œdème fait sans cesse des progrès jusqu'au moment ou le malade succombe.

Les caractères de l'urine étaient les suivants :

DATES.	CENTIMÈTRES CUBES.	DENSITÉ.	CHLORURE DE SODIUM.	URÉE.	ALBUM.	CHLORURE DE SODIUM.	URÉE.	ALBUM.
23 janvier	600	1015	0,40	0,60	0,3	2,4	3,6	1,8
24 —	650	1013	0,38	0,75	0,5	2,47	4,87	3,35
25 —	600	1012	0,35	0,75	0,4	2,10	4,50	2,4
26 —	700	1012	0,32	0,85	0,4	2,24	5,85	2,8
27 —	700	1012,5	0,40	»	0,3	2,8	»	2,
28 —	580	1012	0,40	0,85	0,3	2,32	4,93	1,7
30 —	190	1015,5	0,40	0,55	0,5	0,76	1,042	0,98

Autopsie. Corps de grande taille, peau blanche, tissu cellulaire sous-cutané infiltré de sérosité dans les extrémités supérieures et inférieures. Ascite.

Crâne d'épaisseur normale, diploé abondant. Le sinus longitudinal est rempli de sang noirâtre et diffluent. La dure-mère peu adhérente à la voûte crânienne est infiltrée de sang en quelques points de sa face interne, au niveau de la convexité des hémisphères. Les veines de la pie-mère sont turgescentes. L'arachnoïde est opalescente, légèrement épaissie, très-friable en certains points, sa cavité renferme une petite quantité de liquide, granulations de Pacchioni très-nombreuses au sommet des hémisphères. Le *cerveau* de consistance pâteuse, présente à la coupe un abondant piqueté sanguin. Les ventricules latéraux contiennent une petite cuillerée (à thé) de sérosité claire. L'épendyme est lisse. A la base du cerveau, dans l'espace sous arachnoïdien inférieur, accumulation de sérosité roussâtre, d'ailleurs rien d'anormal.

Dans le *péricarde* dont la surface est lisse, on trouve un léger épanchement de sérosité. Le *cœur* est manifestement augmenté de volume, sa pointe est formée aux dépens du ventricule gauche; la longueur de ce dernier est de 12 centimètres environ. Sa cavité est dilatée, la paroi aussi bien que les muscles papillaires sont fortement hypertrophiés. Les valvules sont saines. Les deux ventricules sont remplis à la fois de caillots jaunâtres et fermes, et de sang noir et diffluent.

Les deux *cavités pleurales*, surtout la gauche, renferment une certaine quantité de liquide épanché.

Les *poumons* sont fortement emphysémateux dans leurs parties antérieures et supérieures, de sorte qu'ils recouvrent presque complétement le cœur. Le poumon gauche est perméable en tous points, le lobe inférieur est cependant un peu congestionné et atélectasié. Le poumon droit est ferme à la partie postérieure du lobe inférieur, induré, et présente quelques noyaux d'hépatisation rouge à côté d'hépatisation grise. Il est granuleux à la coupe. La muqueuse bronchique est très-tuméfiée et couverte de pus.

Le *foie* est augmenté de volume, ses bords sont épais, son parenchyme est congestionné et très-friable.

La *rate* est également hypertrophiée, d'un rouge pâle, et réduite en bouillie. Sa capsule est épaissie et parsemée de points blanchâtres.

Les *reins* ont 11 cent. de long, 4^c,5 de large et 2^c,6 d'épaisseur. La capsule se détache aisément, sa surface est légèrement granuleuse, chagrinée, bosselée, tachetée et parsemée d'arborisations vasculaires et de plaques jaunâtres. La substance corticale est atrophiée, jaunâtre, homogène. Les pyramides sont hypérémiées dans toute leur étendue, sauf à leur partie postérieure.

La muqueuse des bassinets est très-fortement injectée, la muqueuse de l'intestin grêle légèrement tuméfiée, montre dans toute son étendue une riche arborisation vasculaire.

La pneumonie secondaire se termine le plus souvent par l'hépatisation. Celle-ci se distingue d'ordinaire par une flaccidité particulière des tissus et une infiltration séreuse simultanée. A la coupe, le parenchyme est d'une mollesse extrême, assez souvent homogène, sans véritables granulations. La terminaison de la maladie par suppuration est plus rare. Je ne l'ai observée que quatre fois sur vingt cas. En Angleterre cependant, elle est si fréquente, que M. Dowel a cru pouvoir poser en thèse générale : Si la pneumonie frappe un individu atteint déjà d'une affection rénale, elle se présente le plus ordinairement sous forme suppurative ou gangréneuse (*Dublin Journal*, mai 1856).

En tout cas, cette dernière forme[1] est encore plus rare que la forme suppurée ; pour ma part, je ne l'ai observée que deux fois. L'apparition des inflammations secondaires ne semble pas, en général, se rattacher à une période déterminée de la néphrite.

[1] *Bright* n'a signalé qu'un seul cas de gangrène du poumon (*Tabular view*, 60). *Grégory* et plus récemment *Oppolzer* (*Spital-Zeitung*, 1860) ont observé deux cas analogues.

La *péritonite* seule s'y ajoute dans la plupart des cas, vers la fin de la maladie, avec issue léthale, si elle est quelque peu étendue. Son diagnostic est souvent rendu très-difficile par les phénomènes concomitants, car la distension de l'abdomen masque les phénomènes douloureux, et si l'ascite est considérable, elle cache la matité produite par l'épanchement ; les vomissements existent dans la néphrite même si le péritoine n'est pas affecté, et au lieu de la constipation habituelle, il peut même se présenter de la diarrhée, provenant des parties les plus inférieures des intestins. Il va sans dire que ce ne sont que de simples éventualités pouvant donner lieu à des erreurs dans le diagnostic, car dans bien des cas, les symptômes sont tellement prononcés, que toute confusion devient impossible. A ma clinique on a observé un cas de dégénérescence amyloïde, dans lequel la *sensibilité excessive de l'abdomen au plus léger contact* et toutes les autres circonstances présentaient de la façon la plus décevante, le tableau morbide d'une *péritonite à son dernier terme;* et à l'autopsie on constata que les feuillets pariétal et viscéral du péritoine étaient complétement intacts ; en revanche, l'enveloppe des muscles du rectum était couverte de haut en bas et des deux côtés d'un exsudat fibrino-purulent. Il paraît d'ailleurs que ce sont les individus chez lesquels la néphrite se complique de grossesse qui sont surtout prédisposés à la péritonite.

Dans ces cas, la péritonite avec ou sans métrite occasionne d'habitude la mort, non-seulement immédiatement après la délivrance, mais parfois aussi plus ou moins longtemps après. Un exemple en est fourni par l'observation suivante, ayant trait à une dysenterie compliquée de péritonite, et dans laquelle il n'y avait pas d'autre inflammation secondaire :

Anna Guitowsky, journalière, âgée de vingt-cinq ans, entre à l'hôpital le 5 mars 1856. La malade s'était toujours bien portée auparavant. L'été précédent, elle eut constamment les fièvres, qui, après avoir présenté le type tierce, affectèrent ensuite le type quarte. Elle n'usa d'aucune médication, et les accès s'arrêtèrent d'eux-mêmes trois jours avant son accouchement, qui remonte à neuf semaines. Son enfant, quoique né à terme, mourut cependant au bout de quelques jours. L'accouchement fut facile, les lochies régulières et la malade, à part un peu de fatigue, se trouva très-bien jusqu'à il y a quinze jours environ. Elle fut prise, à cette époque, d'une violente diarrhée, avec des coliques et dans les derniers jours même avec un peu de prolapsus du rectum. Les garde-robes étaient très-liquides et mêlées à beaucoup de sang. Déjà, quand elle avait eu les fièvres, la diurèse avait diminué et il était survenu un œdème considérable des extrémités inférieures. Celui-ci disparut pendant l'accouchement, mais revint bientôt après.

État actuel : De taille moyenne, ne parait pas avoir beaucoup souffert. La peau est souple, et n'accuse point d'élévation de température. Les poumons sont sains. Le premier bruit du cœur n'est point très-net. La matité cardiaque n'est pas augmentée. La rate est légèrement hypertrophiée, le foie normal. Le ventre est mou, sensible à la pression dans les deux régions iliaques. Nombreux gargouillements, 80 pulsations; langue chargée, appétit assez bon, soif augmentée, urine assez abondante, jaune pâle, claire, albumineuse. Une selle par jour mêlée de sang, œdème considérable des extrémités inférieures. Prescription: acétate de plomb, 0gr,05; opium, 0gr,008, une pilule toutes les trois heures. Cataplasmes sur le ventre. Décoction d'orge pour tisane.

6 *février*. Pendant la nuit, la malade a eu trois gardes-robes liquides, brunes, contenant peu de sang. Beaucoup de ténesme. Rien de changé sous les autres rapports. Mais bientôt la sensibilité abdominale augmente, et il s'y joint des vomissements. Les selles deviennent moins fréquentes, mais toujours mélangées de sang et accompagnées d'un ténesme très-violent.

La malade perd rapidement ses forces. Le pouls (à 92 pls. à la minute) est petit, la figure altérée, les yeux profondément excavés. Le collapsus fait des progrès et la mort survient le 15 février.

Autopsie. Cadavre de taille moyenne, maigre ; peau pâle, molle. Muscles anémiés, rigidité cadavérique persistante. Les os du crâne, d'épaisseur ordinaire, diploé normal. A leur surface interne, tant à la base qu'au sommet, dépôts ostéophytiques, tantôt polis, tantôt rugueux et jaunâtres à la base.

Les *méninges* congestionnées se détachent facilement ; la substance cérébrale est de consistance pâteuse, très-anémiée. Les ventricules contiennent une petite quantité de sérosité claire. Les sinus de la base du crâne contiennent du sang épais et liquide,

Dans le thorax, les deux *poumons* ne sont pas adhérents, contiennent de l'air. Les lobes supérieurs sont exsangues et emphysémateux, les lobes inférieurs œdématiés et assez congestionnés. Les cavités pleurales ne contiennent que quelques traces d'une sérosité limpide.

Le *cœur* est petit et mou. Les parois sont pâles et un peu friables. Les deux ventricules ne contiennent qu'une petite quantité d'un sang diffluent et noirâtre.

Le *foie*, de dimension moyenne, assez congestionné, friable, présente l'aspect d'une noix muscade. La vésicule biliaire est remplie d'une bile visqueuse et brunâtre.

La *rate* augmentée de longueur est dure, d'un brun rougeâtre.

L'*abdomen* contient environ 1/2 litre d'une sérosité trouble, grisâtre, dans laquelle nagent de nombreux flocons fibrineux. De pareils exsudats recouvrent quelques anses intestinales.

Les deux feuillets du *péritoine* sont injectés, la surface du foie est recouverte d'exsudats rugueux et ternes, peu épais, un peu solides, mais se laissant détacher facilement. De semblables exsudats recouvrent çà et là la surface péritonéale de l'intestin grêle.

La muqueuse de l'estomac est lisse et pâle.

La muqueuse du duodénum et celle de la partie supérieure du jéjunum sont tuméfiées, boursouflées, et colorées en gris.

En six points du jéjunum, les valvules conniventes sont saillantes et épaissies, recouvertes d'un exsudat jaunâtre et assez adhérent; au-dessous, la muqueuse est d'un brun rougeâtre et paraît érodée.

La muqueuse du gros intestin est pâle, colorée en gris foncé, modérément tuméfiée et parsemée dans toute son étendue de nombreux points noirs, ronds et présentant une petite ouverture à leur centre.

Dans la partie inférieure du gros intestin, existent, à côté de petites érosions folliculeuses, de larges ulcérations superficielles et plus étendues.

Les deux *reins* sont hypertrophiés et indurés, les capsules peu adhérentes, leur surface polie, colorée en jaune. La substance corticale est pâle et présente de nombreuses taches jaunes de structure homogène, sur lesquelles on ne peut distinguer aucune altération.

Les prolongements qu'elle envoie dans la substance médullaire sont irréguliers et un peu pâles.

L'épithélium de la couche corticale a subi la dégénérescence graisseuse.

L'*utérus* est un peu hypertrophié, sa face antérieure est brune, molle et rugueuse, comme érodée; la substance est grisâtre, exsangue, très-friable. Sa cavité contient du mucus grisâtre.

Rien d'anormal dans les ovaires,

Ce cas s'était probablement développé de la façon suivante : à la suite d'une fièvre intermittente, il s'était produit une néphrite diffuse, laquelle, compliquée de grossesse, devint, plus vite que cela n'arrive d'ordinaire, la cause de la péritonite et de la dysenterie secondaires.

ENDOCARDITE, AFFECTIONS DU CŒUR ET DES VAISSEAUX.

La transition des *symptômes secondaires* aux états pathologiques dont la *coïncidence* est plus ou moins fréquente et que l'on peut regarder comme des *complications*, est constituée par l'endocardite. L'inflammation secondaire des membranes séreuses dans la néphrite est aussi fréquente, que les péritonites secondaires y sont rares. Sur 120 cas consignés par moi, je n'ai observé que 2 fois l'endocardite avec atrophie granuleuse des reins, et dans l'un d'eux à un moment où des hydropisies intenses qui existaient auparavant, venaient de disparaître. Faut-il considérer l'endocardite comme un état consécutif de la néphrite, ou plutôt, vu sa rareté même, comme une complication plus ou moins accidentelle? Voilà ce qui reste encore douteux. Quant à la plupart des insuffisances valvulaires coïncidant avec les lésions rénales, nous avons déjà vu plus haut qu'elles étaient la cause première de celles-ci et qu'elles engendraient la stase rénale. Les cas où les affections valvulaires s'accompagnent de néphrites diffuses réelles, que ce soit à l'état d'hypérémie ou d'atrophie, sont rares, et alors la maladie des deux organes doit probablement être attribuée à la même cause, de sorte que la maladie du cœur y figure aussi seulement à titre de complication.

Comme complément à cette étude, j'insère ici deux observations, qui toutes deux me semblent prouver que, dans ces cas, les lésions du cœur et des reins ne sont réellement que les effets simultanés de la même cause fondamentale, c'est-à-dire du rhumatisme.

F. Sch.. âgé de cinquante-quatre ans, a souvent souffert d'oppression, de toux avec une légère expectoration, mais s'est cependant presque toujours bien porté. Il y a quelques mois, ses pieds commencèrent à enfler, puis l'œdème disparut. Il y a cinq semaines, après un refroidissement accidentel, les troubles thoraciques reparurent, caractérisés surtout par de l'oppression et une douleur très-vive dans la région du cœur.

A son entrée à l'hôpital, le malade présentait de l'anasarque, de l'œdème du visage et de l'ascite. L'examen de la poitrine révèle une sonorité normale des deux poumons. Le murmure vésiculaire, affaibli, est accompagné, dans les lobes inférieurs, de râles nombreux.

La matité cardiaque s'étend du second au septième espace intercostal, plus intense au niveau du troisième espace intercostal. Le choc de la pointe était sensible à quelques millimètres en dehors de la ligne du mamelon dans le septième espace intercostal. Les bruits étaient normaux à la pointe, mais l'on entendait à la base un léger bruit diastolique et à l'orifice aortique un souffle diastolique très-rude.

La rate et le foie ne sont pas augmentés de volume.

Les fonctions digestives sont bonnes, sauf un peu de constipation. *La diurèse peu abondante, l'urine fortement colorée en rouge, très-albumineuse.* Dans le sédiment, l'on trouve au microscope de nombreux globules de sang, quelques cellules épithéliales du rein, isolées, un peu agrandies et très-granuleuses, des cylindres hyalins, tantôt disposés en fibrilles, tantôt recouverts d'épithélium granuleux et de corpuscules sanguins. Le poids spécifique varie entre 1015 et 1010.

A la fin des trois semaines que le malade passa à l'hôpital, il contracta une double pneumonie, qui dura huit jours et à laquelle il succomba.

L'AUTOPSIE démontra que les deux *poumons* n'étaient pas adhérents à la paroi thoracique. Le poumon gauche est perméable à l'air, le lobe supérieur est partout perméable et crépite sous les doigts. Les bords sont très-nets dans la partie supérieure ; le lobe inférieur dur, lourd, congestionné, hépatisé, pierreux à la coupe. Dans le poumon droit le lobe supérieur est imperméable, dur, lourd, en état d'hépatisation rouge, le lobe moyen et le lobe inférieur sont congestionnés, aérés et un peu emphysémateux.

Le *cœur* se meut librement dans le péricarde, dont la surface est lisse. Les deux ventricules sont très-dilatés sans que les parois ni les muscles papillaires soient hypertrophiés. Sur le bord libre des valvules sigmoïdes aortiques se trouvent de petites végétations, fermes, condylomateuses, qui produisent un rétrécissement de l'orifice aortique. Les autres valvules sont intactes.

Les *reins* sont hypertrophiés, leur surface est lisse et parsemée de nombreuses étoiles de Verheyen.

Les dimensions de l'organe sont les suivantes : longueur, 12 centimètres; largeur 8 centimètres; épaisseur, 3 centimètres. A la coupe, la substance corticale est épaissie et fortement congestionnée. Les glomérules de Malpighi apparaissent comme de petits points saillants que l'on peut détacher avec la pointe d'un couteau. Les pyramides sont brunâtres et manifestement striées. Par la pression, on fait sourdre des papilles un mucus épais; le tissu est friable, la capsule se détache très-facilement. L'examen microscopique montre l'épithélium des canalicules augmenté de volume et très-granuleux. Le plus grand nombre des canalicules urinifères est rempli de sang. Beaucoup de ces canalicules renferment des globules sanguins agglomérés. Les autres sont seulement colorés en rouge par l'hématine. Les capsules de Malpighi sont hypertrophiées et entourées de travées celluleuses abondantes.

Antérieurement, j'avais moi-même cité ce dernier cas comme une preuve de la relation étiologique qui existe entre l'affection du cœur et celle des reins ; mais, à mon avis, je l'avais mal interprété à cette époque. Il en ressort au contraire que toute l'évolution de ce cas diffère de la *stase rénale*, que l'*hématurie est un symptôme très-important*, ici comme dans d'autres cas de néphrite diffuse, mais non pas dans la stase rénale, qu'en outre, ici, la *densité* n'est pas considérablement augmentée, comme cela a lieu dans la stase rénale, et qu'enfin la *prolifération du tissu péricapsulaire interstitiel* est la caractéristique anatomique de la néphrite diffuse.

Dans le cas suivant, qui m'a principalement conduit à adopter l'opinion que je professe aujourd'hui, *les lésions épithéliales* sont minimes en comparaison des lésions interstitielles.

Marie Schreiber, âgée de trente-six ans, a eu il y a douze ans une violente attaque de rhumatisme articulaire, à la suite de laquelle elle s'est assez bien rétablie, mais cependant elle se plaignait souvent de dyspnée et d'accès de suffocation, le tout compliqué de palpitations.

Au mois de janvier de l'année suivante, elle eut une nouvelle attaque de rhumatisme articulaire aigu, compliqué d'urticaire.

A ces symptômes s'ajoutèrent les signes d'une dilatation et d'une hypertrophie du cœur : le premier bruit à la pointe était couvert par un bruit de souffle très-distinct. Le deuxième bruit pulmonaire était très-renforcé.

Après la disparition des douleurs articulaires, la malade essaya de nouveau de travailler. Le soir du 24 septembre, je la revis : tout son corps était très-œdématié, son visage bouffi et d'une pâleur mortelle. Elle essayait, dans un état d'anxiété extrême, de se tourner dans son lit, tantôt d'un côté, tantôt de l'autre ; elle n'était plus en état, dans les moments de calme, de donner les moindres renseignements. L'examen de la malade révéla l'existence d'une double pneumonie des lobes inférieurs ; la malade succomba pendant la nuit.

L'AUTOPSIE révéla l'existence d'une double pneumonie et d'un hydropéricarde. Le *cœur*, recouvert à sa surface de quelques exsudats blanchâtres, présente une dilatation remarquable de son ventricule.

Les cavités gauches sont dilatées, leurs parois très-hypertrophiées. La valvule mitrale présente à son bord libre des végétations papillaires qui produisent une insuffisance mitrale. Les valvules sigmoïdes de l'aorte présentent sur leur face ventriculaire les mêmes proliférations.

Le ventricule droit est également dilaté et contient un gros caillot, de formation récente ; les autres valvules sont intactes.

Les *reins* sont tous les deux hypertrophiés, peu congestionnés. Leur surface est pâle, parsemée en quelques points d'arborisations vasculaires. La capsule se détache facilement à la coupe, on constate l'épaississement de la substance corticale, tachetée de jaune et tranchant sur des corpuscules de Malpighi injectés.

La substance médullaire est d'un rouge foncé à la base. A l'extrémité inférieure du rein droit, on trouve un petit infarctus de la grosseur d'un pois, dur, jaunâtre, cunéiforme.

L'examen microscopique montre les glomérules de Malpighi de grosseur variable, mais tous entourés d'un tissu cellulaire épais, et concentrique, riche en noyaux. Les canalicules de la substance corticale ont conservé leur calibre normal, leur épithélium est presque partout intact, granuleux dans quelques points. Les interstices sont agrandis, remplis d'éléments cellulaires, qui pâlissent après addition de l'acide acétique, qui rend leurs noyaux plus apparents.

En quelques points, surtout auprès des vaisseaux, les interstices sont recouverts de graisse. Le tissu intestitiel de la substance médullaire est épaissi, l'épithélium légèrement granuleux.

Ici le résultat du processus qui avait lieu à la fois dans les articulations, sur l'appareil valvulaire du cœur et dans les reins, était donc une néphrite purement interstitielle. Les lésions anatomiques diffèrent complétement de celles qui caractérisent la stase rénale, et en voici l'explication qui me semble fondée : une seule et même irritation agit de la même façon sur les éléments histologiques de tous les organes mentionnés ci-dessus, elle diffère seulement selon la propriété de l'organe atteint, et cette irritation est l'effet du processus rhumatismal.

Le cas d'une néphrite presque purement interstitielle que j'ai observé en consultation est encore plus instructif à cet égard. Les affections cardiaque et rénale suivent manifestement leur cours, indépendantes l'une de l'autre, entées cependant toutes les deux sur un rhumatisme. Cette observation était d'autant plus intéressante qu'elle présentait la forme rare d'accès urémiques se composant uniquement de convulsions et sans troubles cérébraux.

Emma C., âgée de dix-sept ans, aurait toujours été bien portante, et n'aurait jamais eu d'oppression. Il y a cinq semaines, elle est tombée malade dans la rue ; après avoir couru très-fort, étant en sueur, elle se refroidit subitement : elle fut prise toute à coup de violentes palpitations et d'oppression très-vive ; elle eut, dès le troisième jour, de la bouffissure du visage, de l'œdème des paupières, et peu de temps après, de l'œdème des extrémités inférieures avec diminution considérable de la diurèse.

Quand je vis la malade, son visage était pâle et bouffi, l'œdème des membres inférieurs était plus marqué à gauche qu'à droite, et elle présentait en outre un peu d'ascite. A la partie interne de la cuisse gauche, il y avait des phlyctènes, entourées d'une auréole rougeâtre qui laissait écouler de la sérosité, le pouls était petit, le catarrhe bronchique modéré. Le choc de la pointe était sensible et visible dans le cinquième espace intercostal, mais peu énergique. A la pointe, bruit de souffle diastolique très-intense, bruit systolique léger, le deuxième bruit de l'artère pulmonaire est renforcé. La région lombaire n'est pas sensible à la pression. L'urine est d'un jaune foncé, très-albumineuse, son poids spécifique est 1029,5. Par le repos, elle laisse déposer un sédiment abondant, formant une couche inférieure blanche et une couche supérieure rougeâtre. Au microscope, on ne trouve dans la couche supérieure que de l'acide urique pur. La couche inférieure est composée de cylindres hyalins pâles recouverts d'épithélium granuleux ; çà et là, quelques cellules épithéliales.

Le jour suivant, 289 cc. d'urine, poids spécifique : 1031, contenant des cylindres et des cristaux d'acide urique, mais pas de sang.

4 octobre. — A la suite d'un flux intestinal abondant, l'œdème de la face et des extrémités supérieures a beaucoup diminué, l'urine pas plus abondante était légèrement albumineuse et d'un poids spécifique de 1025. Dans la nuit du 9 au 10, il survint pour la première fois des convulsions, qui se renouvelèrent huit fois en six heures. Elles siégeaient principalement dans les muscles du cou, des bras et des jambes. L'intelligence était intacte.

Les jours suivants, ces phénomènes se reproduisirent avec une moindre intensité. La céphalalgie était plus vive et la malade se plaignait d'une diminution visuelle qui n'avait sa raison d'être dans aucune lésion des membranes de l'œil, comme le démontra l'examen ophthalmoscopique fait par le professeur Schweigger. Les jours suivants, il ne se produisit pas de grands changements.

Le souffle diastolique du cœur était très-intense, le choc de la pointe très-violent, la diurèse très-amoindrie : 260 cc.; densité : 1018. L'urine était sanglante et ne renfermait pas d'acide urique dans son sédiment. Les convulsions se renouvelèrent souvent encore, mais l'intelligence resta intacte jusqu'à la mort qui eut lieu le 20 octobre.

L'AUTOPSIE faite par von Recklinghausen montra un rétrécissement manifeste de l'orifice mitral, qui laissait à peine passer le bout du doigt. Il était produit par une adhérence de l'extrémité antérieure des deux valves, épaissies et couvertes de végétations granuleuses. La fibre charnue du cœur est friable, et le muscle cardiaque ne paraît pas hypertrophié. Les reins ont 13c de long, 5c,2 de large au niveau du hile, et 5c,2 d'épaisseur. La capsule se détache aisément et la surface est tout à fait lisse. Elle est grisâtre, sillonnée d'arborisations vasculaires et tachetée de nombreux points noirâtres et d'extravasations sanguines, les bords sont épaissis, la substance corticale est tuméfiée à la coupe. Les glomérules sont volumineux et saillants, tandis que les canalicules flexueux sont difficiles à apercevoir. La coloration brune, rougeâtre de la substance corticale qui présente à la base quelques stries noirâtres, tranche nettement sur la teinte grise de la couche corticale ; au microscope, on trouve une prolifération nucléaire abondante dans les capsules. Les espaces intercanaliculaires sont fortement épaissis et présentent une dégénérescence graisseuse.

L'épithélium des canalicules tortueux présente une légère tuméfaction trouble, et il est même graisseux en certains points.

Il ne faut probablement considérer les affections des gros vaisseaux que comme des complications ; c'est surtout le cas dans les dégénérescences athéromateuses qui sont assez souvent accompagnées de néphrite diffuse et qui, nous l'avons déjà vu plus haut, peuvent, unies à l'hypertrophie du ventricule gauche, facilement devenir la cause d'hématuries. Il est vrai que, dans des cas isolés, c'est la maladie vasculaire qui peut engendrer l'atrophie rénale ; mais alors celle-ci n'est plus l'effet d'un processus inflammatoire, mais bien d'un simple trouble nutritif de même que l'atrophie sénile. Quel rôle joue dans la production de la néphrite la dégénérescence spéciale des vaisseaux que *Kusmaul* et *Maier* ont désignée sous le titre de périartérite noueuse (*periarteritis nodosa*) et dont ils ont publié un cas très-curieux? (*Deutsches Archiv für klin. Medic.*, Bd. I). C'est ce qu'il est encore impossible de déterminer.

Cette affection consiste en un épaississement noduleux d'innombrables artérioles, et notamment aussi des branches que l'artère rénale envoie dans les reins. Ces épaississements résultent d'une prolifération abondante de cellules et de noyaux du tissu cellulaire dans la tunique adventive, et de noyaux seuls dans les cellules musculaires de la tunique moyenne. Dans ces cas, la néphrite pendant la vie se compliquait des symptômes d'une anémie profonde, d'une paralysie générale progressive, de douleurs musculaires violentes et de troubles gastro-intestinaux.

Parmi les complications les plus rares et dont la signification étiologique reste encore douteuse et obscure, se placent les anévrysmes. Le cas suivant est un exemple si intéressant de ce genre de complication, que je le recommande spécialement à l'attention du lecteur.

Rebczinsky, ouvrier, âgé de 36 ans, est entré plusieurs fois à l'hôpital. En 1854, il y fut soigné de douleurs rhumatismales dont il était atteint depuis deux ans. Il présentait déjà à cette époque une hypertrophie considérable du cœur. Le choc de la pointe en effet se faisait sentir à 26 ou 30 millimètres en dehors de la ligne mamillaire, et l'on pouvait percevoir le soulèvement systolique dans trois espaces intercostaux. On entendait un bruit de souffle systolique très-fort au niveau des orifices artériels et en particulier de l'aorte ; ce souffle se propageait le long des gros vaisseaux. L'urine ne renfermait pas d'albumine. Le malade après avoir quitté l'hôpital y rentra de nouveau, en présentant les phénomènes suivants : à la base des deux poumons, on entend de gros râles ronflants. L'expectoration est muco-purulente. La matité cardiaque commence au niveau de la deuxième côte et s'étend le long du sternum, jusqu'à l'appendice xiphoïde. Elle dépasse de 3 centimètres la ligne mamillaire et de 13 millimètres le mamelon. A ce niveau, la paroi thoracique est soulevée à chaque systole cardiaque. A la pointe du cœur, on entend un souffle systolique qui couvre les deux bruits. Dans la diastole, le bruit normal est suivi d'un souffle doux. Au niveau de l'appendice xiphoïde, le premier bruit est bien frappé, mais le second est couvert par un souffle diastolique ; au niveau de l'aorte et dans les carotides, les deux bruits sont nettement perçus. Le deuxième bruit de l'artère pulmonaire est net et bruyant. Les artères intercostales sont dilatées depuis la quatrième côte jusqu'à la septième. Leurs battements sont visibles. Leurs contours sont sinueux et leurs pulsations perceptibles au doigt ; il en est de même pour la mammaire externe. Le pouls radial est mou et irrégulier. La face du malade est bouffie, l'urine est très-albumineuse, et son sédiment renferme des cylindres fibrino-graisseux. Du vivant du malade, on porta le diagnostic suivant : insuffisance mitrale, anévrysme de l'aorte au niveau de la crosse ou au-dessous de l'émergence des gros vaisseaux. Hypertrophie et dilatation du cœur. Maladie de Bright.

Autopsie. Après avoir enlevé le sternum, on aperçoit les artères mammaires internes très-dilatées ; elles atteignent la grosseur du doigt et l'on peut les suivre le long des muscles des parois abdominales où elles s'anastomosent avec les branches de l'artère épigastrique et les artères lombaires. Les artères intercostales sont également sinueuses et dilatées. Le cœur est très-hypertrophié. Les parois du ventricule gauche sont fermes, d'un brun rougeâtre et ont 27 millimètres d'épaisseur. Les muscles papillaires sont également hypertrophiés. Les cavités auriculaires droite et gauche ne sont pas agrandies. L'endocarde est normal. L'appareil valvulaire du cœur est sain, et les valvules ferment exactement les orifices auxquels elles correspondent. L'aorte présente, depuis son origine jusqu'à l'embouchure de la sous-clavière, une dilatation considérable, mais régulière avec épaississement manifeste de ses parois. Les gros troncs artériels qui émergent de sa courbure, sont dilatés, surtout le tronc brachio-céphalique ; puis l'artère sous-clavière gauche ; l'artère carotide primitive gauche dépasse à peine son volume normal. Immédiatement au-dessous de l'origine de la sous-clavière gauche, l'aorte se rétrécit brusquement, au point de n'avoir que le volume du petit doigt. Elle se réduit peu à peu à un cordon gros comme un tuyau de plume d'une étendue de 39 millimètres, à l'extrémité inférieure duquel se trouve une dilatation ampullaire de la grosseur d'une noix. Au-dessous de cette dilatation anévrysmale, l'aorte semble un peu rétrécie. Aux points ou cette artère forme le cordon dont nous avons parlé, la tunique interne constitue un véritable sac sans ouverture ; ce canal rétréci est entouré de tissu cellulaire. Le sac anévrysmal est rempli de caillots épais, stratifiés, brunâtres, qui se détachent aisément de la tunique interne. Les autres membranes aortiques sont du reste normales. On trouve dans le coagulum, des noyaux blanchâtres très-durs et de la grosseur d'un grain de mil. Au-dessous de l'anévrysme, la tunique interne forme un sac sans ouverture, et il est impossible de constater en aucun point la moindre déchirure.

Les deux reins sont très-atrophiés et présentent à leur surface plusieurs dépressions cicatricielles. Leurs capsules sont très-adhérentes et ne se laissent détacher qu'en entraînant avec elle des lambeaux de la substance rénale. La surface du rein paraît granuleuse et pâle ; à la coupe son aspect est jaunâtre. La substance corticale est partout atrophiée. L'épithélium a subi la dégénérescence graisseuse. Entre les pyramides se trouvent des prolongements brillants et d'un jaune clair.

MALADIES DU FOIE ET DE LA RATE.

Parmi les organes de l'abdomen, le foie et la rate sont ceux qui, avec les reins, se présentent le plus souvent à l'état morbide sous les aspects les plus différents. Sur 100 cas, *Bright* a trouvé le foie malade dans 53, légèrement modifié dans 35, gravement altéré dans 18. Sur les 114 cas que j'ai réunis, j'ai trouvé dans 19 le foie graisseux, dans 15 de la cirrhose[1], dans 11 un foie muscade, dans 15 une hypertrophie simple dans 2 des abcès, et dans 3 une dégénérescence amyloïde. Dans la plupart des cas, ces altérations du foie, qui, du reste, se révèlent rarement pendant la vie par des troubles fonctionnels particuliers, provenaient des mêmes causes que les lésions rénales; et il est certes très-difficile de dire lequel des deux organes avait été le premier atteint. Tandis que le foie muscade ne se montre que dans les cas de stase de la circulation générale, la cirrhose est le résultat de la même influence qui frappe le tissu interstitiel ici, de même que dans les reins; par contre, le foie graisseux, comme *Frerichs* le fait justement remarquer, est un état qui diffère absolument de la dégénérescence graisseuse dans les reins et qui n'a rien de commun avec une inflammation parenchymateuse, mais il est l'effet d'une simple anomalie dans la nutrition. La dégénérescence amyloïde du foie qui, le plus souvent, se présente avec une pareille dégénérescence dans les reins, sous l'influence des mêmes conditions constitutionnelles, se lie aussi à de simples altérations parenchymateuses des reins, ce qui prouve que, lorsque ces dernières

[1] E. WAGNER a particulièrement insisté sur les caractères anatomiques de l'induration granuleuse du foie et sur la relation de cet état avec les altérations des reins. (*Archiv der Heilkunde*, 1862, Jahrg. 3.) RAYER, de son côté, à propos de ces deux sortes de granulations, s'exprime ainsi : « Il y a évidemment entre elles une certaine analogie. » (II, 577.)

lésions sont compliquées d'une dégénérescence amyloïde, elles ne dépendent pas exclusivement de celle-ci. Les maladies du foie exercent une influence particulière sur la production de l'ascite; elle se montre plus rarement en effet quand celles-ci font défaut, la stase locale favorisant naturellement la transsudation. Les lésions spléniques (altérations de la rate) constatées dans la maladie de *Bright* ne sont pas moins fréquentes, et consistent en tuméfactions aiguës et chroniques, en atrophie ou en dégénérescence amyloïde. Parmi mes observations, j'ai constaté dans 32 cas des engorgements chroniques, dans 13 cas des tuméfactions récentes, dans 9 cas de l'atrophie, dans 8 cas une dégénérescence amyloïde. Pour quelques-unes des altérations de la rate, on peut beaucoup plus facilement admettre leur corrélation avec la néphrite que pour les lésions hépatiques ; car dans un nombre assez considérable de cas, l'affection rénale se produit après une fièvre intermittente qui, traînant souvent en longueur, provoque une hypertrophie de la rate. En outre, il ne faut pas perdre de vue ce fait, que dans les néphrites chroniques, on a constaté des tuméfactions aiguës de la rate, même sans qu'il y ait eu le moindre rapport avec la fièvre intermittente, le malade n'ayant jamais été atteint de cette dernière maladie, et que dans les exacerbations aiguës, la fièvre aussi présente assez souvent un caractère typique.

GROSSESSE.

Il faut encore mentionner une complication particulièrement dangereuse de la néphrite ; c'est la grossesse. Dans le grand zèle que l'on a déployé (depuis que l'attention des accoucheurs a été dirigée sur les reins) à poursuivre les cas où l'éclampsie se présente combinée avec l'albuminurie, et à examiner la relation des convulsions puerpérales avec les lésions rénales, dont l'interprétation est encore douteuse, on n'a pas assez apprécié le nombre des cas où tantôt la gravidité vient s'ajouter à une néphrite déjà existante, tantôt la grossesse se complique d'une influence accidentelle, telle qu'un refroidissement ou une fièvre intermittente ou toute autre condition étiologique pouvant engendrer à son tour une néphrite. J'ai à plusieurs reprises observé cette complication, et je l'ai toujours trouvée désastreuse, puisque dans la majorité des cas une péritonite ou une endométrite (consécutive) ont occasionné une terminaison fatale. Je dois faire ressortir comme circonstance spéciale et digne d'une attention particulière que, dans aucun de ces cas, il ne s'est produit d'éclampsie, que l'accouchement a eu lieu à terme dans l'un des cas, dans d'autres vers le septième ou le huitième mois, et que les enfants étaient ou mort-nés, ou bien mouraient presque aussitôt après leur naissance.

ARTHRITIS.

Parfois l'arthritis n'est qu'une complication de la néphrite, mais dans la plupart des cas, incomparablement plus nombreux en Angleterre qu'en Allemagne et en France, la goutte avec ses différents paroxysmes précède avec tant de régularité le développement de l'affection rénale, qu'on ne saurait qu'adhérer à l'avis des auteurs anglais, notamment de *Todd* et de *Johnson* qui considèrent celle-ci comme de nature arthritique, bien que l'hypothèse d'un principe morbide particulier qui irriterait les reins ne soit naturellement pas démontrée. L'explication de *Frerichs* pourrait être plus exacte; il soutient en effet que les dépôts d'urates peuvent servir d'excitant inflammatoire. Un cas rare de néphrithe calculeuse a été rapporté par FLECKELES (*Deutsche Klinik*, 1852).

DIABÈTE ET CARCINOME.

Les altérations que subissent les reins dans le cours du diabète sont multiples. Nous n'avons à nous occuper ici que des cas où le diabète se combine à l'albuminurie. Dans un cas de cette nature, observé par moi, l'albuminurie aussi bien que l'anasarque disparurent complétement, et il est extrêmement probable que je n'avais affaire qu'à une hypérémie passagère des reins. Dans un autre cas où j'ai récemment eu l'occasion de faire l'examen microscopique, j'ai trouvé les reins considérablement agrandis. Le rein gauche en particulier pesait 295 grammes, et mesurait 13 centimètres de long, 8 de large et 4 d'épaisseur. Sa surface était faiblement granulée, la couche corticale était très-large, turgescente à la coupe et d'une coloration gris jaunâtre. Les pyramides étaient pâles, à la pointe des papilles se montraient des infarctus calcaires. Sur 64 autopsies de diabétiques réunies par *Griesinger*, on a constaté 32 fois des lésions rénales. Dans 22 cas, il s'agissait de la maladie de *Bright* à différentes périodes (en y comprenant toutefois les 5 cas d'hypérémie), dans 3 il y avait des abcès développés dans les reins tuméfiés, dans 7 enfin rien qu'une hypertrophie assez notable et ne se montrant en partie, que sur un seul des reins. La cause des accidents diabétiques qu'autrefois on qualifiait d'urémiques, et que l'on croyait devoir attribuer à l'affection des reins, a été trouvé dans un empoisonnement par l'*acétone*.

Dans des cas extrêmement rares, la néphrite se combine avec un cancer des autres organes. Sur 89 cas de dépôts cancéreux vus par *Oppolzer*, au grand hôpital de Prague dans l'espace de cinq ans, il n'a noté qu'un seul cas de mal de *Bright* combiné avec un cancer de l'utérus ou des poumons. Personnellement j'ai vu une fois la néphrite associée à un cancer de l'ovaire, et dans ce cas l'un des urétères était rétréci par les dépôts carcinomateux ; en dehors de ce fait, j'ai observé un complexus analogue dans un cas de cancer du pylore, quoique l'urine fût exempt d'albumine.

CAUSES.

D'après les observations concordantes de tous les investigateurs, aucun *âge* n'est épargné par la néphrite diffuse, on l'observe aussi bien dans la plus tendre enfance que chez les vieillards. Cependant il est impossible de méconnaître que, par suite de l'influence des agents nuisibles auxquels sont exposés l'âge adulte et le sexe masculin, la fréquence de cette maladie forme une série ascendante de la première à la quarantième année, et une série descendante à partir de celle-ci jusqu'à l'âge de quatre-vingt-dix ans, et que les femmes sont, en général, moins souvent atteintes que les hommes[1]. L'importance de la profession et du genre de vie doit aussi entrer en ligne de compte, car les individus qui sont particulièrement sujets à cette maladie sont ceux qui, en général, vivent dans des conditions misérables et, par suite de leurs occupations, ne peuvent pas se soustraire à un brusque changement de température. On a donc bien plus fréquemment l'occasion d'observer cette maladie dans les hôpitaux que dans la pratique privée ; plus fréquemment chez les ouvriers, les cochers, les bateliers, les boulangers, que chez les individus dont la profession prédispose moins aux influences rhumatismales. Certaines causes, telles que les *fièvres éruptives* en particulier se rapportent naturellement plutôt au jeune âge, et exercent leur influence indépendamment de toutes les autres conditions

[1] Consultez mon article : *Beitrage zur Œtiologie* (Contributions à l'étiologie), dans *Virchow's Archiv*. Bd. XIV.

accessoires. Il est rare, d'ailleurs, de voir atteints de cette maladie des individus ayant auparavant joui d'un parfait état de santé; le plus souvent elle s'attaque à des sujets chez lesquels la nutrition générale est déjà altérée, soit par des affections chroniques ayant produit un appauvrissement du sang en principes solides, soit par des maladies aiguës qui entraînent très-rapidement le même résultat. A côté de ces influences générales que nous venons de mentionner, le *climat* et le *régime* aussi produisent des effets manifestes, ce qui fait que la fréquence des diverses causes varie beaucoup suivant les endroits où est placé l'observateur. En Angleterre et en Écosse, où d'ailleurs la maladie s'observe plus fréquemment qu'en Allemagne, l'abus des boissons alcooliques et la goutte passent pour en être les causes les plus fréquentes. Dans l'Allemagne septentrionale, au contraire, le contingent fourni par les ivrognes n'est pas aussi considérable, et celui que donnent les goutteux se borne à des cas rares. Dans la Hollande du Nord, où la liqueur de genièvre joue cependant un rôle assez considérable parmi les ouvriers, la néphrite trouve son origine plutôt dans des causes rhumatismales.

Becquerel a pu dire, à propos de la *fièvre intermittente* : « J'ai eu l'occasion d'observer tous les ans, en automne, dans une contrée humide et marécageuse, des malades, parmi lesquels je comptais quelques hydropiques, mais aucun albuminurique. » Et *Frerichs* ajoute presque dans les mêmes termes : « Sur le nombre considérable d'hydropisies consécutives à la fièvre intermittente que j'ai observées sur les bords un peu humides de la mer du Nord, il ne se présentait pas un seul cas où les reins eussent été atteints. » Nous avons cependant constaté à Dantzig, sur les côtes de la Baltique, que 23 pour 100 des cas observés par nous avaient positivement pour point de départ une fièvre intermittente. Et encore dans la Hollande orientale, à Groningue, pays fiévreux par excellence, je vois des cas de fièvre intermittente en quantité, et qui cependant engendrent rarement la néphrite.

Non-seulement le sol et l'air, mais aussi le caractère des épidémies exercent une influence manifeste. *Heidenhain*, par exemple, a observé à Marienwerder (Prusse), toute une série d'épidémies de fièvre intermittente, qui n'étaient suivies ni d'hydropisie, ni d'affection rénale, et dans la dernière épidémie qu'il a observée, il ne se présentait presque pas un seul cas qui ne fût accompagné de néphrite secondaire. Le même phénomène se rencontre dans la scarlatine. En 1846, *Heidenhain* a traversé une épidémie de scarlatine dans laquelle 21 enfants sur 26 furent atteints de néphrite secondaire, et *Botrel* en a observé une à Rennes, où presque tous les enfants atteints devinrent hydropiques : dans une autre épidémie de cette nature, qui sévit à Édimbourg en 1836, relatée par *Wood*, il n'y eut, au contraire, qu'un cas d'anasarque sur 8 scarlatineux.

Les conditions étiologiques exercent donc une influence très-variable, et il nous semble beaucoup plus important de tenir compte de leur fréquence relative que de leur simple énumération. Il faut s'enquérir surtout du différent mode d'action de ces causes, dont les unes n'amènent d'ordinaire qu'une néphrite légère, tandis que les autres provoquent une inflammation rénale intense qui parcourt toutes ses phases. On doit enfin tenir compte des modalités cliniques et anatomiques, que ces diverses conditions pathogéniques impriment à la maladie.

Dans un premier groupe, nous rangerons : la scarlatine, la fièvre intermittente, les cas plus rares d'exanthèmes aigus, de typhus, de choléra et de grossesse, et parfois aussi le rhumatisme ; dans un second groupe peuvent se placer les refroidissements, la goutte, l'abus des boissons alcooliques.

Examinons maintenant chacune de ces causes :

1° *Scarlatine* : Si la néphrite se présente dans le cours de la scarlatine (et comme nous l'avons déjà fait remarquer, beaucoup de cas sporadiques et même des épidémies de scarlatine passent sans amener cette affection secondaire, ou bien se compliquent d'hydropisie, mais non pas de néphrite), elle n'apparaît le plus souvent que pendant la période de desquamation. Alors que les malades approchent, en apparence, déjà de la guérison, la fièvre se rallume de nouveau, on constate un œdème léger aux paupières et une légère bouffissure de la face; bientôt après l'albumine apparaît dans l'urine. Avant que l'hématurie devienne encore visible à l'œil nu, on voit déjà au microscope les produits des apoplexies capsulaires sous forme de caillots sanguins moulés sur les canalicules les plus fins. Bientôt l'hématurie devient plus abondante, le sédiment de l'urine contient en grande quantité des corpuscules sanguins et des caillots ténus. Tant que cette période de l'hypérémie n'est pas franchie, c'est la guérison qui est l'issue la plus probable. Cependant les épithèles sont bientôt atteints, et si la dégénérescence graisseuse s'y produit dans une grande étendue, la réparation est toujours possible, mais elle devient de plus en plus douteuse. Dans ce stade de la maladie, la mort est la terminaison ordinaire. Il arrive aussi (comme c'est le cas dans l'observation de *Biermer* rapportée plus haut), que les épithèles restent presque intacts, et que le tissu interstitiel seul est le point de départ de la maladie. Dans ce dernier cas, de même que dans quelques autres il peut arriver que le contenu albumineux de l'urine soit extrêmement faible, ce qui tient probablement à l'affection encore légère des épithèles. On ne sait pas du tout quelles sont les relations pathogéniques qui peuvent exister entre la scarlatine et la néphrite; la question reste indécise en ce qui touche les reins, de même qu'en ce qui regarde d'autres groupes du système capillaire. De même que nous ne pouvons dire pourquoi le processus scarlatineux se localise de préférence, sans parler de la peau, sur la muqueuse de l'arrière-bouche, de même nous ne pouvons pour le moment expliquer ses rapports étiologiques avec l'état des reins ; mais ce que l'on doit se rappeler (ce *que j'ai supposé dès le début* pour le processus scarlatineux), c'est que l'*hypérémie rénale, aussi bien que l'angine, fait partie du même processus*. Celui qui examine dès le début l'urine de tout scarlatineux, y constatera souvent de légers degrés d'albuminurie et plus souvent encore au microscope, des indices de catarrhe ou des cylindres sanguins. Suivant le développement ultérieur de la maladie, le processus morbide dans les reins gagnera en étendue, ou se bornera à la première période dans laquelle il est facilement curable (consultez : EISENSCHITZ. *Jahrb. f. Kinderheilk*, VIII).

Mais de même qu'il existe des cas de scarlatine sans angine, il s'en présente aussi sans trace d'albuminurie ou de signes microscopiques du catarrhe rénal, et l'assertion de STEINER (*Jahrb. f. Kinderheilk. neue Folge*, I), qui prétend qu'en examinant bien on en trouve toujours, nous semble mal fondée. Je me suis trop souvent occupé de ce point, pour pouvoir m'exprimer ainsi.

2). Dans la *fièvre intermittente* par suite de la néphrite, il résulte pour moi d'un examen anamnestique minutieux, fait au point de vue de la fièvre, qu'elle s'est présentée de trois façons différentes : tantôt les accès étaient incomplets, le plus souvent avec le type tierce, les malades restant pendant longtemps dans le stade de frisson et de chaleur, et n'entrant jamais en transpiration ; tantôt les accès étaient complets, très-peu nombreux et présentaient les types tierce ou quarte. Après trois ou quatre accès semblables, les malades, grâce à l'état larvé de la fièvre, ne ressentaient, pendant quelques semaines, que des troubles insignifiants dans leur état général ; ils reprenaient de nouveau leurs occupations jusqu'à la prompte apparition des hydropisies qui étaient accompagnées d'albuminurie ou qui la précédaient. Enfin, dans une troisième série de mes observations, des accès fébriles à types variables s'étaient succédé sans interruption pendant des mois, et dans un cas même pendant deux années consécutives, et les hydropisies n apparurent que lorsque les accès eurent complétement cessé. On peut donc considérer, l'hydropisie comme un symptôme absolument constant dans cette néphrite causée par des fièvres intermittentes, et elle atteint dans ce cas un degré que je n'ai jamais constaté dans les hydropisies dues à d'autres causes. L'urine présente encore d'autres particularités : elle ne contient presque jamais du sang, elle est le plus souvent fortement albumineuse, et l'on y rencontre relativement beaucoup d'urates et des cristaux d'acide urique libres. La plupart de ces cas se terminent par la guérison ou par la mort avant d'arriver à l'atrophie granuleuse; j'en ai cependant vu récemment qui dérogent à cette règle. Bien que je n'hésite pas d'après mes nombreuses observations de fièvres intermittentes, à identifier avec la néphrite diffuse, les affections rénales consécutives à la fièvre, je dois cependant remarquer que Malmsten différencie ces deux états, s'appuyant en cela sur les recherches d'Axel Key (*Hygeia*, XXII; *Schmidt's Jahrb.* 1812, 2, p. 171), qui a souvent observé sur les reins d'individus morts à la suite de fièvres intermittentes, une dégénérescence amyloïde des glomérules, des artères directes et afférentes avec hypertrophie simultanée du tissu interstitiel. Les coagula éliminés pendant la vie, et dont sont remplis les canaux dilatés ressemblent aux « cylindres séreux » de *Johnson*, et résultent d'une fusion d'épithèles dégénérés, dont l'élimination est suivie d'une néoplasie épithéliale. Là aussi des conditions locales particulières me semblent exercer une action décisive dans bien des cas; car même actuellement, après avoir fixé mon attention sur ce point, je ne saurais regarder la dégénérescence amyloïde comme étant la forme constante sous laquelle se présente la néphrite consécutive à la fièvre intermittente.

Quant à leur connexion pathogénique, deux points me semblent devoir être essentiellement pris en considération, même abstraction faite de ce fait que le syndrôme pathologique désigné sous le nom de fièvre se complique toujours d'une activité des reins accrue par une hypérémie collatérale. Le premier de ces deux points, c'est l'appauvrissement du sang en principes solides, notamment en corpuscules rouges, en un mot l'*hydrémie*, consécutive à l'affection de la rate, le second c'est la *formation de pigment* que *Frerichs* a regardé comme l'effet mécanique du trouble dans la circulation rénale.

Pour les altérations anatomiques des reins dont il s agit ici, et auxquels le stroma prend aussi une grande part, il paraît cependant indubitable que la première de ces deux causes est prépondérante, car la formation du pigment dans le sang n'est nullement en rapport avec la durée du processus, et encore moins avec la lésion rénale. Dans des cas où l'hydrémie est considérable, et la formation de pigment insignifiante, on trouve des altérations manifestes dans les reins, et, au contraire, on constate souvent, à côté d'une abondante mélanémie, une albuminurie de longue durée, avec des lésions anatomiques insignifiantes dans les épithèles. J'ai vu aussi des mélanémies étendues sans que les reins soient altérés. Il est peut-être même admissible que c'est précisément la formation du pigment, c'est-à-dire les altérations des reins produites par une accumulation de pigment dans les mailles du réseau de *Malpighi*, et par l'embolie du réseau capillaire qui en est le résultat, que cette formation de pigment, disons-nous, se borne purement et simplement à l'action *locale* de l'embolie, et qu'à la suite de cette action, surtout une cause occasionnelle (telle qu'une affection fébrile générale) survenant, il se produit une hypérémie des réseaux capillaires restés perméables qui peut aller jusqu'à une extravasation ; de sorte que l'on trouvera alors, non-seulement de l'albumine et des coagula, mais aussi du sang et du pigment dans l'urine. Une embolie étendue de cette espèce peut déterminer la suppression complète de l'urine, mais sans autres lésions anatomiques (comp. Oppolzer, *Wiener med. Wochenschrift*, 1860).

Pour les cas, dans lesquels par l'absence complète de la période de sueur, l'accès fébrile a été incomplet, l'activité supprimée de la peau pourrait peut-être avoir encore une signification essentielle, et venir à l'appui de l'ancienne opinion qui admettait un antagonisme entre les nerfs cutanés et ceux des reins. Les succès thérapeutiques militent en faveur de cette opinion, puisque précisément dans des cas analogues, l'emploi des diaphorétiques a souvent pour résultat la guérison.

3). *Exanthèmes aigus :* les affections rénales sont excessivement rares dans le cours de la rougeole, la néphrite s'ajoute plus fréquemment à la *variole*, et particulièrement à ses formes graves, à la variole hémorrhagique. D'après les recherches faites par Beer sur les sujets morts à la Charité de Berlin, dans l'épidémie variolique de 1858, il faut considérer ici positivement le tissu interstitiel comme le point de départ de la néphrite, et l'affection des épithèles, qui, dans la variole, se caractérise par le gonflement des cellules avec augmentation de leur cohésion, ne vient que secondairement s'ajouter à celle du stroma. Mais précisément les reins de ces varioleux présentent d'une façon très-nette les lésions caractéristiques de l'hyperplasie interstitielle simple, le parenchyme restant toujours intact à côté de l'altération interstitielle, et les cas où il est atrophié, constituant l'exception. Comme l'aspect des reins, en pareil cas, diffère de l'état normal, je reproduis ici la description microscopique qui m'a été transmise par Beer : « Les reins sont considérablement augmentés de poids et de volume. La capsule se détache assez facilement, la surface paraît plane, luisante, etc., et d'une coloration variant du rose clair au gris rouge. L'injection est principalement veineuse, Le parenchyme est dur et lisse, comme élastique ; à la coupe, la substance corticale est épaissie, le plus souvent d'un tiers ; on constate souvent une altération dans les cônes médullaires. Les glomérules ressortent généralement sous forme de points d'un rouge clair, de grandeur normale. Les canaux flexueux se détachent distinctement, leur coloration est légèrement grisâtre ; au total, la couleur du parenchyme est la même que celle de la surface ; cependant à l'exception des corpuscules de *Malpighi*, le rouge s'efface plutôt, et la coloration grisâtre domine. La substance médullaire contient beaucoup plus de sang que la substance corticale, à ses parties inférieures, les cônes sont d'ordinaire fortement striés de gris, les parties corticales sont à la coupe aussi particulièrement compactes et lisses. L'organe en entier est plus ferme, a plus de cohésion. »

Comme nous le disions déjà, ces lésions rénales s'ajoutent en particulier aux formes graves de la variole, et *Beer* est peut-être dans le vrai en prétendant qu'il existee entre la maladie de la peau et celle des reins une certaine connexité histologique, la variole se distinguant des autres exanthèmes en ce que la lésion a son siége dans la couche plus profonde du derme dont on pourrait voir l'analogue dans le tissu interstitiel des reins, pour peu que l'on inclinât à admettre de semblables rapprochements. Quant aux caractères cliniques de l'urine dans ces cas, je puis seulement dire ceci, d'après les communications que m'a faites M. le professeur WESTPHAL, qui était à cette époque interne dans un service de varioleux : presque toujours il y a eu hématurie et même après sa disparition, il restait de l'albumine dans l'urine. Il résulte cependant d'observations constatant que la guérison s'est faite, malgré une forte hématurie et la présence de tubes dans l'urine, etc., que, même dans la *variole*, il se produit des néphrites légères, bornées plutôt aux épithèles et susceptible de guérison, bien que de là il ne s'ensuive encore aucunement qu'il y ait absence complète de lésions interstitielles, comme le suppose HUGUENIN. (*Patholog. Beitræge*, — Zurich, 1869).

4). Il a déjà été question du *choléra* et du *typhus* à l'occasion de la néphrite catarrhale. Dans la plupart des cas où ces deux affections se compliquent d'albuminurie, la cause anatomique en est d'ordinaire, seulement dans les altérations légères des épithèles de la substance médullaire. Assez souvent cependant les altérations épithéliales légères au début, peuvent s'accroître au point de devenir des lésions réellement dégénératives, intéressant aussi le tissu interstitiel. Mais l'atrophie granuleuse se montre rarement, la mort survenant avant qu'elle puisse s'accentuer; les altérations légères, au contraire, sont susceptibles de réparation et finissent par le rétablissement de la santé.

Il n'est pas probable que, dans ces processus morbides, il se forme par la transformation dans le sang, certains éléments qui, d'après l'avis de FRERICHS, exerceraient une action paralysante sur les nerfs vaso-moteurs, et, même en admettant la formation de ces éléments, nous ne serions pas bien avancés, n'ayant aucune idée de la façon dont ils seraient composés. Je croirais plutôt que ce sont les conditions générales de la nutrition, qui, dans les cas les plus graves de ces maladies fatales, subissent une diminution si rapide, que le sang s'appauvrit en principes solides, et devient par là même prédisposé à la transsudation, que ce sont, dis-je, ces conditions générales qui exercent une influence particulière sur la circulation dans les reins. Car voici ce que l'on peut considérer comme certain: Dans tous ces cas, le point de départ de la néphrite n'est autre qu'un simple trouble de la circulation. De là aussi vient notamment, dans ces deux maladies, la disparition si fréquente de l'albuminurie.

5). Il n'en est pas de même dans les *suppurations*, qu'elles soient provoquées par des influences traumatiques, qu'elles aient rendu nécessaires des opérations (surtout des amputations) ou qu'elles soient compliquées d'un état *septique* général, comme les phlegmons de longue durée, les anthrax, etc. J'ai relaté plus haut des faits semblables, et montré que la suppuration suffit pour provoquer une néphrite mortelle chez des individus jusque-là bien portants. On a si rarement l'occasion d'observer ces faits *dans toute leur pureté* et dès l'origine, comme par exemple dans une amputation devenue nécessaire par suite d'un violent traumatisme, que je reproduis ici, l'un des cas observés par moi.

U. Am., âgé de vingt-huit ans, reçut sur la partie inférieure de la cuisse le 28 mars à midi, en chargeant du bois sur un bateau, une poutre de vingt-cinq pieds de long et d'un pied d'épaisseur. Le malade ressentit une douleur violente au point contusionné. Une plaie, produite par le choc à la face interne de la cuisse, donna lieu à une hémorrhagie qui fut promptement arrêtée par la compression. Aussitôt après son accident, le malade entra à l'hôpital, et voici l'état dans lequel il s'est présenté à nous. C'est un individu vigoureux et bien musclé. En faisant mouvoir le pied gauche en divers sens, on perçoit une crépitation manifeste au-dessus des malléoles dans la continuité des os de la jambe, à 9 centimètres au-dessus de l'extrémité inférieure de la malléole externe, on sent le fragment inférieur du péroné qui fait saillie en dehors, à 4 centimètres 3/4 au-dessus du bord de la malléole interne, on trouve vers le milieu de la face interne de la jambe, une plaie, longue de 2 centimètres, large d'un demi centimètre, à bords déchiquetés, du fond de laquelle vient faire saillie, une esquille pointue du tibia fracturé. Ce fragment osseux est de la grosseur du doigt, a 1 pouce 1/2 de long et est recouvert à sa face interne de son périoste dans une étendue de 1 centimètre 1/2; à 1 centimètre 3/4 au-dessus de la solution de continuité précédente, il y en a une seconde dirigée d'arrière en avant et de bas en haut et qui offre du reste tous les caractères de la précédente. Ces deux plaies sont entourées d'un épanchement sanguin abondant ; et en comprimant la peau décollée, on en fait sourdre une grande quantité de caillots noirâtres et de sang liquide mêlé à des bulles de gaz. La coloration de la peau dans toute cette étendue est d'un rouge bleuâtre et le gonflement s'étend jusqu'à la partie supérieure de la cuisse. En exerçant une compression douce sur la peau du membre blessé, on sent la crépitation caractéristique de l'emphysème. L'appareil appliqué vers cinq heures du matin, dut être enlevé à midi parce que le sang suintait au travers du bandage, mais cette hémorrhagie céda promptement à une compression régulière.

30 *mars*. Violentes douleurs dans la nuit, pas de sommeil ; pouls, 86, la peau de la jambe est œdématiée jusque dans le tiers supérieur du membre et offre une coloration jaunâtre. Au-dessus de la plaie supérieure et dans l'espace situé entre les deux solutions de continuité, on aperçoit de petits points bleuâtres plus infiltrés. L'épiderme est même soulevé et forme de petites phlyctènes remplies de sérosité roussâtre. Aussitôt après la levée de l'appareil, l'hémorrhagie s'était reproduite à une heure et demie de l'après-midi. Le docteur Wagner pratiqua l'amputation de la jambe au tiers supérieur par la méthode circulaire. La section de la peau portait sur le territoire même de l'extravasation sanguine. On trouva sous les téguments une grande quantité de sang coagulé. La plaie fut réunie par des points de suture après la ligature des vaisseaux ; mais, vers minuit , une hémorrhagie survint : on dut détacher les points de suture et on s'aperçut alors que l'écoulement de sang provenait des artères musculaires. A dix heures du soir, le malade eût un frisson violent qui dura une heure, puis la peau devint chaude et halitueuse. Pouls, 132, pas de douleur locale.

31 *mars*. Pouls, 120, plein, fort et dur. Langue humide et peu chargée, anorexie, soif très-vive, à six heurec du soir, nouveau frisson beaucoup plus léger que la veille.

1er *avril*. Pouls : 136 ; peau modérément chaude, langue humide et blanche, léger catarrhe bronchique. Il est facile d'apercevoir sur la face antéro-interne de la cuisse, des traînées rouges qui s'étendent jusqu'à la région inguinale où l'on sent quelques ganglions lymphatiques engorgés. On détacha les derniers points de suture, pour donner issue au pus renfermé entre les lèvres de la plaie. La lymphangite fut combattue par des applications topiques d'onguent mercuriel.

2 *avril*. La lymphangite s'est étendue à toute la cuisse, et les bords de la plaie sont plus rouges qu'auparavant. Après avoir enlevé les points de suture, on s'aperçoit que la réunion s'est faite en quelques points. De l'angle inférieur de la plaie s'écoule un pus de bonne nature. Pouls plein et dur : 136. Le malade est très-agité dans la journée, et se plaint de douleurs dans la moitié gauche du thorax et dans les membres. On pratique une saignée de 250 grammes ; pendant la phlébotomie, le malade a une syncope.

3 *avril*. Les phénomènes inflammatoires ont diminué autour de la plaie. Le pus qui s'en écoule est de bonne nature. La lymphangite a gagné toute la cuisse. Pouls : 120, mou. Les douleurs thoraciques ont disparu. Dans la soirée, il apparaît sur le pied droit au niveau du calcanéum une rougeur accompagnée de douleur et de gonflement.

4 *avril*. Pouls 120, langue humide, appétit modéré, constipation légère. Toute la cuisse gauche est rouge, mais n'est pas douloureuse. En enlevant les pièces du pansement, on trouve une grande quantité de pus louable. Les lèvres de la plaie sont écartées sur une assez grande étendue. On trouve sur la jambe droite trois points rouges et tuméfiés : sur la malléole externe, à la face postérieure du calcanéum et sur le côté externe du genou.

5 *avril*. Malgré l'emploi de la morphine, le malade n'a pu dans la nuit goûter aucun sommeil. La suppuration est de bonne nature. Sur la jambe droite, le gonflement a dépassé la malléole, et la tuméfaction du mollet s'est accrue.

9 *avril*. Pouls 88, bon sommeil dans la nuit. La lymphangite s'efface. Au niveau du moignon, les parties molles recouvrent l'os. Le soir, pouls : 96.

10 *avril*. A un pouce environ au-dessus de la surface de la plaie, on trouve sur la face externe du tibia un point fluctuant, qui donne issue à un pus louable. La surface de la plaie est couverte de bourgeons charnus fongueux ; on constate également un léger érysipèle sur la jambe gauche ; pouls : 110.

13 *avril*. Les phénomènes inflammatoires sont plus marqués sur la jambe droite (rougeur, douleur et gonflement).

19 *avril*. Les granulations de la plaie sont un peu fongueuses, mais les parties molles recouvrent très-exactement les os, l'inflammation de la jambe droite est presque complétement dissipée.

20 *avril*. A la suite d'un écart de régime, le malade ressent des co-

liques et a de la diarrhée ; les selles sont liquides, jaunâtres et mêlées de mucus (ipeca et opium).

25 *avril.* Les selles sont plus rares, mais encore liquides ; l'état général est très-altéré. Des eschares commencent à apparaître au sacrum. Les granulations de la plaie sont toujours molles. Les selles diminuent de nombre et augmentent de consistance. La plaie a bon aspect et est en voie de cicatrisation.

8 *mai.* Infiltration œdémateuse du moignon qui est en grande partie cicatrisée. Quelques granulations sont encore molles et fongueuses. Léger œdème de la jambe droite.

13 *mai.* Lymphangite du cordon à droite et à la face interne de la cuisse. La diarrhée a reparu (acétate de plomb).

16 *mai.* La lymphangite diminue, l'œdème de la jambe droite augmente, le moignon est encore œdématié, mais la cicatrisation se fait bien.

21 *mai.* La diarrhée résiste à l'emploi des astringents, la fièvre est très-modéré, l'état général du malade se déprime de plus en plus, l'urine peu abondante renferme une très-petite quantité d'albumine, mais en revanche, beaucoup de cylindres fibrineux recouverts d'épithéliums granuleux.

24 *mai.* 82 pulsations ; le catarrhe intestinal persiste, le malade tousse un peu, l'expectoration est rare, muqueuse et incolore, à gauche et en arrière du thorax, au niveau de l'épine de l'omoplate, on trouve de la matité, de la respiration bronchique mêlée à du râle sous-crépitant fin.

26 *mai.* Pouls : 88-92 ; 24 respirations ; crachats rares et sanguinolents. Les signes stéthoscopiques sont les mêmes que dans les deux jours précédents, en outre le lobe inférieur du poumon droit est infiltré. L'urine est beaucoup plus albumineuse que la veille ; les cellules épithéliales qu'elle renferme ont manifestement subi la dégénérescence graisseuse.

27 *mai.* Le collapsus fait des progrès, et le malade succombe ; à l'autopsie, on trouve les deux reins légèrement augmentés de volume ; leurs capsules se détachent aisément, leur surface est lisse, leur substance corticale est tuméfiée et pâle, les pyramides sont d'un rouge brun : la muqueuse des bassinets est décolorée, à l'examen microscopique on trouve de nombreux cylindres fibrineux dans les canalicules de la substance corticale. Les épithéliums ont subi en partie la dégénérescence granuleuse et en partie la dégénération graisseuse (consultez : *Virchow's Arch.*, vol. XIV où se trouvent relatés deux autres cas semblables).

Le point essentiel de l'étiologie est évidemment dans ce cas la *suppuration* et la dépression générale des forces. L'opération, accusée à faux, n'a certes pas d'autre influence que celle d'une cause adjuvante, en tant que déterminant une nouvelle perte de sang.

Le rapport des suppurations putrides (anthrax et phlegmons) avec la néphrite doit probablement être considéré sous un tout autre point de vue. *H. Fischer*[1] a produit cette néphrite expérimentalement, en injectant dans la jugulaire de la sérosité purulente septique et des acides gras volatils (de l'acide butyrique, par exemple), et, s'appuyant sur ses expériences, il conclut que, dans ces cas, la néphrite est le résultat d'une action septique des foyers purulents résorbés, et en voie de fermentation acide, notamment des acides gras, ou de leurs sels, sur la substance rénale. Parmi les cas cités par *Fischer* se trouve aussi la forme particulière de néphrite, dite hémorrhagique. Le dernier mot n'a pas encore été dit à ce sujet.

6). La *grossesse* (dans laquelle la fluidité bien connue du sang, et l'influence mécanique de la compression exercée sur les veines rénales donneraient si aisément l'explication de la production de l'œdème, de l'albuminurie et de la stase rénale) n'occasionne que très-rarement une néphrite intense. Et même dans ces cas, rares aussi, eu égard au nombre total des grossesses, où elle est réellement la cause occasionnelle d'une néphrite diffuse, cette dernière affection ne progresse pas souvent jusqu'à l'atrophie granuleuse.

7). Les *refroidissements* et le *rhumatisme* sont les causes les plus fréquentes, tant des formes aiguës que des formes chroniques. Les malades racontent avoir toujours

[1] Die Septsiche Nephritis (*La néphrite septique*). Breslau, 1868.

joui d'une bonne santé jusqu'au moment où ils s'étaient exposés, le corps étant en sueur, à une température humide et froide, subitement ou durant un laps de temps plus ou moins long, qu'alors ils ont ressenti des douleurs dans la région rénale, leur urine est devenue rare et sanguinolente et bientôt après l'œdème s'est montré. Dans d'autres cas, les malades ne savent qu'une chose, c'est qu'en pareille occurrence ils ont commencé à enfler, et que c'était là le seul symptôme de leur état morbide. C'est que le développement de l'œdème est, d'ordinaire, caractéristique de ces formes de néphrite. Les auteurs sont divisés sur la nature des rapports qui relient les diverses causes occasionnelles à l'affection rénale. Les uns en voient la raison dans la cessation de l'antagonisme entre l'activité de la peau et celle des reins, de sorte qu'avec la suppression de l'activité cutanée, les reins tomberaient dans un état congestif et inflammatoire de nature pour ainsi dire compensatrice. Les autres en trouvent la cause dans l'intoxication du sang par des éléments excrémentitiels excrétés par les reins, l'activité de la peau étant supprimée, et qui agiraient sur eux pour y produire une irritation inflammatoire. Cette explication a encore été appuyée par les expériences d'Edenhuizen qui, au moyen d'un enduit imperméable appliqué sur la peau, supprimait la perspiration et croyait que l'élément retenu dans le sang par ce procédé était un alcali organique volatil. Laschkewitsch (*Archiv von Reichert und Dubois*, 1868), a cependant montré tout ce que cette opinion a d'erroné, en faisant voir que la plupart des phénomènes qui se produisent à la suite du revêtement de la peau s'expliquent par le refroidissement des animaux que fait naître une dilatation des vaisseaux cutanés. Ces expériences peuvent servir de base aux investigateurs qui, pour expliquer la production de l'albuminurie, supposent une irradiation des nerfs cutanés, altérés par des influences atmosphériques, sur les nerfs vaso-moteurs des reins, irradiation qui serait de nature paralytique, ce qui tendrait à prouver l'origine mécanique de l'inflammation. Il est facile de voir que toutes ces hypothèses sont passibles de reproches fondés, mais que la première (celle qui cherche la cause de la maladie dans la cessation de l'antagonisme entre l'activité de la peau et celle des reins) a encore le plus de chances pour elle.

8). La DIATHÈSE GOUTTEUSE est une cause ordinaire de la néphrite dégénérative, d'après les observations très-dignes de foi des investigateurs anglais qui ont si souvent l'occasion de la traiter. Sa marche est ordinairement chronique et le résultat anatomique en est l'atrophie. Cette forme est fréquemment compliquée d'insuffisances valvulaires, mais il faut les considérer comme la conséquence de l'arthrite. Cette forme se caractérise encore par l'absence fréquente ou la bénignité de l'œdème. Le contenu en albumine de l'urine est souvent si peu considérable qu'à l'ébullition, il ne se manifeste que par la teinte opalescente de ce liquide. Au point de vue anatomique, il faut encore faire ressortir que les canalicules de la substance médullaire sont remplis d'urates dans une grande étendue. D'après une observation qui m'est personnelle, j'ai lieu de croire que, dans cette forme, les épithèles sont bien moins affectés que dans d'autres, et que le stroma forme le vrai point de départ de la maladie. L'hydropisie, de même que l'albuminurie, deviennent très-rarement intenses dans le cours de cette variété de néphrite. C'est sans doute pour cela que les auteurs anglais ont cru y découvrir une affection *sui generis* « *the gouty kidney* » (le rein goutteux, arthritique), dans laquelle la cause de l'atrophie ne serait pas un processus inflammatoire, mais bien un état dyscrasique du sang; mais vient précisément militer contre cette théorie la participation très-faible des épithèles aux désordres anatomiques.

9). L'*abus des boissons alcooliques* et l'intempérance constituent une cause qui, de même que la goutte, se rencontre plus fréquemment en Angleterre et en Écosse qu'en Allemagne, bien que ce groupe étiologique ne nous fasse pas absolument défaut. *Christison* qui ramène à cette cause les 3/4 de tous les cas, en Écosse, fait surtout observer que pour prédisposer à la néphrite, il faut seulement que l'usage des spiritueux soit habituel, sans que la quantité ingérée doive être très-considérable. La relation de cause à effet n'est pas bien claire dans ce cas, mais elle se trouve probablement dans l'action irritante qu'exercent les alcooliques sur la sécrétion des reins qui provoquent l'inflammation par suite de l'hypersécrétion de cet organe. En dehors de cela, des modifications générales du sang doivent encore contribuer à ce résultat, puisque ce sont les mêmes cas où l'on trouve si fréquemment la cirrhose du foie et le foie gras comme complication de la néphrite. Certains auteurs s'appuyant sur les expériences faites par moi, ont voulu restreindre l'influence des spiritueux sur la production de la néphrite. Ainsi, CLARK (*Americ. med. Times*, 1862) affirme que sur 29 individus atteints de cette maladie et dont il connaissait exactement la manière de vivre, 26 faisaient un usage très-modéré des boissons alcooliques.

10). Parmi les *poisons* qui, à côté d'autres accidents consécutifs, provoquent aussi des affections rénales, l'*acide sulfurique* doit occuper la première place. Quant au phosphore et à l'arsenic, il est certain qu'ils produisent surtout des altérations parenchymateuses, et la dégénérescence graisseuse des épithèles; quant à l'acide sulfurique, on ne sait pas encore s'il ne produit pas aussi des troubles inflammatoires dans le tissu interstitiel, en un mot, l'ensemble des symptômes de la néphrite diffuse. Les observations ayant trait à ce groupe étiologique, publiées par *Munk* et *Leyden*[1], *Mankopf*[2], *Bamberger*[3] et *Lower*[4] prouvent toutes que l'on trouve dans l'urine des individus empoisonnés aussi bien de l'albumine que du sang et des cylindres. Dans leurs recherches expérimentales, *Munk* et *Leyden*[5] trouvèrent aussi bien de l'albuminurie simple qu'une affection simultanée des épithèles, de même que des proliférations du tissu intercellulaire, de sorte que l'on pourrait bien considérer ces derniers comme des conséquences possibles de l'empoisonnement. En tous cas, l'affection purement parenchymateuse semble être la plus fréquente, et *Bamberger* la considère comme le résultat de l'action des acides du sang sur les hématies. Bien que cet acide n'ait pas sur les hématies l'action destructive de certains autres (l'acide phosphorique, les acides biliaires, etc.). La supposition de *Mankopf*, que la sécrétion abondante des sulfates peut agir comme excitant sur les reins, mérite d'être prise en considération.

On a affirmé que le *plomb* provoquait également l'albuminurie et la néphrite; on trouve, en effet, cette dernière assez souvent chez les individus morts des suites d'une intoxication saturnine chronique. Des observations analogues ont été publiées par *Lancereaux*[6] *et Ollivier*[7]; ce dernier a même cru pouvoir démontrer par voie expérimentale la production de la néphrite consécutive à l'empoisonnement par le plomb; mes propres expériences[8] à ce sujet, faites sur des chiens, m'ont conduit à des résultats négatifs, et ne m'ont fait constater aucune lésion rénale, bien que ces

[1] *Virchow's Archiv*, Bd. 21.
[2] *Wiener Wochenschrift*, 1862.
[3] *Wiener Medicinal Halle*, 1864.
[4] *Berl Klin. Wochenschrift*, 1864, Nr 40.
[5] *Ibid.*, 1864, Nrs 49 u. 50.
[6] *Union médicale*, 1864.
[7] *Archives générales de médecine*, 1863, et *Essai sur les albuminuries produites par l'élimination des substances toxiques*, 1863.
[8] *Virchow's Archiv*, Bd. 59. *Ueber Epilepsia saturnina.*

animaux aient succombé en présentant les symptômes de l'épilepsie saturnine. Les observations cliniques faites par *Tanquerel des Planches*, *Bouillaud* et *Jaccoud*, viennent confirmer ces données, de sorte que l'albuminurie ou l'altération granuleuse des reins que l'on rencontre chez des individus morts d'intoxication plombique, ne me semblent pas devoir être considérées comme une complication, mais bien comme une conséquence immédiate de l'action du plomb.

11). Pour terminer, il faut encore remarquer que les *mêmes causes*, telles que le catarrhe de la vessie, les rétrécissements de l'urèthre et des urétères et l'hypertrophie de la prostate, qui, en retentissant sur les reins, produisent dans la grande majorité des cas, la *néphrite* suppurée, conduisent aussi parfois à la maladie de *Bright*, par suite des progrès du processus catarrhal.

Les dystrophies constitutionnelles qui ont autrefois occupé une grande place parmi les causes de la néphrite diffuse ont généralement été reconnues par des investigations récentes pour être les causes de la dégénérescence amyloïde; il en sera question dans le chapitre consacré à cette affection, cependant ici même nous devons mentionner que dans certains cas, la dégénérescence amyloïde peut bien se produire dans le foie et la rate, incontestablement aussi après des causes telles que la tuberculose, les caries osseuses, mais que dans les reins, on ne rencontre qu'une lésion des éléments épithéliaux, et, à ce qu'il paraît, avec participation peu considérable du tissu interstitiel à la maladie; dans la syphilis, au contraire, l'on observe précisément en même temps, la combinaison d'hyperplasies interstitielles, de lésions parenchymateuses et de dégénérescence amyloïde.

DURÉE ET TERMINAISONS DE LA MALADIE.

La durée de la maladie varie suivant qu'elle s'est développée dès l'abord avec des symptômes aigus ou chroniques et latents, et selon les conditions étiologiques qui lui ont donné naissance. Par conséquent, elle peut prendre une tournure favorable ou mortelle en quelques semaines, ou conduire lentement à la mort après des années. Après la scarlatine, les exanthèmes aigus, la grossesse et les accidents rhumatismaux légers, c'est la marche rapide qui est la plus habituelle; après la fièvre intermittente, la maladie peut le plus souvent durer des mois ou des années, et après les autres causes plus générales, on peut fixer comme durée moyenne deux à trois ans. Bien que dans des cas très-rares, tels que ceux cités par *Bright* et *Barlow*, le processus ait traîné pendant 15 ans et qu'*Oppolzer* ait même vu une fois la maladie se prolonger pendant 23 ans, cela ne constitue cependant que des exceptions. Il est vrai, qu'aussi bien ici qu'ailleurs, les conditions extérieures dans lesquelles peuvent se trouver les malades contribuent beaucoup à prolonger leur existence. Une influence particulière est notamment exercée par l'apparition plus ou moins tardive des inflammations secondaires.

La terminaison de la néphrite diffuse est rarement favorable, et cela particulièrement si la maladie présente un caractère aigu. S'agit-il de la guérison d'un cas chronique, il faut l'accueillir avec une méfiance extrême, puisque des intervalles pendant lesquels il ne se produit, ni de l'albumine dans l'urine, ni des hydropisies, peuvent simuler à s'y méprendre la guérison. Pour la plupart des malades que j'ai vus dans les hôpitaux, il résulte de l'examen anamnestique qu'à certaines époques, les symptômes n'étant pas saillants, les malades demandaient à être renvoyés, se croyant parfaitement guéris, mais qu'ils revenaient toujours de nouveau pour succomber finalement à cette maladie. Il est vrai que dans la pratique privée et chez les individus appartenant aux classes élevées, on constate souvent d'autres résultats, mais, en général, ils restent partout les mêmes, c'est-à-dire que dans les cas chroniques l'issue favorable ne représente qu'une guérison incomplète.

La mort résulte, soit de l'urémie, et elle survient alors à la suite des accès épileptiformes ou du coma, ou, plus rarement, elle est produite par une extravasation sanguine dans le cerveau, ou bien par des inflammations secondaires (pleurésie, pneumonie, péricardite, péritonite), ou enfin ce qui est le cas le plus fréquent, par l'hydrothorax et l'œdème pulmonaire, parfois aussi par le seul œdème de la glotte. J'ai observé quelques cas dans lesquels l'inflammation phlegmoneuse de la peau, parvenue à un haut degré de tension par suite de l'anasarque, avait causé une pyhémie, qui mit fin à la vie des malades.

Le DIAGNOSTIC de cette maladie est des plus faciles, si tous les symptômes sont réunis et si les hydropisies ouvrent la scène, de sorte que l'on ne peut que difficilement confondre une simple albuminurie, quelle qu'en soit la cause, ou une néphrite catarrhale, avec la forme intense de la néphrite dégénérative. Mais souvent on ne trouve que quelques symptômes isolés du syndrome pathologique, les autres, tels que l'hydropisie, par exemple, font complétement défaut. La première condition dans ce cas consiste à ne pas méconnaître la maladie, notamment lorsque l'affection prédominante n'est peut-être qu'une pleurésie ou une pneumonie; il faut alors procéder à un examen minutieux de l'urine, dont les caractères chimiques et physiques sont d'une importance décisive. L'observation doit porter en première ligne sur la coloration et la densité de ce liquide. Dans la forme hémorrhagique, la coloration de l'urine est sanguinolente, dans la forme chronique, elle est plus pâle que d'ordinaire, et très-pâle s'il y a atrophie; la densité est, dans la forme aiguë, plus considérable qu'à l'état normal ou très-voisine du taux physiologique; s'il y a atrophie, la densité est extraordinairement faible; à l'examen chimique, on constatera le plus souvent la présence de l'élément anormal, de l'albumine, et quant aux principes normaux, on les trouvera toujours dans des proportions quantitatives anomales; à l'examen microscopique du sédiment, la démonstration de la présence des éléments figurés, des corpuscules sanguins, des corpuscules incolores, des cellules purulentes, des caillots et des épithèles à différents degrés de dégénérescence fourniront un nouvel élément de confirmation pour le diagnostic. Seulement il ne faut pas oublier que leur absence accidentelle ne constitue pas encore une preuve suffisante contre l'existence de la maladie, et que les coagula ne sont pas caractéristiques d'une forme déterminée d'inflammation, bien que le plus souvent on les rencontre cependant dans la forme parenchymateuse. L'examen du sédiment est d'une importance d'autant plus grande que l'on trouve dans l'état même des épithèles la plus fidèle expression des lésions anatomiques des éléments sécréteurs. Leurs caractères, combinés avec l'appréciation de la quantité de l'urine et les proportions quantitatives de l'albumine ainsi que des éléments normaux, permettent même de déterminer d'avance avec un certain degré de précision, quel est le stade de la maladie. Si la quantité de l'urine est diminuée ou normale, la densité approchant de l'état normal ou le dépassant, le contenu en albumine considérable, si la quantité de l'urée et du chlorure de sodium sont peu diminuées, les cellules épithéliales, contenues dans le sédiment, légèrement agrandies et gonflées, et les coagula très-nombreux, on peut conclure avec sûreté qu'on a affaire à la première période de l'affection, pourvu qu'à ces phénomènes viennent encore s'ajouter de l'œdème, surtout de la face, ou une anasarque généralisée. Il va sans dire que ce diagnostic devient encore plus certain, si, en même temps, l'on constate de la fièvre, de la douleur dans la région rénale, des vomissements ou une hématurie, en un mot, si les symptômes appartiennent à la forme aiguë. On peut dire positivement que la maladie a fait de plus grands progrès, si la quantité d'urine éliminée en 24 heures est moindre, ou (ce qui est plus significatif encore) plus grande qu'à l'état normal, si les quantités de l'urée et du chlorure de sodium ont considérablement diminué et si celles de l'albumine sont peu modifiées, et si les épithèles et les coagula du sédiment paraissent remplis de gouttelettes de graisse, à côté de cellules granuleuses. Les symptômes concomitants tels que les hydropisies étendues, la diarrhée, etc., rendent la conclusion encore plus certaine. Mais ce que l'on peut diagnostiquer avec une précision particulière, c'est l'atrophie. Pourvu que l'on ne soit pas déjà arrivé à la dernière période (au terme de la vie) la quantité de l'urine sera énormément accrue, la densité relativement faible, même si le volume de l'urine est peu considérable, comme cela arrive vers la fin de la vie. La quantité de l'albumine contenue dans l'urine est variable, le plus souvent insignifiante, parfois même on n'en trouve que des traces; les quantités nycthémériques d'urée et de chlorure de sodium sont très-manifestement amoindries, le sédiment est le plus souvent très-léger, et les épithèles qu'il renferme sont graisseux et atrophiés, à cela viennent s'ajouter encore dans la plupart des cas, les symptômes de l'hypertrophie du ventricule gauche et, à l'exception de la dernière période de la vie, les signes d'une tension augmentée dans le système aortique, un pouls dur, plein, semblable à un fil de fer. Lorsque tous ces symptômes se trouvent réunis, on peut sûrement conclure à l'atrophie des reins, et il ne reste plus à déterminer que la cause même de cette atrophie; or, les symptômes précédemment indiqués ne peuvent donner aucune indication à ce sujet, l'étude des causes de la maladie fournira quelques données approximatives. Naturellement on ne doit pas plus ici que dans d'autres maladies, négliger pour assurer le diagnostic, de prendre en considération ces causes, et d'autant moins que nous savons par expérience, non-seulement qu'il existe des conditions pathogéniques spéciales pour cette forme de l'inflammation rénale, et que nous connaissons aussi les accidents qu'elles peuvent déterminer. L'anamnèse sera donc toujours un élément essentiel pour la détermination du stade de la maladie. Seulement il faut songer qu'il y a des cas où l'on ne peut pas du tout compter sur les commémoratifs, lorsque, par exemple, un malade est amené au médecin sous le coup d'un profond coma ou de violentes convulsions et peut-être sans la moindre trace d'hydropisie, et cependant il importe beaucoup pour le traitement de connaître la cause de ces phénomènes cérébraux. Déjà, à propos des symptômes urémiques, nous avons appelé l'attention sur la différence qui existait entre ces derniers accidents et les lésions matérielles du cerveau, et sur la coexistence possible de ces deux affections; nous nous bornons donc ici à indiquer de nouveau qu'il est du devoir du médecin, de ne jamais négliger l'examen de l'urine dans un cas semblable. Pourvu que l'on procède à cet examen, en tenant compte de toutes les considérations particulières que nous venons de faire valoir, la confusion avec d'autres maladies sera réellement très-difficile, et il est tout à fait superflu de présenter ici le diagnostic différentiel spécial des autres formes de néphrite, ces formes résultant en premier lieu toutes d'autres causes, et secondement n'ayant rien de commun avec la condition de l'urine telle que nous l'avons décrite, à moins que ce ne soit peut-être la présence de l'albumine. Et dans ce dernier cas même l'albumine existe sans aucun élément figuré, ou bien combinée avec une quantité abondante de pus, de sorte que l'on pourrait confondre ensemble ces affections, si pour le diagnostic de la néphrite diffuse, on se contentait de la simple constatation de l'albumine. Il est encore un dernier point sur lequel je désirerais appeler l'attention. Si le sang dans l'urine provient des reins, il est toujours mêlé à l'urine en égale quantité, et quand il provient de la néphrite aiguë, il se présente toujours en petite quantité et jamais sous forme de grumeaux ; par là il se distingue des hémorrhagies rénales dues à des causes traumatiques et à des néoplasies cancéreuses, abstraction faite de ces différences étiologiques.

Le PRONOSTIC est subordonné à l'exactitude des résultats du diagnostic, il s'appuiera par conséquent sur les signes fournis par l'urine que nous venons d'indiquer à propos du diagnostic. Quoiqu'en général défavorable, il variera pourtant beaucoup selon la période de la maladie, les conditions étiologiques et suivant l'existence de symptômes graves. Il est plus favorable si la maladie se présente sous forme aiguë, dans le cours d'un exanthème aigu, et si elle atteint un individu auparavant bien portant et vigoureux après un rhumatisme accidentel; il est moins favorable dans les cas où il est impossible de faire disparaître l'affection primitive, où la dégénérescence a déjà fait de grands progrès et où l'on peut, d'après les symptômes, préjuger l'existence de l'atrophie. En thèse générale, on peut admettre que le pronostic n'est point fâcheux si les causes sont telles que, d'après l'expérience, elles ne produisent que les premiers stades anatomiques. En pareil cas, on réussit souvent, non-seulement à arrêter les progrès de la dégénérescence, mais encore à guérir entièrement la maladie. Dans cette affection dont la forme chronique présente une allure si traînante, il faut bien distinguer entre le pronostic que le médecin porte lui-même et *celui* qu'il a annoncé au *malade* et à son *entourage*. Dans l'intimité de sa pensée, il doit considérer comme à peine curable toute néphrite quelque peu avancée, mais il lui est permis de laisser entrevoir une perspective favorable au malade qui est toujours prêt à considérer la disparition momentanée ou prolongée des symptômes les plus importuns comme un signe de guérison, car les phénomènes hydropiques qui tourmentent et inquiètent surtout le malade, subissent des variations nombreuses, même sans l'intervention de la médecine ; à l'aide d'un traitement approprié, on peut les faire disparaître pour longtemps. Les troubles gastriques aussi, quoique plus opiniâtres, à moins d'être des symptômes de la forme aiguë, sont cependant accessibles à nos moyens d'action. Par conséquent, tant qu'il n'existe pas d'inflammation phlegmoneuse de la peau œdématiée, tant qu'il n'y a pas d'épanchements hydropiques dans les cavités séreuses, et que des symptômes d'inflammation secondaire et d'affection urémique du système nerveux ne mettent pas encore la vie en danger, on peut encore émettre un pronostic relativement favorable, même en supposant la lésion anatomique avancée, de tels malades pouvant encore, pourvu qu'ils s'en tiennent rigoureusement aux prescriptions diététiques, passer encore des années dans un état de bien-être relatif. Mais toute inflammation secondaire met immédiatement en danger la vie de ces malades, et bien que la pleurésie soit la complication relativement la moins grave, elle a néanmoins aussi son importance, la guérison même incomplète devient extrêmement douteuse, (dans la forme chronique, il ne s'agit d'ailleurs presque exclusivement que de guérison de cette nature), dès que la péricardite, la pneumonie ou la péritonite viennent s'ajouter à la maladie principale. Si la tension du pouls diminue après avoir été considérablement accrue et que l'urine, auparavant légèrement albumineuse, augmente de densité par le contenu plus considérable en albumine, tout en perdant de son volume, la mort est proche, car ces symptômes sont le plus souvent les précurseurs du terme fatal. Fréquemment on peut en dire de même des symptômes urémiques, car le plus souvent le décès a lieu immédiatement, *après* un des accès d'urémie ou même *pendant* l'accès ; mais souvent aussi ces accès passent et le malade peut vivre pendant des mois entiers. Toutefois la perspective qui leur est offerte est assez sombre, l'invasion des accidents étant précédée, par de profondes lésions dans l'appareil sécréteur ou par des troubles circulatoires dans le cerveau.

Le TRAITEMENT de la maladie doit varier selon ses causes, son mode de début, ses symptômes et ses complications. Si l'on a affaire à des individus vigoureux et robustes atteints de la forme aiguë, avec fièvre violente, les saignées sont indiquées. Cependant on ne doit user de la phlébotomie qu'avec une extrême modération, même en face des constitutions les plus robustes, et ne pas oublier avec quelle rapidité se développe l'hydrémie dans le cours de cette affection. Il vaut par conséquent mieux restreindre la saignée et recourir plutôt à des émissions sanguines locales à l'aide de ventouses ou, chez des enfants, de sangsues dans la région lombaire, le régime doit être en même temps modéré, et l'on doit administrer à l'intérieur des médicaments antiphlogistiques appropriés, notamment de la digitaline ; en dehors de ces remèdes, on emploiera encore des révulsifs cutanés et des dérivatifs intestinaux, et parmi ces derniers, les infusions de séné, de rhubarbe, etc. Les exutoires artificiels sous forme de cautères, sétons et vésicatoires, ne donnent pas de résultats bien notables ; il n'en est pas de même des diaphorétiques : on recommande surtout la poudre de Dower, les acétates alcalins et les antimoniaux. Mais ces moyens sont puissamment aidés par des bains chauds, suivis d'enveloppement dans des linges mouillés et dans des couvertures de laine, qui provoquent une transpiration abondante.

S'il y a de la constipation, on évitera l'emploi des sels purgatifs à cause de la congestion qu'ils pourraient déterminer du côté des reins, et l'on préférera administrer de petites doses de calomel ou de séné, ou même des drastiques tels que la gomme-gutte et la coloquinte. Il va sans dire qu'il ne faut pas vouloir remédier, par des diurétiques, à l'insuffisance de la sécrétion urinaire, tant que le processus suit encore sa marche ascendante, car ces agents ne feraient, on le conçoit, qu'augmenter la congestion rénale. Il y a cependant des auteurs compétents qui affirment non-seulement n'avoir pas constaté d'accidents à la suite de l'emploi des diurétiques, mais en avoir même retiré de bons effets. *Christison* assure qu'ils ne donnent pas lieu à l'augmentation de l'albumine dans l'urine, mais bien à sa diminution, et *Malmsten* a aussi affirmé que ses expériences s'accordent sur ce point avec celles de *Christison* et qu'il a souvent employé avec avantage une mixture composée d'acétate d'ammoniaque et d'oxymel scillitique (une cuillerée 6 fois par jour); *Rayer* lui-même a administré avec succès de petites doses de teinture de cantharides. Malgré ces précédents, je n'ai jamais pu me résoudre à l'emploi des diurétiques dans la forme aiguë, et je les proscris aussi parce que la dérivation cutanée ou intestinale est plus rationnelle, et en fait, conduit aussi au but désiré. Si l'on parvient de la sorte à arrêter les progrès de la maladie aiguë, et à produire une guérison complète, il reste encore à prévenir les récidives à l'aide des prophylactiques, mais il ne faut d'ailleurs compter sur la guérison complète que si l'urine ne présente aucune modification anomale dans sa densité, dans sa quantité ni dans la proportion de ses divers éléments et si elle reste longtemps sans albumine. Le malade doit toujours être chaudement vêtu, il fera bien de porter même en été une chemise de flanelle, il doit toujours maintenir la transpiration cutanée par des bains tièdes fréquents, éviter le plus soigneusement possible toutes les causes de refroidissement, telles que le froid et l'humidité, ne jamais manger que des aliments de digestion facile et éviter les mets fortement épicés. Parmi les boissons la bière doit être absolument défendue, quant au bon vin rouge, au contraire, il faut conseiller au malade d'en prendre un à deux verres pour son déjeuner.

Mais si la maladie a pris dès le début l'allure chronique, ou qu'elle ait passé de la forme aiguë à la forme chronique, il ne faut recourir à la saignée, que dans les cas où elle répond à une indication vitale en combattant certaines complications. L'emploi des antiphlogistiques locaux aussi se borne aux seules exacerbations aiguës, notamment si la sensibilité de la région rénale et un incessant besoin d'uriner se montrent au premier plan. Il faut s'efforcer, autant que possible, de maintenir intact tout ce qui n'a pas encore été atteint et d'épargner aux organes de la digestion l'emploi inutile des remèdes internes, qui ne pourraient que diminuer l'appétit du malade. Par cette raison il faut recourir aux diaphorétiques de préférence à tous les autres agents qui sont prônés pour la guérison du mal de Bright. Mes recherches personnelles s'accordent en cela complétement avec celles d'OSBORNE qui ont été appréciées dans tous leurs détails par LIEBERMEISTER (*Prager Vierteljahreschrift*, 1861).

Les bains chauds n'agissent pas seulement comme excitants de l'activité de la peau, mais ils augmentent presque toujours aussi la diurèse, de telle façon que la quantité de l'urine est déjà augmentée après l'usage de quelques bains. Bien que ce dernier point soit contesté par *Ziemssen*, je pourrais cependant citer un certain nombre de preuves en faveur de mon assertion. Mais je ne prétends pas nier par là qu'on n'ait observé des exceptions à cette règle, et que cet effet ne manque, notamment dans les cas où la peau ne semble pas non plus trop influencée par les bains ; à Dantzig, j'avais l'habitude de faire prendre les bains à 28°-29° degrés Réaumur, d'envelopper les malades, au sortir de l'eau dans des draps mouillés et des couvertures de laine, et de les y laisser deux à trois heures durant. Il va sans dire que la salle de bain doit avoir une température convenable. Une autre méthode préconisée par *Liebermeister* comme particulièrement efficace, et qui nous semble, en réalité, préférable, consiste à élever progressivement la température du bain pendant que le malade est dans la baignoire, de façon qu'elle contienne de l'eau chauffée à 37° que l'on porte jusqu'à 42° par l'addition successive d'eau bouillante. Dans ce bain, le malade reste environ 35 minutes, et ensuite on l'enveloppe dans des couvertures de laine préalablement chauffées. Le malade reste plusieurs heures dans cet enveloppement et, après l'avoir bien essuyé, on le transporte ensuite dans un lit bien chaud. Au début, ce procédé balnéothérapique n'est pas très-agréable aux malades, chez lesquels il peut provoquer des congestions cérébrales, mais bientôt ils s'y habituent et le demandent avec d'autant plus d'insistance qu'ils en ressentent davantage les effets bienfaisants; ceux-ci se manifestent surtout par la disparition de l'hydropisie. Cette médication qui, bien supportée, s'emploie avec avantage tous les jours, n'est contre-indiquée que s'il y a quelque tendance aux congestions cérébrales et à la dyspnée. Pour ces cas ou pour d'autres qui ne permettent pas au malade de supporter les bains, ou bien si des circonstances extérieures s'opposent à leur usage, il convient d'appliquer le traitement plus doux recommandé par ZIEMSSEN (*Deutsches Archiv. f. klin. Med.*, Bd. II), qui consiste en un enveloppement (dit de Priessnitz) dans un drap de lit préalablement plongé dans l'eau bouillante. Il importe beaucoup que cet enveloppement se fasse d'une façon convenable; il faut que la couverture enveloppe hermétiquement le corps; la tête et la figure seules doivent rester libres; on doit donc avant tout s'assurer si la couverture de laine chauffée est assez longue et assez large. Si des congestions à la tête se produisent, soit dans le bain ou pendant l'enveloppement, on appliquera des compresses froides sur la tête, si les pieds sont froids, on les réchauffe à l'aide de bouteilles d'eau chaude. Quelque favorables que soient les résultats, constatés par d'autres et par moi-même chez les individus soumis au traitement diaphorétique, il ne faut cependant pas se faire illusion sur leur efficacité réelle. Le principal effet de cette méthode ne consiste qu'à combattre l'hydropisie. Celle-ci disparaît le plus souvent, pourvu qu'elle n'ait pas été trop intense, et, dans les cas aigus, surtout dans ceux de nature rhumatismale ou survenant après la fièvre intermittente, on peut, de cette façon, lutter contre la maladie fondamentale. Mais dans la plupart des cas chroniques, l'albuminurie reste sans changement, même après la disparition de l'hydropisie, et les variations dans les quantités quotidiennes de l'albumine dans l'urine, présentent peu de modification. Il y a encore certainement beaucoup de cas, dans lesquels il est impossible de provoquer la sudation, et où, par conséquent, l'on n'obtient aucun résultat, ni sur la maladie primitive, ni sur les affections secondaires. Dans ces cas-là, il faut avoir recours à d'autres remèdes, et trois méthodes principales restent à appliquer : l'élimination de l'eau contenue dans le sang, soit par les intestins, soit par les reins, ou bien le surcroît d'activité imprimé à la circulation en fortifiant l'état général. Il n'est pas nécessaire de dire que les drastiques ne sauraient s'employer que dans les cas où il n'y a pas de diarrhée, mais même s'ils sont applicables, il faut toujours se rappeler que dans cette maladie les intestins sont déjà par eux-mêmes disposés à des sécrétions profuses, et l'on ne doit rien exagérer. Parmi les divers drastiques, c'est la coloquinte et la gomme-gutte que je crois les plus convenables. On devra administrer ces médicaments sous forme de décoction de la pulpe, à la dose de 8 grammes sur 120 grammes (une cuillerée 4 fois par jour), ou sous forme de teinture (20 gouttes 3 fois par jour), seulement il faudra souvent modifier la dose, car ce médicament produit facilement des nausées; la gomme-gutte est encore plus efficace que la coloquinte, parce qu'elle favorise aussi la diurèse, en dehors de son action sur les intestins. On la donne sous forme de pilules de six centigrammes (à prendre 5 fois par jour), ou bien, selon le précepte de *Christison*, triturée sous forme de poudre à la dose de 3, 7 et, plus rarement, 9 grains par jour (18, 42, 54 milligrammes), mélangée avec un demi-drachme de crème de tartre. Quant à l'élatérium que, suivant le conseil des médecins anglais, j'ai aussi administré aux doses de 1/6 à 1/4 de grain, j'en ai toujours constaté les effets nauséeux; s'il n'est pas permis d'avoir recours aux drastiques ou s'ils restent inefficaces, on peut, dans la forme chronique de la maladie, avoir recours aux diurétiques, sans crainte de faire participer le parenchyme rénal à l'inflammation. Cependant dans ce cas, je ne recommanderai pas non plus les irritants, tels que la teinture de cantharides, bien que *Rayer*, *Wells* et *Blackall* aient souvent vu disparaître l'hydropisie à la suite de son emploi. Les remèdes que nous jugeons de beaucoup les plus utiles sont : les diurétiques d'origine végétale, la scille, le cochléaria, les baies de genièvre et la digitale. *Christison* vante surtout l'efficacité toute particulière de ce dernier agent combiné à la crème de tartre, et il en a administré la poudre sous forme de pilules de 1 à 2 grains, 3 fois par jour, ou la teinture à la dose de 10, 15, 20 gouttes dans l'eau de cannelle ou de casse et 30 à 60 grammes de crème de tartre par jour dans 180 grammes d'eau. Le genièvre et le *solidago virgo aurea*, le radis et le cochléaria rendent aussi de bons services administrés en décoction. J'ai constaté des effets très-avantageux obtenus par l'emploi d'une combinaison de nitrate de potasse avec le tartre épuré (en parties égales trois à quatre fois par jour une cuillerée à thé). Par ces remèdes on obtient les effets voulus sur les intestins et les reins ; mais on ne peut pas en prolonger l'usage, parce que le nitre entrave facilement la digestion. Les médecins anglais vantent particulièrement la crème de tartre administrée à hautes doses. D'autres remèdes qui excitent simultanément l'activité de la peau sont, l'acétate de potasse et d'ammoniaque additionnés à une infusion de genièvre. Tous ces médicaments s'adressent essentiellement à l'hydropisie, mais s'ils restent sans effet et que la peau atteigne un degré de tension tel que l'on puisse craindre la gangrène, il faut pratiquer des mouchetures ; on doit se garder de les faire trop petites ou trop rapprochées les unes des autres, car sans cela on dépasserait le but et l'on verrait se développer l'érysipèle et la gangrène. Si l'on fait, au contraire, comme *Traube* le pratique avec la lancette, des incisions longues et profondes de quelques lignes, de façon à ce que l'écoulement en soit abondant, qu'on déterge souvent ces ouvertures par des injections, et qu'on lave à l'eau de chlore, les points où l'écoulement semble suspendu, les résultats obtenus sont assez favorables. Il n'est pas rare de voir se produire, même sans intervention traumatique, l'érysipèle sur la peau tendue ou parfois humectée par la rupture spontanée de certains points. *Huss* préconise dans ces cas le traitement qu'il qualifie de méthode suédoise et qui consiste dans des applications de compresses trempées dans l'alcool dilué à 6° seulement.

En dehors de l'hydropisie nous avons encore plusieurs autres symptômes secondaires qui exigent un traitement spécial. En première ligne, les troubles gastriques : s'il y a simple dyspepsie, les amers peuvent être efficaces, et s'il y a tendance à la formation d'acides, la magnésie, la craie préparée et d'autres remèdes semblables pourront être employées avec succès, parfois une simple saturation avec ou sans opium, rend encore de bons services.

Dans des cas opiniâtres, et notamment dans ceux qui touchent déjà au stade terminal, tous les médicaments restent quelquefois sans effet, et même la créosote vantée par *Christison* et d'autres, ou l'acide cyanhydrique à la dose d'une à 2 gouttes, déjouent la confiance qu'ils avaient inspirée. Quant à moi, je regarde les pilules glacées comme étant le remède le plus propre pour combattre les nausées. Dans les diarrhées légères, on peut recommander les astringents, tels que le tannin, le cachou et autres astringents, même au point de vue de la maladie principale. Dans les diarrhées violentes, et notamment dans les formes dysentériques, l'acétate de plomb associé à l'opium, est le meilleur remède qui, certes, trompe rarement l'espoir. Seulement il ne faut pas s'arrêter à des doses insignifiantes, et bien que je ne veuille pas plaider pour des doses aussi fortes que celles que l'on administre en Angleterre, je crois cependant que des doses d'acétate de plomb de 1/2 à 1 grain, unies à des doses d'opium de 1/4 à 1/2 grain, sont très-propres à atteindre l'effet désiré. En seconde ligne, je recommande le sulfure de fer associé à un extrait amer quelconque, et administré sous forme pilulaire. Naturellement il est urgent d'assurer l'action de ce médicament en prescrivant un régime régulier: Le malade devra éviter tous les aliments indigestes, tels que les fruits, le lait et la bière, et se restreindre, autant que possible, au bouillon avec addition de substances mucilagineuses, telles que le gruau et autres matières analogues, et aux viandes blanches. Jamais il ne faut oublier que la diarrhée et les vomissements sont quelquefois les prodromes de l'urémie, qui éclate promptement, si les sécrétions de l'estomac et des intestins sont trop tôt supprimées.

Les inflammations des membranes séreuses ou des organes parenchymateux seront combattues par des antiphlogistiques internes (le nitre, la digitale, le calomel), et par des révulsifs externes. Si les émissions sanguines deviennent nécessaires, on les proportionnera à l'état général des forces, et il sera bon de ne recourir qu'aux émissions locales.

Les symptômes urémiques réclament une intervention immédiate. Malgré tous les scrupules théoriques, la saignée qui produit un abaissement immédiat de la tension intravasculaire reste le meilleur remède, dans le cas où l'urémie apparaît d'une façon subite et inattendue. Si l'on ne croit absolument pas devoir risquer une phlébotomie, vu l'état des forces du malade, il faut appliquer des sangsues aux tempes et des sinapismes à la nuque. L'emploi des acides destinés à détruire l'alcali hypothétique contenu dans le sang, sera de peu de profit; et les fleurs de benjoin qu'autrefois j'administrais scrupuleusement, ne m'ont servi à rien, tandis que j'ai vu, à plusieurs reprises, obtenir des résultats favorables par des saignées modérées (6-8 onces), combinées avec des drastiques; je conseille donc instamment d'avoir recours à cette médication; d'anciens observateurs déjà, tels qu'*Osborne*, avaient constaté des résultats favorables à la suite de l'administration des drastiques, notamment de grandes doses de calomel ou de tartre stibié. Pour ma part, j'emploie simplement l'infusion de séné avec du sulfate de soude. D'après la théorie des accès urémiques exposée plus haut, on conçoit facilement l'influence heureuse de cette médication, la diminution de la pression sanguine et l'élimination plus considérable de l'eau pouvant faciliter la résorption de l'œdème cérébral, lorsque le développement progressif rend manifeste la connexité de cette affection avec l'arrêt de la diurèse, il faut toujours tenter, pourvu qu'il soit encore possible de prévenir l'explosion imminente de l'accès, d'accroître la quantité de l'urine par des bains et des diurétiques.

Si les phénomènes ne donnent pas des indications symptomatiques urgentes, les principales indications se borneront à combattre l'affection principale et à relever l'état général, on pourra particulièrement essayer de lutter contre la forme chronique, en s'efforçant d'augmenter la tonicité des capillaires et de restreindre ainsi la sécrétion de l'albumine. Dans ce but, il est rationnel d'employer les astringents : le tannin, l'acide gallique, et l'acétate de plomb. Pour l'administration du tannin, *Frerichs* donne une formule très-usitée :

Tannin pur.	4 grammes.
Extrait aqueux d'aloès.	15 décigram.
Extrait de grain.	25 centigram.

f. s. a. 120 pilules. — 4 pilules par jour.

L'acide gallique s'administre à la dose de 3 à 5 grains (18 à 30 centigrammes) 3 et 4 fois par jour. J'ai fait, avec ce remède, des séries d'expériences prolongées pendant des semaines entières, sans avoir constaté le moindre résultat avantageux, cet avis a été confirmé récemment par Maring

(*Deutsch. Archiv. f. Klin.*, *méd.*, Bd, IV). En revanche, je puis recommander, d'après mon expérience personnelle, l'acétate de plomb, administré à la dose d'un grain, 2 et 3 fois par jour, mais on obtient de plus grands résultats à l'aide d'un régime approprié joint à l'administration des toniques qui, en fortifiant l'état général, stimulent aussi la circulation dans chacun des organes et deviennent, par là, de meilleurs diurétiques pour les reins que les remèdes réputés tels.

En dehors de l'exercice modéré à une douce température, à moins que l'hydropisie n'y mette obstacle, il ne faut encore pas négliger de recommander au malade une nourriture animale et aussi l'usage modéré du vin, surtout du vin rouge. A. Hill Hassel a obtenu dans 5 cas des succès assez remarquables par l'emploi de toniques combinés à une alimentation composée de viandes, de lait et d'œufs; les précédents résultats ont été démontrés par les chiffres de la sécrétion d'albumine (*The Lancet*, 1865, n° 25). Il est probable que la cure de lait qui a été employée avec succès par plusieurs médecins, agit aussi comme tonique et diurétique (par suite des grandes quantités de liquide absorbées). Ce sont notamment les phénomènes hydropiques qui ont disparu les premiers, même lorsqu'ils étaient très-étendus et qu'il y avait déjà de l'hydrothorax, après l'usage exclusif de lait pris en grandes quantités. (Schmidtlein, — *Berl. Klin. Wochenschr.*, 1869). Naturellement une guérison radicale n'a pas été opérée, même par ce remède, quand le mal était très-avancé, mais les résultats obtenus par ce moyen peuvent se mesurer avec ceux qu'ont donné tous les autres. Il est dommage seulement que souvent il se manifeste une répugnance contre le lait chez les malades. En pareil cas, les préparations de fer, et en particulier la teinture d'acétate de fer sont des remèdes excellents que l'on peut combiner avec les diurétiques. *Beale* attribue une action particulièrement favorable, parmi les ferrugineux, à la solution aqueuse ou alcoolique de perchlorure de fer. La formule d'après laquelle il administre ce médicament, est la suivante :

℞	Perchlorure de fer.	20 gouttes.
	Acide chlorhydrique dilué. . . .	10 gouttes.
	Teinture de jusquiame.	10 gouttes.
	Esprit de chloroforme	2 grammes.
	Infusion de quassia.	120 grammes.
	Mêlez.	

Deux fois par jour en commençant, puis augmentant successivement la dose de perchlorure de fer jusqu'à deux grammes par jour. Il reste encore à mentionner quelques remèdes empiriques, couronnés de plus ou moins de succès au dire de certains auteurs. Ce sont l'iodure de potassium et l'acide nitrique. Ce dernier médicament a été introduit dans la pratique par *Hansen* qui fait remarquer, qu'en l'administrant sous forme de décoction mucilagineuse à la dose d'un demi-drachme à un drachme par jour, il a guéri dix-huit malades à l'aide de ce remède. D'autres observateurs et en particulier *Frerichs* n'ont pas eu cette chance; moi-même, je l'ai souvent employé sans profit. Probablement les résultats obtenus par l'iodure de potassium sont fondés en partie sur la confusion de l'affection fondamentale avec la dégénérescence amyloïde, qui est souvent causée à son tour par une affection syphilitique. Mais, à l'heure qu'il est, on a recueilli d'autres observations auxquelles cette supposition ne s'applique pas; il est, par conséquent indiqué de soumettre ce remède au contrôle de nouveaux faits.

IV

DÉGÉNÉRESCENCE AMYLOIDE DU REIN
NÉPHRITE PARENCHYMATEUSE AVEC DÉGÉNÉRESCENCE AMYLOIDE
DÉGÉNÉRESCENCE CIREUSE

INDICATIONS BIBLIOGRAPHIQUES

ROKITANSKY. *Lehrbuch der pathol. Anat*, Bd. II, 1842, p. 429.

VIRCHOW. *Archiv für patholog. Anatomie*. Bd. VI. Bd. VIII.

MECKEL. *Annalen der Charité-Krankenhauses*. 1853.

FRIEDREICH. *Archiv f. pathol. Anat.* Bd. XIII.

BEKMANN. *Archiv f. pathol. Anat.* Bd. XIII.

TODD. *Clinical lectures on certain diseases of urinary organs*. 1852, lect. IV.

PAGENSTECHER. *Ueber die amyloide Degeneration*. 1858.

TRAUBE. *Medicin. Centalzeitung*. 14 Aug. 1858, et in *Deutsches Klinik*, 1859.

NEUMANN. *Deutsches Klinik*. N° 37 u. s. w. Septbr. 1860.

KEKULÉ. *Ueber die chemische constitution der Amyloïdsubstanz*. (*Verhandlungen der naturhist. med. Vereins zu Heidelberg*, 1858, X, p. 144.

C. SCHMIDT. *Ueber die chemische Constitution der thierischen Amyloïd*. (*Ann. d. Chem. u. Pharm.* LX. p. 250. 1859.)

E. WAGNER. *Beiträge zur Speckkrankheit, insbesondere der Speckniere*. (*Archiv f. Heilkunde*. 1861.)

GRAINGER-STEWART. *On the waxy or amyloïd form of Bright disease*. (*Edinb. Med. Journal*. 1864.)

KUHNE et RUDNEFF. *Ueber die chemische Natur der Amyloïd*. (*Virch. Arch.* Bd. XXXIII, Hft. 1.)

FISCHER. *Zur amyloïden Nephritis*. (*Berl. Klin. Wochenschrift*. 1866.)

A. FEHR. *Ueber die Amyloïde Degeneration, insbesondere der Nieren* (De la dégénérescence amyloïde du rein). Berne, 1867.

ARNOLD BEER. *Die Eingeweidesyphilis* (De la syphilis viscérale). Tübingen, 1867.

ROKITANSKY, le premier, a décrit à part la dégénérescence lardacée du rein parmi les formes de la maladie de *Bright* (la huitième par ordre de date), et il l'a rapprochée de la même dégénérescence du foie et de la rate pour n'en faire qu'une seule et même maladie. Après lui, MECKEL s'appuyant sur des matériaux abondants, a étudié le même sujet, et a décrit exactement les lésions anatomiques dans chacun des organes affectés; il a notamment précisé la réaction chimique fournie par l'iode et par l'acide sulfurique en présence de la substance déposée dans les organes atteints, et en a différencié les modifications en ces termes : *Speckroth* (rouge de lard), *speck violet* (violacé de lard). Il regardait la substance en elle-même comme étant de la cholestérine, et par conséquent toute la maladie était à ses yeux une *affection lardacée* ou *cholestérineuse*. Cette appréciation n'était cependant pas exacte. VIRCHOW démontra au moyen de réactions comparatives que la substance en question était différente de la cholestérine qui, insoluble dans l'éther, devenait d'une coloration jaune rouge ou rouge à la simple addition d'une solution d'iode et violette ou bleue, si l'on ajoutait à ce réactif l'acide sulfurique ou le chlorure de zinc, tandis que la cholestérine, traitée simplement par l'iode, ne présentait pas de modification semblable, et que traités par l'acide sulfurique seul, ses cristaux se changeaient en gouttes brunes ou d'un brun rougeâtre. Se fondant sur ces caractères microchimiques, VIRCHOW crut que la substance en question avait une affinité avec la *cellulose végétale* et la qualifia d'amyloïde. Les analyses élémentaires, faites par KÉKULÉ et CARL SCHMIDT sur la substance extraite des rates lardacées, démontrèrent cependant que la substance lardacée *n'était pas, d'après ses propriétés chimiques, un carbure d'hydrogène non azoté pouvant être rangé parmi les celluloses, mais bien une substanve azotée ou albuminoïde.* Il résulte des examens de KUHNE et RUDNEFF que cette substance dans sa plus grande pureté, séchée à 120°, donne après la combustion : 0^{gr},79 de cendres, 15^{gr},53 d'azote et

1gr,5 de soufre. Dans ses autres états aussi, cette substance trahit absolument sa nature albuminoïde, et se distingue seulement de l'albumine par le caractère suivant : elle n'est pas dissoute par le suc gastrique; traitée par l'ammoniaque elle perd sa réaction alcaline après l'évaporation de ce réactif; elle ne se coagule pas par la chaleur, et ne pénètre pas à travers le parchemin végétal. Traité par les acides dilués, l'amyloïde est insoluble même à la cuisson, et ne se gonfle pas non plus. L'acide sulfurique concentré dissout l'amyloïde et après l'addition de sucre ou d'acide acétique, on voit apparaître une coloration purpurine violette. Bien que les lésions constatées dans le rein lardacé décrit par *Rokitansky*, soient en partie les mêmes que celles que l'on rencontre dans l'infiltration amyloïde, le rein lardacé et la néphrite diffuse avec dégénérescence amyloïde, ne sont cependant pas identiques. Dans la description suivante nous laisserons de côté certains états, que l'on a désignés sous le terme de rein lardacé, pour ne nous occuper que des cas où la présence de la substance amyloïde est démontrée par la réaction chimique, à côté de certaines lésions anatomo-pathologiques du parenchyme.

Le siége principal de l'infiltration amyloïde se trouve dans les parois des vaisseaux, notamment dans la tunique musculaire des artères. Un de ses traits caractéristiques, c'est qu'elle atteint le *plus souvent* (pas toujours cependant) toute une série de viscères en même temps, notamment le foie, la rate et les reins. Dans les reins ce sont les anses de *Malpighi* qui constituent le point de départ de la dégénérescence, de là elle se propage sur les vaisseaux afférents, sur les grands troncs, sur les vaisseaux efférents et jusque sur le réseau capillaire. Des papilles, l'affection gagne les tuniques propres des canalicules urinaires droits dans la substance médullaire, et parfois même les épithèles, d'après les recherches de *Friedreich*. Les parois des vaisseaux affectés sont extrêmement augmentées de volume, de sorte que leur lumière en est rétrécie ou même oblitérée, et devient imperméable aux injections.

A côté de cette infiltration des parois vasculaires, on constate presque toujours des lésions plus ou moins intenses dans le parenchyme, aussi bien des épithèles que du stroma, lésions qui ne diffèrent pas de celles que nous avons décrites dans le chapitre précédent. Il est difficile de préciser exactement la part que prend l'épithélium rénal à la dégénérescence amyloïde, de sorte qu'il est permis de douter de l'exactitude de l'explication de *Traube*. Cet auteur prétend que les épithèles subissent une métamorphose régressive, seulement à cause d'un afflux sanguin insuffisant. De mon côté, je crois qu'il ne faut voir dans la lésion des vaisseaux qu'une complication du processus parenchymateux, et que, par conséquent, on doit la considérer, avec *Virchow*, comme une néphrite parenchymateuse avec dégénérescence amyloïde, attendu qu'il y a des cas où une dédégénérescence amyloïde très-limitée, se combine avec une dégénérescence graisseuse des épithèles, et qu'il en est d'autres où l'on trouve, au contraire, une vaste dégénérescence amyloïde avec une métamorphose graisseuse insignifiante, enfin vu les cas, dans lesquels la rate et le foie ont subi l'altération amyloïde, tandis que dans les reins on ne constate qu'une lésion parenchymateuse.

Caractères anatomiques.—*A l'œil nu*, les reins paraissent, suivant le stade de la maladie, présenter un volume normal, agrandi ou diminué. Il est beaucoup plus fréquent de les voir plutôt considérablement augmentés de volume qu'atrophiés. La capsule se détache en général facilement, la surface est lisse ou granulée, la coloration est pâle, souvent d'un jaune clair, et la consistance d'ordinaire pâteuse et solide ; à la coupe, la couche corticale paraît gonflée, agrandie ou diminuée, selon les modifications de volume subies par l'organe en entier. Les glomérules se présentent, d'après l'excellente description de *Meckel*, sous forme de gouttelettes de rosée brillantes et élastiques, qui prennent déjà une teinte rouge à l'addition pure et simple d'une solution aqueuse d'iode. (Cette solution s'obtient en mettant de l'iode à l'état métallique dans de l'eau distillée). Pour faire cette épreuve à l'œil nu, il faut auparavant, au moyen d'un lavage, faire disparaître autant que possible le sang.

Au microscope, on trouve les glomérules de volume variable, souvent ils sont agrandis, et présentent un aspect particulièrement luisant, vitreux, avec une capsule épaissie, rarement stratifiée et des anses énormément grossies, sur lesquelles peu de noyaux sont visibles. Traités par une solution aqueuse d'iode, ils prennent une teinte jaunâtre ou rouge, et si ensuite on les traite par l'acide sulfurique, la coloration devient violette, rarement bleue. L'addition de l'acide sulfurique doit être faite avec précaution, on devra procéder de la façon suivante : après avoir abondamment touché l'objet avec la solution d'iode, on fera pénétrer sous le bord de l'éprouvette quelques gouttes d'acide sulfurique. Il n'est pas rare de voir que même après l'addition de l'acide sulfurique, on n'obtienne que la coloration rouge ou jaune rougeâtre et que la bleue fasse défaut. Le rouge d'iode se différencie dans ce cas, très-distinctement des autres tissus à coloration jaune exclusive. Sur la substance amyloïde pure, *Kühne* et *Rudneff* n'ont pas toujours trouvé la même coloration sous l'influence du réactif iodo-sulfurique. Les tubes de *Bellini* paraissent, selon l'état simultané des lésions parenchymateuses, agrandis et dilatés, remplis d'épithèles granuleux ou graisseux, ou bien vides et affaissés. Les épithèles peuvent cependant aussi rester intacts. Alors il existe assez souvent simultanément des proliférations dans le stroma, des hyperplasies cellulaires aussi bien qu'homogènes, fibrillaires, surtout après certaine cause occasionnelle, telle que la syphilis. BEER a observé un cas aussi singulier que rare, et qui présente cette particularité intéressante que la dégénération amyloïde dans les reins resta bornée aux glomérules, que les épithèles furent dépourvus de graisse, en même temps qu'il y avait une hyperplasie interstitielle (p. 151). Nous allons le rapporter ici :

La dame Kerkow, hôtelière, âgée de 40 ans, fut admise à la Charité, en octobre 1857. La malade n'a jamais été d'une constitution bien forte, mais jusqu'il y a deux ans et demi, elle avait toujours joui d'une bonne santé. Après une émotion violente éprouvée pendant ses règles, la menstruation qui, jusque-là, avait toujours été régulière, en dehors des périodes de grossesse et d'allaitement, se serait montrée plusieurs fois très-faiblement, et aurait complétement disparu ensuite. Environ six semaines après, elle aurait eu des accès épileptiques, se reproduisant d'abord à des intervalles de 2, 3, 4 semaines, et devenant ensuite plus rares et moins rapprochés. L'avant-dernier accès eut lieu il y a trois mois, le dernier le 25 juin 1858. La malade avait en outre remarqué que depuis environ deux ans et demi, elle urinait beaucoup plus qu'à l'ordinaire et fréquemment aussi pendant la nuit Au mois d'octobre de l'année dernière, elle fut atteinte de douleurs déchirantes dans le membre inférieur du côté gauche, et ces douleurs étaient particulièrement intenses dans la région inguinale et au niveau de l'articulation coxo-fémorale. C'est cette affection qui l'engagea à venir à l'hôpital : à son entrée elle ne présentait aucune trace d'œdème. L'emploi de frictions excitantes et de bains suffit à calmer promptement les douleurs, mais la malade s'aperçut alors d'un gonflement œdémateux des extrémités inférieures qui envahit aussi la figure et l'abdomen dans le courant du mois de janvier.

Le 2 *février* elle fut atteinte d'une varioloïde, et elle croit que, depuis ce moment, ce gonflement œdémateux et l'oppression ont augmenté.

Le 19 *février* la malade fut transférée dans la clinique de *Schœnlein*. Les symptômes les plus essentiels qui se manifestèrent et allèrent toujours en grandissant furent les suivants : ballonnement de l'abdomen et œdème des jambes.

Le 20, un gonflement s'était manifesté sur le côté gauche du thorax et au bras ; dans l'après-midi de ce même jour elle eut un accès épileptique d'une durée de dix minutes.

Le 28, il y avait de la toux avec des crachats visqueux purulents. A l'expiration, des râles muqueux et sous-crépitants à droite; en arrière, du souffle bronchique; en avant et des deux côtés murmure vésiculaire normal. Dans les premiers jours de mars apparurent de fortes oppressions et de temps en temps, des étourdissements.

Le 15 et le 23, on pratiqua la paracentèse; la première ponction donna issue à un quart (mesure anglaise), la seconde à 1200 C.C. environ d'un liquide blanchâtre.

Le 24, douleurs vives et profondes au point ponctionné; frissons jusqu'à trois heures de l'après-midi, suivies d'une fièvre excessive; mort dans la soirée.

Autopsie. — Anasarque généralisée, muscles pâles, pas de rigidité cadavérique, météorisme considérable; dans le péritoine, épanchement d'un liquide peu épais et sanguinolent (quatre litres environ). Le foie est repoussé en arrière. L'arc du colon se trouve immédiatement audessus du foie.

Beaucoup de liquide de coloration claire dans les deux cavités pleurales, et peu dans le péricarde, les deux oreillettes médiocrement remplies de coagula sanguins. Le *cœur* très-petit, surtout le ventricule gauche très-court. Les cavités ventriculaires sont remplies de coagula fibrineux solides. La fibre charnue du cœur est ferme et grisâtre. Les valvules un peu épaissies mais sans lésions appréciables.

Le *poumon* gauche n'adhère pas à la paroi costale. Les lobes inférieurs peu comprimés, œdémateux, anémiés; on trouve aussi de l'œdème dans les lobes supérieurs. En outre, le poumon contient de l'air et son parenchyme est assez ferme. La muqueuse bronchique est pâle. Le poumon gauche est adhérent, et présente des exsudats anciens à la surface de ses lobes supérieurs. Le lobe inférieur est presque exsangue, le lobe supérieur œdémateux. Les ganglions bronchiques sont tuméfiés.

Le *foie* mesure 26^c de large, 20^c,8 de haut, et 15^c,2 d'épaisseur; le lobe gauche est très-petit; le parenchyme mou et luisant. La vésicule biliaire renferme des capsules de couleur orangée de diverses grandeurs, à bords et coins saillants, de texture molle et friable.

La *rate* présente 18^c,2 de long, 7^c,8 de large, 3^c,9 d'épaisseur; ses follicules sont saillants, sa pulpe claire. L'estomac est fortement distendu, les intestins sont remplis de matières liquides et bilieuses. La muqueuse intestinale est pâle et n'a pas subi de modifications notables.

Caillots de sang dans les replis de Douglas. Le *péritoine* offre une coloration gris foncé, que l'on retrouve à la surface de la vessie. L'*utérus* est en rétroversion. Les trompes de Fallope sont oblitérées. Les ovaires atrophiés. Les muqueuses de la vessie et de l'utérus sont pâles.

Le *rein* droit, long de $0^m,12$, large de $5^c,4$, épais de $0^m,3$. La capsule se détache facilement. La surface est lisse ; si on l'examine de près, elle présente de légères bosselures, des élévations déclinant très-lentement et des sillons très-peu profonds disséminés à travers tout l'organe. La coloration très-claire, presque entièrement blanche, tirant légèrement sur le jaune en quelques points, notamment dans les endroits peu saillants. Les corpuscules de *Malpighi* font très-peu de saillie à la surface et présentent un aspect légèrement transparent. Consistance assez ferme, légèrement pâteuse au toucher. A la coupe, la substance corticale, large de 6 millimètres et en certains points, presque de 1 centimètre; les pyramides longues de 1 à 3 centimètres. La substance corticale est très-claire avec un reflet brillant.

En examinant de près, on remarque cependant que ce lustre n'appartient qu'aux corpuscules de *Malpighi*, qui partout se présentent sous forme de points parfaitement clairs, transparents et réfringents, semblables à des gouttes de rosée.

Le tissu interstitiel présente au contraire un aspect opaque, de coloration grisâtre clair, par places légèrement jaunâtre, de telle façon cependant que chaque point coloré occupe un espace assez considérable (d'environ une ligne carrée); par suite de cette distribution, tout le parenchyme se trouve divisé en départements assez égaux, d'une coloration différente. Toutes ces nuances sont peu prononcées, et ne frappent l'attention qu'à un examen très-minutieux. La consistance est la même que celle de la surface, légèrement résistante, cependant pâteuse et lisse. La substance médullaire d'un rouge clair, les parties supérieures assez fortement injectées, les deux tiers inférieurs munis d'une striation grisâtre. Vers la pointe, certains traits d'une coloration jaunâtre mat. La pression fait sourdre des papilles un liquide gris trouble, de même que l'incision dans les parties supérieures des pyramides.

Le *rein gauche* fut injecté par son artère. Longueur de l'organe $0^m,13$, largeur $0^m,6$, épaisseur $5^m,5$. A la coupe, la dimension des substances médullaire et corticale est semblable à celle du rein gauche. Les glomérules sont remplis en grande partie, un certain nombre d'entre eux sont rompus, et d'assez grandes extravasations se trouvent disséminées à travers le parenchyme. Certaines pyramides remplies de la substance amyloïde de haut en bas, les parties supérieures partout fortement atteintes.

Dans le rein droit, l'aspect des canalicules flexueux était relativement si peu altéré, que l'on pouvait les considérer comme normaux. Ils présentaient le volume ordinaire, un épithélium transparent, clair, très-adhérent aux parois qui n'étaient pas épaissies, de sorte qu'il était possible d'apercevoir leur lumière. Certains canalicules semblaient plus étroits, plus troubles; l'épithélium était jaunâtre, et leur calibre paraissait obstrué sur des coupes transversales; cependant il n'y avait nulle part ni prolifération, ni dégénérescence proprement dite de ces cellules. *Les interstices, considérablement épaissis,* étaient de volume variable. On y constata, d'un côté, une grande quantité de petites cellules qui étaient de la grosseur d'un leucocyte ou d'un volume double, complétement rondes et contenant chacune un petit noyau rond. En beaucoup d'endroits, ces éléments occupaient complétement les espaces interstitiels; serrés fortement les uns contre les autres, elles donnaient à tout l'interstice un aspect trouble jaunâtre, de sorte qu'un examen plus détaillé en était rendu impossible. En d'autres points, où les cellules rondes étaient moins serrées, ou en partie dissociées par le lavage, on put reconnaître les éléments interstitiels étoilés, dont la plupart étaient en voie de prolifération, le corps agrandi rempli de plusieurs noyaux (2-4). Traitées par l'acide acétique, les ramifications devinrent plus distinctes, mais il ne fallait pas absolument y avoir recours. Par la simple addition d'eau, les cellules apparaissaient aussi bien que les prolongements, et çà et là quelques noyaux. En d'autres endroits, les interstices étaient occupés par une foule de petites gouttelettes graisseuses, rappelant, en partie, par leur agglomération la configuration de ces éléments et qui constituaient des globes de granulations. Une autre partie des granulations était libre d'ailleurs, et en outre on trouva encore sur plus d'un point au moins un certain nombre de corpuscules cellulaires remplis de gouttelettes de graisse. Ces derniers ressemblaient en général aux éléments susmentionnés; ils n'étaient cependant plus aussi grands et plus ou moins affaissés. La graisse était partout répandue sous forme de fines granulations, nulle part il n'y avait de grosses gouttelettes. Les interstices contenant de la graisse étaient tous plus petits que ceux qui n'en contenaient pas, étant remplis d'éléments ronds. Moins le développement graisseux était considérable, plus les interstices étaient grands, plus les cellules rondes abondantes. D'ailleurs, quoique les altérations se confondissent les unes avec les autres, les périodes en elles-mêmes étaient cependant liées à certaines régions qui, même à l'œil nu, correspondaient à divers champs se distinguant par leur coloration les unes des autres. De sorte que sur certaines coupes très-peu étendues, on ne voyait que la dégénérescence graisseuse, et parfois même seulement les interstices remplis de cellules rondes. Le rapport des canaux avec les interstices était constitué de telle façon, qu'aux grands interstices dépourvus de graisse correspondaient les plus grands canaux, ceux qui avaient subi le moins de modifications et étaient le plus souvent presque normaux; en revanche, plus les interstices devenaient petits et contenaient de la graisse, plus les canaux étaient étroits, tandis que leurs épithèles et leur lumière avaient subi les altérations sus-mentionnées. Nulle part on n'y trouvait, du reste, la moindre trace de graisse.

Tous les *corpuscules de Malpighi*, de grandeur assez uniforme, presque normale, leurs capsules sans changement, les glomérules sans exception dans un état de dégénérescence amyloïde avancée. Les anses épaissies et très-luisantes présentaient, lorsqu'on les traitait par l'iode, une coloration rouge claire, et après addition d'acide sulfurique une teinte violette extrêmement claire, presque bleue. Dans le tissu péricapsulaire, mêmes lésions que dans les autres espaces interstitiels, l'épithélium de la capsule est encore manifestement conservé et sans altérations essentielles. La dégénérescence amyloïde se bornait d'ailleurs exclusivement aux glomérules. Pas un seul vaisseau capillaire, ni même une des artères afférentes ne donnait la réaction caractéristique.

La substance médullaire ne participait en rien aux lésions interstitielles; en revanche il y avait une forte prolifération épithéliale dans ses deux tiers inférieurs; une grande quantité de cylindres épithéliaux, beaucoup de canalicules entièrement remplis de cellules épithéliales, et un grand nombre de cylindres hyalins. On n'y constatait pas de dégénérescence amyloïde.

SYMPTÔMES.

Les traits cliniques du tableau morbide esquissé en premier lieu par *Todd* et particulièrement par *Traube*, ressemblent beaucoup à ceux de la néphrite diffuse.

Ils correspondent, du reste, aux lésions épithéliales et interstitielles au début et dans la période moyenne de la maladie, et s'il y a eu atrophie, ces caractères sont absolument semblables à ceux de la néphrite diffuse; aussi nous paraît-il superflu de les décrire en détail.

Les malades présentent une teinte de la peau extrêmement blanche, cachectique, et ont longtemps souffert de toute autre affection avant que l'apparition de l'hydropisie ait trahi la néphrite, qui se développe toujours d'une façon insidieuse. Le plus souvent ces individus sont mal nourris, maigres. Cependant l'état de la nutrition n'est pas constamment mauvais, car *Friedreich* et *Beckmann* ont aussi observé des cas où les malades possédaient un pannicule graisseux considérable et une musculature vigoureuse.

La quantité nycthémérique de l'*urine* se rapproche le plus souvent de l'état normal au début, rarement elle est augmentée ; sa coloration est jaune pâle, claire, sa densité faible, variant d'ordinaire entre 1008-1015 ; après un repos prolongé, elle ne laisse déposer qu'un sédiment blanchâtre insignifiant, qui consiste en cellules épithéliales, en tubes gélatineux hyalins, souvent aussi en corpuscules de pus. La quantité de l'urée et du chlorure de sodium est diminuée; celle de l'albumine, au contraire, accrue. Si la maladie progresse, s'il se produit notamment une vaste dégénérescence graisseuse des épithèles, la quantité nycthémérique de l'urine est diminuée, sa coloration est le plus souvent d'un pâle jaunâtre, parfois d'un rouge jaunâtre, ou rougeâtre et d'un brun sale par l'augmentation de la matière colorante de l'urine dans le cas où il est survenu concurremment une affection fébrile. Je ne saurais affirmer, avec *Grainger-Stewart*, que la quantité de l'urine soit *constamment* augmentée, et les cas suivants prouveront certainement le contraire. Dans les conditions indiquées en dernier lieu, la quantité aussi augmente et varie le plus souvent entre 1012 et 1025 ou même au delà. Le sédiment reste insignifiant, le contenu en albumine est considérable, mais la quantité des principes solides normaux est diminuée. S'il s'est produit une atrophie des reins, la quantité nycthémérique de l'urine est également accrue, ou bien considérablement diminuée vers la fin de la vie. La coloration est pâle jaunâtre, la densité faible, vers la fin de la vie, cependant, augmentée avec diminution de volume ; le contenu en albumine variable et les principes solides normaux considérablement diminués. Si cependant l'attaque est très-intense, la matière colorante de l'urine et la densité peuvent être augmentées, ainsi que nous le verrons dans la seconde observation. Les cas suivants serviront en même temps à confirmer ces données.

I. La dame Meller, âgée de quarante et un ans, s'est toujours bien portée dans sa jeunesse. Sa menstruation a toujours été régulière depuis l'âge de vingt-deux ans; mariée à vingt-six, elle a eu depuis neuf grossesses dont quatre avortements. De ses cinq enfants, deux sont encore en vie, les autres sont morts soit d'affections cérébrales, soit de maladies de poitrine. Depuis huit ans, la malade tousse et crache sans cesse, elle a eu déjà plusieurs hémoptysies. Elle n'éprouve pas de douleurs dans la poitrine, mais elle est sujette à de la dyspnée. Dans les derniers mois, la malade a eu de l'œdème qui a débuté par les pieds; plus tard l'ascite est venue s'y ajouter. Actuellement, la malade est maigre et pâle. Sa température n'est pas élevée, elle a 72 pulsations par minute; elle éprouve fréquemment la sensation d'une chaleur intense. La langue est humide et sans enduit; l'appétit modéré, la soif vive, les selles normales. Beaucoup de toux et de crachats purulents abondants et pelotonnés. A la percussion on trouve une matité dans les deux régions supra-spinales, en haut et à gauche une tonalité sourde; à l'auscultation, des râles sous-crépitants nombreux mêlés de ronchus; en haut et à gauche, une inspiration vague et une respiration presque bronchique. Au-dessus de toutes les autres parties des poumons, une résonnance normale à la percussion et une respiration vésiculaire mêlée de râles humides et secs. L'urine contient beaucoup d'albumine. La diurèse est amoindrie.

Le 29 août, la quantité nycthémérique est de 900 C.C. la densité de 1015. La coloration jaune foncé, la réaction acide. Après un repos prolongé, un petit sédiment qui contient peu d'épithèles graisseux et beaucoup de tubes hyalins et pâles. Voici les quantités d'urine aux différentes époques de la maladie :

DATES.	CENTIMÈTRES CUBES.	DENSITÉ.	OBSERVATIONS.
31 août.	1400	1015	Coloration brun rouge, très-albumineuse.
1er septembre.	1430	1015	
2 —	1500	1010	
3 —	1750	1010	Coloration jaune clair. On administre à la malade une décoction de quinquina.
6	2200	1008	
—	1600	1014	Couleur d'ambre.
8 —	1300	1012	

DATES.		CENTIMÈTRES CUBES.	DENSITÉ.	OBSERVATIONS.
9	—	1200	1012	Fortement albumineuse, léger sédiment.
10	—	2450	1013	
26	—	1600	1012,5	
27	—	1350	1014	
28	—	1850	1014	
29	—	1350	1013	Coloration jaune clair, acide. Dans le sédiment, plus d'épithèles graisseux.
30	—	1200	1019	
3	octobre.	900	1022	Fièvre légère, sueurs abondantes.
4	—	925	1020	Peau humide, halitueuse.
5	—	400	1021	Coloration rougeâtre jaune, acide. L'examen objectif fait constater, dans le lobe droit supérieur, une matité étendue et des ronchus sonores.
10	—	1200	1019	Urine d'un jaune clair.
12	—	920	1018	La quantité s'était alors un peu relevée, mais, dans les derniers jours de la vie, elle était considérablement redescendue.
13	novembre.	400	1024	Acide, albumineuse. 0,90 0/0 urée, 0,2 albumine. 3,6 — 0,8 —
14	—	400	1023	1,35 0/0 urée, 0,6 0/0 albumine. 5,40 — 2,4 —
15	—	350	1023	1,30 — 0,4 — 4,55 — 1,4 —
16	—	300	1027	1,30 — 0,4 — 3,90 — 1,2 —
17	—	300	1030	Couleur de rouille, épaisse, trouble.
18	—	250	1030	Acide. La malade a vomi une fois dans le courant de la journée. 1,40 0/0 urée, 0,40 albumine. 3,50 — 1,00 —
19	—	200	1030	Acide, de coloration foncée, contient des urates, coloration rouge. La malade ressent des vertiges et des lipothymies.
20	—	100	»	
21	—	100	»	Les vertiges ont diminué.
22	—	45	»	Réaction très-acide, pas de nausées ni de vomissements, pas plus que de vertiges.
22	—	90	»	Dans la nuit, de fortes hémorrhagies, auxquelles succombe la malade.

Autopsie. — Cadavre de taille moyenne. Peau blanche avec infiltration œdémateuse des extrémités inférieures. Rigidité cadavérique peu considérable, fibre musculaire pâle. Pannicule adipeux peu développé. La voûte du crâne normale. La dure-mère dans ses parties latérales d'une transparence extrême. Dans le sinus longitudinal un caillot long n'adhérant pas à la paroi. Dans les sinus transverses également des coagulations noires en remplissent la lumière, mais ne sont pas adhérentes. Les méninges fortement injectées de sang veineux, partout transparentes et se détachant facilement. Sur la convexité des hémisphères, des corpuscules de Pacchioni fortement développés. A la base des fosses crâniennes, plusieurs onces d'une sérosité claire. La pulpe cérébrale, de consistance pâteuse, présente à la coupe du sang en quantité modérée. Dans les ventricules quelques gouttes de sérosité claire. L'épendyme lisse; le plexus choroïde pâle, d'ailleurs normal. Le cervelet, d'une consistance très-ramollie, est abondamment pourvu de sang.

Dans le *péricarde* quelques onces d'un liquide séreux, sa paroi interne est lisse. Le ventricule gauche du *cœur* légèrement agrandi, de consistance solide et sa fibre d'un rouge clair; ce ventricule contient dans sa cavité beaucoup de sang noir, en partie liquide, en partie coagulé. Le ventricule gauche est dilaté et ses muscles sont fortement hypertrophiés. L'appareil valvulaire est partout intact.

Le *poumon* gauche adhère à la plèvre costale, il est imperméable à son sommet aussi bien que dans tout son lobe supérieur; à la coupe quelques cavernes se présentent au sommet, et dans leur voisinage le tissu offre une induration ardoisée. Dans le reste du lobe supérieur on trouve, au milieu de points encore perméables, de nombreuses séries d'infiltrations tuberculeuses qui se retrouvent aussi, quoique moins abondantes, dans le lobe inférieur. Le poumon gauche adhère si fortement à la plèvre dans tout son côté externe, qu'il est impossible de l'en séparer sans déchirer la substance. Le tissu du sommet pulmonaire et du tiers supérieur est induré, pigmenté et creusé de cavernes. Quelques nodules isolés et des foyers tuberculeux se trouvent aussi dans le lobe inférieur qui, auparavant, était perméable à l'air.

La *rate* est considérablement agrandie dans ses diamètres longitudinal et transversal, de consistance solide, résistante, de coloration rouge brunâtre. La coupe en est légèrement brillante. La pulpe est en dégénérescence amyloïde.

Le *foie*, plus grand qu'à l'état normal, est déjà en voie d'atrophie; la capsule est ridée, les bords légèrement amincis, notamment ceux du lobe gauche; le côté convexe du lobe droit est granuleux. A la coupe il est pâle, d'une coloration légèrement jaunâtre et brillante.

Les *reins* sont longs de 11 centimètres, larges de 6 centimètres, et épais de 2c,6; le tissu en est ramolli. La capsule se détache facilement. La surface d'une coloration jaunâtre, sans injections, légèrement granuleuse. A la coupe la substance corticale est amincie, homogène, d'une coloration jaune rougeâtre. Les pyramides sont normales. Des papilles s'écoule à la pression un liquide trouble. Les glomérules et les vaisseaux afférents sont en voie de dégénérescence amyloïde, les capsules peu stratifiées; les anses fortement épaissies, luisantes et traitées par l'iode avec addition d'acide sulfurique, prennent une coloration bleue. Les épithèles des canalicules tortueux sont graisseux. Le bassinet est injecté.

La muqueuse de l'*estomac* fortement injectée, tomenteuse, un peu épaissie, enduite d'un mucus catarrhal peu considérable, la muqueuse de l'*intestin grêle* aussi fortement injectée; le gros intestin au contraire est pâle et sans traces de lésions catarrhales.

Le tissu de l'utérus est friable et abondamment pourvu de sang. Les ovaires et les trompes ne présentent pas d'altérations notables.

II. Aaltje Endeman, âgée de trente-trois ans, célibataire, a eu la rougeole dans son enfance, qui a laissé à sa suite une toux convulsive et une otite de l'oreille moyenne. Cette dernière complication a produit un certain degré de surdité. Après avoir joui d'une bonne santé, elle ne s'est aperçue que l'année dernière de l'œdème de ses pieds. Actuellement la malade est de moyenne complexion, son teint légèrement anémique. L'auscultation et la percussion ne révèlent rien d'anormal. Le poumon gauche recouvre le cœur dans une assez grande étendue, et le choc de la pointe n'est ni palpable ni visible. Œdème modéré des extrémités inférieures et ascite. L'urine est d'une coloration rouge jaune; sa quantite varie entre 900-700 ccm. dans les vingt-quatre heures et présente constamment une grande densité, oscillant entre 1030 et 1019. On ne trouva jamais du sang dans le sédiment; en revanche on y constata la présence de tubes de toutes les espèces. Tandis que dans le cours de la maladie l'urine ne présenta pas de changements notables, ceux-ci se développèrent encore vers la fin de la vie en même temps que des crachats sanguinolents, des foyers pneumoniques et des inflammations purulentes du tissu cellulaire entourant les muscles droits. Les phénomènes urémiques firent complétement défaut.

Autopsie. — La paroi crânienne est d'une épaisseur normale, les méninges ne sont point adhérentes, le cerveau pâle, mais sauf cela rien d'anormal. Le poumon gauche est en tous points perméable, à l'exception d'un foyer de pneumonie lobulaire, grand comme une châtaigne, situé à la base du lobe supérieur. Dans le poumon droit beaucoup de points caséifiés au niveau du lobe inférieur. Le cœur est large de 11 centimètres, le ventricule gauche long de 10 centimètres. Son épaisseur à la base de 2 centimètres, à la pointe de 1 centimètre; le ventricule droit, à la hauteur de la valvule tricuspide, de 8 centimètres, à la pointe de 5 centimètres. L'appareil valvulaire est intact. Dans la cavité abdominale beaucoup de liquide. Le péritoine partout lisse.

Entre l'enveloppe de l'abdomen et la tunique des muscles droits se trouve un dépôt fibrino-purulent.

Le foie est large de 24 centimètres, son lobe droit haut de 19 centimètres, le lobe gauche de 15 centimètres. Le bord inférieur obtus à droite et aigu à gauche. L'enveloppe séreuse présente une certaine opalescence, la surface très-légèrement ondulée; à la coupe les acini sont en partie proéminents, en partie affaissés. Le rein a 9 centimètres 1/2 de long sur 4 centimètres de large jusqu'au hile, et une épaisseur de 1/2 centimètre. La capsule ne peut pas se détacher sans perte de substance, la surface en est ondulée, les granulations sont de couleur jaune, et les dépressions qui les séparent sont d'un rouge jaunâtre. La substance corticale est fortement diminuée d'épaisseur et présente aussi une coloration jaune rougeâtre. Les pyramides sont pâles et rugueuses. A l'addition de teinture d'iode, les glomérules prennent une coloration rouge. La rate est de forme irrégulière, longue de 12 centimètres, large de 9 centimètres 1/2.

A l'examen microscopique on trouve les cellules hépatiques infiltrées de grandes gouttes de graisse; on ne peut pas y constater la réaction amyloïde. Aux reins, les capsules des glomérules ne présentent pas de changements; les anses elles-mêmes offrent un épaississement vitreux. Après l'addition d'iode, elles prennent une coloration rouge intense qui devient seulement plus foncée, et ne se change pas en bleu si l'on y ajoute plus tard de l'acide sulfurique. Sur les canalicules de la substance corticale, la réaction de l'iode se montre aussi très-intense. Les épithèles sont en partie graisseux, en partie granuleux; dans ces derniers les noyaux deviennent visibles après addition d'acide acétique. La tunique musculaire des grands vaisseaux du rein a subi la transformation granulo-graisseuse.

Comme symptômes, il faut noter dans les deux cas : *l'augmentation de la densité*, *l'accroissement de la matière colorante de l'urine*, *l'absence de phénomènes urémiques malgré la diminution considérable de la diurèse*, et notamment dans le second cas, malgré l'existence *d'une atrophie rénale*.

On peut, en général, considérer comme caractéristique cette augmentation de la matière colorante de l'urine et cette élévation de la densité qui, toutes autres conditions égales d'ailleurs, ne se rencontrent pas dans la néphrite diffuse simple; il ne faut cependant pas y attacher une trop grande importance et ne pas oublier que *l'intensité de la matière colorante de l'urine dépend probablement moins du processus qui se passe dans les reins que des conditions générales de l'organisme.*

Et la preuve en est dans le cas suivant, communiqué par VIRCHOW à la Société de médecine de Berlin. (*Deutsche Klinik*, 1859, N° 33) :

Augustin, de nature cachectique, bien que robuste en apparence, était arrivé de la Prusse occidentale à Berlin, le 12 avril, après une marche fatigante (il avait fait à pied tout le trajet); la police le tint enfermé pendant deux jours sans nourriture et sans gîte, et le 17 avril il fut admis à la Charité. Auparavant il n'avait été affecté que d'un engorgement des ganglions cervicaux et d'une fièvre intermittente. A son entrée, on constata de l'hydropisie, de la faiblesse, de la faim; fréquence du pouls : 72 par minute; albuminurie, sentiment de faiblesse dans les extrémités inférieures, mobilité de la langue légèrement affaiblie, quantité d'urine : 2700-3000 ccm. par jour; point de douleurs dans les reins. A la suite du traitement par l'oxymel scillitique, la sécrétion de l'urine augmente ; *le 22 avril, on constata peu d'albumine dans l'urine;* le 30 avril, on n'en trouva plus. Ensuite la quantité de l'urine retomba. Plus tard il y eut un peu de toux avec des crachats muqueux, une matité circonscrite et des râles sous-crépitants fins. La température avait monté à 38°,9 et la fréquence du pouls à 96. Le malade prit de la digitale avec du benzoate de soude; on ordonna en outre une émission sanguine locale à l'aide de ventouses scarifiées. L'affection pulmonaire s'éteignit, l'urine devint albumineuse et diminua de quantité en augmentant de densité. La fièvre paraissant prendre le caractère intermittent, on administra au malade du sulfate de quinine; alors l'urine augmenta de quantité, tandis que sa densité devint moindre. A partir du 11 mai, des vomissements violents, qui furent combattus par la morphine et le bicarbonate de soude; la fièvre disparut, la température tomba à 36°,4; mais survint l'hydropisie, qui ne céda pas à l'usage des pilules de *Heim*. On fit la ponction dans le scrotum fortement dilaté; il se développa bientôt en ce point un faux érysipèle qui envahit le thorax, et le malade succomba dans le marasme le plus profond. *L'urine avait toujours contenu beaucoup de matière colorante, et sa quantité qui, à une certaine époque, avait été de 400-500 ccm., avait remonté dans la dernière période de la maladie, et sa densité avait constamment été de 1014.*

À L'AUTOPSIE on constata : une dégénérescence amyloïde générale des organes, même des vaisseaux du cœur, avec atrophie brune. On trouva encore des traces de bronchite et de dilatation des bronches. La rate était fortement dégénérée, et la substance corticale des capsules surrénales se faisait particulièrement remarquer par sa dégénérescence amyloïde. Les reins hypertrophiés, surtout dans leur portion corticale, les canalicules tortueux étaient graisseux, les glomérules et les artérioles droites et afférentes étaient également atteints de dégénérescence.

Abstraction faite des modifications présentées par l'urine dans ce cas, tant en quantité et densité qu'au point de vue des proportions de la matière colorante, sans que ces fluctuations fussent en connexion manifeste avec des variations semblables dans le processus fondamental, il faut encore noter ici un fait intéressant : *c'est la disparition temporaire de l'albumine. Cette disparition et sa prompte réapparition ne doivent pas être rangées parmi les raretés, ici comme dans la forme pure de la néphrite diffuse.* Mais l'observation suivante, recueillie à la clinique d'OPPOLZER, par PLEISCHL et KLOB (*Wiener medic. Wochenschrift*, 1860), prouve que l'albumine peut complétement faire défaut, ce qui est en effet très-rare.

Une servante, âgée de vingt-neuf ans, prétend avoir été atteinte du typhus à l'âge de quatorze ans, et avoir été affectée plus tard d'une fièvre intermittente. La menstruation n'a pas été essentiellement troublée depuis l'âge de quinze ans. En 1856 elle a souffert d'un rhumatisme et a en même temps remarqué un gonflement douloureux de l'abdomen, mais celui-ci fut très-passager. En mai 1858, les douleurs abdominales et le gonflement se montrèrent de nouveau ; la malade en même temps perdit l'appétit et maigrit ; à partir de cette époque, les phénomènes n'ont pas cessé d'augmenter jusqu'au 8 juillet, jour de son admission. On constate actuellement une coloration pâle brunâtre des téguments, un agrandissement du foie et de la rate, du météorisme de l'abdomen avec ascite manifeste. Douleurs spontanées augmentées par la pression dans la région hépatique. Cœur et poumons normaux. La clavicule gauche et les deux tibias paraissent un peu tuméfiés, mais ne sont point sensibles. Fréquence du pouls, 100. — Dans le cours ultérieur de sa maladie, les symptômes les plus saillants furent : une sensibilité constante dans l'hypochondre droit, des mouvements fébriles modérés et continus, sans accès de frisson bien distincts. Accroissement de l'ascite et dilatation des veines de l'abdomen. Le volume du foie diminua dans la dernière période. *L'urine n'a jamais été albumineuse.* La malade maigrissait de plus en plus, et resta pendant les derniers quatre jours de sa vie plongée dans un sopor continu. Elle mourut le 30 janvier 1859.

Autopsie. — On trouve sur la face interne de la dure-mère, un dépôt gélatineux, mou, jaunâtre, se détachant facilement ; en dehors de cela, rien à noter du côté du cerveau. La glande thyroïde dans les deux lobes est du volume du poing, de couleur brun rouge foncé, à la coupe d'une texture assez uniformément grenue. A la paroi postérieure du pharynx des cicatrices rayonnées ; la luette un peu épaissie ; les deux amygdales ulcérées. Rien de remarquable dans les poumons et dans le cœur. Dans la cavité abdominale, 12 livres (6 kilogrammes) d'une sérosité jaunâtre et claire ; le péritoine partout complétement normal. Le foie un peu atrophié ; son lobe droit adhère à la surface péritonéale du diaphragme par de légers tractus de tissu cellulaire, formant des cordons et des lamelles ; l'enveloppe du foie est épaissie par une couche de fausses membranes. La surface de l'organe est inégale, avec de fines bosselures et parsemée de dépressions cicatricielles peu profondes. Au milieu de sa substance se trouvent déposées des granulations innombrables, pâle jaunâtre, variant depuis la grosseur d'un pois jusqu'à celle d'une noix, et le plus souvent de forme arrondie ; elles sont entourées d'une enveloppe celluleuse distincte et qui se détache facilement. Les granulations propres sont assez friables, même à la coupe, homogènes, et, par endroits, d'une consistance presque caséeuse. La substance hépatique environnante est molle, légèrement tuméfiée et d'une coloration pâle et jaunâtre.

Les voies biliaires aussi bien que les veines du foie et la veine-porte n'offrent aucune modification ni dans leur paroi ni dans leur diamètre.

La *rate* est augmentée de plus du double de son volume, sa capsule est lisse et sa substance assez ferme et d'une coloration rouge brunâtre foncé.

Les deux reins sont agrandis, leur capsule est lisse, leur substance corticale ramollie, d'un pâle brunâtre et traversée dans tous les sens par des stries d'un blanc jaune ; les épithèles des canalicules urinaires y sont graisseux et les glomérules de *Malpighi*, de même que les artérioles, ont subi la dégénérescence amyloïde; la substance des pyramides est d'un rouge foncé.

Les parois de l'utérus sont épaissies; la portion vaginale dentelée; les parties génitales extérieures œdémateuses; au frein des lèvres et dans la fosse naviculaire on aperçoit des cicatrices radiées. Les ganglions inguinaux un peu plus gros que d'ordinaire, légèrement indurés au toucher, et en voie de dégénérescence amyloïde.

Dans le sédiment de l'urine, j'ai toujours trouvé des cylindres de toute espèce, des hyalins, de même que des granuleux et des graisseux. D'autres auteurs, notamment GRAINGER-STEWART, prétendent avoir trouvé aussi dans l'urine des cylindres dits amyloïdes, c'est-à-dire des cylindres dont les dépôts celluleux traités par l'iode et l'acide sulfurique présentaient une réaction amyloïde. J'ai examiné ces tubes très-fréquemment en vue d'obtenir cette réaction, mais sans pouvoir jamais y réussir. Je n'ai pas eu non plus le bonheur de constater la moindre régularité dans l'apparition de ces éléments, de telle sorte qu'il y aurait eu d'abord des cylindres hyalins, puis des granuleux, et plus tard des graisseux; ni de trouver, en général, une forme précisé de cylindres ne se rapportant exclusivement qu'à la dégénérescence amyloïde. J'ai vu, au contraire, les différentes espèces se produire simultanément.

L'*hydropisie* est plus ou moins marquée. Le plus souvent elle existe, quoique quelquefois à un très-faible degré. Sur 72 cas dans lesquels la présence ou l'absence de l'hydropisie a été notée, elle s'est montrée 61 fois; sur 152 cas réunis par FEHR, il y avait hydropisie dans 98, soit sous forme d'anasarque généralisée, soit d'œdème limité aux extrémités inférieures.

De même que dans le tissu cellulaire sous-cutané, la transsudation séreuse a aussi lieu dans les cavités splanchniques, et, le plus fréquemment, dans le sac péritonéal, où elle est, selon toute probabilité, particulièrement favorisée par l'augmentation du volume de la rate et du foie. Les cavités des plèvres et du péricarde peuvent être épargnées.

Parmi les troubles des *organes gastriques*, il faut mentionner, à côté des vomissements, les diarrhées fréquentes qui apparaissent si souvent précisément dans cette forme de la néphrite, et ne contribuent pas peu à éteindre les forces du malade. Assez souvent, ces symptômes-là sont la conséquence d'une dégénérescence amyloïde atteignant en même temps les vaisseaux et les villosités de la muqueuse intestinale, qui a été en premier lieu bien observée par MECKEL et JACHMANN. Parfois cependant ce sont des ulcérations tuberculeuses qui constituent la condition matérielle de ces diarrhées, et dans les cas graves on a observé aussi une inflammation pseudo-membraneuse des intestins.

Les inflammations secondaires des séreuses et des viscères se présentent aussi bien dans cette forme de néphrite que dans la forme parenchymateuse; mais au total il paraît que cela arrive plus rarement, et parmi les diverses affections, c'est la péritonite qui prédomine ici.

Si le processus morbide aboutit à l'*atrophie rénale* (ce qui n'est pas souvent le cas), l'hypertrophie du ventricule gauche vient aussi s'y ajouter, et précisément dans des cas analogues, on a aussi observé les symptômes de l'urémie ainsi que de la rétinite. Il est cependant très-étonnant de voir combien, au total, les phénomènes urémiques sont rares dans la dégénérescence amyloïde. FRERICHS déjà a noté le fait, bien qu'alors il ne connût pas encore la dégénérescence amyloïde, et il dit en décrivant la maladie de *Bright* des cachectiques : « Rarement la dégénérescence amyloïde amène la suppression d'urine et l'intoxication urémique. » Ces observations ne sont cependant pas tout à fait exactes, en tant que l'apparition des symptômes urémiques n'est pas liée à une période quelconque de la dégénérescence rénale, et que, dans cette forme aussi, la diminution de la quantité d'urine sécrétée est souvent aussi considérable que dans toute autre forme. Ce fait, exact en lui-même, prouve, au contraire, que la cause prédisposante des symptômes nerveux ne se trouve pas seulement dans la modification de la diurèse, car si ces troubles en étaient seuls la cause déterminante, l'absence des symptômes urémiques serait, en effet, inconcevable

CAUSES.

Plus que la symptomatologie, la connaissance des conditions étiologiques fournit des points d'appui au diagnostic de cette forme déterminée de la maladie de *Bright*. L'*âge* et le *sexe* exercent une certaine influence, l'âge moyen y prédisposant le plus, et les hommes en étant plus fréquemment atteints que les femmes. Le relevé de 100 cas[1] donne le résultat suivant :

$$\frac{1\text{–}5}{1},\ \frac{5\text{–}10}{6},\ \frac{10\text{–}20}{18},\ \frac{20\text{–}30}{36},\ \frac{30\text{–}40}{15},\ \frac{40\text{–}50}{15},\ \frac{50\text{–}60}{6},\ \frac{60\text{–}70 \text{ ans}}{3 \text{ cas}}.$$

La grande statistique de Fehr donne les résultats suivants pour les mêmes catégories d'âge :

$$\frac{1\text{–}5}{2},\ \frac{5\text{–}10}{4},\ \frac{10\text{–}20}{23},\ \frac{20\text{–}30}{43},\ \frac{30\text{–}40}{56},\ \frac{40\text{–}50}{23},\ \frac{50\text{–}60}{7},\ \frac{60\text{–}70 \text{ ans}}{5 \text{ cas}}.$$

L'influence exercée par le sexe, aussi bien que celle imprimée par l'âge, sont ici dans une connexion étroite avec les maladies primitives, auxquelles vient, plus tard seulement, et comme complication, s'ajouter la dégénérescence amyloïde. D'après l'expérience, elle se produit le plus souvent :

[1] On a réuni dans cette statistique : 48 observations de E. Wagner ; 11 de Meckel ; 9 de Bekmann et des observations nécroscopiques de l'hôpital de Wurzbourg recueillies par Pagenstecher ; 8 de Virchow ; 8 de Neumann ; 5 de Traube ; 4 de Friedreich ; 3 de Oppolzer ; 2 de Rosenstein ; 1 de Todd ; 1 de Guigon et Robin.

1° Dans la *syphilis constitutionnelle*, surtout si, pendant le cours de cette affection, les malades sont devenus cachectiques. Cependant, et nous l'avons déjà indiqué plus haut, l'affection rénale a été observée précisément après la syphilis constitutionnelle, même sans qu'il y ait eu cachexie secondaire avec un embonpoint florissant et une forte musculature. D'ailleurs, la dégénérescence amyloïde n'est pas la seule forme sous laquelle les reins participent à la syphilis viscérale. On y observe aussi la gomme suppurée, ainsi qu'il résulte des recherches de *Virchow* [1], de *Beer* [2], *Barde* [3], *Wagner* [4], *Cornil* [5], et alors elle se présente sous forme de nodules circonscrits, qui tantôt constituent un dépôt périphérique, tantôt sont placés au sein même de la substance corticale ; et alors le reste du tissu est ou intact, ou atteint dans son parenchyme, ou bien, ce qui arrive plus fréquemment, présente des hyperplasies interstitielles. Parfois ces petits nodules se trouvent dans des cicatrices, qui, elles-mêmes, proviennent d'une participation inégale du tissu à l'hyperplasie simple interstitielle (*Beer*). Cette forme-là n'arrive que difficilement à présenter une signification clinique, car le processus est le plus souvent trop circonscrit pour provoquer des troubles sérieux. Ce qui est de beaucoup plus important, c'est que d'après les indications de Beer, l'hyperplasie diffuse tant *simple* que *celluleuse* (cette dernière le plus souvent compliquée de dégénérescence lardacée des vaisseaux et des lésions parenchymateuses), se produit aussi, de même que les affections parenchymateuses pures, comme maladie secondaire, après la syphilis.

[1] *Die krankhaften Geschwüeste*, Bd. II, p. 431 (Traité des tumeurs, t. II).

[2] *Bindesubstanz der Niere* (Tissu cellulaire du rein), p. 65, et *die Eingeweidesyphilis* (De la syphilis viscérale), 1867.

[3] *De syphil. renum affectionibus*, Berlin, 1863.

[4] E. WAGNER, *Archiv f. Heilkunde*, 1863, Hft. 1. u. ff.

[5] Loc. cit., p. 50.

Parmi ces dernières formes morbides, *Beer* considère comme de nature réellement spécifique, surtout la combinaison de la dégénérescence lardacée avec l'hyperplasie interstitielle. Les reins, dit cet auteur, paraissent, à l'œil nu, grands, épais, rugueux, d'une consistance pâteuse, leur surface est le plus souvent lisse ou bien présente des ondulations aplaties qui alternent régulièrement avec de légères dépressions d'une teinte grisâtre traversées par de nombreux points réunis par groupes d'un jaune intense; à la coupe, la substance corticale est large, pâle, parsemée de petites taches d'un jaune d'ocre; les glomérules se présentent sous forme de points saillants à reflets grisâtres, et les colonnes de Bertin élargies sont parsemées de nombreuses mouchetures jaunes. D'après lui, les pyramides sont d'un rouge clair et offrent dans leurs parties inférieures une teinte grise. Traités par la teinture d'iode, les glomérules et les artères de la substance corticale prennent une teinte rouge. Quant aux caractères microscopiques, je me borne à mentionner ceux-ci : les capsules de *Malpighi* ne sont ordinairement pas épaissies; les interstices des canalicules corticaux sont dilatés et l'on y trouve amassés tantôt des cellules et des noyaux infiniment petits, mais tantôt il n'y a plus qu'une simple hyperplasie fibrillaire, ou bien des amas fusiformes. Les points graisseux se produisent de telle façon, que l'épithèle des canaux sinueux est tombé en dégénérescence graisseuse.

Quant aux distinctions anatomo-pathologiques faites par Beer entre les cicatrices d'origine syphilitique et celles qui relèvent d'autres circonstances, je renvoie le lecteur au livre même de *Beer*, car je n'ai pas eu personnellement l'occasion de faire des recherches sur ce point.

2° Dans la *tuberculose pulmonaire chronique*. Presque dans tous les cas où l'on constate chez des individus tuberculeux de l'albuminurie, des hydropisies et une diarrhée abondante, on trouve l'affection rénale dont il est question ici.

Sur 1200 nécropsies faites par E. WAGNER, 7 pour 100 des tuberculeux avaient succombé à la dégénérescence amyloïde. Ainsi se trouve confirmé le fait mentionné déjà par MECKEL, à savoir : que le progrès de la néphrite coïncide d'ordinaire avec une régression dans les symptômes pulmonaires.

3° *Après les suppurations prolongées*. Le plus souvent après celles qui sont la conséquence de carie ou de nécrose des os longs, ou après l'inflammation scrofuleuse des grandes articulations, particulièrement après la coxalgie. Dans certains cas exceptionnels, on peut ranger dans la même catégorie l'*empyème* et les *abcès du foie*. La diathèse scrofuleuse est, en général, un terrain très-favorable au développement de cette affection.

4° De temps à autre aussi, la dégénérescence amyloïde se montre après une *fièvre intermittente* rebelle ; mais cette cause a été rarement constatée jusqu'ici.

5° H. FISCHER a vu assez souvent, dans les cas où toute autre circonstance étiologique faisait défaut, de vieux *ulcères aux jambes* servir de point de départ à la néphrite. Dans beaucoup de cas, l'apparition de l'albuminurie coïncide avec un commencement de guérison des ulcères invétérés ; il résulte cependant de beaucoup d'autres cas que la persistance des ulcères ne met pas à l'abri de l'albuminurie.

Il existe des cas rares où aucune de ces conditions pathogéniques ne peut être constatée, et où la maladie apparaît spontanément avec le cortége symptomatique du « mal de Bright. » En même temps que les reins, le foie et la rate aussi sont alors atteints le plus souvent, mais non toujours.

Voici encore un point intéressant : la suppuration dans l'un des reins peut produire une dégénérescence amyloïde dans l'autre, telle que je l'ai constatée dans un cas où toute autre cause faisait défaut.

De la statistique des causes faite par FEHR, et qui jusqu'ici est assurément la plus complète, résultent les chiffres suivants pour chacun des points étiologiques :

Syphilis	34
Phthisie pulmonaire	32
— avec carie.	5
— avec d'autres complications	6
Carie avec scrofulose.	26
Empyème avec formation de fistules.	4
Bronchite chronique avec bronchiectasie ampullaire.	3
Alcoolisme chronique.	5
Rhumatisme articulaire chronique.	2
Cancer (le plus souvent de l'utérus).	3
Fièvre intermittente.	4
Néphrite chronique avec hydronéphrose	3
Péritonite chronique, scarlatine, variole, cirrhose du foie, tumeur ovarienne, fistule urinaire avec rétrécissement	1 chacune
Ulcères atoniques	3
Sans cause appréciable.	9

Ce tableau statistique n'est naturellement pas tout à fait fidèle, puisqu'en somme les seuls cas publiés ont pu lui servir de base.

Pour certaines causes, telles que la fièvre intermittente ou la phthisie, on ne publie naturellement pas tous les cas; il faut, par conséquent, prendre un chiffre proportionnel beaucoup plus grand pour ces deux dernières conditions pathologiques.

DIAGNOSTIC.

Les points suivants peuvent, selon leur importance, servir d'éléments de diagnostic pour cette forme particulière de la néphrite :

1° La *circonstance étiologique*, qui est très-décisive, comme le prouve l'expérience. On pourra donc supposer, avec un grand degré de probabilité, la présence de cette forme de la maladie, s'il peut être démontré que la néphrite a pris naissance pendant le cours de l'une des affections susmentionnées.

2° *L'augmentation de volume simultanée du foie*, qui peut d'ailleurs aussi diminuer d'une façon notable dans le cours de cette affection) *et celle de la rate*, pourvu que l'on ne puisse trouver d'autre raison à la tuméfaction de cet organe. L'affection simultanée de ces organes peut être considérée comme étant la règle. Sur 76 cas de dégénérescence amyloïde, on a trouvé : dans 48 cas, les reins, la rate et le foie atteints, dans 20 cas, la rate et les reins, dans 4 cas, le foie et les reins, et ce n'est que dans 5 cas que les reins seuls étaient affectés.

3° Un point auquel surtout TRAUBE attache beaucoup d'importance, est l'*état de l'urine*. Si sa matière colorante est très-augmentée avec accroissement de densité, sans que l'on puisse en trouver la cause dans une affection des valvules du cœur, d'après ma propre expérience, ce point est d'une haute signification.

Dans les cas où toutes ces conditions se trouvent réunies, le diagnostic peut être fait avec une grande sûreté ; si l'un ou l'autre d'entre eux fait défaut, la conclusion est plus que probable, et encore tire-t-elle sa plus grande force de l'appréciation des causes.

Le PRONOSTIC est encore plus fâcheux ici que dans la néphrite diffuse simple, le terrain sur lequel cette affection vient germer étant presque toujours cachectique, et la seule affection, la syphilis, menaçant déjà en elle-même la vie. La possibilité de guérison doit être positivement niée, pour peu que le processus ait gagné une certaine étendue, et la mort en est l'issue ordinaire.

TRAITEMENT.

Le traitement *prophylactique* est plus efficace que les moyens médicamentaux dans une affection le plus habituellement secondaire, puisque c'est lui qui doit s'efforcer, notamment dans les suppurations et surtout dans celles des os, de les restreindre aussitôt que possible et de relever les forces du malade. La propreté de la peau entretenue au moyen des bains servira de révulsif utile au moins par l'irritation qu'elle provoque sur cette enveloppe extérieure. Si la néphrite existe déjà, c'est la thérapeutique qui doit, ici comme partout, remplir les indications exigées par l'individualité du malade, et l'on doit, par conséquent, avoir recours, en partie, aux mêmes remèdes que nous avons recommandés pour la néphrite diffuse simple. Il faut insister principalement ici sur l'emploi des toniques et ne jamais perdre de vue la maladie primitive. Dans ces circonstances, les remèdes qui amélioreront la nutrition générale et exciteront les forces du malade, seront aussi les meilleurs diurétiques.

En dehors des indications purement symptomatiques, qui sont à peu près les mêmes que dans la néphrite diffuse, les remèdes qui répondront le mieux aux exigences rationnelles seront donc les reconstituants et les toniques, tels que l'huile de foie de morue, le quinquina et les préparations de fer. Si c'est la syphilis qui constitue l'affection primitive, l'iodure de potassium pourra être employé avec succès, et c'est le sirop d'iodure de fer qui est tout particulièrement approprié à ces cas. Le médecin anglais Budd vante particulièrement les effets qu'il a obtenus à l'aide de l'acide nitrique, qui se supporte pendant longtemps sans provoquer des troubles gastriques et sans donner lieu à un développement trop considérable d'acides. Dans l'un des cas traités par lui, au moyen de 20 gouttes d'acide nitrique administrées deux fois par jour, l'albumine disparut; dans deux autres elle persista; il y eut cependant amélioration. Il est difficile de dire si, dans les observations citées, c'est l'acide nitrique qui a exercé une influence particulière, puisque ce remède avait été combiné avec d'autres, tels que l'extrait de salsepareille, et qu'en outre un régime fortement tonique avait été observé, toutes médications qui sont d'une valeur suffisante pour expliquer un effet favorable, même sans l'intervention de l'acide nitrique.

V

STÉATOSE RÉNALE — REIN GRAS

INDICATIONS BIBLIOGRAPHIQUES

ROKITANSKY. *Lehrbuch*, etc., 3 Aufl., Bd. III, et *Zeitschrift der Wiener Aertze*, nº 32. 1859.

BECKMANN. *Virchow's Archiv. für pathol. Anatomie*. Bd XI.

E. WAGNER. *Archiv. f. Heilkunde*. 3 Jahrg, Heft IV.

G. LEWIS. *Virchow's Archiv*. Bd XXI.

RAYER. *Traité des maladies des reins*, t. III, p. 615.

ERNEST GODARD. *Gazette de Paris*, 1859, nºs 25 et 26, et *Schmidt's Jahrb.*, 1860.

En traitant de la dégénérescence amyloïde, nous nous sommes déjà demandé, à propos de la dégénérescence graisseuse des épithèles, s'il fallait la considérer comme le produit d'une inflammation, ou bien comme la conséquence d'un trouble de nutrition dû à l'altération des vaisseaux, tout en inclinant cependant vers la première de ces deux suppositions. Or il existe une forme de stéatose des épithèles que l'on doit très-vraisemblablement regarder comme une anomalie nutritive analogue à celle qui constitue le foie gras, et qui n'a rien de commun avec le processus particulier de l'inflammation. On sait que chez certains animaux, en particulier le chien, le veau et le bœuf, les épithèles des canaux droits et sinueux contiennent beaucoup de graisse à l'état normal, et, chez les chats, *Beale* a trouvé très-graisseux surtout les reins de ceux d'entre ces animaux qui avaient vécu dans une brasserie et s'étaient nourris, sans faire d'exercice, de substances hydro-carbonées. *Lang* (de Dorpat) a signalé chez l'homme un fait observé déjà par Fernel, c'est qu'après l'ingestion d'huile, et avec une nourriture contenant beaucoup de graisse, quelques particules graisseuses pénètrent dans l'urine, de sorte qu'il est plus que probable qu'une infiltration graisseuse des épithèles rénaux peut se produire, sous la seule influence de l'alimentation, déjà à l'état de santé. Si cependant cette infiltration est étendue et si elle atteint les éléments sécréteurs, c'est-à-dire les canalicules tortueux, elle est en tout cas pathologique. Malheureusement nous ne connaissons pas les troubles fonctionnels qui provoquent cette altération indépendamment d'un travail phlegmasique, et nous savons si peu de chose jusqu'ici de son apparition et de ses rapports avec la forme inflammatoire, qu'il ne saurait encore être question d'en décrire les symptômes et d'en rechercher l'étiologie. Par conséquent, nous devons nous borner à la communication de quelques faits qui se sont produits dans cet ordre d'idées. En général, il conviendra de distinguer les cas où il s'agit d'une *infiltration graisseuse réelle* des épithèles de ceux où une *dégénérescence graisseuse* a lieu spontanément sans inflammation préalable et sous forme de métamorphose régressive. — Cette dernière lésion est le *résultat d'une nutrition imparfaite* ou d'une assimilation anomale des substances albuminoïdes.

Dans le premier groupe, il faudra ranger, à côté des affections provenant d'une anomalie pure et simple produite par l'ingestion d'aliments, celles où l'on constate qu'en dehors d'une disparition atrophique générale du tissu graisseux (telle qu'elle est occasionnée par la tuberculose ou par le cancer) et d'une surcharge graisseuse du sang, la substance corticale des reins est, uniformément ou d'une façon prédominante en certains points, pâle, d'un gris cendré, molle et contient un pus blanc et crémeux, et qu'à l'examen microscopique l'on démontre que les épithèles, d'ailleurs normaux, sont remplis de granulations graisseuses, ou sont même devenus granuleux en certains endroits, tandis que les corpuscules de *Malpighi* ont conservé leur aspect normal. Förster (*Handbuch der patholog. Anatomie*) a vu la sécrétion urinaire s'opérer sans difficulté chez des individus atteints de pareille dégénérescence rénale ; il n'y avait pas non plus d'albumine dans l'urine. Les malades étaient hydropiques, mais il était impossible de savoir s'il fallait mettre l'œdème sur le compte de l'affection rénale. Reinhardt raconte qu'il a constaté, dans deux cas, une dégénérescence graisseuse des épithèles des canalicules urinaires, sans avoir remarqué d'autres symptômes de la maladie de Bright. Bekmann (*Virchow's Archiv.*, XI, 1, p. 65) croit également devoir ranger dans cette catégorie un cas observé par lui. Il a constaté, chez une jeune fille de dix-huit ans, une hépatisation caséeuse étendue des deux poumons avec formation de grandes cavernes, infiltration caséeuse des ganglions bronchiques et mésentériques ; à gauche, pleurésie récente ; à droite, une des adhérences pleurales anciennes, ulcération tuberculeuse très-étendue de l'intestin grêle et du gros intestin, augmentation considérable du volume de la rate et foie gras. Les reins étaient très-anémiques, d'un pâle jaunâtre, assez volumineux, avec une légère injection des étoiles de Verheyen. Dans beaucoup des canalicules urinaires de la substance corticale, de même que dans ceux des pyramides, il n'y avait qu'un détritus composé de granulations graisseuses plus ou moins considérables ; dans d'autres, les cellules étaient encore intactes et remplies de granulations graisseuses ou de grosses gouttelettes de graisse.

Cette graisse était principalement déposée sur la paroi opposée à l'embouchure du canalicule. Les glomérules semblaient être normaux. On ne savait rien sur l'état de l'urine.

Il faut ranger dans la deuxième classe toute la série de ces états où la dégénérescence graisseuse des reins ne se présente le plus souvent pas seule, mais en connexion avec les troubles nutritifs généraux engendrés par la même cause, avec la dégénérescence graisseuse simultanée d'autres organes, notamment du cœur et des cellules hépatiques. Rokitansky[1], le premier, appela l'attention sur ces lésions qu'il décrivit sous la qualification de stéatose; il en traça la description microscopique d'après un très-petit nombre de cas qui étaient manifestement des faits d'intoxication aiguë par le phosphore. Je les reproduis ici, parce qu'ils ont servi de point de départ à une étude plus détaillée de ce sujet.

Observation I. — Une servante tenta de s'empoisonner en avalant une certaine quantité de phosphore provenant d'allumettes chimiques. Bientôt il y eut des vomissements suivis d'un bien-être relatif; mais peu de jours après, l'on constata une légère coloration ictérique. Bientôt après des étourdissements, un vomissement de matières noirâtres et brunes et des convulsions; le sixième jour la malade mourait.

Voici ce que l'on constata à la nécropsie : teinte ictérique de la peau; méninges et cerveau anémiés. Dans le pharynx un mucus écumeux sanguinolent et très-visqueux. Les plèvres, le médiastin, la base du cœur ecchymosés. Çà et là quelques suffusions ecchymotiques sur une étendue considérable. Du côté gauche une légère exsudation pleurétique, les poumons engoués. Le *foie* fortement stéatosé, d'un jaune pâle, pâteux et rougeâtre anémique. Dans la vésicule et les voies biliaires un liquide muqueux; la muqueuse de l'estomac tuméfiée, dans son intérieur un liquide jaune et trouble; dans les intestins des matières brunes, sanguinolentes, molles; dans le gros intestin un amas de matières analogues. La rate petite, friable; *les reins volumineux très-jaunâtres, pâles, blancs, légèrement ictériques.* Dans la vessie quelques

[1] *Zeitschr. der Wiener Aertze*, 1859, n° 32, et *Lehrb. der pathol. Anatomie*, Bd 3, 345.

gouttes d'un liquide épais jaune brunâtre. Les ovaires petits, avec des follicules nombreux renfermant une exsudation en partie figée. Dans la cavité utérine un mucus sanguinolent.

Les deux autres cas se rapportent également à des femmes très-obèses et qui présentaient des phénomènes en tout semblables à ceux-ci, pendant la vie aussi bien qu'après la mort.

Observation II. — Une servante âgée de 38 ans, admise à l'Hôtel-Dieu, le 26 février, raconta qu'elle était tombée malade huit jours auparavant à la suite d'une émotion, et, depuis, elle avait de la constipation, des vomissements, et se plaignait d'un sentiment de chaleur et de céphalalgie. En outre, elle aurait eu dans les derniers jours des convulsions de la face et des extrémités. La malade avait l'aspect anémique; pouls: 60, les deux hypochondres douloureux à une forte pression; dans la nuit suivante survint du délire; le lendemain matin elle présenta une coloration pâle, ictérique, et dans l'après-midi elle succomba dans un coma profond.

Autopsie. — Cadavre très-bien nourri, gras, d'une coloration pâle jaunâtre. Dans les plèvres, le médiastin et le péritoine des suffusions séreuses très-étendues. Les poumons abondamment pourvus de sang dans leurs parties inférieures. Dans le péricarde, 1 once 1/2 d'une sérosité jaunâtre, dans le cœur une petite quantité de sang liquide d'un rouge foncé et quelques rares caillots fibrineux mous. La fibre charnue du cœur d'une coloration pâle-jaunâtre et pâteuse. Le *foie* volumineux, d'une coloration pâle jaunâtre, est anémié, mou et graisseux; la vésicule biliaire contient quelques gouttes d'un mucus grisâtre. La *rate*, augmentée de volume, est d'un rouge foncé, molle; l'*estomac*, rétracté, présente dans son cul-de-sac quelques érosions hémorrhagiques, dans sa cavité une petite quantité de liquide noir brunâtre et boueux. La substance corticale des *reins* pâle jaunâtre, mouchetée de fines taches blanches, et présentant les glomérules de *Malpighi* injectés sous forme de pointillé rouge; la substance des pyramides d'un rouge pâle, dans les calices des reins, le bassinet, les uretères et la vessie un liquide trouble et muqueux.

Observation III. — Une petite fille de huit ans fut prise, huit jours avant son entrée à l'hôpital, de céphalalgie avec fièvre, vomissements et de légers vertiges. Le pouls était accéléré, la tête très-chaude, les pupilles dilatées. Pendant la journée, elle eut plusieurs vomissements suivis de mouvements convulsifs; elle mourut dans le coma.

AUTOPSIE. — Le corps a conservé son embonpoint; cerveau légèrement augmenté de volume;. les ventricules cérébraux ne sont point dilatés et contiennent quelques gouttes de sérosité. Les *poumons* œdémateux sont congestionnés dans leurs lobes inférieurs. Dans le *cœur* quelques caillots mous. Le *foie* volumineux, avec des bords épais et arrondis, pâteux, pâle jaunâtre, graisseux; dans le vésicule biliaire, on trouve une petite quantité de bile jaune fluide. La *rate* assez résistante, d'un rouge brun foncé. Les *reins* augmentés de volume; la substance corticale d'un rouge pâle jaunâtre, avec un mélange de points et de stries d'un blanc jaunâtre; les pyramides d'un rouge brun foncé, semblent lacérées à leur base. La muqueuse des calices rénaux et des bassinets est légèrement injectée; dans la vessie quelques gouttes d'urine.

L'*examen microscopique* donnait le même résultat dans tous les trois cas. Les canalicules urinaires de la substance corticale regorgeaient de cellules épithéliales gonflées, remplies de grands et de petits globules graisseux qui présentaient des masses considérables correspondant aux points et stries blanchâtres. Les canalicules étaient aussi, dans une grande étendue, remplis de globules graisseux libres.

Depuis les premières constatations de *Rokitansky*, on a fait des recherches minutieuses tant au lit du malade que par la voie de l'expérience, notamment en ce qui concerne l'empoisonnement par le phosphore, et presque dans tous les cas où la mort n'avait pas été extrêmement rapide, on a trouvé dans les reins, de même que dans le foie et dans le cœur, les diverses transitions depuis la tuméfaction trouble jusqu'à la dégénérescence graisseuse la plus prononcée. Les mêmes lésions ont été constatées à la suite d'empoisonnements par d'autres substances, notamment par l'acide nitrique, l'acide sulfurique, l'arsenic, l'antimoine et l'ammoniaque. Dans l'atrophie du foie, qu'un certain nombre d'investigateurs (dont je ne saurais d'ailleurs partager l'opinion) tend actuellement à identifier avec l'empoisonnement par le phosphore, à cause de la similitude des lésions cadaériques, on trouve les mêmes altérations dans les reins. L'explication la plus vraisemblable de ce phénomène est celle-ci : Dans tous les états susmentionnés, c'est la nutrition défectueuse des épithèles par un sang altéré qui sera la cause de la métamorphose régressive. Car il est prouvé, au moins pour les acides, y compris l'acide biliaire, qu'ils dissolvent les hématies, ou tout au moins qu'ils les altèrent. MUNK et LEYDEN [2] ont donc raison de chercher, en s'appuyant sur l'action indéniable des acides sur les hématies, pour expliquer ici la dégénérescence graisseuse, des analogies dans d'autres états où se produisent les mêmes altérations régressives dues également à une nutrition imparfaite. Telles sont les lésions cérébrales consécutives aux embolies et aux thromboses des artères cérébrales, la lésion rénale qui se montre à la suitede la ligature de l'artère ou de la veine, etc. A la vérité, on ne saurait nier qu'il ne s'agisse que d'analogies empruntées encore à des troubles de circulation très-manifestes, mais jusqu'à nouvel ordre, cette manière de voir reste la plus satisfaisante. Il faut probablement aussi ranger dans la même catégorie toutes ces dégénérescences des reins purement parenchymateuses que l'on rencontre si souvent, même dans leurs formes légères, à la suite des maladies infectieuses (fièvre typhoïde, fièvre récurrente, diphtérie et bien d'autres encore), et dont le caractère inflammatoire ne me semble nullement prouvé.

Il va sans dire que le poison morbide des maladies infectieuses (et qui nous est encore inconnu dans son essence), agit aussi sur le muscle cardiaque. Aussi n'est-il pas rare d'observer les stases sanguines provenant d'une circulation défectueuse, et en particulier les hypostases rénales. Ainsi la métamorphose régressive sera le produit de plusieurs fac-

[1] *Berl. Klin. Wochenschrift*, 1864, n° 49 et 50, et *Die acute Phosphorvergiftung* (De l'empoisonnement aigu par le phosphore). Berlin, 1865.

teurs. C'est précisément à cette dernière circonstance, qui provoque principalement les troubles circulatoires dans les reins, qu'il faut attribuer l'*albuminurie*, si elle se rencontre comme symptôme de cette affection pendant la vie. Car la seule *dégénérescence graisseuse des épithèles ne produit point d'albuminurie*. Cela est prouvé par toute une série d'observations, de sorte que l'absence d'albuminurie ne doit pas faire conclure dans ces conditions à l'intégrité des reins. D'ailleurs, il ne manque pas, dans ce cas, d'autres symptômes indiquant un trouble dans la sécrétion rénale; c'est, notamment une diminution considérable de la sécrétion urinaire pouvant aller jusqu'à une anurie complète, qui ne fait pas défaut. Or la suppression de la sécrétion urinaire influe puissamment sur l'évolution générale du processus morbide, déjà si grave en lui-même.

D'un autre côté, le caractère purement parenchymateux de l'altération morbide permet de concevoir la possibilité d'une restitution *ad integrum*.

Je considère encore comme appartenant à cette catégorie, bien qu'étant déjà du domaine des processus d'involution physiologique, la dégénérescence graisseuse qui conduit à l'atrophie sénile, telle qu'on la rencontre dans les reins des vieillards à côté de l'atrophie d'autres organes, sans qu'elle soit précédée par un processus athéromateux des artères ou par une inflammation, de sorte que l'atrophie parenchymateuse se produit par l'intermédiaire de cette dégénérescence épithéliale.

Ainsi, j'ai observé une vieille femme âgée de soixante-treize ans qui fut admise à l'hôpital pour une contusion de la face et un prolapsus du rectum. Elle disait avoir toujours joui auparavant d'une bonne santé, et en dehors des conséquences de l'accident qui avaient nécessité son entrée à l'hôpital, l'on ne constata aucune altération sur sa personne, de sorte qu'à part le marasme, son état était satisfaisant. Le prolapsus était très-considérable et la muqueuse rectale sécrétait toujours un peu de liquide et de mucus. L'urine, émise en quantité modérée, n'était pas albumineuse; cela résultait de l'examen fait au moyen de la chaleur et de l'acide nitrique. Dans les trois dernières semaines de sa vie, elle eut de la diarrhée, de l'œdème des extrémités inférieures, et l'urine devint légèrement albumineuse, mais ne contenait point de sédiment ni d'éléments figurés.

A l'autopsie, on trouva *le cœur plus petit qu'à l'état normal* dans son diamètre longitudinal, les muscles papillaires n'étaient pas épaissis, mais présentaient une dégénérescence fibreuse de leurs extrémités. La *rate* était longue de 52 millimètres, sa capsule ratatinée, dure, rugueuse et d'une coloration rouge foncé.

Le *foie était en voie d'atrophie*, à bords nets, présentant une surface lisse, d'une coloration blanc jaunâtre, graisseux à la coupe. Le *rein gauche* était long de 7 centimètres, large de 3 et épais de deux centimètres, avec une surface légèrement granuleuse, mais sans trace d'injection. La capsule se détachait difficilement. A la coupe on ne séparait qu'avec difficulté la substance corticale de la substance médullaire; toutes les deux présentaient uniformément une coloration jaune pâle. Le rein droit était long de 9^{c},75, large de 2^{c},15 et épais de 1^{c},95, et offrait les mêmes particularités que son congénère. Dans ces deux organes, les épithèles des canalicules urinaires étaient en dégénérescence graisseuse complète, tandis que les glomérules n'avaient pas subi de modifications notables. Les commémoratifs, de même que les symptômes observés pendant la vie et l'atrophie simultanée du foie et de la rate, ne me permettent pas d'admettre dans ce cas l'existence d'une inflammation, et je suis disposé à croire que ces altérations ne sont dues qu'au marasme. On peut douter s'il faut attribuer l'œdème à la néphrite ou bien à la diarrhée; pour ma part, je penche en faveur de cette dernière hypothèse, l'apparition de l'hydropisie ne remontant pas au delà des dernières semaines où la malade commençait à baisser à vue d'œil.

Si cette interprétation du cas est juste, je serais amené à douter qu'avec un rein graisseux, la sécrétion se fasse d'une façon normale; je jugerais, au contraire, probable que la quantité de l'urine est diminuée, et que dans ces cas aussi l'albuminurie se produit aussitôt qu'un trouble circulatoire dans le rein vient s'y ajouter. Il est encore possible, d'ailleurs, que les conditions de la sécrétion urinaire soient modifiées par le grand âge, mais je ne connais pas d'expériences concluantes à ce sujet.

Ce que l'on a encore, en dehors de cela, qualifié de rein graisseux, n'a aucun rapport avec les états précédents et repose principalement sur l'augmentation du tissu graisseux qui entoure les reins, fait qui se rencontre souvent dans les formes atrophiques, notamment dans celles produites par la lithiase. Si, par suite de l'occlusion de l'uretère ou de l'extrémité inférieure du bassinet, sa partie supérieure se dilate et que la substance glandulaire proprement dite soit tout à fait atrophiée, il se produit parfois un accroissement tel du tissu graisseux environnant, qu'à la nécropsie, on n'aperçoit le plus souvent plus autre chose qu'un amas de graisse divisé en lobes, au milieu duquel on ne découvre plus trace du parenchyme. Dans d'autres cas, cette transformation de la substance glandulaire en tissu graisseux paraît se produire spontanément, prenant son origine dans la graisse du hile, indépendante d'une atrophie antérieure; parfois aussi elle paraît se borner aux parties les plus inférieures du rein. Morgagni déjà (*De sedibus et causis morborum*, épist. XLVI, 29) a rapporté l'observation d'une femme âgée de quarante ans qui succomba à une attaque d'apoplexie. Dans les deux reins il trouva un amas de graisse tellement grand, que cet auteur pouvait dire : « ... Inter papillas ea copia (pinguedinis) farctierant ut majorem non meminerim. » Moi-même j'ai observé dans le rein d'une femme âgée (qui présentait à son extrémité supérieure un kyste plus gros qu'une tête d'enfant, toute la partie papillaire des pyramides transformée en une masse jaunâtre homogène, composée de cellules graisseuses, de sorte que si l'on n'avait pas connu la provenance de la préparation, on aurait sûrement cru avoir devant les yeux du tissu adipeux de la peau. Dans ce cas, il n'y avait d'ailleurs pas dans le hile d'autre prolifération anormale.

Rayer cite dans son ouvrage des observations empruntées à *Baader*, *Sœmmering*, *Heer*, *Dupuytren*, *Cruveilhier*, et notamment un cas rapporté par *Bricheteau*, et ayant trait à une femme de quarante-cinq ans. Après une anurie de quinze jours de durée, on trouva à la nécropsie les deux reins enfouis dans une très-épaisse couche de graisse, de grandeur et de forme normales, mais transformés en amas adipeux, avec d'insignifiantes traces de la substance tubuleuse. Dans la plupart des cas, un seul rein était atteint.

Dans un cas observé par *Godard*, il s'agissait d'un suicidé qui, jusqu'au moment fatal, avait joui d'une santé parfaite. A la place du rein gauche, on constata à la nécropsie une masse de graisse de forme elliptique qui mesurait 198 millimètres de haut en bas et 108 millimètres d'avant en arrière. L'artère et la veine rénales pénétraient dans cette masse à la partie antérieure, interne et supérieure de la tumeur; celle-ci était légèrement ondulée à la surface et entourée d'une membrane résistante qui envoyait des prolongements jusque dans l'intérieur de la tumeur. Lorsqu'on la perçait, il s'écoulait du bassinet dilaté une grande quantité de liquide purulent ; la muqueuse était épaissie. A la partie inférieure du rein incisé, l'on trouva trois pyramides fortement développées, dont les extrémités pénétraient dans les calices très-dilatés. A la partie supérieure il n'existait plus de la substance rénale que des restes de pyramides, dont le sommet avait complétement disparu, après avoir été repoussé en dehors par le tissu graisseux qui s'était interposé entre ces débris des pyramides et la membrane du bassinet. Plus bas on n'apercevait plus que des traces de la substance rénale qui était séparée par de la graisse de la muqueuse du bassinet. Dans la partie inférieure du bassinet l'on trouva une concrétion d'oxalate de chaux du volume d'une grosse amande, et l'uretère avait dans sa partie la plus étroite, au niveau de la tumeur graisseuse, à peine le calibre d'une soie de sanglier, mais il communiquait encore par son orifice supérieur avec le bassinet.

VI

NÉPHRITE CIRCONSCRITE — NÉPHRITE INTERSTITIELLE

1° NÉPHRITE SUPPURÉE;
2° NÉPHRITE MÉTASTATIQUE.

INDICATIONS BIBLIOGRAPHIQUES

WALTER. *Einige Krankheiten der Nieren,* etc. (De quelques maladies des reins). Berlin, 1800.

KÖNIG. *Pracktische Abhandlung uber die Krankheitein der Niere*, p. 114. (Traité pratique des maladies des reins).

RAYER. *Maladies des reins*, t. I et II.

JOHNSTON. *Diseases of the Kidneys* (Maladies des reins), p. 338, etc.

KIRLHER. *Medico-chirurg. Transactions*, 1852.

VIRCHOW. *Gesammelte Abhandlungen*, p. 602.

BECKMANN. *Verhandlungen der Würzburger phys. med. Gesellschaft,* Bd IX, p. 53, et *Arch. f. pathol. Anat.*, Bd XIX.

TREITZ. *Prager Viertel Jahrschrift*, 1859.

JAKSCH. *Ibid.*, 1856.

STANLEY. *London med. chir. Transactions*, 1833.

LEROY. *Des paralysies des membres inférieurs ou paraplégies.* Paris, 1856.

BROWN-SÉQUARD. *The Lancet*, 1860, p. 389-437.

KUSMAUL. *Beitrage zur Pathologie der Harn-Organe.* (Contributions à la pathologie des voies urinaires.) *Würzburger med. Zeitschrift*, 1864, p. 8.

LEYDEN. *De paraplegiis urinariis.* Regiomonti, pr. 1865.

VOGEL. *Krankheiten der Harnbereitenden Organe,* p. 667, etc.

Jusque dans ces derniers temps, on a placé dans le tissu interstitiel le point de départ de la plupart des *maladies circonscrites* du rein, aussi bien celles qui consistent dans l'*inflammation* et même dans la suppuration, que celles qui sont liées à une *infection* générale et dont on a autrefois désigné les produits sous le nom d'abcès métastatiques, bien que cette désignation soit impropre. Il est vrai que suivant Johnson, les éléments cellulaires que l'on rencontre sous forme de corpuscules de pus ou de parties constituantes des foyers métastatiques proviennent d'une transformation ou d'une néoformation des épithèles. Il ne faut pas considérer cette opinion comme complétement réfutée puisque Bekmann lui-même admet encore cette pathogénie. La plupart des investigateurs s'accordent cependant à considérer comme source de ces formations cellulaires les éléments du tissu conjonctif de la tunique propre. Les belles découvertes de Cohnheim, qui ont transformé la théorie de l'inflammation et démontré la migration des globules blancs, ont cependant aussi gravement accusé le tissu interstitiel d'être le point de départ de la suppuration dans les reins. Koster [1] a même donné un dessin anatomique des parties injectées dans le voisinage immédiat d'un abcès, où l'on voit répandues en grande quantité des cellules de pus aussi bien entre les canalicules urinaires qu'autour des capsules de *Malpighi;* mais il est impossible d'y retrouver la moindre trace de prolifération du tissu interstitiel.

Il est en vérité difficile, dans les cas isolés, de tracer la limite entre les deux formes de néphrite, la suppurée et la métastatique; mais en général les conditions anatomiques et étiologiques sont cependant si différentes, que l'on doit les étudier séparément. Cela n'a cependant pas été possible avant que *Virchow* eût établi et développé d'une façon si magistrale la théorie des métastases. Les anciens auteurs ont non-seulement négligé cette différence, mais ils ont encore confondu ensemble les états les plus divers, sans avoir égard, même abstraction faite des tissus, aux parties où la suppuration prenait son origine. Mais quant

[1] *Verdere Onderzoekingen over ontsteking en ettervorming in Sommige Weefsels.* (*Donders en koster Archief,* etc., 1868.)

aux lésions anatomiques grossières, les plus anciens médecins les connaissaient déjà. Hippocrate déjà parle de la terminaison par suppuration et de la possibilité d'une extravasation du pus dans le bassinet rénal ou dans les intestins. Aétius décrit les symptômes locaux et généraux de cette inflammation ; Arétée en distingue deux variétés : la forme aiguë et la forme chronique, et décrit particulièrement les troubles cérébraux causés par la suppression de la sécrétion urinaire dès que l'ischurie apparaît. D'autres investigateurs essayent de poser un diagnostic différentiel. Ainsi Paul d'Égine distingue la néphrite de l'entérite et de la péritonite, et parmi les auteurs qui ont écrit après lui, Baglivi établit le diagnostic entre l'affection rénale et le lumbago. Fr. Hoffmann a essayé de séparer d'une façon plus précise la maladie de la capsule rénale et celle du rein lui-même en distinguant l'inflammation érysipélateuse de l'inflammation phlegmoneuse. Mais Rayer a imprimé un nouvel élan à cette étude en isolant l'inflammation de la substance rénale de celle du bassinet et en montrant que la plupart des collections de pus dans le rein, décrites par les anciens auteurs, n'appartenaient pas à celui-ci, mais bien au bassinet, et que dans tous ces cas il ne s'agissait pas tant d'une néphrite simple que d'une pyélite ou d'une pyélo-néphrite. Il établit lui-même, en dehors de la maladie de *Bright*, trois groupes de néphrite : la néphrite *simple*, la néphrite *dyscrasique* et la néphrite *rhumatismale*. La néphrite simple correspond à la néphrite *suppurative*, tandis que les deux autres comprennent les formes *métastatiques* (septicémique et embolique). Mais en fait, cet investigateur cite parmi les néphrites simples aussi beaucoup de cas qui font bien évidemment partie du dernier groupe.

I. — NÉPHRITE SUPPURÉE.

L'inflammation qui conduit à la suppuration est presque toujours *circonscrite* et n'est presque jamais *primitive*. Ce ne sont que les cas les plus rares (à mon avis ceux seulement où le processus est extrêmement aigu et très-peu d'autres) qui font exception à cette règle. Dans ces cas, l'extension de l'hypérémie est à la vérité diffuse, mais là aussi la formation de pus ne se fait que par foyers. D'après la description de Rokitansky, dont les autres auteurs se sont inspirés, les deux reins sont atteints dans ces cas, et ce sont les signes de l'hypérémie qui dominent dès le début. Les reins sont doublés ou triplés de volume, d'une coloration brune rougeâtre et d'une consistance molle, parsemés à la surface de nombreuses injections polygonales et étoilées, de taches ecchymotiques. La capsule est également injectée et se détache facilement. A la coupe, la différence des deux substances est légèrement effacée; la couche corticale est gonflée, parsemée d'hémorrhagies punctiformes ou striées. Au milieu de cette couche corticale hypérémiée, apparaissent en différents endroits des points jaunâtres que l'on reconnaît pour de petits foyers de pus. Les pyramides sont d'un rouge foncé et déchiquetées à leur base. La muqueuse du bassinet et des calices est teintée de rouge.

Mais les lésions que je viens d'indiquer ne sont, en aucun cas, fréquentes, car la néphrite suppurée est presque toujours secondaire. Alors un seul rein est atteint d'ordinaire, plus souvent celui du côté gauche que celui du côté droit, et malgré l'hypérémie générale de la couche corticale, le plus souvent le processus est cependant dès le début borné à un seul lobe, ce qui veut dire qu'il est lobulaire. On constate à ce niveau beaucoup de taches ecchymotiques d'un rouge foncé à côté de foyers jaunâtres ronds ou oblongs et variant de nombre et de grandeur. Ces foyers sont ou restreints à un seul lobule, ou bien disséminés par groupes. Fréquemment ils n'ont d'autre siége que la substance corticale; mais si le mal provient de la muqueuse du bassinet ou de celle des autres voies urinaires, les petits abcès apparaissent ordinairement d'abord dans la substance tubulaire, et de là s'étendent en haut, de sorte que parfois on trouve notamment les papilles en voie d'ulcération. D'un autre côté, le reste du tissu rénal ne conserve habituellement pas son intégrité, et l'on trouve souvent des proliférations épithéliales dans les canalicules du parenchyme sain en apparence. D'après les recherches de Bekmann, il n'est pas invraisemblable que même ces foyers lobulaires de pus ne proviennent pas d'une néphrite simple, mais sont la manifestation d'une infection générale. Dans trois de ces cas, Bekmann croit avoir démontré leur nature métastatique, en constatant la présence de masses emboliques dans les capillaires. Il a en effet trouvé, comme origine primitive de ces formations lobulaires de pus : dans l'un des cas une carie du sacrum avec collection purulente et fétide autour du rectum; dans les deux autres, une inflammation pseudo-membraneuse de la vessie avec des abcès entre cet organe et le rectum. H. Müller prétend cependant avoir retrouvé les mêmes masses finement granuleuses dans les vaisseaux de la choroïde et du corps vitré, où elles n'étaient pas d'origine embolique.

Souvent les abcès restent isolés, mais parfois plusieurs d'entre eux se réunissent en un seul, de sorte qu'ils détruisent par compression le parenchyme, surtout en venant de la substance tubulaire et transforment, en progressant graduellement jusqu'à la limite de la substance corticale, tout le rein en un vaste foyer purulent qui conserve la forme et le volume de l'organe. Un pareil travail de suppuration a rarement son point de départ dans la substance corticale; on l'a cependant observé à plusieurs reprises aussi bien dans des cas où la suppuration ne partait pas originairement du rein, mais de la capsule cellulaire qui l'entoure, que dans d'autres où les concrétions se formaient à l'intérieur même du parenchyme rénal. Dans la majeure partie des suppurations rénales consécutives à des calculs, cette affection prend la forme d'une pyélite et d'une pyélo-néphrite chroniques; dans quelques-uns des cas cependant, la suppuration prend son origine dans le rein même et est causée directement par les concrétions qui s'y forment. ULRICH (*Med. Central-zeitung*, 1859) rapporte le cas d'un homme âgé de trente-quatre ans (nous le reproduisons plus bas avec tous ses détails) chez lequel le rein gauche remontait jusqu'à la cinquième côte, avait un diamètre longitudinal de plus de 15^{c},6, un diamètre transversal de plus de 7^{c},8, et qui se composait presque en entier de plusieurs cavités communiquant ensemble et remplies d'un pus épais dont trois contenaient chacune une concrétion plus grosse qu'une noisette et très-déchiquetée. Sur la capsule extérieure on ne reconnaissait que çà et là une couche épaisse de 4 à 6 centimètres de tissu rénal très-solide. Cette même capsule présentait à sa face postérieure une perforation du diamètre d'une pièce de six fenins (cinquante centimes environ) qui communiquait avec un conduit purulent extérieur.

Le volume des foyers purulents, de même que leur nombre, est extrêment variable; d'ordinaire ils ont la grosseur d'une noisette, mais dans des cas exceptionnels ils atteignent ou dépassent même le volume d'un œuf. Dans les cas de néphrite succédant à des causes traumatiques (et alors le plus souvent l'enveloppe cellulaire participe à l'inflammation), les abcès atteignent le volume le plus considérable. La paroi des abcès présente quelquefois un aspect réticulé provenant des débris du stroma qui ont échappé à la destruction.

Même si de grandes parties du rein sont déjà en suppuration, elles peuvent encore se circonscrire et s'atrophier en même temps que la capsule se rétrécit; dans ces cas, le pus s'épaissit et devient caséeux; plus tard on trouve dans l'ancien foyer de la cholestérine et des dépôts calcaires.

Les grands foyers de pus, qui détruisent les reins dans une grande étendue et le plus souvent se combinent avec la pyélite, proviennent parfois (comme nous l'avons déjà signalé) aussi du rein lui-même. Dans ces cas, la suppuration ne se borne souvent pas à la substance rénale, mais la dépasse, perce la capsule et envahit le tissu cellulaire environnant. Si le pus s'étend de cette façon dans le tissu rétropéritonéal, il peut, par des trajets sinueux, se frayer un passage dans diverses directions et faire issue au dehors, soit en arrière dans la région lombaire, soit en avant sur la paroi abdominale. La terminaison la plus favorable d'un abcès rénal est son ouverture dans le bassinet; la plus fâcheuse et la plus promptement mortelle est son ouverture dans le péritoine. Si les organes voisins adhèrent au rein, l'abcès peut aussi se vider dans ceux-là, et il est prouvé par l'expérience que rarement le pus se fait jour dans le côlon, et même (mais ce qui est encore moins fréquent) dans le duodénum et dans l'intestin grêle. S'il y a adhérence étendue entre le diaphragme, la plèvre et le rein du côté droit, ou bien entre la rate et le rein du côté gauche, l'abcès peut même se vider dans les bronches.

Pendant que l'un des reins est atteint par la suppuration, l'autre non plus n'est d'ordinaire pas épargné. J'ai notamment, et à plusieurs reprises, eu l'occasion d'observer, en même temps que la suppuration, la néphrite diffuse, tantôt dans ses périodes initiales, tantôt dans ses stades terminaux. Dans un cas j'ai constaté une dégénérescence amyloïde très-nette dans l'un des reins, avec une suppuration très-étendue de l'autre organe.

L'inflammation suppurative n'étant que très-rarement

idiopathique, on rencontre presque toujours à côté des lésions rénales, des altérations morbides dans d'autres organes qui sont le plus souvent en corrélation avec ces premières lésions. On trouve surtout à côté des grands abcès lobulaires, les lésions plus ou moins graves des muqueuses de toutes les autres voies urinaires, depuis le bassinet, les uretères et la vessie jusque dans l'urèthre.

D'ailleurs, les mêmes causes qui amènent le plus souvent la suppuration rénale engendrent, dans d'autres cas, un produit tout à fait différent de la suppuration, c'est-à-dire l'induration ; dans ce cas, les reins, fortement diminués de volume, avec une surface lisse ou rugueuse, offrent une consistance très-ferme et semblable à celle du cartilage.

CAUSES.

Comme causes de la *néphrite suppurée* qui, en somme, est une forme morbide rare, relativement aux autres formes de néphrite, on doit ranger les états suivants :

1° Les *traumatismes*. Une chute, ou un coup, ou bien une contusion dans la région lombaire, ou encore (ce qui est excessivement rare) des blessures ayant atteint les reins, peuvent avoir pour conséquence l'inflammation de ces organes et la suppuration. Mais toutes ces causes produisent plus souvent des déchirures dans la substance qui, par l'extravasation du sang dans le péritoine, occasionnent la mort avant que l'inflammation ait eu le temps de se produire. Sur sept cas de lésion directe observés par CHAMBERS (*Brit. Rev.*, avril 1853) dans un espace de dix ans, pas une seule n'eut pour conséquence une inflammation. JOHNSON raconte n'avoir vu qu'un seul cas de cette nature ; ARAN, HOWSHIP, RAYER en ont observé plusieurs. La même cause peut, d'ailleurs, aussi produire un infarctus hémorrhagique, ainsi que cela résulte d'une observation faite par de RECK-

LINGHAUSEN (*Virchow's Archiv*, Bd. XX). Un individu tombant d'une très-grande hauteur avait eu, en dehors de fissures à la base du crâne, d'une fracture des os de l'avant-bras, d'un éclatement du condyle interne du fémur et d'une arthrite purulente du genou, encore des infarctus par des déchirures occasionnées dans les enveloppes des artères rénales. RAYER aussi connaissait déjà ce qu'il appelait « le dépôt de lymphe plastique » produit à la suite d'une cause traumatique.

2° *Inflammation du bassinet et des autres voies urinaires*. Cette cause est, en tout cas, la plus fréquente, et est sujette à beaucoup de modalités. Parmi les diverses formes de la pyélite, la plus fréquente est celle qui est produite par l'irritation résultant de concrétions et qui, partant du bassinet et des calices, envahit la substance des reins, et cela particulièrement si, par suite de l'enclavement d'un calcul dans l'uretère, une grande collection de pus se fait dans le bassinet. Dans cette forme calculeuse de pyélite, il est plus rare de voir la véritable inflammation se borner à la substance tubuleuse, qui devient alors le siége d'une hypérémie intense. KÖNIG (*Krankheiten der Nieren*, maladies des reins, p. 109) cite une observation intéressante de cette espèce faite par BROWN. On constate cependant plus fréquemment des abcès dans la couche médullaire qui, s'ils ont gagné une certaine étendue, revêtent une forme lobulaire. Parfois on ne trouve pas de propagation directe du bassinet, et l'on constate seulement, à côté de la pyélite, des foyers purulents disséminés dans la couche corticale.

En seconde ligne, ce sont les *affections des uretères* qui également produisent la néphrite, soit parce qu'une simple inflammation catarrhale a envahi successivement la muqueuse du bassinet, des calices et finalement des reins, soit qu'au moyen d'une sténose qui peut, elle aussi, être le produit d'une inflammation ou de la compression exercée par des tumeurs voisines, il se fait dans le bassinet une stase et une décomposition de l'urine qui provoque, d'une façon secondaire, la dilatation et l'inflammation de cet organe, et ultérieurement la phegmasie rénale. Parfois il ne résulte de ces rétrécissements des uretères qu'une dilatation du bassinet et une simple atrophie de la substance rénale, par conséquent un degré plus ou moins considérable d'hydronéphrose; mais dans d'autres cas, celle-ci se combine avec des ulcérations dans la substance corticale, ou bien il ne se produit qu'une dilatation peu considérable du bassinet et un abcès du rein.

Les *maladies de la vessie* ont des rapports fréquents et variés avec la néphrite. C'est que parfois l'affection primitive est une simple cystite chronique avec ou sans formation de calculs, et l'affection de la vessie se combine avec une formation de pus dans le rein, sans que l'on puisse démontrer la propagation de l'inflammation dans l'uretère ou le bassinet. Il ne faut même pas que ce soit une vraie cystite; un simple catarrhe de la vessie peut suffire pour produire les lésions secondaires que nous venons d'énumérer. Il est difficile de préciser la connexion qui relie ces deux états pathologiques, plus difficile que dans d'autres cas, où une stase considérable et la décomposition de l'urine servent de prélude à une inflammation étendue sur les muqueuses de tout l'appareil urinaire, dont la continuité anatomique peut se démontrer. J'ai observé un cas dans lequel cette stase urinaire n'était même causée que par la formation de diverticules dans la vessie; il se forma des abcès secondaires dans le rein qui entraînèrent l'issue fatale.

Il en est autrement des abcès rénaux qui apparaissent dans la vessie à la suite d'opérations chirurgicales, notamment après la lithotritie. La cause tient vraisemblablement à des grosses lésions des innombrables plexus veineux, et les abcès sont donc de nature métastatique.

On rencontre comme condition étiologique, tout aussi fréquentes que les affections de la vessie, et combinées avec elles, *des hypertrophies de la prostate*, notamment des augmentations de volume du lobe médian, qu'il est si commun d'observer chez les vieillards. L'action ordinaire de cette cause est, en tout cas, d'abord aussi de nature simplement mécanique, et son rapport avec les reins n'est pas direct, mais s'exerce seulement par l'intermédiaire de la vessie. Dans ces cas exceptionnels, le siége de l'inflammation ulcéreuse est dans la prostate elle-même, d'où elle se propage directement. Carswell donne dans son *Anatomie pathologique*, à l'article Pus (tabl. I, fig. IV) le dessin d'un rein volumineux parsemé de foyers purulents ; l'inflammation rénale ne pouvait être due qu'à une propagation de la suppuration de la prostate, qui se combinait elle-même avec un rétrécissement de l'urèthre.

Il convient aussi de ranger dans la même catégorie les *rétrécissements de l'urèthre*, déjà cités comme causes par Morgagni et Fr. Hoffmann, bien que cette affection fréquente aboutisse rarement à une terminaison aussi fatale. Car la blennorrhagie aiguë épargne le plus souvent les reins, quoiqu'elle s'étende fréquemment sur le col de la vessie et sur la prostate. Vidal de Cassis rapporte le cas (*Gaz. des hôp.*, 1842) d'une gonorrhée aiguë dans laquelle survinrent subitement, après la brusque disparition de l'écoulement, des symptômes de néphrite, accompagnée d'une fièvre intense. Dans ce cas, il n'y aurait eu ni douleur, ni irritabilité de la vessie, de sorte que son intervention ne doit pas être invoquée ici. Mais ces cas sont des plus rares ; car d'ordinaire la néphrite n'apparaît qu'après une blennorrhagie de longue durée, et après qu'il existe déjà des rétrécissements de vieille date. Mais dans ce cas même les altérations secondaires du rein appartiennent plutôt à la classe des inflammations catarrhales légères qui se bornent aux canalicules droits, qu'à celles qui conduisent à la suppuration.

Les obstacles qu'opposent à l'écoulement de l'urine les *phimosis intenses* sont aussi d'une grande importance, et ne sont pas toujours appréciés à leur juste valeur. Mais si la rétention d'urine dure depuis longtemps déjà, une inflammation dans les voies urinaires supérieures en est la conséquence ordinaire, son association accidentelle et fâcheuse avec l'absence de l'un des reins, qui n'est pas excessivement rare, peut causer la mort avec des accidents urémiques produits par l'affection du seul rein existant. (Voy. Mosler, *Archiv. de Heilkunde*, IV, p. 293.)

Il est plus difficile d'interpréter la pathogénie des cas rares où la néphrite purulente se dévoloppe à la suite de manœuvres chirurgicales pratiquées sur le canal de l'urèthre, comme par exemple après le *cathétérisme* que l'on a entrepris à l'effet de dilater un rétrécissement, même en y procédant avec les plus grandes précautions. Récemment encore Arnold a raconté un cas semblable survenu chez un officier jeune et vigoureux, qui présenta tous les symptômes d'une suppuration rénale après un cathétérisme pratiqué avec les précautions les plus minutieuses. Un point reste encore douteux : Est-ce par une sensibilité excessive de l'urèthre qu'une irritation même légère produite par le cathéter s'accroît au point de devenir une inflammation (ce qui est invraisemblable), ou bien cet état inflammatoire est-il aussi provoqué par une lésion des veines, et est-il dû à une métastase traumatique?

Un bel exemple de la dilatation des voies urinaires combinée avec des abcès dans la substance corticale et avec suppuration dans l'appareil urinaire tout entier, est fourni par un cas que j'emprunte à la collection des mémoires de Vir-

CHOW (*Gesammelten Abhandlungen*, p. 678), et qui doit trouver ici sa place :

Kühn, garçon tisserand, âgé de vingt-huit ans, de forte constitution, fut admis à la Charité le 9 décembre 1844. Trois ans auparavant il avait eu une gonorrhée, et depuis il souffrait de temps en temps de douleurs en urinant, qui ne devinrent cependant violentes que deux mois avant son entrée ; l'urine ne s'écoulait que goutte à goutte et souvent même involontairement. Pendant longtemps il avait été traité pour un rétrécissement. En outre il souffrait encore depuis neuf mois d'une fièvre à type intermittent, mais sans caractère bien net. On constata l'existence de deux rétrécissements, l'un situé en arrière de la fosse naviculaire et l'autre plus profondément sous l'arcade pubienne. L'urine était très-trouble, d'un vert jaunâtre, de mauvaise odeur et à réaction alcaline ; elle contenait beaucoup d'albumine qui, traitée par l'acide nitrique, prenait une coloration rougeâtre. Au microscope on y constata une masse granulée presque amorphe, dans laquelle se rencontraient quelques corpuscules de pus, mais surtout des globules granuleux, presque semblables à des tubercules (Cataplasmes. Solution de chlorhydrate d'ammoniaque).

Les accès fébriles intermittents prirent bientôt le type tierce et furent combattus par le sulfate de quinine.

Le toucher rectal fit constater une hypertrophie de la prostate. Douleur à la pression dans la région de la vessie, douleur spontanée dans la région rénale et sur le trajet des uretères. Dans la nuit du 17 décembre, un frisson ; le 19, second frisson très-violent d'une durée de deux heures, et qui se répétait à de courts intervalles. Le pouls petit, 100, 120, 140 pulsations. Vingt-quatre heures avant la mort, qui eut lieu le 24 décembre, le malade perdit connaissance.

AUTOPSIE, le 25 décembre. Fort œdème de la verge et du scrotum. L'urèthre est dilaté jusqu'à l'orifice externe ; un rétrécissement considérable au bout de la portion caverneuse, derrière laquelle l'urèthre est dilaté et la suppuration abondante. La muqueuse entièrement détruite, le tissu sous-muqueux en détritus. La *région prostatique* est transformée en un grand sac rempli d'une masse purulente d'un jaune sale qui présente, au microscope, beaucoup de globules et des masses granuleuses en voie de dégénérescence. De là partaient des conduits fistuleux considérables, qui pénétraient dans la *prostate gangrenée* et dans les *vésicules séminales*, dont la paroi était épaissie et la lumière remplie d'une sécrétion épaisse jaune noirâtre. Le tissu cellulaire environnant jusqu'à la paroi postérieure de la vessie était transformé en une grande cavité purulente et gangréneuse. La *vessie*, fortement distendue par une grande quantité d'urine, semblait un cône plein et dur au toucher; sa paroi épaissie, sa face interne trabéculaire, la muqueuse en grande partie détruite et présentant sur le trajet des vaisseaux, des stries sanguines et des extravasations. Au col de cet organe une surface ulcérée à fond convexe et contenant une sécrétion épaisse, jaune, solidement adhérente. Les *uretères* dilatés au point d'atteindre le volume de l'intestin grêle et distendus outre mesure par l'urine; les *bassinets* également dilatés en forme d'ampoules, leur muqueuse d'une coloration gris noirâtre. Les *reins* étaient fortement atrophiés, presque entièrement détruits par la dilatation sacciforme des bassinets, de sorte que l'on pouvait à peine reconnaitre des restes de substance médullaire, tandis que la substance corticale était noirâtre, fortement granulée et parsemée d'abcès.

Le scrotum infiltré de sérosité ichoreuse d'un jaune noirâtre. Dans la tunique propre, du côté droit, un liquide purulent blanc jaunâtre et des lambeaux jaunes, purulents, fibrineux, adhérents à la paroi. Le testicule normal; dans l'épididyme, au contraire, une suppuration considérable s'étendant jusqu'au canal inguinal; dans le vaisseau déférent, très-épaissi, une infiltration purulente. A gauche, le cordon spermatique et l'épididyme indurés.

Les poumons anémiés et crépitants sous le doigt; à droite seulement quelques nodules tuberculeux assez grands présentant une induration ardoisée. Les bronches fortement injectées. Le cœur et les vaisseaux normaux. Le canal thoracique libre. Le foie présentant une légère infiltration graisseuse. La rate volumineuse et ramollie.

Virchow fait remarquer, d'ailleurs, expressément, qu'il ne considère pas les lésions rénales dans ce cas comme étant pyémiques. Pour ma part, je ne doute pas que toutes les altérations qui s'y trouvent indiquées n'aient été des états consécutifs à la gonorrhée.

3. Les *maladies de la moelle épinière*, qui amènent à leur suite la paraplégie, se combinent le plus souvent avec la néphrite suppurée. Rayer a longuement discuté la question de savoir si cet effet est provoqué directement par l'influence de l'affection médullaire sur les nerfs rénaux ou bien par une cystite secondaire qui, elle-même, ne serait qu'une conséquence de la paralysie. Tout en regardant l'affection

de la vessie comme très-importante, il croit cependant que l'urine, alcaline de bonne heure, est le symptôme d'une néphrite chronique se développant sous l'influence directe des nerfs, même indépendamment d'une stase dans la vessie. Moi-même j'ai pu constater dans deux cas d'apoplexie de la moelle épinière (occasionnés par une chute d'une hauteur considérable) qui étaient accompagnés de paralysie aussi bien de la motilité que de la sensibilité des extrémités inférieures et de paralysie de la vessie, d'abord une hématurie prenant son origine dans la vessie, ensuite un développement nouveau de la cystite, et enfin l'affection des reins. De nouvelles observations (que je communiquerai plus bas) m'ont permis de constater *que l'affection de la vessie seule forme le point de départ de la néphrite.* Si l'on réussit à prévenir le catarrhe purulent de la vessie, la participation des reins est écartée du même coup. Jusqu'à nouvel ordre, nous ne pouvons pas encore dire si cette affection de la vessie se produit exclusivement par l'ischurie paralytique (stase de l'urine et sa décomposition) le plus souvent jointe à l'affection médullaire, ou si le trouble direct des nerfs vasomoteurs de la vessie y est aussi pour quelque chose; ce qui est sûr, c'est que le cathétérisme, qui contribue puissamment à rendre l'urine alcaline, doit aussi y prendre une certaine part.

4. *Les inflammations du péritoine, de la capsule cellulaire qui entoure les reins* (périnéphrite), *des muscles psoas, ainsi que celles de tous les organes voisins des reins* peuvent se propager jusqu'à ceux-ci et y provoquer une suppuration. Mais toutes ces causes occasionnelles ne sont pas fréquentes. Le cas le plus rare de cette espèce est l'observation de DOHLHOFF (*Berliner Medicinische Zeitung*, 1837) citée en maintes occasions : un abcès du foie avait envahi le rein droit, de telle sorte que celui-ci, détruit par la suppuration, fût transformé en un grand sac

membraneux. Il faut encore remarquer, à cette occasion, que le pus s'était frayé une voie dans le bassinet, et de là s'était écoulé par la vessie. Heusinger a observé deux cas où des abcès de la rate s'étaient ouverts dans le rein. Moi-même j'ai observé un cas de suppuration d'un rein ayant eu pour point de départ une périnéphrite consécutive à une fièvre typhoïde.

En dehors de ceux-ci, on a encore observé quelques rares cas où la démonstration positive de la cause ne pouvait pas être faite. On a beaucoup accusé les diurétiques âcres, notamment les cantharides, d'occasionner la néphrite suppurée. Cependant, d'après toutes les observations, on peut regarder comme un fait avéré que, parfois, ils produisent une hypérémie intense des reins ou des affections catarrhales, mais qu'en dehors de ces cas, leur action principale porte sur la muqueuse de la vessie, et, rarement, aussi sur celle du bassinet, de sorte que l'on peut considérer la cystite comme en étant une conséquence ordinaire (ainsi que Morel-Lavalée l'a démontré dans son mémoire), mais point l'inflammation suppurative des reins, hypothèse qui n'a été soulevée qu'à cause de quelques symptômes isolés se présentant pendant la vie, tels que la dysurie, une ischurie plus grande. Déjà Rayer rapporte que sur trente cas d'empoisonnements déterminés sur des chiens par la poudre de cantharides, tant en nature que sous forme d'extraits alcoolique ou aqueux, Orfila n'a pas constaté une seule fois l'inflammation rénale. Bekmann non plus n'a pu produire de néphrite par voie expérimentale, en employant des diurétiques âcres. (*Archiv. f. path. Anat.*, Bd. XI.)

SYMPTÔMES.

Le tableau morbide de la néphrite suppurée présente rarement les caractères nets et bien tranchés qui lui sont propres ; les affections des autres voies urinaires, le plus souvent simultanées ou consécutives, occupant le premier plan du tableau morbide, attirent exclusivement l'attention. Il ne faut donc pas s'étonner de ce que souvent l'on constate inopinément des suppurations un peu étendues sur le cadavre, ou, dans les cas plus propices, que l'on en soupçonne seulement l'existence pendant la vie, sans les reconnaître avec sûreté. Si l'on voulait énumérer en détail toutes les observations dans lesquelles la marche de la néphrite suppurée est restée latente, il faudrait citer la majorité des cas.

Depuis que l'on a appris à mieux séparer l'inflammation de la substance rénale de celle du bassinet, on a reconnu que certains symptômes, qui passaient pour être particulièrement caractéristiques de la néphrite purulente, appartiennent plutôt à la pyélite. Par conséquent, si, dans la description ordinaire des symptômes, on ne tient pas compte de tous ceux qui font partie d'une pyélite concomitante, notamment de sa forme calculeuse ou de la cystite primitive ou d'une autre affection organique, il reste peu de cas parfaitement nets, vu le petit nombre d'observations cliniques exactes; le tableau suivant sera donc nécessairement plein de lacunes ; aussi doit-on se borner à n'indiquer que les traits principaux qui seront peut-être complétés par une description plus détaillée, alors que l'attention généralement éveillée aujourd'hui sur la forme parenchymateuse, se portera plus particulièrement sur les autres formes de néphrite. En attendant, il convient, notamment pour la forme chronique, de distinguer parmi les symptômes qui n'appartiennent qu'à l'inflammation du rein, ceux qui sont produits par des complications et ceux qui relèvent directement de la maladie.

La maladie débute par un frisson, si la suppuration se développe d'une façon aiguë, *comme par exemple à la suite de causes traumatiques*, et dans quelques autres cas rares. Ce frisson est bientôt suivi de chaleur, la peau est sèche et brûlante, le pouls fréquent, la langue chargée, l'anorexie habituelle, et parfois on observe des vomissements muqueux ou bilieux. A ces phénomènes s'ajoute une vive douleur dans la région rénale qui se manifeste spontanément ou seulement, à la pression surtout si celle-ci est exercée du côté de la paroi abdominale d'avant en arrière. En procédant de cette façon, on peut reconnaître l'augmentation de volume du rein (seulement dans des cas très-rares), de très-bonne heure déjà et cela par la palpation. Rayer a représenté dans une de ses planches un rein agrandi par l'effet d'une tuméfaction inflammatoire aiguë (tabl. I, fig. 2); l'extrémité inférieure, dans ce cas, proéminait beaucoup au-dessous du bord costal libre et était très-sensible à la palpation. Toutes les secousses du corps, même les plus légères, telles que celles produites par des accès de toux, et par d'autres mouvements expiratoires, augmentent l'intensité de la douleur, de sorte que les malades évitent toute espèce de mouvement. Si l'affection n'existe que d'un seul côté, les malades restent ordinairement couchés sur le côté opposé; si elle a envahi les deux côtés, les malades préfèrent le décubitus dorsal, c'est ce que l'on constate également dans la pleurésie, et probablement pour les mêmes raisons. Il est rare que la douleur, soit circonscrite à la région lombaire, généralement elle irradie en divers sens, le plus souvent elle descend le long des uretères jusqu'à la vessie et gagne à travers l'anneau inguinal, le testicule qui peut se rétracter fortement dans les cas intenses, sous l'influence de la contraction réflexe du cremaster, bien que cela arrive plus fréquemment dans la pyélite calculeuse et pendant les accès de colique néphrétique que dans la néphrite simple. Il est plus rare de voir la douleur s'étendre sur le diaphragme et les intestins ; dans ce dernier cas des troubles respiratoires ou des coliques peuvent masquer la maladie réelle.

A la fièvre et à la douleur locale s'ajoutent les troubles de la diurèse. Le malade éprouve un besoin fréquent d'uriner, mais n'émet que des quantités insignifiantes d'urine et même la miction n'a lieu qu'une seule fois par jour, parfois on peut observer une ischurie complète. En explorant la vessie, on la trouve vide.

Selon la cause du mal, l'urine présente des caractères variables. Si l'affection a été causée par un traumatisme, l'urine contient toujours du sang, qui s'echappe déjà avec la miction; après des affections de vessie, qu'elles soient de nature primitive ou produites par une affection de la moelle épinière, on trouve aussi d'ordinaire du sang dans l'urine ; mais lorsque l'hématurie est d'origine vésicale, l'urine reste claire au moment de son émission, et le sang ne s'y ajoute que vers la fin de la miction. La matière colorante de l'urine s'est accrue proportionnellement à la fièvre, et, par conséquent, sa coloration est très-foncée, bien qu'il ne s'y trouve pas de sang; s'il y en a, l'urine est plus ou moins rouge. De petites quantités d'albumine et de fibrine sont toujours mêlées au sang, et il importe particulièrement d'examiner, si les coagula fibrineux contenus dans l'urine conservent l'empreinte des canalicules urinaires, ce qui, naturellement est le symptôme le plus sûr d'une hémorrhagie intratubulaire. La *réaction* de l'urine est faiblement acide, rarement neutre, et presque jamais alcaline au début de l'affection. La *densité* s'approche de l'état normal ou l'égale. Parmi les principes solides, l'acide urique et les urates sont diminués. Mais je ne connais pas d'analyses exactes de l'urine faites au point de vue des proportions quantitatives de chacun des principes constituants de ce liquide.

Si l'affection *prend une tournure favorable*, les phénomènes diminuent d'intensité après quelques jours, la peau entre en transpiration, la douleur se circonscrit de plus en plus et finit par disparaître tout à fait, l'urine est excrétée en quantité abondante, présente une coloration jaune pâle, sa réaction est acide et elle ne contient pas de principes anormaux.

Dans certains cas aigus, la sécrétion urinaire est de prime abord, tellement amoindrie que des phénomènes typhoïdes surgissent promptement ; c'est une fièvre à forme adynamique avec des frissons fréquents irréguliers ou typiques auxquels succède un coma profond ; on observe cette forme de la maladie sur tous les individus qui ont déja l'un des reins atrophié par suite d'une affection chronique antérieure, au moment où l'autre rein est atteint d'une inflammation suppurative.

Si la *suppuration* devient plus abondante et plus étendue (les suppurations légères peuvent ne pas être accompagnées de fièvre), la fièvre augmente d'intensité, les frissons apparaissent plusieurs fois par jour à des intervalles irréguliers, le pouls est petit et fréquent, la peau se recouvre d'une sueur visqueuse, les digestions sont profondément troublées, et si cet état se prolonge, la nutrition en est manifestement atteinte, et la fièvre hectique fait d'incessants progrès. La quantité de l'urine excrétée diminue, et sa coloration est d'un pâle jaunâtre. Elle ne contient cependant de pus que si la muqueuse du bassinet ou celle des autres voies urinaires est simultanément atteinte et en sécrète, ou si un abcès s'est ouvert dans le bassinet. JOHNSON a observé dans l'urine, dans un cas de suppuration rénale provenant d'un état dyscrasique du sang, comme il le dit lui-même, des cylindres composés en entier de corpuscules de pus, et il croit par conséquent, avoir trouvé dans ces coagula, un signe important et caractéristique d'une suppuration siégeant à l'intérieur des canalicules urinaires. Mais, en réalité, ce cas-là appartient au mal chronique de Bright, à la période ultime duquel des foyers métastatiques se sont formés simultanément dans les poumons, le foie et les reins. Les coagula cylindriques paraissent donc avoir été en pareil cas des symptômes de la néphrite diffuse, dans laquelle on constate assez souvent des dépôts de corpuscules de pus dans les coagula, et où j'ai constaté, même à l'état aigu, des cylindres formés en entier d'hématies incolores. Si dans le cas cité plus haut, ces cylindres étaient particulièrement abondants, cela tenait peut-être à une communication du foyer purulent avec les canalicules urinaires, cependant en eux-mêmes les cylindres purulents ne sont pas un symptôme ordinaire de la suppuration.

Un exemple du développement rapide de la suppuration par cause traumatique est cependant fourni par l'observation suivante de Boullet (*de la néphrite*, 1812), citée déjà par Rayer :

Un matelot, âgé de trente ans, né de parents sains, d'un tempérament bilioso-sanguin, était tombé dix jours auparavant du haut d'un mât sur une vergue, et cette chute avait déterminé une violente contusion de la région lombaire ; il ressentit à ce niveau de très-vives douleurs qui le forcèrent à garder le lit. Bientôt l'urine devint sanguinolente et la fièvre s'alluma. La quantité d'urine diminua sensiblement, l'hématurie disparut peu à peu, mais les douleurs persistèrent au niveau du rein gauche. Quant au traitement qui fut institué dès le début de l'accident, on sait seulement que quatre saignées furent pratiquées. — Dix jours après sa chute, le malade présentait l'état suivant : peau brûlante, chaleur excessive, soif vive, respiration courte, regard éteint, altération profonde des traits.

Le malade se plaignait d'une douleur fixe, lancinante dans le rein gauche, d'un engourdissement dans la cuisse du côté sur lequel il était couché. Le pouls était fréquent, dur ; l'urine rare, claire, limpide ; le ventre ballonné. (Décoction d'orge.—Émulsion camphrée. — Lavement avec 2 onces d'huile d'olive. — Cataplasmes sur le point douloureux.)

Les jours suivants, la peau était chaude, le pouls fréquent et dur, le faciès altéré, la langue sèche, frissonnements le long de la colonne vertébrale. Douleurs lombaires persistantes.

Au douzième jour, les phénomènes n'étaient pas apaisés, les forces faiblissaient, la langue était sèche et noire, le pouls dur et fréquent, les douleurs violentes, la constipation opiniâtre, l'anurie complète. (Émulsion de camphre et de nitre. — Cataplasmes.)

Le treizième jour, les douleurs se calment, une grande quantité de pus s'écoule mêlé à l'urine, les selles deviennent abondantes, le visage reste altéré, l'affaiblissement fait des progrès, le pouls est petit et fréquent. (Soupe au vin. — Fomentations aromatiques sur la région lombaire.)

Le quatorzième jour, la prostration est extrême, le pouls intermittent et filiforme, la diarrhée colliquative, la peau est couverte de sueurs froides, la langue sèche et fuligineuse ; le visage offre une teinte de bistre, l'urine ne contient pas de pus. — Le malade succombe dans la nuit.

A L'AUTOPSIE on trouve environ un litre de sérosité épanchée dans le péritoine, l'estomac et les intestins sont affaissés, mais sans lésions notables ; le foie est sain, mais décoloré. — Le rein droit est normal, le gauche est mou, en majeure partie détruit dans ses parties profondes et rempli d'une once de pus sanieux et fétide.

L'inflammation et la suppuration résultant de causes traumatiques ne suivent pas toujours une marche aussi aiguë ni aussi rapide, mais le processus est parfois traînant, comme par exemple dans le cas rappelé par JOHNSON (*loc. cit.*, p. 358), pendant une année et plus, et ne se fait reconnaître que par l'hématurie et la pyurie, de sorte que les symptômes fournis par l'urine sont les plus importants.

Mais les cas qui prennent *dès le début* un caractère *chronique* présentent un tout autre aspect et offrent bien peu d'analogies avec celui que nous venons de citer. Ils sont tous de nature secondaire et se combinent toujours avec une ou plusieurs des affections que nous avons décrites et qualifiées de conditions pathogéniques; les phénomènes morbides sont très-complexes et ne peuvent pas être considérés comme représentant le tableau fidèle de la néphrite seule ; on les désignerait plus exactement sous ce terme : symptômes de la complication. Les caractères de l'urine répondent à cet état complexe, notamment en ce qui concerne la présence de principes anormaux. Sa quantité excrétée est sensiblement diminuée, parfois elle est d'une densité normale, parfois moindre ; elle contient du mucus et du pus qui forme au repos, selon la quantité, une couche plus ou moins considérable de sédiment. Si c'est une affection étendue de la vessie, notamment combinée avec la *paresse* de cet organe qui vient compliquer le processus, la réaction de l'urine est souvent alcaline (surtout si cet état se prolonge ou après de fréquents cathétérismes), et contient, en dehors du pus, de nombreux cristaux de phosphate ammoniaco-magnésien, tandis qu'au début, la réaction de l'urine est toujours acide, malgré son contenu abondant de pus et la lésion de la vessie : il est complétement faux de tirer une conclusion quelconque de la réaction acide ou alcaline de l'urine relativement à l'origine du pus, et de déterminer, par exemple, s'il provient de la *vessie* ou du *rein*. Le sang et le pus en eux-mêmes ne rendent pas l'urine alcaline; la cause la plus fréquente de l'alcalinité de l'urine fraîchement excrétée réside dans des décompositions produites soit par l'introduction de sondes mal nettoyées (chargées de vibrions), ou, à défaut de cathétérisme, par un séjour trop prolongé de l'urine dans la vessie et par l'altération qui en est la conséquence. L'urine purulente est toujours albumineuse, mais la quantité d'albumine contenue dans l'urine filtrée correspond à son contenu en sérosité albumineuse, et la quantité d'albumine est seulement plus considérable, s'il existe simultanément dans le même rein ou dans l'autre des altérations parenchymateuses; la quantité de l'albumine est surtout d'une grande importance quand il y a en même temps une affection de la vessie; si c'est cette dernière seule qui en est la cause, le contenu en albumine est beaucoup moins considérable que si les reins participent aussi à la maladie. Malheureusement nous ne possédons pas de méthode exacte qui nous permette d'estimer si une quantité déterminée d'albumine ne correspond qu'à une autre quantité déterminée de sérosité albumineuse. RAYER considère l'augmentation des phosphates comme un symptôme pathognomonique de la néphrite chronique.

La sensibilité de la région rénale fait parfois complétement défaut dans ces cas, ou ne se manifeste distinctement qu'à la pression, ou bien ne se révèle que par des irradiations douloureuses dans la vessie et vers le périnée. Assez souvent les malades éprouvent une sensation d'engourdissement dans la cuisse du côté affecté et des douleurs dans le testicule. S'il existe en même temps une affection de la vessie, ce sont la dysurie et l'ischurie qui prédominent.

Si la suppuration a envahi une grande partie du rein (ce qui arrive quelquefois même sans qu'il y ait pyélite concomitante), il vient encore s'ajouter aux troubles de la diurèse une tuméfaction limitée, à surface lisse ou légèrement bosselée, présentant une fluctuation plus ou moins manifeste, ayant son siége au-dessous des fausses côtes et faisant saillie dans l'hypochondre correspondant aussi bien que dans la région lombaire. Ces symptômes étaient très-nettement accusés dans le cas observé par ULRICH, auquel nous avons déjà fait allusion dans le cours de ce travail. Ce cas est d'autant plus intéressant, que la suppuration avait été causée par la présence de calculs rénaux.

Krause, âgé de trente-quatre ans, fut admis à l'hôpital de Saint-Edwig le 1er décembre 1858. En 1856, il avait eu pendant vingt semaines une fièvre intermittente à type tierce, qui céda enfin à l'emploi de l'arsenic; dans l'été de 1857, il avait ressenti durant plusieurs semaines des épreintes en urinant; l'urine était rare et déposait un sédiment purulent. Il n'y avait pas traces de gravelle urinaire. Point de douleurs dans la région rénale. Après une amélioration manifeste de plusieurs mois, il fut atteint, dans l'hiver de 1857, d'une toux opiniâtre, accompagnée de crachats muqueux, qui cessa pendant l'été, mais reparut avec une grande intensité vers l'automne de 1858. Bientôt s'ajoutèrent de fréquents frissons, des sueurs nocturnes, de l'amaigrissement, de sorte qu'on le crut atteint de tuberculose.

État actuel : Aspect cachectique, chairs molles et flasques, fréquence du pouls augmentée ; on trouve à droite du thorax et en avant une matité allant de la quatrième côte jusqu'à 2 centimètres environ au-dessus du rebord costal; à gauche la matité s'étend de la troisième côte jusqu'à 2c,6 au-dessus du bord costal ; dans l'hypochondre gauche la matité se confond à droite avec celle du foie ; en arrière la sonorité est parfaite du côté droit, à partir de l'angle de l'omoplate, et du côté gauche au niveau de l'épine de l'omoplate. A l'auscultation on constate dans les parties antérieures et supérieures beaucoup de râles sous-crépitants ; au niveau des points mats la respiration est légèrement bronchique et les vibrations thoraciques sont abolies. L'hypochondre gauche et la région lombaire proéminent considérablement, et l'on sent en avant au-dessous des fausses côtes une tumeur solide bosselée, immobile, douloureuse à la pression, qui semble se continuer du côté droit presque jusqu'à la ligne médiane, et en arrière jusqu'à la colonne vertébrale, à en juger par la sonorité que l'on constate dans toute la région lombaire.

Du 2 au 10 décembre, le malade fut pris une ou deux fois à des intervalles irréguliers d'un violent frisson suivi de chaleur et de sueurs profuses, mais sans intermission. Le pouls est constamment à 100-108 pulsations ; dans la nuit toujours d'abondantes sueurs ; l'urine est rare, trouble, sédimenteuse, et ne contient ni albumine, ni corpuscules purulents.

A l'aide du quinquina, on parvient à éloigner les accès de frisson, cependant sans modifier l'état général. L'appétit est presque nul, la fréquence du pouls persiste, les sueurs nocturnes ne cessent pas. La respiration est extrêmement gênée, en partie à cause des exsudats pleuraux appréciables des deux côtés, en partie par l'accumulation de mucu dans les bronches, et la pression qu'exerce la tumeur dans l'hypochondre gauche sur le diaphragme. Ce dernier paraissait peu à peu augmenter de volume et occasionnait aussi de violentes douleurs spontanées.

Pendant la dernière moitié de décembre, l'œdème envahit assez promptement les extrémités inférieures et particulièrement la jambe gauche; peu à peu la peau devint œdémateuse dans la région lombaire, et au commencement de janvier on percevait vaguement au toucher une fluctuation à gauche près de la colonne vertébrale, à 4 centimètres au-dessous de la dernière côte. Vu les douleurs violentes et le sentiment de tension insupportable éprouvé par le malade, on fit une incision le 7 janvier, et après la section des muscles, il s'en écoula environ un demi-litre de pus. L'écoulement purulent fut favorisé par la pression sur la tumeur accessible dans l'hypochondre gauche. On put introduire la sonde élastique jusqu'à une profondeur d'environ 10 centimètres obliquement en avant et en bas, sans pénétrer cependant dans la vraie cavité purulente. L'écoulement du pus fut assez abondant dans les dix-neuf jours suivants, particulièrement favorisé par la toux; la pesanteur douloureuse et la tension dans l'hypochondre gauche diminuèrent, la tumeur que l'on constatait à cet endroit devint plus petite, sans qu'il y eût eu cependant amélioration dans l'état général du malade. Le 8 février, il mourut dans un état d'épuisement extrême.

Autopsie. — Poumons fortement œdématiés, refoulés en haut; dans les deux cavités pleurales épanchement purulent enkysté environ de la valeur d'un litre; dans le péricarde quelques onces de sérosité, le cœur est normal. Le diaphragme refoulé à gauche jusqu'à la quatrième côte; le foie augmenté de volume, anémique, de consistance molle. Du lobe gauche part une bande de substance hépatique, large de $2^c,6$ et épaisse de quelques lignes, qui s'étend jusque dans l'hypochondre gauche et adhère à la paroi costale gauche derrière la face supérieure de la rate. L'arc gauche du côlon, la queue du pancréas, la rate agrandie et repoussée en haut et en arrière adhèrent solidement les unes aux autres par des néomembranes épaisses et solides; la rate s'attache en dehors à la surface inférieure du diaphragme; la capsule surrénale gauche est transformée en bouillie purulente.

Le rein gauche atteint, en haut, la cinquième côte, et adhère, au moyen de plusieurs brides cellulo-fibreuses, épaisses en dehors à la paroi abdominale, en dedans et en haut à la rate, au côlon, etc.; un cathéter introduit par la plaie extérieure pénètre jusqu'à sa face postérieure; le rein présente un diamètre longitudinal de plus de $15^c,6$, une épaisseur de plus de $7^c,8$ et renferme de nombreuses cavernes communiquant entre elles et remplies de pus épais. Trois de ces cavernes contiennent un calcul rénal irrégulier du volume d'une grosse noisette. Sur la capsule extérieure on retrouve seulement en quelques points une couche épaisse de 5 à 7 centimètres de tissu rénal très-résistant; cette capsule présente, à sa face postérieure, une grande ouverture qui communique avec le conduit purulent extérieur.

La *fièvre* qui, d'habitude, sert de prodrome à la forme aiguë, tantôt fait complétement défaut dans la forme chronique, tantôt se présente sous forme de frissons irréguliers revêtant le type intermittent, et parfois aussi sous forme de fièvre hectique complète, surtout s'il y a simultanément une pyélite purulente, c'est-à-dire un véritable abcès rénal.

Dans certains cas (précisément dans ceux qui se compliquent d'une affection de la vessie et de la prostate), il se développe, surtout vers la fin de la maladie, et comme symptôme des maladies organiques combinées, dont la néphrite suppurative ne forme qu'un chaînon, c'est-à-dire comme complication, une espèce d'état typhoïde avec ou sans fièvre, et qui est particulièrement caractérisé par une grande dépression du système nerveux, par un abattement général, une somnolence pouvant s'accroître au point de devenir un sopor complet. Ils se compliquent aussi d'ordinaire de troubles gastriques, notamment d'inappétence, de lourdeur dans la région épigastrique, de fréquentes éructations, de sécheresse dans la bouche, de nausées, parfois de vomissements et de diarrhées.

Il est certain que ce dernier ensemble de symptômes n'est pas causé par la néphrite; on suppose, au contraire, avec raison, qu'ils constituent le signe d'une intoxication du sang, mais qui ne proviendrait pas, comme dans l'atrophie granuleuse, de l'insuffisance de la sécrétion des reins et des conditions qui en résultent, mais d'une résorption directe de principes provenant de l'urine purulente décomposée dans la vessie. Treitz et Jaksch ont appelé cet état *ammoniémie*, pour le distinguer de l'*urémie*, et ce dernier notamment s'est efforcé d'établir les divergences cliniques qui séparent ces états.

Jaksch considère les signes suivants comme caractéristiques : Dans l'ammoniémie, l'urine a déjà dans la vessie une odeur piquante; l'haleine et la peau exhalent une odeur ammoniacale; il y a toujours des frissons intermittents et intenses qui éveillent le soupçon d'une fièvre intermittente; on trouve une sécheresse constante dans les cavités buccale et pharyngienne, si bien que leur muqueuse, comme celle du nez, du larynx et même de la conjonctive paraissent sèches et luisantes; en outre des troubles gastriques, notamment un dégoût profond pour les viandes noires, des vomissements et parfois de la diarrhée, tandis que les *accès épileptiformes*, tels que ceux qui interrompent si souvent le coma urémique, les *troubles visuels* et les *phénomènes hydropiques* font complétement défaut. Ces troubles du système nerveux et de la digestion se compliquent en même temps de marasme général, et le malade présente un teint plombé presque terreux.

Les deux observations suivantes, qui offrent une combinaison d'affection de la vessie, de rétrécissement et d'hypertrophie prostatique avec des abcès rénaux, sont données par Jaksch lui-même comme des exemples de l'ammoniémie, qui parfois est complétement larvée.

Observation I. — Dans le mois de mars 1858, M. Jaksch fut consulté par un médecin âgé de vingt-neuf ans, qui souffrait, depuis trois ans, d'un catarrhe chronique de l'estomac, et était prêt, sur les conseils des coryphées médicaux de sa province, à se rendre à Carlsbad pour s'y soumettre à un traitement. Jusqu'alors des médicaments de toute nature, amers, dissolvants, aromatiques, etc., avaient été essayés sans succès. Lorsque le malade me raconta l'histoire de ses souffrances, je fus frappé de ce fait qu'il accusait déjà depuis assez longtemps une sécheresse pénible des cavités buccale et pharyngienne qui s'apaisait momentanément après l'ingestion des boissons, mais toujours reparaissait bientôt après. Je lui demandai alors s'il n'était pas, par hasard, affecté d'une maladie des voies urinaires; le malade répondit avec embarras que déjà depuis nombre d'années il urinait difficilement, et qu'à cette occasion il ressentait parfois une douleur dans l'urèthre, mais qu'il n'avait jamais attaché d'importance à ce fait, et que, d'ailleurs, on ne lui avait jamais adressé de question à ce sujet. J'examinai aussitôt l'abdomen, et je trouvai la vessie distendue dépassant de trois travers de doigt la sym physe pubienne, sans que le malade en éprouvât d'autre inconvénient qu'une pesanteur sourde dans l'abdomen qu'il attribuait au catarrhe gastrique.

Il avouait, en outre, que pendant son séjour à l'Université, il avait été atteint d'une gonorrhée et d'un chancre; je constatai aussi dans les deux aines des cicatrices étendues provenant de bubons. L'exploration faite à l'aide de bougies permit de constater l'existence d'un rétrécissement considérable de l'urèthre. On conseilla au malade d'aller à l'hôpital se soumettre à un traitement dans le service du docteur *von Pitha*. C'est à grand'peine et avec beaucoup de patience seulement que ce professeur réussit à introduire un fin cathéter dans la vessie et à faire sortir l'urine stagnante qui s'y était amassée. L'urine fraîchement éliminée répandait déjà une odeur ammoniacale et contenait un sédiment abondant de muco-pus.

Depuis ce moment, le malade éprouvait souvent un douloureux besoin d'uriner, mais les plus pénibles efforts de miction ne laissaient échapper que quelques gouttes d'urine. Au début, la dilatation progressive paraissait marcher assez bien ; mais tout d'un coup se montrèrent des mouvements fébriles qui, bien que continus, furent cependant interrompus par un frisson intercurrent. En outre, le malade souffrait d'une vive douleur aux lombes, d'une grande faiblesse musculaire, de lassitude et d'une violente céphalalgie. Bientôt vinrent s'y ajouter des douleurs de poitrine, une toux sèche et de la dyspnée. Les plaintes du malade diminuèrent de jour en jour, sa mémoire disparut, et il resta plongé dans une adynamie profonde.

L'urine, d'odeur ammoniacale et de couleur sale, s'écoula spontanément et par gouttes; enfin apparut un sopor continu, et, le même jour, le malade succomba.

Autopsie. Néphrite des deux côtés avec formation d'abcès, cystite avec de nombreux abcès à l'intérieur des parois de la vessie et à l'intérieur de sa tunique péritonéale, rétrécissement de l'urèthre, ouvertures fistuleuses dans toute l'étendue du tissu cicatriciel ; à gauche, pneumonie purulente, épaississement des méninges avec hydrocéphalie.

Observation II. — Un journalier, âgé de soixante-dix ans, raconte qu'il a toujours joui d'une santé parfaite jusqu'il y a quatre mois ; à cette époque, il avait beaucoup souffert à la suite d'une marche forcée de trois heures de durée, par le froid rigoureux qui régnait précisément à cette époque, et suivie d'abondantes libations; il avait ressenti des douleurs lancinantes pendant la miction, et en même temps il s'était aperçu que son urine était trouble et sanguinolente. Depuis ce temps-là, il ressent une douleur continue dans la région hypogastrique, accompagnée d'ischurie; son urine s'écoule goutte à goutte, mais l'hématurie cependant n'a pas reparu. Bien qu'avec cela l'appétit fût resté bon, qu'il ne se soit pas manifesté de répugnance pour les viandes, et qu'il n'y eût eu ni vomissements, ni diarrhée, il éprouvait cependant continuellement une sensation de sécheresse dans la bouche et la soif était très-vive. A son entrée à l'hôpital, on constata que la vessie était modérément dilatée, bien que de temps en temps l'urine fût émise spontanément; en outre la vessie paraissait dilatée, même dans les moments où il avait satisfait son besoin d'uriner. L'urine émise avait une réaction alcaline, mais elle était assez nette, et ne contenait ni sang, ni albumine. Huit jours après, il éprouva de violentes douleurs dans la région vésicale, accompagnées d'hématurie et de fièvre; le malade perdit l'appétit, eut de la répugnance pour les viandes et une soif violente; la muqueuse des cavités buccale et pharyngienne devint sèche et la face amaigrie. L'urine extraite à l'aide du cathétérisme présentait une bouillie sanguino-purulente de mauvaise odeur.

Le 19 juin, le teint du malade était terreux; il restait plongé dans un état de somnolence et de collapsus: la peau paraissait couverte d'une sueur visqueuse, la muqueuse des cavités buccale et pharyngienne était sèche, les artères périphériques, rigides, battaient 96 fois par minute, le nombre des respirations était de 44 dans le même espace de temps; en dehors de cela, les organes respiratoires et circulatoires ne présentaient rien d'anormal. Le cathéter introduit rencontra un obstacle dans la partie prostatique de l'urèthre, mais qui put être vaincu par une légère inflexion latérale. L'urine extraite était de couleur sale, avait une odeur fétide et contenait beaucoup de pus et de détritus sanguins et muqueux. Le toucher rectal permit de constater une hypertrophie partielle de la prostate. Dans le courant du même jour, il y eut dix selles liquides; le lendemain le délire apparut, la diarrhée continua, le collapsus devint de plus en plus profond; enfin le sopor fit invasion, et le malade mourut le 21 juin dans le coma.

A L'AUTOPSIE on trouve les deux reins agrandis du triple, leur substance traversée par des foyers purulents, la vessie fortement dilatée; ses parois rigides ont une épaisseur de 4 millimètres; la prostate, diminuée de la moitié, présente une induration fibreuse uniforme, du côté interne du lobe gauche un nodule ovale de la grosseur d'une fève qui comprimait l'urèthre et repoussait de l'autre côté le verumontanum.

De ces deux cas cités ici comme exemples des observations propres de Jaksch, l'un est destiné à représenter l'ammoniémie chronique, l'autre cette même maladie à l'état aigu dans l'une des diverses formes qu'elle peut revêtir. J'ai moi-même observé un certain nombre de cas où l'ensemble des phénomènes ultimes se composait aussi d'une série de troubles gastriques et nerveux, qu'on pourrait réunir sous le terme d'accidents typhoïdes, suivant l'expression usitée autrefois. Température élevée de la peau, fréquence du pouls augmentée, langue sèche et rugueuse, éructations, parfois vomissements ou diarrhée, somnolence ou sopor. Les convulsions ne se présentent, dans ces cas, qu'à l'état de très-rares exceptions.

Il n'est donc pas douteux que les symptômes nerveux et gastriques précités présentent un tableau morbide très-différent de l'intoxication dite urémique qui se rencontre dans la forme chronique de l'atrophie rénale aussi bien que dans sa forme aiguë, et l'on doit savoir gré à Jaksch d'avoir nettement établi cette différence.

Il nous semblerait erroné d'attribuer ces phénomènes à une résorption directe de l'ammoniaque, d'un côté la démonstration de la présence de l'ammoniaque dans le sang n'ayant pas été faite dans ces cas, et de l'autre côté l'intoxication ammoniacale par voie d'expérience provoquant précisément des phénomènes d'éréthisme (des convulsions, etc.), et non cette dépression profonde que l'on constate dans les observations cliniques.

A mon sens, il faut, en effet, considérer les phénomènes décrits comme l'expression d'une intoxication du sang, mais la connaissance exacte des éléments auxquels il faut attribuer ces effets dans les cas isolés, doit être réservée à des investigations ultérieures. Au point de vue clinique, je tiens seulement encore à constater ici combien dans un cas donné, l'interprétation exacte des symptômes nerveux peut être difficile, et je vais rapporter ici, pour cette raison, l'observation suivante qui, pour moi, a présenté la combinaison d'atrophie granuleuse avec formation d'abcès, mais je n'ose pas encore décider, la nécropsie faite, s'il y a eu réellement complication de typhus, ou intoxication urémique, ou bien si l'ammoniaque a eu aussi sa part dans la production des phénomènes.

Scoh., tailleur, âgé de quarante-neuf ans, eut, il y a vingt ans, une gonorrhée qui dura assez longtemps, et disparut enfin, mais en laissant des rétrécissements derrière elle. Il y a trois ans seulement que des douleurs plus intenses en urinant commencèrent à se montrer; la dysurie et l'ischurie augmentèrent dans les derniers temps. Au moment de l'entrée du malade à l'hôpital, le 5 avril 1856, la vessie s'étendait jusqu'à l'ombilic et était sensible à la palpation. Dans l'urèthre on constatait l'existence de deux rétrécissements : l'un au voisinage du méat, l'autre dans la portion membraneuse. La région rénale était sensible à la pression. L'urine, évacuée au moyen du cathéter, était trouble, contenait du pus, des phosphates triples, du carbonate de chaux, des détritus graisseux, des gouttelettes de graisse libre et de l'albumine en petite quantité, mais plus grande cependant que ne le comportait le contenu en pus. Dans le courant du mois d'avril, apparut une fièvre, présentant au début un type manifestement rémittent, mais qui bientôt devint continue. En outre, le malade souffrait fréquemment de vertiges, de bourdonnements d'oreilles, d'une lourdeur générale dans les membres, et le 30, toute la partie supérieure du corps se couvrit d'un exanthème rubéolique. Fièvre modérée, appétit nul, soif modérée, une selle molle par jour, la rate ne paraît pas agrandie. Le 2 mai, l'état du malade empire sensiblement. Il est plongé dans un sopor profond, interrompu par un léger subdélirium. Les pupilles réagissent à l'action de la lumière. Le malade ne comprend pas les questions qu'on lui adresse. Pouls 92-116 à la minute, sans rémission matutinale appréciable. Incontinence d'urine et des matières fécales. Le papier de tournesol mouillé, tenu devant sa bouche, ne bleuit pas. L'acide chlorhydrique développe des vapeurs d'une intensité modérée. Dans la nuit le malade succombe.

A l'autopsie, on constate une hypérémie légère du cerveau, une congestion hypostatique peu considérable des deux poumons, la rate est de volume moyen, sa substance est d'un brun rouge clair, friable et ramollie. Dans les intestins, une seule des plaques de *Peyer* est infiltrée, mais sans hypérémie. Dans le rectum, léger exsudat blanchâtre diphthéritique. Les deux reins en voie d'atrophie granuleuse, leur substance corticale traversée par quelques abcès de la grosseur d'une noisette. Le bassinet est injecté et couvert d'une sécrétion catarrhale. La vessie d'un gris d'ardoise, injectée, infiltrée en plusieurs endroits, ulcérée et tapissée de masses calcaires jaunâtres et friables. Dans l'urèthre, les rétrécissements susmentionnés, ceux de la partie membraneuse affectent une forme annulaire.

Les taches rosées lenticulaires et l'état de la rate militent en faveur d'une fièvre typhoïde ; en revanche le gonflement des ganglions mésentériques et des plaques de Peyer fait défaut. On pourrait aussi interpréter dans un autre sens la tuméfaction de la rate.

Il faut également signaler, au nombre des complications, *la paralysie des extrémités inférieures*, *cette paraplégie* que l'on a observée parfois dans le cours de la néphrite suppurée, et qui, probablement résulte d'une affection simultanée de la moelle épinière. Stanley[1] a le premier, avec des preuves cliniques à l'appui, appelé l'attention sur le rapport intime qui existe entre la néphrite et la moelle épinière, et considéré cette paralysie comme sympathique, ou bien, pour me servir d'un terme plus usité, comme une paralysie réflexe. Il supposait qu'une influence morbide s'exerçait par l'intermédiaire des nerfs sensitifs du rein sur la moelle épinière, influence qui se manifestait par une perte de la sensibilité et du mouvement dans les extrémités inférieures. Rayer, qui, guidé par ses propres observations, admet l'existence d'un rapport entre les deux états, met en doute cependant l'opinion émise par Stanley, et incline à croire que la paralysie est causée par la néphrite sans qu'il y ait lésion de la moelle ; il s'appuie principalement sur un cas dans lequel les symptômes de la paralysie étaient communs avec

[1] *London med. Transact.*, 1833.

ceux de la néphrite, apparaissant et disparaissant en même temps que ceux-ci. LEROY[1] a ensuite recueilli une nouvelle série de faits, destinés à prouver que la paralysie se propageait à l'appareil uro-génital par voie reflexe, tandis que FRIEDBERG a essayé de l'expliquer par une transmission de l'inflammation aux muscles voisins, et que REMAK y voyait une propagation de l'état inflammatoire sur les troncs nerveux, la qualifiant de névrite lombo-sacrée. Enfin au point de vue physiologique, BROWN-SÉQUARD[2] a affirmé l'existence de cette paraplégie réflexe, et s'est appuyé non-seulement sur les observations précédemment citées, mais aussi sur des phénomènes produits expérimentalement qui dé-

[1] R. LEROY D'ÉTIOLLES, *Des paralysies des membres inférieurs*, etc. Paris, 1856.

[2] BROWN-SÉQUARD trace dans le tableau suivant les différences diagnostiques qui existent entre la paraplégie provenant de la myélite et la paralysie réflexe ayant son origine dans l'appareil uro-génital :

PARALYSIE RÉFLEXE	PARAPLÉGIE PRODUITE PAR UNE MYÉLITE
1. Elle est précédée par des affections de la vessie, du rein ou de la prostate.	Il n'y a pas de maladies des voies urinaires, à moins qu'elles ne soient une conséquence de l'affection de la moelle.
2. D'ordinaire les extrémités inférieures seules sont paralysées.	Le plus souvent d'autres parties encore sont atteintes, en dehors des extrémités inférieures.
3. La paralysie ne remonte pas graduellement vers les parties supérieures.	Elle remonte peu à peu vers le haut du corps.
4. La paralysie est généralement incomplète.	Elle est complète le plus souvent.
5. Certains muscles sont atteints à un plus haut degré de paralysie que les autres.	Le degré de la paralysie est le même dans tous les muscles.
6. L'irritabilité réflexe n'est ni très-augmentée, ni tout à fait éteinte.	L'irritabilité réflexe a souvent disparu, parfois elle est considérablement accrue.
7. La vessie et le rectum sont rarement paralysés, ou du moins d'une façon incomplète.	La vessie et le rectum sont le plus souvent complétement ou presque complétement paralysés.
8. Les spasmes sont très-rares dans les muscles paralysés.	Ils sont très-fréquents dans les parties paralysées.
9. Très-rarement sensibilité des vertèbres, soit d'une façon spontanée, soit par pression ou autres formes d'irritation.	Presque toujours une légère douleur dans les vertèbres, soit spontanément, soit par pressions ou irritations externes.
10. Le sentiment d'une douleur con-	Le sentiment de la douleur constric-

montrent la possibilité d'un acte réflexe ayant son point de départ dans les organes abdominaux ; il réussissait, par exemple, à produire la contraction des vaisseaux de la pie-mère spinale, en irritant les nerfs rénaux par une ligature autour du hile ou par une opération analogue sur les nerfs de la capsule surrénale. Voici comment il explique le phénomène : L'irritation morbide des nerfs périphériques des voies urinaires se transmet sur les nerfs vaso-moteurs de la moelle épinière, modifie la nutrition de ce centre nerveux et provoque ainsi le trouble fonctionnel. Cependant les observations cliniques cités précédemment, n'établissent pas la preuve de ce fait, et Gull, déjà, a cité (dans les *Med. chir. Transact.*, vol. XXXIX, 1856) l'observation très-intéressante d'une paraplégie survenue à la suite d'une gonorrhée et de la syphilis, et dans laquelle on trouva, à l'autopsie, la moelle épinière absolument intacte à l'œil nu; cependant un examen microscopique minutieux fit découvrir, au-dessous du sixième nerf, dorsal une dégénérescence graisseuse de la moelle dans une étendue considérable, ce qui prouve à quel point il faut être réservé dans le diagnostic de ces paralysies réflexes. Romberg (*Lehrb. d. Nervenkrankh.*, p. 914), qui avait au début adopté la manière de voir de Stanley, est donc parfaitement en droit,

strictive et en ceinture autour de la poitrine ou du tronc fait défaut.	tive existe, il y a même des spasmes dans les muscles abdominaux.
11. Point de picotements, de fourmillements, ni sentiment de froid ou de chaleur.	Toutes ces sensations se montrent dans ce cas.
12. Rarement anesthésie.	Fréquemment anesthésie ou du moins engourdissement et obtusion de la sensibilité.
13. Troubles digestifs persistants.	Digestion bonne, si le foyer de la myélite n'est pas placé très-haut.
14. Grandes variétés dans le degré de la paralysie, en rapport avec l'intensité de l'affection des voies urinaires.	Rarement amélioration et jamais corrélation avec la maladie des voies urinaires.
15. Amélioration fréquente et rapide, si l'état des organes urinaires s'améliore.	Progrès croissants jusqu'à la mort.

après les objections soulevées par Hasse et Valentiner, d'abandonner cette théorie et de critiquer les observations de Leroy (qui, au point de vue du nombre, ne laissent cependant rien à désirer, il y en a 41). Il s'exprime dans les termes suivants : « Abstraction faite de la description, pour la plupart insuffisante, de la paralysie en elle-même, de l'absence des signes fournis par l'électricité, de la désignation, si vague dans beaucoup de cas, de faiblesse dans les extrémités, on s'est encore appuyé sur l'intégrité de la moelle épinière, constatée à la nécropsie comme preuve principale que la paralysie résultait d'une dégénérescence des reins. Mais affirmer cette intégrité, sans avoir eu recours à un examen microscopique, dont il n'est fait mention dans aucun des cas cités, sans avoir recherché s'il n'y a pas eu dans certains cordons, sur certains points de l'organe, des transformations en cellules granuleuses, en granulations graisseuses (ce que Turck a eu le mérite de démontrer), ne saurait plus aujourd'hui prétendre inspirer confiance. » Des observations, faites plus tard par Kussmaul et Leyden avec tous les soins que comporte une investigation clinique, ont bien pu donner une facile explication de la cause de la paralysie dans les cas en question, en démontrant l'existence de lésions considérables, en partie sur le trajet du nerf sciatique, en partie dans la moelle épinière, mais n'ont point réussi à déterminer quel était le rapport entre les lésions de la moelle épinière et celles des organes urinaires, car ils n'ont pu constater de propagation inflammatoire, dans leurs observations nécroscopiques, ni dans le tissu cellulaire, ni dans les vaisseaux lymphatiques, ni dans les nerfs. Quant à la nature de la paralysie considérée en elle-même, les cas cités par Leyden font ressortir quelques traits caractéristiques qui permettent de conclure à son origine centrale avec un grand degré de vraisemblance pendant la vie déjà, elles sont, par exemple : l'intégrité de la contractilité électro-musculaire dans les parties paralysées, et l'augmentation de l'excitabilité réflexe. Dans le cas de Küssmaul, la parésie trouvait sa raison d'être dans la dégénérescence d'une partie des tubes nerveux qui constituent le sciatique et dans l'endartérite déformante des artères du bassin. Il résulte donc de ce qui précède que, dans ces cas, la paralysie peut reconnaître des conditions anatomiques multiples, et qu'en continuant les recherches, il faudra surtout prêter une attention toute particulière, en dehors de la myélite de la portion lombaire, à l'altération des vaisseaux intra-pelviens, de même qu'à l'état des nerfs périphériques et des muscles lombaires. Il faudra encore faire ressortir particulièrement que, jusqu'ici, dans tous les cas décrits en détail, non-seulement les reins, mais tout l'ensemble des organes urinaires (vessie, urèthre, reins), ont été trouvés altérés, et qu'en outre l'on ne connaît pas de cas où la paralysie serait venue s'ajouter à la maladie de Bright, par exemple. Ce sont ces conditions-là qui tendent à faire admettre que la propagation des inflammations purulentes prend une part essentielle à la production de la paralysie.

Le rein étant en pleine suppuration, que cette suppuration soit accompagnée ou produite par la pyélite ou reconnaisse toute autre origine, si le pus s'étend au delà de la substance rénale, les symptômes causés par sa présence, les symptômes dits de terminaison, correspondront au trajet qu'aura suivi le pus, et à la voie qu'il se sera frayée.

La marche est très-bénigne si le liquide purulent se fait jour dans le bassinet. Alors le pus est éliminé avec l'urine *subitement* et en grande quantité, tandis que dans d'autres conditions, comme dans la pyélite, par exemple, la pyorrhée est continue. Les anciens déjà étaient d'avis que dans ces cas, il s'éliminait avec le pus même des débris de la substance rénale, notamment les papilles rénales. Récemment, TAYLOR (*Arch. of. med.*, II, p. 284, Apr., 1861, et *Schmidt's Jahrb.*, Bd. CXIV, n° 4) a publié le cas d'un garçon âgé de onze ans, qui, après avoir eu la scarlatine dix-huit mois auparavant, avait senti ensuite du malaise, était devenu faible, amaigri et souffrait de douleurs dans l'abdomen, en particulier du côté gauche sur le trajet de l'uretère. Le malade urinait fréquemment, mais très-peu chaque fois, et son urine contenait assez souvent du pus en quantité variable, mais jamais du sang. Un jour l'urèthre s'obstrua subitement, et ce ne fut qu'après de grands efforts qu'il expulsa par son canal un corps arrondi pesant plus de 20 grammes. Ce corps était mou, pulpeux, irrégulièrement déchiqueté, en voie de décomposition, *et à l'examen microscopique on y reconnut avec certitude un fragment du rein avec ses corpuscules de Malpighi distincts, et quelques canalicules urinaires avec leur épithélium bien conservé*. Après un traitement de onze semaines, le malade succomba, et à la nécropsie, sans parler d'une perforation du rein droit dans le côlon descendant, on trouva les uretères, les bassinets et les calices considérablement dilatés des deux côtés, les reins eux-mêmes creusés de cavernes, le tissu ramolli et suppuré par places, çà et là quelques lambeaux du rein peu adhérents, qui étaient déjà presque entièrement envahis par la suppuration et présentaient la plus grande ressemblance avec le corps évacué par l'urèthre. WIEDERHOLT a récemment publié dans les *Archives de* VIRCHOW (Bd. XXXIII, Heft 4), une observation très-analogue, empruntée à la pratique de STILLING (de Cassel).

Le malade en question, affecté d'un abcès de la région rénale gauche, et présentant déjà depuis quelque temps de l'albumine et du pus en abondance dans l'urine, émit un jour une urine trouble, sédimenteuse, contenant une masse charnue, grosse comme un œuf de pigeon, et dans laquelle l'examen microscopique fit reconnaître la substance rénale des canalicules urinaires. Le malade était encore en vie deux ans après expulsion de ce lambeau rénal.

Après ce mode de terminaison, le plus favorable est celui où l'abcès s'ouvre en dehors et en arrière, pourvu qu'auparavant, le rein ait contracté des adhérences avec le tissu cellulaire ambiant et les muscles voisins. La région lombaire présente, dans ce cas, une infiltration œdémateuse; peu à peu les téguments s'injectent, et il se développe une tumeur dans laquelle on perçoit distinctement la fluctuation, et d'où s'échappent ensuite du pus et de l'urine. La quantité de pus est souvent très-considérable. EVANS (*The Lancet*, II, 1856) rapporte le cas d'un homme chez lequel s'était développée, à la suite d'une néphrite, une tuméfaction de la région rénale droite; après une incision, il en sortit 20 onces d'un pus ammoniacal, la sécrétion de la plaie exhala une odeur manifestement urineuse, mais plus tard cette plaie se cicatrisa.

THORN (*The Lancet*, 1857, p. 361) rapporte le cas d'un homme âgé de quarante-cinq ans qui éprouvait, depuis longues années, des douleurs dans la cuisse droite, et dont l'urine contenait du pus après chaque accès. A cela vinrent s'ajouter la tuméfaction du foie, de l'ictère et la fièvre hectique. Par l'emploi topique de cataplasmes et d'un vésicatoire, l'abcès du foie s'ouvrit, mais la douleur continua jusqu'au moment où s'ouvrait un autre abcès dans la région lombaire du côté droit, qui contenait aussi de l'urine. Grâce à un régime tonique et fortifiant, la plaie se referma, ne laissant après elle qu'une petite fistule.

Les conditions sont bien moins favorables, si le tissu cellulaire environnant et non adhérent à l'un des organes voisins est détruit par le pus, qui se creuse un chemin par des trajets sinueux, le long du muscle psoas ou de l'urétère, et reparaît plus tard sous forme d'abcès par congestion dans la région inguinale ou vers le périnée, les symptômes étant dans ce cas les mêmes que dans l'abcès migrateur. Mais ces cas mêmes peuvent présenter une issue favorable, comme le prouve une observation curieuse publiée par DUPONT dans le *Journal de médecine*, et citée par DOLCIUS (*De renum inflammatione*, Halle, 1826). Il s'agit d'un garçon qui avait été affecté d'une néphrite suppurée du côté gauche, et chez lequel se formèrent subitement, avec rémission des douleurs, deux saillies fluctuantes à l'anneau crural et sur le raphé du scrotum, qui, ensuite s'ouvrirent et donnèrent issue à du pus mêlé d'urine. Plus tard ces ouvertures se fermèrent et le malade guérit.

Si la collection purulente pénètre dans les intestins, le pus et l'urine apparaissent dans les selles, et c'est un examen minutieux des excréments qui peut seul dans ce cas faire reconnaître ce mode de terminaison.

Les cas isolés où l'abcès rénal se fait jour par le foie et les poumons sont très-rares. Voici les symptômes qui caractérisent cette terminaison : respiration difficile, points de côté violents, toux sèche, légère ou intense, crachats purulents en abondance. En dehors des deux cas cités par RAYER dans ses propres observations et empruntés à HAEN et à BEER, je ne connais qu'un seul cas analogue publié par SPORER (*Schmidt's Jahrb.*, 1842, Bd. XXXIII). Dans l'un des cas de RAYER, la perforation partait manifestement du bassinet, et était compliquée de formation de calculs. Dans tous les cas il existait simultanément une pyélite purulente avec dilatation du bassinet et atrophie complète de la substance rénale.

Si l'extravasation du pus se fait dans le sac péritonéal, on voit apparaître les symptômes d'une péritonite rapidement mortelle.

DURÉE ET TERMINAISONS.

La durée de la néphrite suppurée est très-longue dans la majorité des cas. Car le peu d'exemples, soit à issue heureuse, soit à terminaison mortelle, dans lesquels le processus ne dure que quelques jours ou quelques semaines, comptent parmi les raretés. La néphrite a une marche lente, traînante, de même que ses causes son évolution est le plus souvent chronique. Nous avons cependant constaté que même en ayant son origine dans un traumatisme, la formation du pus s'opère lentement et peut se prolonger au delà de douze mois. Mais il n'est pas possible d'en fixer la durée avec précision, parce qu'on a rarement l'occasion d'en constater les débuts, et que par conséquent nous ne possédons pas de vrais points de repère à cet égard.

L'issue de l'inflammation suppurative peut être favorable, surtout si le foyer purulent n'est pas d'une grande étendue. Si le pus s'est épanché dans le bassinet et est éliminé avec l'urine, ou s'il se fraye une voie à travers l'intestin après adhérence préalable de celui-ci au rein, ou bien s'il s'extravase au dehors dans la région lombaire, une guérison complète peut s'opérer, même si la suppuration a été abondante et prolongée, le foyer se rétrécissant et se cicatrisant peu à peu.

Ces modes de terminaison sont cependant rares; ils se produisent en particulier dans les cas où la néphrite procède d'une périnéphrite, ou se complique de lithiase; en dehors de ces cas, ils n'ont lieu que si la néphrite se combine avec une pyélite. Les causes les plus fréquentes sont les affections des autres parties de l'appareil urinaire, et la production du pus dans le rein n'est alors qu'un anneau de la longue chaîne des souffrances qui affaiblissent l'organisme à ce point que l'issue en devient fatalement mortelle.

La mort survient, soit au milieu des phénomènes de l'état hectique, soit avec cet ensemble de symptômes que l'on désigne sous le terme d'ammoniémie.

PRONOSTIC.

Le *pronostic* de l'inflammation pyogénique est toujours grave. Il est beaucoup moins fâcheux si l'origine de l'affection est mécanique, car, dans ces cas, il y a souvent une prompte résolution, les calculs rénaux étant souvent expulsés spontanément. Mais, là aussi le pronostic doit être réservé, car même la perspective en apparence la plus favorable ne se réalise pas toujours, de nouvelles exacerbations du processus inflammatoire s'annoncent par de nouvelles hématuries, souvent après des intervalles de plusieurs semaines, et la fièvre hectique intercurrente ne permet bientôt plus de doutes sur l'existence de la suppuration. Si la cause du mal réside dans des affections des autres voies urinaires, le pronostic doit se fonder naturellement en première ligne sur la possibilité de guérir la maladie primitive. Il sera par conséquent plus favorable si l'on trouve à l'origine un simple catarrhe de la vessie, et un rétrécissement encore franchissable, que si les causes premières sont : l'hypertrophie de la prostate, la diphthérie ou, qui pis est, un carcinome de la vessie, des sténoses de l'uretère et autres causes analogues. En outre, il ne faut pas oublier que la suppuration une fois établie, le pronostic reste toujours grave, les conditions pathogéniques étant même en apparence curables. A côté des causes, il faut encore tenir compte, cela va sans dire, de toutes les conditions individuelles, et notamment de l'état des forces et de l'âge du sujet. Hippocrate déjà a émis à ce propos l'avis important que voici : *Renum et vesicæ dolores vix sanantur senioribus* (VI, n. 6 aph.); c'est surtout l'incontinence d'urine commune chez les vieillards, dépendant tantôt de la paresse de la vessie, tantôt d'une hypertrophie de la prostate qui, compliquée de rétention d'urine, et aussitôt que celle-ci a produit l'ulcération du rein, amène presque toujours une terminaison fatale avec des phénomènes typhiques ; il importe donc de la prendre en sérieuse considération. Il est vrai que ce n'est pas l'état des reins qui rend le pronostic grave, nous l'avons déjà dit en parlant des symptômes, mais bien l'intoxication du sang; or, comme la suppuration rénale implique presque toujours cette intoxication, ces symptômes doivent donc toujours entrer en ligne de compte lorsqu'il s'agit de néphrite suppurée. Dans d'autres cas, un état réellement urémique peut encore se produire même à l'acmé de l'inflammation, s'il y a de l'anurie comme c'est particulièrement le cas dans la néphrite compliquée de pyélite calculeuse; et alors le pronostic sera aggravé par l'état même des reins, de la même façon qu'il l'est dans les cas de décomposition d'urine se faisant dans la vessie. En pareille occurrence, il faut spécialement porter son attention sur les vomissements fréquents, les convulsions ou le coma.

DIAGNOSTIC.

Le *diagnostic* de l'inflammation pyogénique du rein est des plus difficiles ; celui qui se contenterait de l'examen superficiel de quelques-uns des symptômes, s'exposerait à des erreurs grossières, les affections rhumatismales des muscles lombaires faisant souvent naître des souffrances qui ressemblent beaucoup à celles de la néphrite à son début. Cependant après une investigation un peu attentive, on ne s'empressera pas de diagnostiquer une néphrite aussitôt que l'on aura constaté une douleur violente dans la région lombaire, même si cette douleur semble suivre le trajet des uretères jusqu'à la vessie, mais on songera à la psoïte et au lumbago, d'autant plus que les phénomènes propres à ces deux états n'ont rien de commun avec la néphrite, si ce n'est le siége de la douleur, et s'en distinguent très-nettement sous d'autres rapports. Ainsi la psoïte rend difficile et douloureuse l'extension et l'abduction de la cuisse; dans le lumbago tout mouvement du tronc cause des douleurs beaucoup plus vives que n'en fait naître la néphrite et les provoque même, tandis que tous les troubles urinaires font défaut. Les formes très-aiguës de la néphrite se distinguent le plus souvent aussi par l'ensemble de leurs symptômes, de sorte qu'on pourrait tout au plus la confondre au début avec le phlegmon péri-néphrétique, qui s'en distingue cependant par une douleur plus pulsative, et par la tuméfaction œdémateuse de la région rénale; ou bien avec un accès de colique néphrétique, mais celle-ci apparaît d'ordinaire soudainement et débute par des vomissements. Il faut encore avoir soin de ne pas la confondre avec le typhus ou des états analogues, s'il se produit des phénomènes cérébraux. Mais tout cela n'est pas difficile pour des observateurs attentifs.

Les cas exceptionnels où la forme chronique de la néphrite subsiste seule, sans aucune complication, se reconnaissent bien à l'aspect trouble de l'urine, chargée de phosphates et contenant encore le plus souvent du sang et du pus, ainsi qu'à la sensibilité de la région rénale. Le diagnostic rencontre des difficultés lorsqu'il s'agit, dans les cas chroniques, de différencier la néphrite de la pyélite et des autres affections des voies urinaires. En effet, voici comment le tableau morbide se présente au lit du malade; on trouve en même temps un ou plusieurs des états morbides que nous avons cités au nombre des conditions étiologiques : l'urine émise par le malade contient plus ou moins de pus, et il s'agit de décider si, en dehors d'un rétrécissement éventuel, d'une affection de la vessie ou de la prostate, les reins sont atteints ou non. Dans certains de ces cas, un diagnostic exact est absolument impossible. Car je ne saurais dire par quel moyen on pourrait reconnaître que la substance des reins est enflammée ou intacte dans une pyélite étendue, où le bassinet, dilaté par le pus, forme une tumeur facilement appréciable par la palpation et la percussion ; mais je ne vois pas non plus en quoi la connaissance de la lésion concomitante du rein pourrait modifier le traitement. Il est plus facile de décider si la vessie seule est malade ou si les reins participent aussi à l'affection. Dans ces derniers cas, j'ai toujours trouvé dans l'urine une quantité d'albumine proportionnelle à celle du pus; cependant cet avis n'est malheureusement fondé que sur une estimation approximative. Le point principal à noter dans tous ces cas est, d'un côté, la considération des conditions étiologiques qui permet de soupçonner une lésion simultanée dans les reins ; de l'autre, et ceci est plus important encore, l'existence de symptômes plus ou moins nombreux qui dérivent directement des reins. On doit ranger dans ce nombre, la douleur locale de la région rénale avec irradiations dans le périnée, les cuisses, les testicules, et les caractères de l'urine qui contient, en dehors du pus provenant de la vessie ou du bassinet, peu d'urates et plutôt des phosphates joints à des épithèles; enfin la fièvre, qui présente la forme hectique, et qui est caractérisée par des accès de frisson irréguliers, des troubles gastriques et nerveux intenses.

Parmi les autres variétés de néphrite, nous n'avons à nous occuper ici que de la forme diffuse; la néphrite suppurée s'en distingue par les causes occasionnelles et les symptômes urinaires, de même que par la douleur. La forme diffuse implique une albuminurie abondante, qui ne se montre pas dans la forme suppurative pure, même lorsqu'il y a abondance de pus, on y trouve encore les éléments figurés qui font défaut dans la forme suppurée. A propos des symptômes, j'ai déjà fait remarquer que les cylindres uniquement purulents, regardés par Johnson comme pathognomoniques, ne constituent pas un signe diagnostique habituel de la forme précédente. L'hydropisie enfin qui accompagne si souvent la forme diffuse n'apparaît presque jamais dans la forme suppurative. L'irradiation de la douleur dans les cuisses et les parties génitales, caractéristique de la forme suppurative, ne se présente dans la forme parenchymateuse qu'à titre d'exception rare.

Les symptômes ne permettent pas la confusion avec le cancer ou les tubercules des reins, et en établir le diagnostic différentiel serait répondre à une exigence qui n'est pas fondée sur un besoin pratique.

Le traitement varie, en premier lieu, suivant la marche de la maladie (aiguë ou chronique), et suivant les conditions étiologiques. Si la néphrite prend un développement aigu, comme il arrive à la suite d'une cause traumatique, il est urgent de recourir aux antiphlogistiques. Si l'on a affaire à des constitutions robustes, il ne faut pas hésiter à pratiquer une abondante saignée, et l'on doit, pour calmer les douleurs, faire suivre cette émission sanguine générale de l'emploi de ventouses on de sangsues dans la région lombaire et de l'application de cataplasmes, dès que le sang a cessé de couler.

Le régime doit être en même temps très-sévère, il sera composé autant que possible de végétaux et de substances mucilagineuses, telles que des décoctions de mauve, de riz, d'orge, etc. Contre les vomissements ou les nausées, de petites pilules de glace et des boissons gazeuses sont particulièrement indiquées; on favorisera les selles s'il y a constipation, par de petites doses d'huile de ricin. Il faut éviter les sels purgatifs.

Aussitôt que la fièvre diminue d'intensité, mais si les douleurs locales persistent encore et que la stase urinaire ne cède pas, on aura recours à des bains chauds à 28 ou 30° R., de 15 à 30 minutes de durée, selon l'état des forces du malade. Bien que l'on parvienne de cette façon à faire disparaître les phénomènes généraux et locaux, il ne faut cependant pas oublier, même lorsque les chances de guérison sont les plus favorables, et précisément dans la forme traumatique, que souvent des exacerbations et des rechutes ont lieu au bout d'un certain temps. Pour obvier à ces accidents, il faut observer scrupuleusement les règles de l'hygiène; souvent même après une apparente guérison, on mettra le malade à l'abri des influences rhumatismales à l'aide de vêtements chauds, et on lui fera éviter dans les aliments et les boissons toutes les choses excitantes, notamment les plats épicés et la bière. Il faut surveiller avec un soin extrême l'hygiène de la peau ; les bains chauds, surtout les bains salés seront très-utiles pour répondre à ce but.

La tâche est tout autre dans les cas, heureusement très-rares, où l'affection, tout en suivant une marche aiguë, présente cependant dès le début toutes les apparences d'une fièvre typhoïde adynamique. Dans ces cas, il faudra, même chez des individus vigoureux, renoncer à la saignée, et ce n'est que dans les cas où la douleur serait très-intense, que l'on pourrait recourir à l'emploi des ventouses ou des sangsues. Dans cette forme morbide, on ne peut pas trop compter sur l'efficacité d'aucun remède, il est cependant du devoir du médecin de recourir à ceux qui semblent être les plus salutaires. On ne doit donc pas rester inactif, mais il convient de choisir le médicament d'après les indications symptomatiques les plus urgentes. Si des frissons apparaissent et annoncent la formation du pus, la quinine à hautes doses se trouvera indiquée; la fièvre suit-elle une marche plutôt continue et sans rémissions manifestes, il faut avoir recours aux acides notamment à l'acide chlorhydrique administré dans un véhicule mucilagineux; survient-il des troubles cérébraux intenses, l'application topique du froid et à l'intérieur l'emploi de purgatifs seront également indiqués.

Dans la forme chronique, qui est la plus fréquente, l'indication thérapeutique dérive de la cause. La néphrite tire-t-elle son origine des stases urinaires produites par des rétrécissements de l'urèthre, par des affections chroniques de la vessie ou par une hypertrophie de la prostate, il faut en premier lieu, s'adresser à ces causes. On fera donc naturellement tous ses efforts pour vider la vessie d'une façon régulière, pour dilater le rétrécissement et pour diminuer le gonflement de la prostate. Chacun sait que toutes ces considérations si clairement qu'elles soient posées, ne peuvent pas toujours être remplies avec succès, et qu'elles le sont même très-rarement chez les vieillards ; il en résulte que s'il est impossible d'agir sur les affections primitives, on le pourra d'autant moins sur les états qui en sont la conséquence. Il faudra donc toujours s'attacher aux indications principales et tendre à les remplir de la façon la plus utile, mais ce n'est pas ici le lieu d'entrer dans de plus amples détails à cet égard ; si cette médication reste sans résultat, le traitement de l'état secondaire devra être d'un côté symptomatique, c'est-à-dire s'adresser aux douleurs, s'il en existe et les calmer, de l'autre, tendre à conserver les forces du malade.

Le moyen le plus propre pour combattre les douleurs est : l'application topique de ventouses sèches et de révulsifs sous forme de sinapismes et de liniment et l'usage de bains tièdes; à l'intérieur l'opium seul et combiné avec des émulsions. On soutient l'état général des forces (ce qui est dès l'abord une des indications principales), plutôt par un régime fortifiant, mais non stimulant, que par des médicaments. Parmi ces derniers,, il faut surtout employer ceux qui sont propres à augmenter l'appétit et à faciliter la digestion; ainsi les amers : tels que l'extrait de taraxacum, la gentiane, l'écorce d'oranges amères, les acides aromatiques, etc. Le quinquina et les préparations de fer conviennent principalement, si les digestions sont encore bonnes.

Lorsque, dans le cours de la maladie, les symptômes d'une intoxication du sang se manifestent d'une façon aiguë (tels qu'on les a désignés sous le terme impropre d'ammoniémie), tous les remèdes symptomatiques sont inefficaces, et il ne reste plus rien à faire, à moins qu'il n'y ait encore une indication causale à remplir. Si, par conséquent, dans un cas semblable, la vessie est dilatée outre mesure, le cathétérisme peut être utile, mais les médicaments restent sans effet.

Si la marche d'un état semblable est chronique, il est indiqué d'essayer l'emploi des acides, quoique leur efficacité soit extrêmement douteuse. Les troubles gastriques seraient, dans ce cas, les plus accessibles à nos moyens d'action.

II. NÉPHRITE MÉTASTATIQUE

[Voyez les indications bibliographiques au chapitre précédent et consultez en outre COHN, *Klinik der embolischen befässkrankheiten* (Clinique des affections vasculaires emboliques, p. 109).]

La forme la plus fréquente sous laquelle se présentent, dans la substance corticale, des foyers puriformes multiples, et parfois de véritables abcès, est la suivante : Dans un rein tuméfié et augmenté de volume, on trouve des taches jaunâtres de la grosseur d'un grain de mil ou de pavot entourées d'une auréole hypérémique d'un rouge foncé.

Elles prédominent dans la substance corticale, parfois aussi, mais plus rarement, dans la substance médullaire,

L'observation minutieuse montre que ces foyers, dont la base n'a souvent qu'une ligne de largeur et dont la longueur aussi n'est que de quelques lignes, se dirigent de la périphérie vers le centre, sous forme d'un coin dont le sommet regarde celui-ci, quoique l'on ne puisse pas oujours bien distinguer cette configuration. D'abord ces petits foyers apparaissent comme des taches d'un rouge foncé, mais dont le centre prend bientôt une coloration blanchâtre. Au début ces foyers sont solides, plus tard ils deviennent liquides et se transforment parfois en vrais abcès. Mais le plus souvent on ne doit pas les considérer comme tels, car bien qu'ils en présentent l'aspect extérieur, le microscope n'y fait pas découvrir de corpuscules de pus, ce qui est précisément la limite entre l'abcès et le foyer ramolli. Ces foyers, originairement solides, consistent en cellules et en noyaux qui probablement se développent dans le stroma ; cette supposition reste acceptable, même après les découvertes de Cohnheim, car on ne constate dans la périphérie que des proliférations du tissu interstitiel, tandis que les épithèles des canalicules urinaires y prennent une très-faible part, et que dans le centre il n'y ait presque pas de petits canalicules, mais seulement de petites cellules. Mais plus tard ces foyers subissent au centre la dégénérescence graisseuse des cellules, deviennent liquides, et peuvent se transformer en vrais abcès, ce qui cependant n'est pas le cas ordinaire. Il est extrêmement probable qu'il faut chercher dans une embolie l'origine de ces foyers, bien que cette source du mal puisse rarement être démontrée; cependant guidé par une observation minutieuse, on constate, ainsi que l'ont démontré Virchow, Beer et surtout Bekmann, que parfois dans le centre même du foyer, mais plus souvent sur un point quelconque de la périphérie, les vaisseaux capillaires et principalement les anses de *Malpighi* sont obstrués par une masse particulière, finement granuleuse, qui les dilate et constitue probablement une masse thrombosique. Bekmann a même observé, dans quelques cas de prétendue pyémie, où l'on ne pouvait découvrir à l'œil nu aucune espèce de métastase, de petites stries et des taches rouges, et aussi de petits points blancs extrêmement fins dans lesquels les masses susmentionnées (qui, d'après leur réaction chimique, rappellent les substances albuminoïdes en voie de décomposition), entourées d'une hypérémie veineuse. Mais comme dans la plupart des cas où l'on rencontre de tels foyers, le cœur gauche et l'aorte ne trahissent aucun trouble, il est très-difficile, nous le répétons, d'en découvrir la source.

Bekmann a trouvé, après Virchow, qui avait déjà publié une observation analogue, dans quelques cas, de petites taches blanches dans les caillots fibrineux des veines aboutissant au cœur, et le microscope y faisait constater la présence de petits grumeaux de la même substance que l'on avait observés dans les capillaires du rein. Ce résultat est très-important au point de vue de l'interprétation du phénomène.

Ces formes, dont nous devons la connaissance, après Virchow, à la brillante description de Bekmann, correspondent en grande partie à la néphrite dyscrasique de Rayer.

Il est incomparablement plus facile de démontrer l'origine embolique des grands foyers que l'on désigne sous le terme d'*infarctus hémorrhagiques*. Dans le cas où un caillot migrateur est poussé dans l'une des grandes branches artérielles, il se produit le plus souvent d'abord, par suite de la circulation collatérale dans les parties voisines, une hypérémie considérable allant parfois jusqu'à l'extravasation par la rupture des glomérules, de sorte qu'il se fait un épanchement sanguin dans l'intérieur et entre les canalicules urinaires.

On constate d'abord dans le parenchyme rénal un infarctus cunéiforme assez dur, d'un rouge foncé, et dont le sommet regarde le centre. Dans d'autres cas où l'infarctus se combine avec peu ou point d'hémorrhagie, on n'aperçoit au début qu'une tache pâle, bientôt entourée d'une zone rouge. Dans le cours ultérieur de la maladie, l'infarctus prend bientôt une coloration jaune due, à ce qu'il paraît, d'abord à une dégénération graisseuse des vaisseaux affaissés et du stroma, qui se propage ensuite aux épithèles des canalicules urinaires et aux anses des capillaires de Malpighi. Enfin on retrouve dans l'infarctus jaunâtre et dégénéré, le stroma aussi bien que les canalicules atrophiés; les corpuscules de Malpighi restent seuls encore intacts. Tandis qu'à la périphérie du foyer se produit une prolifération du stroma, il se fait au centre une résorption de la graisse, de sorte qu'à la fin on ne constate plus qu'une cicatrice pigmentée, aplatie, déprimée qui, elle aussi, subit parfois la dégénérescence calcaire, et où l'on ne constate plus que les corpuscules de Malpighi; ou bien le tissu se ramollit et se décompose au point que toute la masse n'est plus qu'une agglomération de détritus graisseux et de cellules granuleuses. Ces infarctus peuvent se renouveler à plusieurs reprises, et ainsi se développent plusieurs taches cicatricielles dont les résultats seront, naturellement, des atrophies partielles de la substance rénale. Le plus souvent on trouve dans les branches des gros vaisseaux afférents, des bouchons fibrineux qui les oblitèrent, et presque toujours la source de cette embolie se trouve et se reconnaît dans l'appareil valvulaire du cœur ou de l'aorte, ou bien aussi dans les veines pulmonaires.

On ne sait pas encore si les grands foyers de cette nature peuvent se transformer en véritables abcès; ce qui est certain, c'est qu'ils peuvent se gangréner. Ces formes de l'infarctus hémorrhagique correspondent à la néphrite rhumatismale de Rayer.

Nous avons déjà vu que les grands infarctus s'atrophient

et guérissent en laissant après eux des cicatrices, après résorption de la masse tombée en dégénérescence graisseuse. Il est douteux que les petits foyers puissent aussi guérir de la même façon, l'affection primitive devenant le plus souvent mortelle avant que ces transformations puissent se produire, et partant on n'a pas l'occasion d'observer ces lésions anatomiques.

A côté des gros infarctus, on rencontre encore assez ordinairement d'autres formes inflammatoires dans le même rein, notamment la tuméfaction parenchymateuse trouble.

En dehors des infarctus et des abcès du rein, on trouve souvent aussi des foyers dans les poumons et dans la rate, et en outre les altérations qui peuvent être considérées comme leur source, le plus souvent l'endocardite et l'artérite, ou des coagulations veineuses, telles qu'elles se produisent notamment après des grandes opérations aux extrémités ou dans les états septicémiques.

Non-seulement les infarctus dans les reins se combinent avec des lésions similaires dans d'autres organes, mais les *reins* peuvent quelquefois être *seuls* atteints, quoique ce dernier cas soit le plus rare.

Sur 165 cas d'endocardite réunis par Rokitansky (*Œstr. medic. Jahrb.*, Bd. XIX), on trouve 32 cas d'infarctus splénique, 17 cas d'infarctus splénique et rénal, et 11 cas seulement d'infarctus rénal seul.

Quoique l'on puisse le plus souvent rattacher les foyers métastatiques, les formations multiples d'abcès à une embolie, cette cause mécanique, qui d'ailleurs exerce en même temps une action chimique par sa nature septique, n'est pas toujours démontrable, et, dans certains cas, leur processus pathogénique et leur caractère dyscrasique restent encore sans explication.

CAUSES.

Parmi les causes des *formes métastatiques*, nous devons signaler, en premier lieu : les affections valvulaires du cœur et l'athérome artériel. Si des caillots se détachent des valvules, ou, dans des cas rares, de petites plaques calcaires des artères, et sont poussés par le courant sanguin dans les artères rénales, alors se produisent les lésions déjà décrites plus haut, et que l'on a désignées sous le nom d'*infarctus hémorrhagiques*. RAYER, qui les regardait comme des formes rhumatismales, connaissait, à la vérité, la fréquence des affections cardiaques concomitantes et disait que « les maladies du cœur et les altérations de ses valvules sont de toutes les lésions celles qui coïncident le plus fréquemment avec celles de la néphrite rhumatismale; » mais, vu l'état de la science à cette époque, il ne savait pas que cette affection rénale ne se produisait que dans les cas de rhumatisme, où l'endocardite forme le chaînon intermédiaire.

Il faut considérer comme sources de l'embolie capillaire, produite par ces petits foyers multiples, tous les états morbides réunis sous la dénomination collective de pyémie, que celle-ci ait son point de départ dans la coagulation du sang dans les veines des amputés, dans la phlébite puerpérale, ou dans la gangrène de l'utérus (CRUVEILHIER, *Anat. path.*), ou dans des suppurations articulaires, ou bien dans de grands foyers ichoreux, tels que des anthrax étendus, etc. Dans certains cas isolés, il sera impossible de dire si l'infection s'est faite par voie purement mécanique (les plus petits vaisseaux ayant été bouchés par de petits caillots détachés du thrombus originaire et entraînés dans le torrent circulatoire) ou si une extravasation réelle de sérosité purulente a eu lieu. Dans la plupart des cas, on réussit à démontrer la présence de la masse embolique; il s'agit seulement de ne pas publier que l'embolie exerce aussi une action irritante chimique sur la paroi vasculaire, et que son influence n'est pas purement mécanique. Les métastases pyémiques affectent, il est vrai, plus rarement les reins que les autres organes.

La statistique du *Saint George's Hospital*, communiquée par CHAMBERS et comprenant les années 1840-51 donne une idée approximative de la fréquence des néphrites métastatique et suppurée en général et de la proportion relative de chacune de leurs causes. Dans 2,161 nécropsies faites sur un total de 2,539 décès, l'auteur a constaté en tout 66 fois les lésions de la *néphrite suppurée*, y compris les métastases. Sur ce nombre 33 cas seulement présentaient les signes d'une hypérémie aiguë, et les 33 autres du pus sans trace de congestion. Dans les 33 premiers cas, l'auteur signale comme causes : 5 fois des lésions de la moelle épinière, 2 fois la lithotritie, 1 fois des abcès dans le voisinage, 1 fois la suppression subite d'une affection cutanée chronique, 12 fois des maladies de la vessie, de la prostate, de l'urèthre et 12 fois l'infection pyémique chez des opérés.

Quant aux *foyers pyémiques*, l'auteur relate les détails suivants : sur 2,161 névropsies, il n'a constaté que 12 fois une lésion des reins, les poumons étaient atteints 106 fois et l'organe hépatique 22 fois; dans 4 cas enfin où la source de la pyémie se trouvait même dans les voies urinaires profondes (après lithotritie, lithotomie, affection de la vessie et rétrécissement) les reins étaient cependant intacts. Les causes de la purulence dans la deuxième série des 33 cas étaient : 23 fois des maladies des organes profondément situés de l'appareil urinaire, des calculs ou une inflammation chronique, un cancer de la vessie, une hypertrophie de la prostate, des rétrécissements; 3 fois des calculs rénaux; 2 fois des affections de la moelle épinière, 1 fois une affection de l'uterus, 1 fois la maladie de Bright et 2 fois une dégénérescence tuberculeuse d'un caractère douteux.

SYMPTÔMES.

La forme métastatique se manifeste beaucoup plus rarement par des symptômes que l'inflammation suppurative, de quelque façon qu'elle se présente : que ce soit sous forme de grands infarctus ou de foyers capillaires qui subissent par degrés la transformation caséeuse. Si le gros infarctus se borne à des départements vasculaires circonscrits, il ne se révèle par aucun symptôme; et on a assez souvent l'occasion de constater des infarctus récents dans le rein des cadavres, même dans des cas d'endocardite aiguë, sans que la participation du rein se révèle pendant la vie par d'autres phénomènes que ceux qui se présentent dans une stase hypérémique et dans une tuméfaction parenchymateuse légère de cet organe. Dans la majorité des cas la formation embolique évolue silencieusement et d'une façon pour ainsi dire sourde et latente. Je me bornerai à rapporter ici une seule observation qui présente le fidèle tableau de ce que RAYER désigne sous le titre de *néphrite rhumatismale*.

H. A... a été atteint, il y a douze ans, d'une affection thoracique qu'elle ne peut d'ailleurs pas préciser. Guérie de cette maladie après six semaines, elle a depuis toujours joui d'une bonne santé. Mariée depuis sept ans, elle a eu deux enfants qui sont encore en vie. En ce moment (le 8 janvier 1857), elle est de nouveau enceinte de six mois, après avoir avorté dans le mois d'avril de l'année précédente. Sa maladie a débuté par un frisson suivi de chaleur et bientôt après de douleurs déchirantes dans les bras et aux pieds. Sous l'influence de liniments anodins, les douleurs avaient disparu en partie, mais il restait encore de la fièvre et de la dyspnée.

La malade est de constitution frêle ; les muqueuses sont pâles et son embonpoint très-peu développé. 120 pulsations, 40 respirations à la minute, langue humide et légèrement chargée, soif vive, appétit nul, selles normales. Urine à réaction fortement acide, de coloration briquetée, 380 ccm. dans les vingt-quatre heures, densité : 1021. La malade se plaint d'une douleur très-vive dans la région sternale, près de l'appendice xiphoïde.

A l'examen de la poitrine, on ne constate que des râles sous-crépitants disséminés ; sauf cela, rien d'anormal.

La matité du cœur n'est point modifiée dans ses diamètres. Le choc de la pointe est perceptible à 2 centimètres environ au-dessous du mamelon. Le soulèvement systolique est appréciable dans deux espaces intercostaux. Dans toute la région précordiale, on sent un frémissement très-net. Les deux bruits sont remplacés à la pointe et jusqu'au niveau des orifices artériels par des souffles doux. Au-dessus de la région du cœur les mouvements respiratoires sont accompagnés d'un bruit de frottement.

Le lendemain vint s'ajouter aux phénomènes antérieurs un léger œdème des malléoles. La quantité quotidienne d'urine est de 350 ccm. Sa densité de 1,017. L'urine est sans albumine, mais contient de rares tubes pâles. Le 10 janvier, le pouls du matin a une fréquence de 124, le soir, il bat 128 fois par minute. La dyspnée est tellement forte, que la malade est obligée de garder la position assise. La quantité d'urine = 450 ccm. densité : 1,012, acide, sans albumine.

Le 11 janvier au matin, pouls : 124 ; le soir, 152 pulsations. Le nombre des respirations est de 25, tous les muscles respirateurs accessoires entrent en jeu. Quantité : 400 ccm.; densité : 1,021, réaction acide. Urine fortement albumineuse.

12 janvier. — La malade a bien dormi la nuit. Dans la matinée, la dyspnée est un peu moins intense ; au lieu des bruits normaux du cœur, on constate à la pointe et au niveau de l'orifice mitral un souffle assez fort. Au-dessus du cœur : un bruit de frottement distinct. Quantité d'urine, 500 ccm.; densité : 1,020, réaction fortement acide, faiblement albumineuse.

12 janvier. — Matin, Pouls, 96 pulsations, soir, 120. Le décubitus provoque aussitôt de la dyspnée, aussi la malade garde-t-elle le plus souvent la position assise. Quantité d'urine = 500 ccm.; densité = 1,020, fortement acide, légèrement albumineuse. Les jours suivants n'apportent pas de changement notable dans les symptômes ; la fièvre persiste, les signes physiques restent les mêmes. L'urine ne dépasse pas dans les vingt-quatre heures 650 ccm., contenu en albumine variable, même nul pendant un jour.

A L'AUTOPSIE on constate dans l'intérieur de la boîte crânienne une injection veineuse des *méninges;* à part cela, rien d'anormal.

Dans le thorax, le *poumon* droit adhère à la plèvre costale par des exsudats fibrineux, minces et déposés sur le lobe supérieur.

Le lobe inférieur est légèrement œdématié, les poumons eux-mêmes sont en tous points perméables à l'air. La face interne des deux organes adhère au péricarde. Dans la cavité de ce dernier, on trouve un peu de sérosité. Sa surface interne est lisse. *Cœur*. — Peu de sang dans l'intérieur des ventricules. Le bord libre de la valve interne de la mitrale est légèrement épaissi et couvert de végétations tournées vers la lumière de l'orifice auriculo-ventriculaire. Les valvules sigmoïdes de l'aorte présentent des excroissances fibrineuses solides sur le bord libre du côté de la cavité du ventricule ; les deux ventricules sont dilatés, la paroi musculaire n'est point épaissie.

Le *rein* droit a 10^{c},4 de long, 5^{c},8 de large et 2 centimètres d'épaisseur ; le rein gauche a 10^{c},4 de long, 6^{c},5 de large et 2 centimètres d'épaisseur. La surface lisse est couverte de légères ecchymoses, la couche corticale d'épaisseur normale, les pyramides striées, énormes et congestionnées.

A l'extrémité inférieure du rein droit se trouve un infarctus solide, gros comme une noisette, cunéiforme, entouré d'une aréole rouge et présentant une coloration légèrement jaunâtre. La muqueuse du bassinet est faiblement injectée.

La *rate* a une forme irrégulière, sa capsule fibreuse est comme ratatinée, la pulpe splénique est d'une consistance molle et gorgée de sang. Le *foie* présente des bords épais et une surface lisse ; le diamètre longitudinal du lobe droit est de 23^{c},9, le diamètre transversal de 15^{c},6, et son épaisseur de 5^{c},4. Le tissu est mou et hypérémié. Rien de particulier dans les autres organes.

Dans ce cas, la quantité d'urine diminuée, la grande densité, le contenu en albumine, et la rare apparition des cylindres ne peuvent être considérés que comme les signes d'une stase rénale, telle que nous en avons déjà vu auparavant, et non point comme des symptômes des infarctus. Il existe cependant des cas exceptionnels où ceux-ci se caractérisent par des signes qui leur sont propres, si c'est un département vasculaire considérable qui est atteint. Ainsi TRAUBE (*l. c.*, p. 77) a pu diagnostiquer la présence d'un infarctus pendant la vie, dans le cas que nous allons citer :

L..., constructeur de machines, âgé de dix-huit ans, entra en traitement au mois d'octobre 1853. Il se rappelle avoir eu des cauchemars vers l'âge de sept ans ; cependant plus tard il a joui d'une santé tellement excellente, qu'il a pu se livrer aux exercices les plus fatigants sans la moindre difficulté.

Il y a deux mois, il ressentit une douleur lancinante au mollet droit, qui céda cependant à l'application de ventouses scarifiées. Depuis six semaines, il se plaint d'une lassitude inaccoutumée ; après s'être livré à un travail pénible, il a éprouvé une sensation de constriction autour du thorax. Depuis quatre semaines, une toux sèche, et de temps en temps une douleur pulsative dans la région temporale sont venus s'ajouter à ces premiers phénomènes. Il y a huit jours reparut la même douleur déchirante qu'il avait ressentie. Cette fois elle existait dans les deux mollets, mais elle disparut de nouveau et spontanément.

Le malade est un homme de constitution robuste en apparence, d'un embonpoint modéré, mais ses lèvres et ses joues sont pâles. Pouls = 108, urine claire et d'un rouge intense. A l'examen du cœur, on constate une insuffisance des valvules aortiques, avec dilatation et hypertrophie des deux ventricules. La veine jugulaire externe gauche présente une dilatation isochrone à la systole ventriculaire (pouls veineux). Du 10 au 13 octobre, la fréquence du pouls oscillait entre 92 et 96. L'urine était extrêmement rare, rouge et de temps en temps sédimenteuse.

Dans la nuit du 13 au 14 octobre, vers une heure, le malade fut brusquement réveillé par une douleur violente dans la région rénale droite, et qui s'étendait jusque dans la cuisse du même côté, après s'être porté encore assez bien la veille au soir et n'avoir éprouvé aucun malaise.

La pression exercée sur la région lombaire droite, immédiatement au-dessous de la douzième côte, en dedans et en haut, était extrêmement douloureuse. Quand le malade reste couché sur le côté droit, il n'éprouve presque aucune douleur, mais celle-ci se réveille au moindre mouvement et au plus léger effort de toux.

En outre, le malade souffre de pesanteur dans la région hypogastrique et de douleur pendant la miction. L'urine est extrêmement rare et chargée d'un abondant sédiment d'urates. On prescrit au malade une solution de gomme pour tisane et une application de sangsues *loco dolenti*; grâce à ce traitement, les douleurs sont un peu calmées.

Dans la soirée du 16, le pouls battait 126 pulsations. Les douleurs dans la région rénale avaient considérablement diminué. Mais la quantité nycthémérique de l'urine n'était que d'environ dix-huit onces ; elle était d'un rouge foncé et chargée d'un sédiment d'urates, point albumineuse.

Le 19, à quatre heures de l'après-midi, il y eut subitement un vomissement de matières vertes accompagné d'une altération profonde des traits. La pâleur des joues et des lèvres avait considérablement augmenté. Extrémités froides; pouls, 124.

Les douleurs dans la région rénale n'étaient pas plus vives. Urine sans changement. Les vomissements reviennent à plusieurs reprises; il s'y ajoute, le 20, une grande anxiété et de l'agitation; dans la nuit du 20 au 21, aussi un peu de dyspnée. Les autres symptômes persistent. Le malade succombe le 23 octobre, à deux heures et demie de l'après-midi.

AUTOPSIE. Le corps est très-amaigri. Le *cœur* mesure dans son plus grand diamètre 16c,6. La distance entre l'origine de l'artère pulmonaire et la pointe du cœur = 13c,1 ; la plus grande largeur du cône ventriculaire = 10c,5. Les deux ventricules fortement dilatés. La plus grande épaisseur pariétale du ventricule gauche = 1c,3, celle du ventricule droit = 96 millimètres. La fibre charnue est pâle et molle. Les muscles papillaires du ventricule gauche paraissent atrophiés; leur chair est pâle, mais sans stries du tissu cellulaire. Même état dans une partie des trabécules voisins, dont quelques-uns ne paraissent plus constitués que par l'endocarde. Les valvules semilunaires de l'aorte épaissies, rugueuses, couvertes de végétations verruqueuses; une d'elles présente une déchirure. Les deux *poumons* légèrement œdématiés, sans tubercules.

Le *péritoine* et le canal intestinal sont intacts. La *rate*, augmentée de volume, contient un infarctus gros comme une noisette, en voie d'atrophie. Le *rein droit* plus grand que le rein gauche; tous les deux contiennent un nombre presque égal de petits infarctus pour la plupart en voie de dégénérescence granulo-graisseuse. En dehors de ces petits infarctus, le rein droit en contient un très-grand qui occupe toute la partie moyenne du rein; il s'étend du bord convexe jusqu'au hile, et est long presque de 5c,2; c'est aussi le seul qui proémine à la surface du rein.

Le processus embolique s'accusait manifestement dans ce cas par l'apparition subite de la douleur violente dans la région rénale qui, rapprochée de l'insuffisance mitrale ancienne et de l'endocardite encore récente, conduisit au diagnostic. Mais des cas comme celui-ci comptent déjà parmi les exceptions les plus rares, et les gros infarctus (ceux des vaisseaux non capillaires) évoluant comme nous l'avons vu, sans symptômes particuliers, on ne saurait s'étonner que les embolies capillaires, ne se révèlent par aucun symptôme pendant la vie, même si les infarctus subissent des transformations régressives. Il faut ajouter, en outre, que ces infarctus ne se présentent que comme symptômes partiels du grand processus général, que l'on désigne sous le nom d'infection pyémique. Les symptômes de la pyémie tels que les frissons, etc., doivent donc occuper la première place, et il n'est pas possible de reconnaître l'affection du rein en tant qu'organe isolé. Les cas morbides fournissant la preuve de ces assertions ne font pas défaut, et je dois faire remarquer que beaucoup de cas appartenant à cette forme pathologique ont été cités par RAYER en partie comme exemples de suppuration simple, en partie rangés dans la catégorie des maladies produites par les virus.

MARCHE.

L'évolution des grands infarctus est en général favorable. S'ils sont de petit volume, ils peuvent subsister pendant longtemps sans exercer une influence essentielle sur l'état général; la dégénérescence graisseuse, la résorption et la cicatrisation en sont les issues les plus ordinaires, tandis que leur terminaison par gangrène est heureusement extrêmement rare. Tous les foyers qui dépendent d'une embolie capillaire prennent un caractère très-fâcheux; car leur développement ne se faisant le plus souvent qu'à la fin d'une maladie primitive et grave, ils contribuent aussi le plus souvent à accélérer l'issue fatale. Il est très-difficile de préciser la part que prend l'affection rénale à la terminaison mortelle de tout le processus, une série d'organes, qui sont presque tous d'une égale importance, étant le plus souvent simultanément attaqués.

PRONOSTIC.

La forme métastatique a presque toujours une évolution mortelle, si elle fait partie de la pyémie. Là aussi le pronostic n'est pas déterminé par l'affection des reins, mais bien par la gravité de la maladie principale. Mais ces abcès rénaux forment un anneau de la chaîne pathologique et contribuent à la terminaison fatale. Il faut surtout avoir égard à la forme pyémique dans les opérations pratiquées sur la vessie, spécialement dans la lithotritie. S'il se présente peu après l'opération des frissons irréguliers, c'est le plus souvent un signe de la suppuration rénale, et alors le pronostic devient extrêmement fâcheux. J'ai à peine besoin de dire que l'inflammation tant métastatique que suppurative est encore plus fâcheuse si elle s'accompagne soit dans le même rein, soit dans l'autre, d'une affection parenchymateuse qui, en elle-même, donne déjà lieu à un pronostic si grave.

DIAGNOSTIC.

La forme métastatique ne peut être reconnue, quand il s'agit de gros infarctus, que dans des cas exceptionnels aussi rares que celui cité par Traube, où la soudaineté de l'apparition, jointe aux circonstances étiologiques, permirent de reconnaître la maladie. L'étiologie peut faire soupçonner la présence des dépôts pyémiques, mais il n'existe aucun élément certain de diagnostic.

Il va sans dire qu'il ne saurait être question d'un traitement des formes métastatiques, particulièrement en ce qui touche la localisation du mal dans les reins, que dans les cas (comme dans celui cité par Traube), où se présente un très-volumineux infarctus. En pareille occurrence, le traitement antiphlogistique local, tel qu'il avait été appliqué, est très-utile, et l'on devrait y recourir dans des cas analogues. Il n'en est plus de même dans les nombreux cas où les foyers sont petits ; le diagnostic manque alors des bases sur lesquelles le traitement pourrait s'appuyer.

VII

PYÉLITE ET PYÉLO-NÉPHRITE

INDICATIONS BIBLIOGRAPHIQUES

RAYER. *Loco citato*, III, p. 1-221.
TODD. *Clinical Lectures : Pus in the Urine.*
LEMAISTRE. *Revue médico-chirurgic. de Paris*, 1854.
OPPOLZER. *Wiener med. Wochenschrift*, 1860.
BASHAM. *The Lancet*, 1860.
VOGEL. *Loc. cit.*, p. 697.

L'inflammation de la muqueuse des calices et du bassinet n'atteint le plus souvent qu'un seul rein, rarement les deux à la fois. D'après son caractère anatomique, elle est catarrhale, croupale ou diphthéritique. La forme catarrhale est la plus fréquente, la forme diphthéritique l'est moins, et la croupale est la plus rare. Suivant la marche qu'elle suit, elle affectera la forme aiguë ou chronique; c'est cette dernière que l'on rencontre le plus habituellement.

Dans les degrés légers de la forme catarrhale, on ne constate qu'une hypercrinie de mucus et une prolifération épithéliale; dans les cas aigus bien caractérisés, notamment dans ceux qui sont produits par la présence de calculs, la muqueuse présente une coloration d'un rouge foncé, elle est recouverte d'un abondant réseau de capillaires turgescents et de pus lorsque le mal dure depuis longtemps. Si c'est le scorbut qui est la maladie primitive ou si l'on a affaire à la diathèse hémorrhagique, la rougeur est plutôt pétéchiale, et parfois même aussi on trouve une suffusion sanguine étendue de la muqueuse. Le tissu sous-muqueux est habituellement infiltré et s'hypertrophie avec les progrès du mal.

Les lésions sont tout autres dans les cas où l'évolution morbide est chronique d'emblée. L'injection ne tient plus la première place; si elle existe, elle est plus foncée et provient de la réplétion de veines variqueuses. La coloration de la muqueuse est blanchâtre, ce qui tient aux dépôts phosphatiques mélangés avec du pus qui la recouvrent. Le tissu de la muqueuse est épaissi, sa surface présente parfois une coloration noirâtre et pigmentée.

Les formes chroniques, surtout celles qui proviennent de la rétention d'urine, se compliquent presque toujours de dilatation des calices et du bassinet, de sorte qu'elles présentent, dans des cas bien caractérisés et de longue durée, une loge à plusieurs compartiments, dont chacun débouche dans le bassinet dilaté. Alors la cavité de ce dernier contient toujours de l'urine, mélangée avec du pus et du mucus, parfois aussi avec du sang. L'accumulation incessante du liquide exerce une pression sur la substance rénale, qui est refoulée et atrophiée à tel point que souvent il n'en reste que des couches d'une épaisseur d'une ligne, formant une sorte de coque extérieure.

Par suite de l'action que l'urine décomposée et devenue partant ammoniacale exerce sur le pus, la masse contenue dans le bassinet est souvent visqueuse et résistante; dans d'autres cas, elle se transforme en une bouillie calcaire, par suite du dépôt de sédiments phosphatiques.

Le plus souvent on rencontre dans le bassinet dilaté des

concrétions dont la forme s'adapte à celle du foyer de formation et qui présentent tantôt une configuration simple, tantôt des ramifications arborescentes pareilles à celles du corail. Nous n'entrerons pas ici dans des détails sur les concrétions, puisque nous devons en parler longuement dans un chapitre spécial.

Les parasites (parmi lesquels on connaît surtout les échinocoques) se trouvent beaucoup plus rarement; quant aux autres parasites (tels que le strongle géant), on a encore des doutes justifiés sur leur existence.

Les *terminaisons* de la pyélite varient : dans l'affection unilatérale, la terminaison sera surtout favorable, si une partie du liquide contenu dans les calices et le bassinet est résorbée et que ceux-ci se rétrécissent autour des sédiments que le liquide a précipités, et si le tissu cellulaire environnant s'hypertrophie et forme une coque épaisse dans laquelle se produisent même parfois des plaques ostéoïdes. Alors l'uretère s'oblitère jusqu'à devenir un cordon solide; bref, la partie atteinte de l'appareil urinaire s'atrophie et l'autre rein resté intact compense par son hypertrophie les troubles de sécrétion engendrés par le premier.

Il y a une autre terminaison qui est beaucoup moins heureuse, bien qu'elle aussi présente des chances variables de guérison. C'est la suivante : une inflammation intense, aiguë ou chronique, produit une ulcération de la muqueuse qui pénètre de plus en plus profondément, car elle est incessamment exposée à l'action irritante de l'ammoniaque par son contact avec l'urine décomposée, ou, dans d'autres cas, à celle produite par la présence de corps étrangers, et finit par amener une perforation. Fréquemment cette issue devient fâcheuse surtout parce qu'elle se complique d'une infiltration d'urine dans les tissus environnants, ce qui entraîne un phlegmon gangréneux de ces tissus. Cette terminaison, grave en elle-même, présente cependant différentes modalités, suivant la direction que prend la perforation. Tandis que l'épanchement dans le sac du péritoine provoque une inflammation rapidement mortelle, une fistule venant s'ouvrir au dehors peut amener une solution favorable, qu'elle ait lieu dans la région lombaire postérieure ou, plus bas encore en avant ou en dessous, vers le ligament de Poupart, ou du côté du périnée. S'il s'est produit, avant la perforation, une adhérence avec les organes voisins, la rupture du foyer dans l'intestin (soit dans le duodénum, ce qui est rare; soit dans le côlon, ce qui est plus fréquent) laisse plus d'espoir, que s'il existe des perforations étendues dans le foie ou la rate, ou bien même (ce qui est excessivement rare), à travers le diaphragme. Si les ulcérations restent superficielles, elles peuvent se cicatriser, et alors on trouvera à leur place des cicatrices étoilées plus ou moins considérables.

D'après les indications de Rokitansky, une infiltration d'urine pénétrant du bassin dans la substance rénale peut même produire une destruction gangréneuse des calices et du bassinet tout entier.

La forme diphthéritique est, de même que la forme croupale, seulement un phénomène partiel de processus morbides fondamentaux graves, notamment de la pyémie et des maladies zymotiques, auxquels toutes les muqueuses participent plus ou moins. Dans ces cas, la muqueuse est infiltrée d'un épais exsudat, ou recouverte de fausses membranes. Si ces néo-membranes se détachent cela ne peut se faire sans perte de substance, sans ulcération. Ces ulcérations s'incrustent facilement d'urates. Des ulcérations, catarrhales à l'origine, peuvent aussi devenir diphthéritiques, circonstance qui est particulièrement défavorable.

Parmi les complications de la pyélite, la néphrite suppurée est la plus fréquente; cependant on rencontre assez souvent aussi dans le rein d'autres formes inflammatoires. L'appareil urinaire en entier peut être atteint à un endroit ou à l'autre jusqu'à l'orifice de l'urèthre, et nous ne pouvons ici que renvoyer le lecteur à ce que nous avons dit à propos de la néphrite suppurée.

Enfin, nous devons encore ajouter que la pyélite s'ajoute parfois aux néoplasies du rein, au carcinome et à la tuberculose.

CAUSES.

On rencontre la pyélite à tous les âges ; elle se présente cependant plus fréquemment dans un âge avancé que pendant la jeunesse, et plus souvent aussi chez les hommes que chez les femmes.

Par voie d'expérience, on a constaté deux espèces de causes : les unes mécaniques et exerçant une action locale, les autres dyscrasiques et sous la dépendance de processus morbides généraux, surtout de ceux qui se combinent volontiers avec des maladies de la muqueuse. Les premières sont les plus fréquentes et dans ce premier cas, l'irritation s'exerce sur la muqueuse de plusieurs façons :

1° Par des concrétions, sous forme de gravier ou de pierres, lesquelles se produisent au début dans les calices, grandissent peu à peu et augmentent tellement de nombre et de volume qu'à la fin elles remplissent parfois tout le bassinet. Dans certains cas, on trouve de grands et nombreux calculs qui n'avaient provoqué aucun phénomène particulier pendant la vie ; dans d'autres, ils produisent les lésions phlegmasiques les plus violentes, accompagnées d'hémorrhagies profuses et d'une suppuration abondante, et amènent à leur suite l'ulcération et la perforation. Bien que la constitution chimique des calculs, de laquelle dépend l'état de la surface, ne soit pas sans influence sur la diversité des désordres, elle ne peut cependant pas, à elle seule, en donner une explication suffisante.

2° Dans des cas extrêmement rares, la pyélite est causée par la présence de parasites, parmi lesquels on connaît particulièrement les échinocoques et l'on admet comme probable le strongle géant.

3° Par la décomposition de l'urine stagnante. —Lorsqu'un obstacle s'oppose au libre écoulement de l'urine soit un corps étranger ou une autre obstacle quelconque siégeant dans l'urèthre, la vessie ou les uretères, ou bien, chez les vieillards l'hypertrophie de la prostate ou la parésie vésicale, l'urine séjourne et stagne dans les voies urinaires supérieures, et il se produit à la suite de l'irritation exercée par l'ammoniaque, notamment s'il y a eu décomposition de l'urine, une inflammation de la muqueuse. Cela n'a cependant pas toujours lieu, car souvent l'influence de la stase urineuse ne se fait sentir que par une dilatation secondaire des parties situées au-dessus de l'obstacle, sans aucune inflammation consécutive.

4° Par l'action spécifique de quelques remèdes : tels que les cantharides, la térébenthine et lès balsamiques. Déjà, à plusieurs reprises, nous avons eu l'occasion de montrer que le parenchyme des reins n'est que bien rarement affecté par les substances précitées, et que ce sont essentiellement les muqueuses de l'appareil urinaire sur lesquelles ces substances exercent leur action. Parmi ces muqueuses, celle de la vessie est particulièrement atteinte, ce qui se traduit par une cystite comme maladie consécutive propre. Mais, dans certains cas, le bassinet est également atteint, et particulièrement sous forme d'inflammation croupale avec élimination d'exsudats coagulables par l'urine. D'ordinaire l'affection est, dans ces cas, aussi passagère que la cause qui lui a donné naissance.

La pyélite peut encore se produire par propagation d'une

inflammation rénale, quelle que soit la forme qu'elle revête. On la rencontre donc fréquemment, mais à un très-faible degré, dans la maladie de Bright, et surtout fréquemment dans ses formes purulentes, où la pyélite est tantôt cause, tantôt effet.

Mais elle peut se propager aussi bien par en bas que par en haut, et les affections inflammatoires de l'un des organes excréteurs de l'urine, notamment les maladies de la vessie et la blennorrhée de l'urèthre, retentissent sur le bassinet, et provoquent médiatement son inflammation.

On ne sait pas encore quels sont les rapports de la pyélite avec la grossesse, et si des conditions normales, de pression de l'utérus peuvent la provoquer, par suite des changements opérés dans la circulation. Mais l'on a observé des cas où la pyélite est revenue à la même époque pendant plusieurs grossesses, sans que l'on ait pu lui assigner de cause extérieure appréciable. Sans doute, l'utérus gravide exerce une pression sur les uretères et fait naître une stase rénale avec pyélite secondaire, si, par hasard la grossesse se combine avec un rein en fer à cheval, car dans ce cas les uretères passent au-devant du rein unique. Koster (*Archief van Donders en Koster*, 1866) a publié un cas intéressant qui rentre dans cette catégorie.

On ignore si des lésions extérieures, telles que les traumatismes, peuvent provoquer directement la pyélite. Mais il n'est pas invraisemblable qu'elles fassent naître, par l'intermédiaire de caillots sanguins, des concrétions sous forme de gravier et de pierre, de sorte qu'on peut très-bien leur assigner une place parmi les causes indirectes.

La pyélite est assez souvent secondaire et se montre à la suite des maladies générales :

Après le typhus, elle revêt la forme catarrhale. Le plus souvent elle ne se développe que lorsque le processus typhique a déjà terminé son évolution, et sous cette forme elle est assez fréquente. Je l'ai observée à plusieurs reprises après le typhus et je suis convaincu que bien des albuminuries légères qui souvent traînent assez longtemps après les fièvres nerveuses, tiennent à cette même affection. Elle se montre aussi parfois dans la période de desquamation de la scarlatine, dans la rougeole, et, en général, dans les exanthèmes compliqués d'affections catarrhales des muqueuses.

La forme diphthéritique n'accompagne que les graves affections primitives, telles que le choléra, la pyémie, les affections charbonneuses, enfin la scarlatine et la variole graves. Parmi ces dernières, c'est surtout la variole hémorrhagique qui se combine avec une pyélite diphthéritique étendue. Le plus souvent ici la plupart des muqueuses sont atteintes, et l'importance du processus localisé dans les reins disparaît et s'efface, pour ainsi dire, devant la gravité de l'affection primitive; mais parfois (comme dans les cas mentionnés en dernier lieu) c'est le mal secondaire qui peut jouer le rôle capital.

La forme hémorrhagique de la pyélite se rencontre (nous l'avons déjà indiqué) comme complication du scorbut, de la maladie de Werlhof et d'autres dyscrasies, caractérisées par un état de dissolution du sang.

Il existe enfin des cas rares où la maladie se présente d'une façon spontanée et sans la moindre cause extérieure appréciable; alors elle s'est développée sous des influences inconnues, peut-être de certaines conditions atmosphériques. Son apparition fréquente dans notre ville me porterait à admettre l'influence particulière d'un climat humide sur son développement.

SYMPTÔMES.

Il n'y a que la seule forme catarrhale de la pyélite et encore seulement lorsqu'elle se présente soit comme affection spontanée, soit à la suite du typhus, de la scarlatine, du scorbut et de conditions pathologiques analogues, ou bien, quand elle est causée par des irritations mécaniques (ce qui est le cas le plus fréquent), il n'y a, dis-je, que cette seule forme de la pyélite qui s'accuse par un ensemble de symptômes qui lui soit propre. Les formes diphthéritique ou croupale, au contraire, de même que celles qui compliquent des inflammations rénales, ne se constatent que sur le cadavre, parce que dans celles-ci l'affection protopathique domine la scène.

Mais quelles que soient les causes qui déterminent la forme catarrhale de la pyélite, *la modification que l'urine a subie* en constitue le caractère le plus essentiel. Déjà, tout à fait au début de la forme aiguë, l'urine est mélangée de sang provenant de la rupture des vaisseaux distendus. Dans l'irritation déterminée par des calculs, qui presque toujours s'accompagne d'hémorrhagie, l'urine est émise avec douleur et goutte à goutte ; elle est d'une coloration rouge clair et charrie le plus souvent des cristaux d'urate. En dehors de ceux-ci et du sang, le mucus, augmenté de quantité, se précipite après un certain repos de l'urine, sous forme d'un nuage floconneux. Aussitôt que la forme aiguë tend à la chronicité, ou si elle a, dès l'abord, affecté cette dernière forme, l'urine contient le plus souvent aussi du sang en quantité plus ou moins considérable (variant selon la cause du mal), du mucus en plus grande abondance, *et constamment du pus*.

Dans la pyélite calculeuse, j'ai aussi observé des cas où le sang n'apparaissait dans l'urine qu'au moment de l'accès, et faisait défaut dans l'intervalle des crises douloureuses, tandis que l'albumine et le pus s'y rencontraient aussi dans les intervalles, la première, il est vrai, en moins grande quantité. Dans ces cas, l'urine présentait, déjà au moment de son émission, un aspect trouble; après un certain repos, le liquide s'éclaircissait, en laissant déposer un sédiment blanc jaunâtre d'un volume plus ou moins considérable. Le liquide clarifié au-dessus du sédiment, traité par la chaleur ou l'acide nitrique, donnait un précipité d'albumine, provenant de la sérosité purulente. Il va sans dire que la réaction albumineuse ne se présente que si l'urine en question n'est pas alcaline ; dans ce dernier cas, il faudrait d'abord la filtrer et l'acidifier. La quantité d'albumine n'est d'ailleurs point toujours proportionnelle à la quantité du pus; le plus souvent elle est beaucoup plus considérable, même lorsque la néphrite n'est pas encore compliquée de pyélite. Dans le sédiment précipité de l'urine, se trouvent les corpuscules purulents que l'on reconnaît facilement en les traitant par l'acide acétique qui rend leur noyau apparent ; ce qui les fait encore reconnaître (et ce qui est particulièrement significatif si on le rencontre), ce sont les formes imbriquées caractéristiques des épithèles qui tapissent la muqueuse du bassinet. Mais je me vois obligé d'avouer que ce dernier caractère se rencontre très-rarement : dans la plupart des pyélites que j'ai observées, ces formes épithéliales ne se trouvaient pas dans le sédiment. Leur absence ne prouve donc rien contre l'existence de la pyélite. On trouve un peu plus souvent des cellules oblongues, contenant un et plusieurs noyaux et provenant des couches profondes de l'épithélium, et de plus des coagulations muqueuses.

La quantité nycthémérique de l'urine est souvent accrue. Notamment après des fièvres exanthématiques, je l'ai vue monter au-dessus de 3,000 ccm. Mais, dans d'autres cas, elle était si considérable, qu'en rapprochant ce fait de sa faible densité, on pouvait, à un examen superficiel, aisément confondre cette affection avec l'atrophie du rein. Je citerai, comme preuve à l'appui la relation abrégée du cas suivant, dans lequel, d'ailleurs, l'urine ne contenait pas de sang.

W. Wetzlar, ouvrier, âgé de 48 ans, à l'exception d'une bronchite dont il a été affecté auparavant, a toujours joui d'une santé parfaite. Il est atteint depuis son enfance d'un phimosis léger. Admis dans mon service en 1866, il éprouvait, disait-il, depuis environ 4 mois, un sentiment désagréable de lourdeur dans la région rénale et une certaine irritation dans l'urèthre pendant l'acte de la miction. De l'exploration faite à l'aide du cathéter, il résulta que l'urèthre était partout perméable et que la vessie n'était pas sensible, pas même à une pression exercée du côté du rectum. L'urine, fraîchement émise, était extrêmement pâle, à réaction le plus souvent acide, mais parfois légèrement alcaline; au repos, elle déposait un sédiment composé exclusivement de cellules purulentes. En appliquant les réactifs ordinaires, on constata la présence d'albumine en quantité peu considérable et proportionnelle à celle de pus; certains jours, elle faisait même complétement défaut, de même que parfois l'urine ne contenait presque point de pus. Les quantités nycthémériques étaient de :

4,000	cent. cubes.	1,007	densité.
4,000	—	1,009	—
3,850	—	1,010	—
3,500	—	1,009	—

Contenant 23 grammes de chlorure de sodium, 29 grammes d'urée.

Après des fluctuations passagères de 2,580 à 3,300 ccm., on trouve encore, sous l'influence de l'administration de 9 grains (50 centigr.) d'acide gallique par jour, les quantités suivantes dans les 24 heures :

1,980	cent. cubes.	1,014	densité.	1,45 %	urée.	Le régime étant toujours le même lorsque les fonctions gastriques sont normales, c'est-à-dire par jour une demi-livre de viande, un litre de lait, etc.
2,500	—	1,010	—	1,48	—	
2,800	—	1,010	—	1,45	—	

2,560 cent. cubes.	1,012 densité.	1,38 % urée.	A ce moment, on administre par jour 27 grains (1gr,60) d'acide gallique.
3,000 —	1,010 —	1,48 —	
3,900 —	1,009 —	» —	
2,600 —	1,010 —	1,76 —	
3,000 —	1,009 —	» —	

Même après l'usage de tannin (2 grammes par jour), le malade excrétait encore le plus souvent, 2,000 ccm. d'urine et même plus dans les 24 heures.

Oppolzer pense que beaucoup de cas de diabète dit insipide ne sont autres que des pyélites méconnues.

Dans d'autres cas, la quantité ne s'écarte pas de l'état normal; pour moi, je l'ai vu diminuée dans des pyélites compliquées de néphrite purulente.

La *densité* est souvent diminuée, à côté d'une augmentation quantitative de l'urine; d'autres fois elle est normale.

La *réaction* de l'urine est toujours acide, quelle que soit la quantité de pus qu'elle renferme, à moins que d'autres causes étrangères à la pyélite, telles que l'introduction de sondes mal nettoyées, une ischurie persistante avec stagnation de l'urine, l'usage continu d'alcalins ou d'acides organiques (végétaux) ne la rendent alcaline.

Bien que les propriétés physiques et chimiques énumérées ci-dessus, caractérisent avec beaucoup de précision l'état de l'urine, on ne doit cependant pas se contenter d'un seul examen de ce liquide, si l'on ne veut pas s'exposer à des erreurs. Car précisément l'une des formes les plus fréquentes de la pyélite, c'est-à-dire la forme calculeuse, présente parfois cette particularité que les qualités de l'urine changent dans les 24 heures. Si bien que, même dans des cas bien accusés, elle est tantôt claire et transparente, en un mot parfaitement normale, et d'autres fois trouble et présentant tous les caractères décrits ci-dessus. Dans un cas rapporté par Richardson (*Dublin Hosp. Gaz.*, 1855), la sécrétion purulente disparut tout à fait durant 4 mois entiers. Dans d'autres cas, au contraire, il se produit des alternatives à courtes périodes. Cette variation dans les caractères de l'urine peut s'expliquer de la façon suivante : L'uretère est parfois bouché périodiquement par une petite concrétion ou par tout autre corps étranger, de sorte que l'écoulement par le bassinet malade est arrêté et alors la vessie ne fait sortir que l'urine sécrétée par le rein intact. Si une pareille occlusion des uretères se présente quand les deux reins sont affectés (ce qui heureusement est rare), il en résulte une anurie complète, l'urine n'est plus éliminée du tout, et le malade succombe à bref délai, en présentant les symptômes d'une intoxication urémique, à moins que les concrétions ne soient expulsées.

Harvey (d'Édimbourg) raconte le cas d'un jardinier âgé de 60 ans, qui souffrait depuis plusieurs années de coliques néphrétiques se terminant chaque fois par l'expulsion de concrétions uratiques. Un jour il fut repris de ses douleurs, après avoir joui d'une parfaite santé jusqu'à ce moment, mais cette fois il ne put expulser une seule goutte d'urine. La douleur était localisée dans la région des deux reins et suivait le trajet des uretères. Le cathéter introduit dans la vessie ne pouvait non plus en faire sortir une seule goutte. 24 heures après le début de ces accidents, apparut un délire calme qui alla toujours en augmentant et fut à la fin remplacé par un coma complet. Le malade succomba dès le 5e jour. A la nécropsie, on constata dans chacun des uretères, à peu près au milieu de ces organes, un petit calcul, et ces calculs remplissaient si exactement la lumière des uretères que la pression des doigts ne pouvait même pas les faire progresser dans ces canaux.

Il faut aussi savoir (et c'est un point très-important pour le pronostic) que, dans des cas, rares il est vrai, cette anurie complète se produit même lorsque la pyélite calculeuse et l'obstruction des uretères n'existent que d'un seul côté, circonstance que connaissait déjà Morgagni puisqu'il disait : « Nam etsi non semper haud rarissime tamen contingit, ut uno affecto rene alter quoque in consensum trahatur. » (*Epist.* IX, 5).

Bourgeois a rapporté le cas d'un homme âgé de 79 ans (*Union médicale*, 1855, n° 31) qui avait eu déjà plusieurs accès de colique néphrétique du côté droit avec anurie, sans que jamais l'urine émise eût été chargée de gravier, et succombait à un accès ultérieur d'anurie complète après 9 jours de souffrance. A la nécropsie, on trouva dans l'uretère droit, à 6 ou 7 centimètres au-dessous du rein, une pierre brune d'un poids de 5 1/2 gr. et formant une pyramide irrégulière. L'uretère, fortement dilaté, contenait de l'urine ammoniacale; le bassinet était agrandi du triple et enflammé. L'uretère gauche était libre, le rein n'était pas altéré.

Nous assistons tout à fait au même processus lorsque la pyélite calculeuse atteint un rein unique. — Debout (*Bullet. de thérapeutique*, 1861) a rapporté encore récemment un cas analogue : L'un des reins était atrophié au point de ne pas dépasser le volume d'une châtaigne, l'uretère correspondant formait un cordon fibreux ; dans l'autre rein, le bassinet était rempli de grandes concrétions. L'*anurie* était le symptôme le plus saillant.

Dans les formes de pyélite chronique anciennes et qui sont toujours accompagnées de la dilatation du bassinet de suppuration du rein, ce qui fait qu'on les décrit simplement comme abcès rénaux, bien qu'en fait elles représentent une des formes de la pyélo-néphrite, dans ces formes de pyélite chronique, disons-nous, il s'ajoute encore aux symptômes sus-mentionnés un phénomène local : la formation d'une tumeur dans la région rénale, perceptible à l'inspection, à la palpation et à la percussion. Ce symptôme est particulièrement net si l'affection n'existe que d'un seul côté, parce qu'alors c'est l'autre qui sert de terme de comparaison. Si une tumeur semblable n'existe donc que d'un côté, la région lombaire de ce côté est visiblement élargie et l'on obtient à la percussion, en faisant coucher le malade sur le côté, à la face postérieure, une matité anomale et à la face antérieure un son clair, tympanique ou d'autres fois une sonorité beaucoup plus obscure.

A l'aide de la palpation, l'on constatera la présence d'une tumeur lisse ou légèrement bosselée à fluctuation obscure, dont les limites peuvent être fixées par les doigts. S'il se trouve des anses intestinales du côté droit, entre la partie supérieure et la partie inférieure du foie, sa délimitation sera possible; si, au contraire, le bassinet adhère solidement aux organes voisins, les erreurs sont très-faciles. L'extension d'une telle tumeur, de même que son poids, est souvent très-considérable, et on l'a vue pénétrer profondement dans l'hypogastre. Dans les cas de pyélo-néphrite calculeuse, où l'obstruction momentanée d'un uretère empêche l'écoulement de l'urine qui s'excrète de nouveau, une fois l'obstacle vaincu, on a observé un accroissement et une diminution de la tumeur proportionnels à l'intensité plus ou moins grande de la douleur.

A côté des troubles de la diurèse qui se rencontrent dans tous les cas et de la formation de tumeurs se produisant dans quelques-uns, l'affection s'accompagne souvent encore de douleurs plus ou moins considérables. Parfois cette douleur est circonscrite à la région des reins, mais plus souvent elle irradie, le long des uretères, au col de la vessie jusqu'au méat de l'urèthre et se fait sentir de la façon la plus pénible précisément en ce point et au périnée, pouvant ainsi faire croire à tort à une maladie de la vessie. Le caractère de la douleur est variable. Les uns la disent lancinante, brûlante, déchirante, les autres la décrivent comme un simple sentiment de lourdeur, de pesanteur, de faiblesse ou de froid surtout le long de la cuisse. Les mouvements violents, les secousses imprimées au corps ou bien une pression extérieure augmentent la douleur, tandis qu'un décubitus tranquille, surtout sur le côté sain ou sur le dos, si l'affection est *bilatérale*, peuvent l'apaiser. Les douleurs violentes paroxystiques que l'on désigne sous le terme de coliques néphrétiques et qui se compliquent constamment, chez les hommes, de douleurs dans les testicules, assez fortes pour en amener la rétraction, n'appartiennent pas tant à l'inflammation de la muqueuse produite par les concrétions, qu'à un étranglement spasmodique dû au passage du calcul à travers le canal étroit de l'uretère. Ces mêmes accès spasmodiques, c'est-à-dire ces coliques néphrétiques, produites par des calculs, se compliquent aussi de troubles gastriques intenses, notamment de vomissements et de constipation en général ; dans les pyélites, aiguë et chronique, la digestion seule au contraire est entravée et souvent il existe de la douleur dans le creux épigastrique.

Les troubles circulatoires se manifestent particulièrement dans les cas chroniques compliqués de néphrite qui souvent se combinent avec une fièvre hectique. Des frissons irréguliers qui se présentent tantôt le soir, tantôt reviennent à plusieurs reprises dans la journée et sont accompagnés de sueurs profuses, minent peu à peu la constitution du malade et le jettent dans le marasme le plus complet. Mais il peut y avoir une suppuration même considérable dans le rein sans fièvre concomitante.

L'observation suivante de Basham (*Lancet*, 1860) est très-instructive en ce qui touche les phénomènes appartenant à la pyélo-néphrite, notamment au point de vue des variations dans le volume de la tumeur :

La nommée Marie-Anne C., âgée de 41 ans, avait passé trois ans dans les Indes occidentales et souffert pendant son séjour dans ce pays de dysenterie et d'une affection de la vessie, se traduisant surtout par des ischuries fréquentes. L'urine fut extraite de temps en temps à l'aide du cathétérisme, et, suivant les indications de la malade, elle aurait été visqueuse et filamenteuse. Vers cette époque, on en avait même retiré, dit-elle, des flocons entiers de muco-pus. Cette affection était accompagnée de fièvre et d'autres phénomènes généraux, de sorte que son état pouvait être considéré comme grave et que les médecins désespéraient même de la guérison. Mais un jour, elle éprouva tout d'un coup la sensation d'un corps étranger s'échappant de sa vessie. Bientôt après, une grande quantité d'un liquide muco-purulent fut excrétée, ce qui procura un grand soulagement à la malade. Revenue à Londres, elle eut encore la dysenterie et, dans le mois d'août, elle fut admise à l'hôpital de Westminster, précisément pour cette affection. Lorsque le docteur Basham la vit (c'était au mois d'octobre), elle éprouvait de fortes douleurs dans la région lombaire qui étaient exaspérées par les mouvements et, à son dire, irradiaient aussi vers la crête iliaque du même côté. En même temps elle ressentait dans la cuisse des engourdissements qui suivaient la direction du nerf cutané externe. En outre, le besoin d'uriner était augmenté et elle éprouvait des douleurs dans le col de la vessie, qui furent apaisées par l'excrétion de l'urine. Celle-ci était trouble à l'état frais et laissait déposer, après un certain temps de repos, un sédiment jaunâtre au fond du vase, tandis que le liquide restait clair dans les parties supérieures, ce dernier était albumineux; le sédiment contenait des corpuscules purulents et des épithèles de l'uretère. A l'examen de l'abdomen, on ne constatait rien d'anormal à sa face antérieure, mais la région lombaire paraissait plus étendue et plus remplie du côté gauche que de l'autre côté. La percussion ne révélait rien de particulier. Mais si l'on exerçait une pression d'avant en arrière sur la région lombaire, la malade ressentait une vive douleur. Après l'administration de la tisane d'uva ursi et de la poudre de Dower, le soir, les douleurs cédèrent un peu jusqu'au 28 octobre; à ce moment, les symptômes changèrent. Tout d'un coup l'urine devint claire; traitée par la chaleur, elle ne présentait plus de pus ni d'albumine, ni aucun sédiment; bref, elle était absolument normale. Mais avec cela les douleurs augmentèrent beaucoup, la région lombaire gauche devint plus saillante, et le côté gauche de l'abdomen s'élargit aussi visiblement et d'une façon tout à fait asymétrique. On percevait distinctement la fluctuation dans la tumeur et la plus légère pression provoquait une douleur vive et poignante qui s'étendait jusqu'à la vessie. L'état général était mauvais. La malade avait de la fièvre avec des sueurs nocturnes. Ces phénomènes persistèrent jusqu'au 10 novembre, époque à laquelle le pus reparut dans l'urine. Aussitôt cessèrent la douleur, la tension dans la région lombaire et les sueurs nocturnes. La quantité de pus dans l'urine augmentait de jour en jour et la fièvre diminuait proportionnellement; l'état général aussi devenait meilleur, lorsque le pus disparut de nouveau le 16 novembre pour reparaître le 24. Cette succession de phénomènes se représenta vers le 1er décembre, et la tumeur augmenta tellement de volume, qu'à la simple inspection, le côté gauche de l'abdomen fut trouvé visiblement tuméfié; la percussion, à gauche de l'ombilic, donnait un son mat, et, à la palpation, on sentait une fluctuation manifeste.

Il est dommage que nous ne possédions pas de renseignements sur la marche ultérieure de ce cas; il présente cependant, d'une manière caractéristique, certains des symptômes précités. Une observation, frappante de ressemblance sous tous les rapports avec celle-ci, dont l'intérêt est plus considérable à cause de la lenteur du développement et de l'issue, et qui a été publiée par Chukerbutty (*Lancet*, 1860, 2), trouvera sa place ici même et pourra être mise en parallèle avec la précédente :

Une jeune dame, âgée de 16 ans, bien conformée, entra en traitement en 1853. Elle souffrait de douleurs dans la région rénale droite et avait avec cela de fréquents besoins d'uriner. A son dire, elle souffrait déjà depuis plusieurs années de pareilles douleurs et avait souvent déjà eu des accès analogues à ceux de la colique néphrétique. L'urine était d'une coloration rouge foncé, à réaction fortement acide. La pression sur la région rénale droite augmentait la douleur. A la palpation, on ne constatait rien d'anormal; le foie, la rate et les reins semblaient avoir conservé leurs dimensions normales. L'état général était mauvais, l'appétit nul; la malade ne voulait prendre que des substances acidulées. D'après ces symptômes, on diagnostiqua la gravelle et partant le traitement consista dans l'emploi d'alcalins. Tant que la malade suivit ces prescriptions, elle alla mieux, mais dès qu'elle reprit des aliments acides, les accès se renouvelèrent. Lorsqu'elle se soumit de nouveau à un traitement (c'était en 1858), l'urine présentait, à l'état frais, un aspect trouble et lactescent et se décomposait après un certain temps de repos en un liquide clair et albumineux à réaction acide et en un sédiment vert jaunâtre composé de corpules de pus. La quantité de pus était si considérable, qu'elle équivalait à la moitié du volume de l'urine. La pression exercée sur la région lombaire droite occasionne une grande douleur et un sentiment de faiblesse. Le rein droit est aussi considérablement augmenté de volume. État général très-mauvais, frissons quotidiens, appétit nul et absence complète de sommeil. Malgré tout cela, la nutrition générale n'est pas trop fortement atteinte, et la malade est encore capable, malgré ses douleurs, de quitter la chambre. A ce moment, le diagnostic dut s'arrêter à la pyélite calculeuse, et le traitement consista en opiacés, quinquina, sulfure de fer et gentiane, et régime fortifiant à l'exclusion de tous les acides. Sous l'influence de ce traitement, la sécrétion purulente diminua et l'état général devint meilleur. Ce n'est qu'à la date du 31 juillet 1859, que l'auteur revit la malade. Elle était couchée sur le côté gauche, les cuisses fortement fléchies; elle était amaigrie, mais point en raison de la durée du mal. La région lombaire du côté droit visiblement saillante et douloureuse au toucher. La percussion faisait constater une matité complète ; à l'aide de la palpation, on sentait une tumeur un peu dure, mais élastique, qui s'étendait des vertèbres lombaires jusqu'à l'ombilic et des fausses côtes jusqu'à la crête de l'os iliaque. Entre la tumeur et la matité hépatique, la percussion indiquait une zone sonore. La fluctuation était évidente. Depuis la veille la tumeur avait fait des progrès et les douleurs étaient devenues violentes, après que le pus eut disparu de l'urine. Le 14 septembre, se montra dans la région lombaire une grande tumeur qui s'étendait jusqu'à l'ombilic en avant et en bas, et qui était manifestement fluctuante. A la percussion, au-dessus de la tumeur, on trouvait maintenant la matité remplacée par un son tympanique. L'auteur pensa que l'abcès avait dû s'ouvrir dans les intestins; cependant l'examen des selles ne put donner de renseignements précis à cet égard. Six semaines après, un abcès s'était formé sous la peau et s'étendait de la huitième côte droite jusqu'au sacrum. Les douleurs devinrent très-violentes, s'étendirent jusque dans la cuisse et le genou droits, si bien qu'il était impossible à la malade de mouvoir sa jambe. Avec cela, l'état général était profondément altéré, l'appétit nul, la peau brûlante et sèche, frissons fréquents, sueurs nocturnes, anxiété et inquiétude continuelles. On pratiqua donc l'incision de l'abcès. Par l'ouverture on pénétrait, en suivant la direction du rein, dans une grande cavité purulente que l'on put sonder dans tous les sens, sans rencontrer d'obstacles. Aussitôt après l'opération, la malade ressentit un impérieux besoin d'uriner et des douleurs dans l'urèthre. Ces deux symptômes diminuèrent d'intensité après l'application de cataplasmes chauds. La suppuration fut très-abondante durant des semaines entières. Les douleurs disparurent, l'appétit revint, la fièvre s'éteignit et la tumeur diminua considérablement de volume. Plus tard, lorsque la solution de continuité commença à se cicatriser, une tumeur apparut au-dessus de l'os iliaque, mais le pus qu'elle renfermait pouvait encore s'écouler par l'incision primitive. On fut obligé de faire une contre-ouverture au point le plus déclive de cet abcès, et il s'en échappa aussi beaucoup de pus. Par cette contre-ouverture on put pénétrer avec le cathéter dans le rein droit en haut et en arrière. Pendant tout ce temps-là, l'urine restait toujours claire. Le pus s'échappe de la plaie en grande quantité, l'os sacré est sensible, et il existe une communication directe à l'intérieur avec la cavité du bassinet par une ouverture dans l'os iliaque au-dessous de la crête de cet os. Il est donc extrêmement probable que l'abcès, dans la cavité du bassinet, est la continuation de l'abcès rénal avec lequel communique l'abcès extérieur par une carie et une perforation de l'os iliaque.

Ce cas, du reste assez complexe, montre l'évolution progressive du mal pendant des années entières ; au début, on ne voit que les premiers symptômes de concrétions, ensuite l'inflammation de la muqueuse du bassinet produite par l'irritation mécanique avec tous les phénomènes qui en dépendent, puis la formation de tumeurs dues à l'obstruction de l'uretère avec suppuration secondaire du rein, et enfin, les symptômes de l'extension de l'abcès dans diverses directions.

Mentionnons encore brièvement, comme exemple rare de l'atrophie rénale dans la pyélo-néphrite et de la connexion de cette maladie avec toutes les autres affections des voies urinaires, en particulier celles de la prostate et de la vessie, le cas suivant rapporté par Sutton (*Schmidt's Jahrb.* Bd. 29).

Coldewell, âgé de 70 ans, ressentit après une chute sur les reins une violente douleur au niveau de l'os sacré, suivie de douleurs dans la région lombaire qui le forcèrent de garder le lit durant plusieurs mois. Les symptômes les plus violents ayant été calmés, il eut de la dysurie et des vertiges ; ces derniers disparurent dans le cours des années suivantes ; mais la dysurie persista et finit par se transformer en rétention d'urine complète ; dans les dix dernières années de sa vie, il ne put uriner qu'à l'aide de la sonde.

Il éprouvait en outre, de temps en temps, de violentes douleurs dans les régions de la vessie et du périnée, contre lesquelles il employait toujours des narcotiques à hautes doses. En décembre 1828, un petit calcul passa par l'urèthre dans un violent accès, et s'arrêta à la distance d'environ 6 millimètres du gland. Un chirurgien du voisinage enleva ce calcul à l'aide d'une incision et ensuite le malade eut une existence assez supportable durant plusieurs mois. Au printemps de 1829, le docteur Sutton le vit pendant un paroxysme ; pouls au-dessus de 100, langue sèche à bords rouges, besoins incessants d'uriner, ténesme, douleurs violentes dans la vessie et le périnée, irradiant parfois jusque dans la région lombaire, peau sèche et brûlante, agitation. Le malade, convaincu de l'existence de calculs, insistait pour qu'on fît la cystotomie. Mais aucun calcul ne pouvant être découvert, on ne procéda pas à cette opération. Le malade mourut épuisé par une diarrhée profuse.

Nécropsie des organes urinaires. Rein droit petit, d'un rouge cerise foncé, dur, de consistance cartilagineuse et parsemé de cicatrices ; à sa moitié supérieure, un abcès gros comme un œuf de pigeon, rempli d'un pus épais et blanchâtre, le bassinet rempli de mucus purulent et sa muqueuse détruite y compris les calices et toutes les papilles à l'exception de deux. L'uretère gros de 1c,3 à 1c,35, très-épaissi, la muqueuse d'un rouge foncé et ulcérée par places. Deux pouces avant son entrée dans la vessie, il est bifurqué ; l'une de ces branches contient 3 calculs gros comme des pois, placés à 1c,35 l'un de l'autre et obstruant le passage. La capsule surrénale est dure comme du cartilage.

Le rein gauche plus petit que normalement ; l'uretère épais de 1c,3, très-rouge en dehors et en dedans, 2 ou 3 papilles détruites et la muqueuse environnante d'un rouge foncé. Dans la substance du rein, plusieurs cicatrices larges, et vers le haut, un abcès rempli de pus et gros comme une noisette.

Les parois de la vessie épaisses de 1c,2 à 1c,35 ; sa vessie peut à peine contenir 1/8 de pinte de liquide et renferme un petit amas muqueux purulent. La muqueuse est transformée en une substance cartilagineuse et présente plusieurs diverticules. Il s'y trouve 2 calculs, l'un large de 6 millimètres et long de 19, l'autre épais de 3 millimètres et long de 4.

La prostate ressemblait à une tumeur cirrheuse, avait une longueur de 10 centimètres, large de 7 et mesurait plus de 23 centimètres dans sa plus grande périphérie. Hypertrophie de son lobe médian qui faisait saillie dans la vessie.

Ici, de même que dans la néphrite suppurée, le pus peut

se frayer une issue dans les organes voisins, après adhérence préalable du bassinet à ces organes. La terminaison la plus favorable, est (nous l'avons dit déjà) l'issue du pus au dehors à travers la paroi abdominale. La péritonite consécutive à l'ouverture de l'abcès dans le sac péritonéal est toujours mortelle, et il ne manque, hélas! pas d'exemple de cette issue fatale. La perforation, après adhérence, à travers le diaphragme, dans les poumons compte parmi es plus grandes raretés. RAYER n'a vu qu'un seul cas de cette nature dans la riche collection de faits qu'il possédait, et dans toute la bibliographie on n'en trouve décrits que trois : L'un de HAEN[1], le deuxième de J.-F. MECKEL[2] et le troisième de SPORER[3] (*Schmidt's Jahrb.* Bd. XXXIII, 1842). Parmi les modernes MARCET (*Bull. de la Soc. anatom.* 28e année, *Canstatt's Jahresber.* 1855) a décrit le cas d'un jeune homme âgé de 27 ans. Celui-ci avait rendu une urine sanguinolente, devenue purulente plus tard, immédiatement après avoir fait une chute d'un lieu élevé. Après que les symptômes de pyélite (sensibilité de la région lombaire, pyorrhée, etc.) eurent persisté pendant quelque temps, une grande quantité de pus fut éliminée plusieurs fois par les selles; une fièvre hectique survint et les symptômes d'une tuberculose pulmonaire ne tardèrent pas à se développer. Ces derniers symptômes firent d'incessants progrès, les hémoptysies devinrent fréquentes et le malade succomba.

A la NÉCROPSIE on trouva : le rein droit adhérant à toutes les parties environnantes, très-volumineux et présentant 7 ou 8 petites saillies arrondies et fluctuantes. A la coupe on constata une série de cavités purulentes correspondant évidemment aux calices rénaux dont la muqueuse était

[1] *Ratio medendi.* Vol. III. *De calculo.*
[2] OTHMAR HEER. *De renum morbis.* Halæ, 1790.
[3] Rayer cite ce cas comme ayant été rapporté par Sporer.

épaissie et ratatinée ; une seule de ces cavités paraissait complétement close. La substance corticale avait presque entièrement disparu. Le bassinet totalement rempli par un calcul d'urate. La muqueuse du gros intestin, partout ailleurs tout à fait normale, presentait en 3 ou 4 poitns des orifices arrondis, communiquant en partie avec des perforations de la substance corticale et en partie avec le bassinet. Au niveau du lobe droit du foie s'étendait un autre canal fistuleux qui perforait le diaphragme et aboutissait dans une caverne du poumon gauche dont les parois molles, sinueuses et mal circonscrites étaient formées par un tissu pulmonaire pour ainsi dire gangrené.

Les cas de perforation du diaphragme observés jusqu'ici ont eu tous une terminaison léthale.

Quant aux formes de pyélite qui ne sont pas d'origine calculeuse, nous avons déjà dit qu'elles n'occasionnent pas de symptômes ou (si elles en font naître) que ces symptômes sont insignifiants en comparaison des phénomènes graves produits par la maladie primitive. Il convient seulement d'ajouter que, dans la pyélite causée par l'ingestion de diurétiques âcres, notamment des cantharides, l'urine excrétée contient le plus souvent des masses fibrineuses coagulables qui tirent leur origine autant de la muqueuse du bassinet que de la vessie, une cystite coexistant toujours avec cette forme.

La pyélite occasionnée par les dyscrasies, notamment parfois sa forme diphthéritique survenant après des exanthèmes aigus, tels que la scarlatine, la variole, plus rarement la rougeole, se distingue par des hématuries abondantes, dépassant beaucoup en quantité les hémorrhagies produites par des calculs et qui ne se compliquent pas des paroxysmes propres aux coliques néphrétiques. La pyélite provoquée par des néoplasies ou des parasites ne se présente qu'en connexion avec une production analogue dans les reins, et ses symptômes se confondent avec ceux de la néphrite produite par les parasites.

DIAGNOSTIC

Le DIAGNOSTIC de la pyélite se fonde en première ligne sur les caractères présentés par l'urine, et particulièrement sur la présence de pus dans l'urine et les propriétés qu'il lui communique. Aussitôt que l'on trouve du pus dans l'urine, il faut s'enquérir de son origine, et alors on arrivera bientôt, par voie d'exclusion, à reconnaître la pyélite. Car bien que chaque partie de la muqueuse depuis les reins jusqu'à l'orifice externe de l'urèthre, puisse être la source du pus, abstraction faite de ce que des abcès siégeant dans le voisinage des organes sécréteurs de l'urine peuvent s'ouvrir à travers ceux-ci et de cette façon mêler du pus à l'urine, il n'y a cependant que le raisonnement suivant à faire pour se mettre à l'abri d'une erreur : Si ce pus est sécrété par l'uretère seul (chose extrêmement rare), sa quantité est d'ordinaire très-peu considérable ; il en est de même s'il provient de l'urèthre : son origine est alors accessible à l'observation extérieure et d'autres anomalies de quantité, font défaut ; si la sécrétion purulente part de la prostate, elle n'est pas continue, mais survient le plus souvent subitement et en même temps on s'aperçoit d'une tuméfaction de cet organe. De cette façon, on reconnaîtra que la vraie difficulté du diagnostic n'existe que dans le cas d'une affection de la vessie.

La question principale à résoudre est donc celle-ci : Le pus provient-il de la vessie ou du bassinet ? Antérieurement on a cru devoir trouver une différence dans les propriétés de l'urine, et l'on a supposé que le pus de la vessie est plus épais, plus gluant que celui qui provient du bassinet. Il est à peine besoin de noter que cette différence n'est pas prouvée, et que, le fût-elle, elle serait très-trompeuse. On a ensuite voulu trouver une différence dans la façon dont il s'éliminait : ainsi le pus provenant de la vessie ne s'écoulerait qu'à la fin de la miction. Cependant le pus, d'où qu'il vienne, sera toujours mélangé avec l'urine et donnera à celle-ci un aspect trouble et lactescent, et il s'écoulera toujours avec une plus grande abondance vers la fin de la miction. Il faut donc abandonner ces distinctions illusoires; il ne faut pas plus attacher d'importance au point indiqué principalement par Oppolzer. Il prétend que si le pus provient d'une affection de la vessie, l'urine est le plus souvent altérée; par conséquent, sa réaction serait alcaline et l'on trouverait presque toujours dans le sédiment, à côté des corpuscules purulents, des phosphates tribasiques avec leur forme cristalline caractéristique; dans la pyélite, au contraire, la réaction de l'urine serait toujours acide et les phosphates ammoniaco-magnésiens feraient défaut. Cette différence présentée par l'urine, si elle se rencontre, ne tient en aucun cas au siége de l'inflammation. Car on peut se convaincre, en toute occasion, dans les catarrhes vésicaux anciens et invétérés, qu'en tenant la vessie toujours bien propre et en évitant les autres influences extérieures qui modifient la réaction de l'urine, elle est toujours acide, alors même qu'elle renfermerait une abondante quantité de sang et de pus. Je n'ai vu que peu d'exceptions à cette règle, et encore était-il douteux que l'on eût procédé à la déplétion de la vessie avec toutes les précautions désirables. De plus, il ne faut pas oublier qu'assez souvent les affections de la vessie et celles du bassinet marchent de pair. Dans ces cas, il importe tout particulièrement au diagnostic de la pyélite, si l'on veut constater la participation du bassinet, d'examiner soigneusement l'urine, de préciser le contenu du sédiment en pus et sang et de rechercher les épithèles de la muqueuse du bassinet, qui sont caractérisés très-positivement par leur disposition imbriquée, mais que l'on ne rencontre malheureusement pas toujours en pareil cas. Si on les retrouve au milieu d'un sédiment purulent, le diagnostic n'est plus douteux. Mais si des indications aussi précises de l'endroit atteint font défaut (et nous avons déjà vu, dans des cas précités, que tous les symptômes d'une modification de la diurèse peuvent manquer à la fois), il faudra prendre particulièrement en considération la marche de la maladie et diriger son attention vers d'autres symptômes. La douleur dans la région rénale, irradiant le long des uretères jusqu'à la vessie et à l'orifice externe de l'urèthre, pourra aussi être considérée, à bon droit, comme un symptôme de la maladie; mais personne ne songera cependant à établir un diagnostic sur ce seul symptôme susceptible de tant d'interprétations, et je crois inutile de m'étendre sur toutes les affections où une douleur semblable peut prêter à confusion. En général, le médecin qui prétend fonder un diagnostic sur un seul symptôme n'a pas besoin d'en connaître les caractères différentiels, car ils ne lui seront d'aucune utilité.

Il n'en est pas de même d'un phénomène, qui est réellement important en l'absence des modifications de l'urine et qui cependant peut facilement induire en erreur. Je veux parler de la tuméfaction. Si elle s'est formée à un moment où l'uretère n'était pas encore complétement oblitéré, de sorte que l'urine pouvait encore s'échapper du bassinet bien qu'en très-petite quantité, la présence de cette tumeur sera toujours un bon indice pour l'interprétation vraie de la maladie. Mais si le canal de l'uretère est complétement obstrué (comme il arrive dans beaucoup de cas) et que tous les signes tirés de l'examen de l'urine font défaut, grâce à l'action supplémentaire de l'autre rein, on pourrait confondre la tuméfaction : du côté droit avec des tumeurs provenant du foie; du côté gauche avec des tumeurs spléniques, et des deux côtés soit avec des phlegmons ou des abcès périnéphrétiques, soit avec d'autres tumeurs appartenant au rein lui-même, tels que les échinocoques et les carcinomes. Je ne mentionne pas au nombre des erreurs de diagnostic possibles, précisément les plus vraisemblables, ainsi l'hydronéphrose ou la dilatation du bassinet par le sang, observée par RAYER, parce que, dans tous ces cas, la forme de la tumeur est absolument la même et son contenu seul diffère. Le diagnostic différentiel n'est donc possible qu'à la condition de connaître l'évolution complète du processus. Il en est autrement des états susmentionnés qui offrent assez de caractères distinctifs pour mettre à l'abri de l'erreur, même sans que l'on en connaisse la genèse. Je me contenterai de rappeler, à ce propos, la participation du foie et de la rate aux mouvements du diaphragme, les déplacements qui en résultent, ce que l'on n'observe jamais dans les tumeurs des reins, et je mentionnerai enfin les rapports qu'affectent les différentes parties des intestins avec les reins. L'observation suivante, communiquée par M. CAFFE (*Gaz. des Hôpitaux*, 1855, n° 20) montrera cependant que même des médecins très instruits et très-expérimentés peuvent quelquefois se tromper. Cette observation est d'autant plus intéressante que le malade qui en fait le sujet était lui-même médecin :

Un praticien portugais, du nom de *Forte Gatto*, âgé de 48 ans, avait eu la cholérine pendant la traversée d'Oporto, et le docteur Caffe lui avait donné ses soins. Dès sa première visite, M. Caffe constata la présence d'une tumeur dans la cavité abdominale qui semblait avoir son siége au niveau de la région splénique. D'après le récit du malade, qui avait longtemps exercé la médecine au Brésil, il s'était aperçu accidentellement lui-même de cette tumeur dès le mois d'avril 1853 ; depuis cette époque, elle avait fait d'incessants progrès. Sauf quelques accès fébriles auxquels il avait été sujet pendant son séjour au Brésil, le malade ne se rappelle avoir jamais eu d'autre maladie, ni aucun autre trouble fonctionnel. Les médecins consultés s'accordèrent à placer le siége de la tumeur dans la rate, et l'un d'entre eux supposa la présence d'hydatides, ayant cru sentir de la fluctuation et du frénissement. A la percussion, le son est mat au-dessus de la tumeur et la matité se continue directement et se confond avec celle de la rate. A la palpation, la tumeur est résistante, la fluctuation est douteuse. M. Nélaton, qui avait examiné le malade à plusieurs reprises, supposa une tuméfaction de la rate et ordonna du sulfate de quinine. Après avoir usé de ce médicament pendant quelque temps et être allé faire une saison à Bade, tout cela sans succès, il revint à Paris, où il souffrit de douleurs violentes et continues. L'état général était très-altéré, le malade avait des frissons tous les soirs et des sueurs toutes les nuits, en même temps qu'il éprouvait des douleurs intenses dans la région splénique. N'espérant trouver de soulagement, dans ces circonstances, que par une opération, et croyant sentir positivement la fluctuation, il alla consulter de nouveau M. Nélaton. Ce chirurgien supposant, d'après les symptômes, l'existence d'un foyer purulent et craignant une extravasation dans la cavité abdominale, appliqua d'abord de la potasse caustique pour favoriser l'adhérence de la tumeur avec les enveloppes abdominales, et lorsque la tumeur commença à faire saillie à l'extérieur, il y enfonça un trocart avec toutes les précautione possibles et évacua, dans l'espace de quelques heures, 4 1/2 litres d'un pus inodore, de couleur lie de vin. Il fit ensuite quelques injections iodées dans la cavité; la sécrétion disparut, la douleur diminua, le sommeil revint, la nutrition s'améliora, et, durant un mois entier, les chances paraissaient favorables. Mais le liquide se collecta de nouveau le long de la colonne vertébrale, la fièvre reparut, les digestions étaient mauvaises, la diarrhée colliquative, la fistule abdominale sécrétait du pus fétide, et le malade succomba 55 jours après l'ouverture de l'abcès.

Voici un résumé succinct des résultats de la nécropsie très-détaillée, en tant qu'elle nous intéresse ici : *rate* complétement normale en volume, coloration, forme et poids. Le pont qui part de la fistule de la paroi abdominale extérieure est long de 7 centimètres et conduit dans la tumeur formée d'une très-grande cavité, qui s'était développée aux dépens du rein gauche. La partie convexe s'était dilatée sous le coup d'une pression excentrique exercée par le bassinet élargi; elle formait une vaste poche divisée par des cloisons incomplètes. L'intérieur de cette poche contenait du pus, des graviers et trois grands calculs irréguliers dont l'un mesurait 7 centimètres et était composé de phosphate de chaux. Au-dessous de cette poche se trouvait l'orifice oblitéré de l'uretère gauche.

Dans ce cas, c'est donc la rate qu'on avait prise pour le siége de la tumeur, tout en ayant attaché une importance particulière aux résultats fournis par la percussion. Néanmoins c'est la percussion unie à la palpation qu'il faut toujours considérer comme le moyen principal de différencier la tumeur du bassinet dilaté d'avec celles de la rate et du foie. Tant qu'il ne s'est pas encore produit d'adhérences entre le foie et le rein, la matité propre aux deux organes est d'ordinaire séparée par une zone de sonorité due à la présence d'une anse intestinale située entre les deux. S'il existe déjà des adhérences, on ne peut distinguer les affections des deux organes qu'en remontant aux antécédents morbides et aux commémoratifs. La matité de la rate s'étend en diagonale d'arrière en avant, suit à peu près parallèlement les côtes et s'étend plus bas dans le décubitus latéral que dans le décubitus dorsal ; elle est absolue, si elle ne se trouve pas placée sous une anse intestinale, tandis qu'au niveau du rein gauche la matité est bien moins complète, la résistance au doigt qui percute est bien moins grande à ce niveau et dans les cas de tumeur rénale, la matité s'étend en général beaucoup moins haut que celle qui est due à des tumeurs spléniques.

Les abcès périnéphrétiques sont situés plus en arrière dans la région lombaire ; les téguments deviennent presque toujours œdémateux, et la fluctuation est plus superficielle que dans la pyélite.

Le rein atteint de carcinome peut ressembler complétement, par sa forme extérieure, à une tumeur formée par une dilatation du bassinet, mais il existe, dans la plupart des cas, comme caractère distinctif des hématuries profuses, ainsi que le déplacement d'autres organes produit par cette tumeur.

Un grand kyste hydatique peut également simuler les symptômes d'une tumeur produite par une collection de pus dans le bassinet, et si, par la rupture du sac, quelques bulles ne s'échappent pas avec l'urine, le diagnostic devient alors très-difficile à moins que le médecin ne remonte aux signes anamnestiques. (Voyez chap. XII, *Echinocoques*.)

PRONOSTIC

Le PRONOSTIC de la pyélite s'appuie principalement sur l'étiologie, et sur les complications accidentelles qui peuvent survenir. Si ce n'est pas le typhus ou la scarlatine qui en sont la cause et qu'elle ne se présente pas sous sa forme diphthéritique, le malade guérit d'ordinaire, et, le plus souvent même assez promptement ; la terminaison habituelle est encore la guérison, si la pyélite succède au typhus, mais elle traîne en longueur. Dans les états dyscrasiques qui s'accompagnent d'une dissolution du sang tels que le scorbut et l'hémophilie, la pyélite n'entre pas en ligne de compte sous le rapport du pronostic, pas plus que dans les cas compliqués de néphrite dégénérative, le pronostic étant essentiellement déterminé dans ces circonstances par la maladie primitive.

La forme calculeuse est donc la plus importante de toutes. Tant qu'un seul rein est atteint (ce qui se reconnaît par le côté sensible), tant que l'uretère reste perméable et que, par conséquent, la sécrétion purulente trouve un libre écoulement par l'urine, on pourra porter un pronostic relativement favorable, et espérer que les concrétions seront complétement éliminées, notamment si l'état général n'est pas encore considérablement altéré. Le danger se montre principalement dans le cas où les deux côtés sont atteints ; alors il en résultera une anurie complète, en admettant que les deux uretères soient oblitérés, et la mort ne se fera pas attendre. Mais dans l'affection unilatérale aussi, l'état du malade est très-grave, si le conduit excréteur du bassinet est bouché et que par conséquent le bassinet dilaté se tuméfie ; car il y a lieu de redouter une perforation imminente et d'un autre côté l'invasion de la fièvre hectique qui le plus souvent accompagne cette affection. Parmi les différentes perforations, la plus favorable est celle qui se fait à l'extérieur, à travers les enveloppes de la région lombaire, et nous avons vu (dans les deux cas précités que nous pourrions facilement multiplier), la maladie prendre une tournure favorable, après une intervention chirurgicale opportune. L'extravasation dans la cavité du péritoine est mortelle; on ne doit seulement pas oublier en établissant le pronostic, que des irritations légères du péritoine dans le voisinage du bassinet dilaté ne sont nullement rares, et présentent une issue tout à fait favorable; il ne faut donc pas s'abandonner à la crainte d'une issue funeste au moindre signe d'irritation de la séreuse abdominale, à moins que d'autres symptômes ne mettent la perforation hors de doute. Le petit nombre d'observations recueillies sur la perforation du diaphragme et des bronches permettent de considérer cette terminaison également comme mortelle. S'il ne se produit pas de perforation, l'état général est d'une grande importance pour le pronostic, et, sous ce rapport, les cas compliqués d'une fièvre continue sont naturellement les plus défavorables.

Si l'irritation de la muqueuse du bassinet provient d'une néoplasie, le pronostic est subordonné à celle-ci et à sa nature, mais non pas à l'inflammation du bassinet, car, nous l'avons déjà dit plus haut, cette phlegmasie n'est qu'un phénomène partiel d'une dyscrasie générale qui fait sentir son influence sur le rein tout entier.

TRAITEMENT.

Le *traitement* de la pyélite se confond en partie avec celui des calculs rénaux en général, car ces derniers étant le plus souvent la cause de la pyélite, l'indication causale doit nécessairement en tenir compte. Mais cette indication thérapeutique, quoique la plus prochaine, n'est pas la plus importante dans la pratique. Il faudra plutôt prendre d'abord en considération l'état général du malade et les douleurs locales. Si, par conséquent, il y a de la fièvre et en même temps de la sensibilité dans les régions rénale et vésicale, on aura recours tout d'abord aux émissions sanguines locales au moyen de ventouses ou de sangsues appliquées sur les lombes, aux bains tièdes, à un régime sévère et plutôt végétal, aux boissons mucilagineuses, et l'on prescrira le repos dans une chambre chauffée. Après les émissions sanguines on pourra recourir aux révulsifs locaux (sinapismes); on évitera les emplâtres de vésicants. Si la colique néphrétique est le symptôme saillant et est accompagnée, comme à l'ordinaire, de nausées : l'opium, le laurier-cerise, l'eau d'amandes amères, à l'intérieur, et des lavements avec de l'eau de camomille, de l'asa fœtida, de la valériane et d'autres remèdes analogues seront souvent utiles. Mais avant tout il convient d'ordonner des bains chauds qui exercent une action très-favorable.

La fièvre une fois disparue, mais l'urine contenant encore du pus, on songera aux remèdes auxquels on peut attribuer une action astringente sur la muqueuse.

Ce sont, principalement : le tannin, l'acide gallique, l'alun, et l'acétate de plomb. La façon la plus simple d'administrer ces remèdes est de les donner en poudre à la dose de 5 à 10 grains (30 à 60 centigrammes), 2 à 3 fois par jour. Mais ces remèdes produisant le plus souvent aussi de la constipation, il est prudent de les associer à la rhubarbe. Voici la formule que je recommande : Tannin, 30 centigrammes; rhubarbe, 30 centigrammes; sucre candi, 50 centigrammes; mêlez et faites 24 paquets. Prendre un paquet trois fois par jour.

L'astringent métallique est préférable à tous les autres, seulement il est indiqué de l'administrer plutôt à doses moyennes avec des interruptions qu'à petites doses continues. On ajourne aussi les phénomènes toxiques en le combinant avec de petites quantités d'opium. On administrera 5-6 grains (30 à 36 centigrammes) d'acétate de plomb par jour, en ayant soin de favoriser les selles à l'aide de lavements tièdes.

Le bois de campêche, l'extrait de ratanhia, l'extrait de cachou sont moins sûrs que les remèdes sus-mentionnés mais peuvent être encore applicables; on les combinera avantageusement avec des amers et des toniques, et il sera bon de les administrer dans une infusion amère. En outre on pourra essayer les balsamiques, surtout le copahu, les baumes du Pérou et du Canada. Il ne faut pas s'attacher à de trop fortes doses, le remède ne pouvant amener des effets favorables qu'à la longue, il trouble ainsi facilement la digestion; on l'administrera donc seulement aux doses de 5 à 10 grains (30 à 60 centigrammes), 5 fois par jour, sous forme de capsules. Nous proscrivons l'essence de térébenthine rectifiée, qu'on emploie si souvent, à cause de l'action irritante que produit sur les reins son usage prolongé. En revanche l'eau de chaux a acquis dans cette maladie une réputation méritée, due probablement à son action alcalisante; elle est recommandable surtout lorsque l'urine est chargée d'urates. Le même effet s'obtient probablement aussi par les eaux carbonatées, telles que celles d'Ems, de Vichy et autres qui, déjà utiles dans les catarrhes des muqueuses en général, sont encore tout particulièrement efficaces dans les catarrhes des voies urinaires, ainsi notamment les eaux de Wildunger. Aux eaux de Vichy on vante surtout les sources des Célestins et de Hauterive.

L'action thérapeutique doit toujours être secondée par l'hygiène et par le régime; il faut surtout s'attacher à des soins minutieux de la peau qui la maintiennent toujours en un état de légère transpiration. On ordonnera des bains tièdes tous les deux jours ou deux fois par semaine, et ce seront, suivant le degré de sécheresse de la peau, soit des bains simples, soit des bains salés qui exercent sur la peau une irritation énergique et activent sa circulation. Si les douleurs dominent la scène, on pourra employer, suivant l'usage, l'opium à l'intérieur, à l'extérieur les narcotiques, en ajoutant aux bains des infusions de feuilles de belladone, de jusquiame et d'autres plantes narcotiques. L'emploi des bains ne doit pas être suspendu, même si la fièvre hectique apparaît; les bains sont encore efficaces à cette période, mais il ne faut pas en faire un usage trop fréquent parce qu'ils fatiguent à la longue. En général il suffira d'y avoir recours deux ou trois fois par semaine.

Le traitement varie du reste suivant les cas. Ainsi, notamment, des complications simultanées d'affections du rein lui-même ou des autres organes urinaires exerceront une influence particulière. Suivant les circonstances, on sera donc obligé d'agir plus ou moins sur la diurèse, ou d'une façon topique sur l'urèthre, la vessie et la prostate. Les conditions sont bien favorables au traitement, si la pyélite est d'origine blennorrhagique, c'est-à-dire si une gonorrhée s'est propagée dans les voies urinaires supérieures, l'écoulement uréthral persistant ou étant supprimé. Dans le premier de ces deux cas, on n'emploiera pas, à côté des antiphlogistiques locaux, les styptiques recommandés plus haut; dans le deuxième cas, on tâchera de réveiller la sécrétion de la muqueuse uréthrale par des injections irritantes. S'il existe des rétrécissements il faut procéder à leur traitement mécanique. Mais si aucune de ces complications ne se montre et qu'il ne faille prendre en considération, en dehors du traitement symptomatique, que les conditions étiologiques générales, c'est d'après celles-ci, qu'il faudra se diriger dans le choix des moyens. L'élément principal est la lithiase. Et c'est surtout la composition chimique des calculs qui devra serv deir base au traitement. Si le gravier éliminé par le malade se compose d'urates et de leurs combinaisons, on conseillera, comme nous l'avons déjà dit, les eaux minérales alcalines, et particulièrement celles de Vichy, Carlsbad, Salszbrunn etc.; chacune, suivant l'indication spéciale, peut rendre des services, bien qu'il ne faille pas en attendre un effet certain dans tous les cas. Si les dépôts dans les bassinets et les calices se composent de phosphates, on doit, en effet, recommander l'usage d'acides dilués, mais il est très-rarement couronné de succès, loin de là. Il faut surtout recommander les boissons en grande quantité, mais plutôt dans l'attente d'un effet mécanique pour enlever le gravier, que d'un effet chimique modifiant la constitution.

Si la diathèse hémorrhagique est la base de cette forme de la pyélite qui s'accompagne d'hémorrhagies profuses, il convient aussi d'agir sur la diathèse, tout en satisfaisant à l'indication la plus pressante qui est de modérer l'hémorrhagie. En dehors d'un régime général tonique et fortifiant, le fer peut être recommandé et, dans l'espèce, tout particulièrement, le perchlorure de fer, en vue des hémorrhagies locales. OPPOLZER recommande la formule suivante comme ayant été souvent couronnée de succès :

Perchlorure de fer.	1 grammo.
Eau.	120 grammes.

Toutes les deux heures, une cuillerée à café dans un verre d'eau sucrée.

D'après les expériences modernes on peut aussi recommander les injections sous-cutanées d'ergotine.

Les formes légères, purement catarrhales, qui se produisent à la suite du typhus et de la scarlatine, n'ont le plus souvent pas besoin de traitement médicamenteux ; un régime approprié suffit. Si la quantité de l'urine n'est pas très-considérable, les astringents associés à l'opium, notamment le tannin et l'acétate de plomb peuvent rendre de grands services. Mais si dans les formes calculeuses il arrive malheureusement, malgré tous les traitements mis en usage, que l'écoulement de l'urine soit diminué et que le bassinet dilaté par des collections de pus, forme une tumeur, dont on redoute la rupture et peut-être même, dans un point défavorable, c'est-à-dire dans la cavité du péritoine, l'incision est sûrement indiquée surtout si un œdème des téguments lombaires rend vraisemblable la présence du pus dans le voisinage du rein, soit à cause d'une périnéphrite secondaire, soit par la perforation de l'abcès dans la direction des muscles lombaires. Dans un cas intense, il faut procéder à l'opération dite de la néphrotomie pour ouvrir une voie au pus, même si le siége profond du foyer purulent ne permet pas facilement d'y pénétrer, après avoir, bien entendu, d'abord précisé le plus exactement possible les rapports de la tumeur avec les organes voisins, notamment avec le foie, avec la rate et les intestins. Des diverses méthodes, incision ou ponction, ou application préalable de caustique suivie de ponction, c'est l'incision qui est la méthode la plus sûre. La façon dont il faut y procéder a été indiquée par Rayer sur les instances duquel Velpeau l'a faite : « On place le malade horizontalement sur le côté sain, le tronc légèrement courbé ; l'opérateur fait une incision parallèle à la colonne vertébrale, distante de trois lignes du bord extérieur de la masse sacro-lombaire, après avoir reconnu par la percussion l'étendue et les autres caractères de la tumeur ; cette incision s'étendra du bord inférieur de la dernière côte jusqu'à la tubérosité sacro-iliaque et ne devra intéresser que la peau et le tissu cellulaire sous-cutané. Par des incisions ultérieures faites par couches successives, on approche toujours davantage de la tumeur rénale, tout en examinant de temps en temps, au moyen du doigt, si, au fond de la plaie, la fluctuation ne se présente pas plus distincte d'un côté que de l'autre. Trouve-t-on un point manifestement fluctuant, on enfonce l'instrument, et on élargit ensuite l'ouverture à l'aide d'un bistouri boutonné, avant que le pus ne se soit encore écoulé. Ensuite on recherche avec les plus grandes précautions, à l'aide d'une sonde de femme ou d'un stylet, si l'on a réellement pénétré dans la dilatation du bassinet et des calices, ou si l'on est arrivé dans un abcès situé derrière le rein. Est-ce la première supposition qui est la vraie? il faut continuer de pénétrer. Si c'est la seconde, il faut maintenir, par un appareil convenable, une large fistule, pour faire plus tard d'autres tentatives d'extraction, et si faire se peut, pour enlever le calcul obturateur.

VIII

HYDRONÉPHROSE

INDICATIONS BIBLIOGRAPHIQUES

WALTER. *Einige Krankheiten der Nieren*, etc. (De quelques maladies des reins). Berlin, 1800.

RAYER. *Loco citato*, t. III, p. 476.

VIRCHOW. *Verhandlungen der Würzburger phys. med. Gesellschaft*. Bd. V.

TODD. *Clinical lectures*, p. 389.

VIRCHOW. *Die Krankhaften Geschwülte*. Berlin, 1863, p. 268. (Traité des tumeurs, trad. française, t. I.)

VOGEL. *Krankheiten der harnbereitenden Organe*, p. 740. (Maladies des voies urinaires.)

SAEXINGER. *Bericht aus Seyfert's Klinik* (*Prajer Vierteljahrschriftt* 1867, Bd. I).

SPENCER-WELLS. *Medical Times and Gazette*, 1868, et *Canstatt's Jahresbericht*.

W. KRAUSE. *Ein Fall van Hydronephrose*, etc. (Un cas d'hydronéphrose). *Langenbeck's Archiv.*, p. 219, Bd. VII.

KUSMAUL. *Loc. cit.*

HELLER. *Hydronephrose der einen Nierenhälfte*, etc. (*Deutsches Archiv. für Klin. Medic.* Bd. V, heft 2).

H. COOPER ROSE. *A case of cystic disease of Kidney* (*Medic. Times and Gaz.*, 1868).

En décrivant la pyélite, nous avons vu se produire par l'inflammation de la muqueuse du bassinet une sécrétion purulente, qui formait, par sa collection progressive, si son écoulement était empêché, une dilatation du bassinet et des calices, de sorte que ceux-ci constituaient une tumeur considérable. Très-semblable à cet état, bien que complétement indépendante de tout travail d'inflammation, est l'ectasie du bassinet et des calices, qui se produit par rétention, lorsque l'écoulement de l'urine est empêché, et qui peut également amener une tuméfaction considérable. Rudolph et Franz, les premiers, ont désigné cette affection sous le nom « d'*Hydrops renalis;* » Ruysch a proposé la dénomination de « *Expansio renum* » ou « *Hernia renalis* » et Johnson l'a appelé « *Hydrorenal distension.* »

Mais pour mieux séparer cette lésion des reins, d'un côté des kystes que les anciens auteurs y avaient compris, bien qu'une partie des kystes accuse une autre origine, et, d'un autre côté, de l'ectasie produite par la pyélite, Rayer a introduit le terme d'hydronéphrose devenu maintenant d'un usage général.

Si dans une partie quelconque de l'appareil excréteur de l'urine (qu'il ne faut pas comprendre seulement à partir de l'uretère mais bien des canalicules urinaires droits comme Virchow l'a fait ressortir) il se produit une oblitération ou une occlusion par une cause quelconque, de sorte que l'urine ne puisse plus s'écouler, celle-ci s'accumule au-dessus de l'obstacle, et les parties situées plus haut se dilatent. Mais, suivant que l'obstacle à l'excrétion est placé dans les parties inférieures ou supérieures de l'appareil urinifère, la vessie et les uretères participent aussi à la dilatation ou bien le bassinet et les calices seuls en sont atteints.

Fréquemment les uretères prennent part à l'ectasie, de sorte que, dans les degrés intenses, ils peuvent atteindre le volume d'un intestin d'enfant, et former même, par suite des progrès de la dilatation, de véritables anses analogues à celles de l'intestin.

Mais, en général, la dilatation se borne au bassinet et aux calices et varie beaucoup. Dans les degrés moindres, le rein conserve assez souvent son volume et sa forme, les papilles seules, qui sont le plus exposées à la pression, s'aplatissent. Mais si la dilatation devient plus considérable, et elle peut atteindre le volume d'une tête d'adulte et au delà, la substance rénale s'atrophie, par suite de la compression qui suspend son fonctionnement et qui mène à la métamorphose regressive des épithèles qui tapissent les calices; d'un autre côté, des processus inflammatoires se développent en même temps, de sorte que dans les cas bien accusés la substance, réduite à une épaisseur de quelques lignes, ne forme plus qu'une bordure autour de la tumeur. Avec les progrès de l'atrophie, la surface de la tumeur devient bosselée et paraît fluctuante en plusieurs points. A la coupe les papilles semblent, suivant le degré de la dilatation, soit simplement aplaties, ne proéminant plus, soit même légèrement excavées; les calices distendus forment de petites cavités qui, séparées les unes des autres par des cloisons, aboutissent dans la grande cavité du bassinet. Si la dilatation atteint plutôt les calices que le bassinet, toute la tumeur prend un aspect légèrement lobulé. L'étendue à laquelle peut arriver une tumeur semblable ressort d'une observation faite par JOSEPH FRANK qui trouva sur un cadavre toute la cavité abdominale distendue par une tumeur du bassinet gauche ainsi dilaté, et il en fit sortir plus de 60 livres de liquide.

Contrairement à la dilatation observée dans la pyélite, les calices et le bassinet contiennent d'abord seulement de l'urine, mais qui, vu la compression exercée sur les parties sécrétantes, ne peut naturellement pas être sécrétée pendant bien longtemps, de sorte que ces sortes de poches ne contiennent presque plus de principes urinaires, mais seulement du mucus et du pus. Car, à l'urine albumineuse (dans laquelle l'urée se décompose plus tard) il s'ajoute, venant de la muqueuse, du mucus et un liquide séreux, « une simple sérosité » comme WALTER l'a déjà fait remarquer, et parfois aussi du sang (dans le cas où il y a rupture de capillaires) de sorte que le contenu présente ensuite une coloration noirâtre ou brunâtre. La quantité du liquide devient souvent si considérable, que la muqueuse perd plus tard ses propriétés sécrétoires.

En général le bassinet et les calices se dilatent d'une façon uniforme, de sorte que la tumeur prend une forme kystique, ou bien l'extension des calices ressort plus que celle du bassinet. Il en résulte qu'elle affecte une structure en éventail ou lobulée ; dans des cas extrêmement rares, il est vrai, on a cependant observé une dilatation restreinte à un seul ou à deux des calices, ce qui, partant, constituait une hydronéphrose partielle. Le calice ainsi dilaté se trouve alors, ou complétement séparé du bassinet, ou bien communique avec lui par une ouverture. Un fait très-exceptionnel a été signalé dans une observation de Heller (*l. c.*) c'est une hydronéphrose dans une moitié du rein ; la dilatation du sac était cependant assez grande dans ce cas pour faire porter le diagnostic erroné : kyste de l'ovaire.

Dans la plupart des observations, on ne constate l'hydronéphrose que d'un côté, et plus fréquemment du côté droit que du côté gauche. Généralement le rein de l'autre côté est alors hypertrophié et agit ainsi d'une façon compensatrice ; dans les cas fâcheux, cependant, l'autre rein dégénère aussi, ou bien enfin l'hydronéphrose est bilatérale dès le début, notamment si elle est déterminée par des affections utérines ou par des tumeurs dans le bassinet.

Aucun *âge* n'est à l'abri de cette maladie ; Bonnet l'a constaté même chez un nouveau-né, du côté droit et avec imperméabilité complète de l'uretère.

Des deux *sexes*, c'est le féminin qui y paraît exposé le plus fréquemment, circonstance que Walter explique très-bien en faisant observer que les femmes possèdent plus d'organes aptes à comprimer l'uretère.

C'est que parmi les causes qui provoquent l'hydronéphrose, on rencontre, avec une rareté relative celles qui produisent l'hydronéphrose par pyélite, c'est-à-dire les concrétions, bien que dans certains cas ce soit précisément l'obstruction des uretères par des calculs qui la produise des deux côtés à la fois. Les cas cités par Rayer peuvent servir de preuves à l'appui de ce fait.

Mais le plus souvent l'uretère est comprimé jusqu'à l'imperméabilité par des néoplasmes développés dans le bassinet, notamment par le carcinome de l'utérus ou les tumeurs des ovaires. Saexinger raconte que sur 62 femmes mortes à la suite de carcinomes de l'utérus dans la clinique de Seyfert à Prague, on avait constaté dans 28 cas une compression des uretères, avec dilatation considérable au-dessus du point comprimé, et de l'hydronéphrose à un degré plus ou moins accusé.

Cette compression est plus rarement produite par une tumeur dans la vessie. Todd (loc. cit., p. 389) cite le cas d'un homme âgé de 49 ans qui accusait surtout un sentiment de douleur dans le col de la vessie et un fréquent besoin d'uriner; le malade attribuait ces accidents à une ancienne blennorrhagie. L'urine qu'il émettait était légèrement alcaline, sa densité atteignait à peine 1006; elle contenait de l'albumine, du sang et du pus. A la fin de la maladie l'irritabilité de la vessie devint si grande qu'il en résulta une incontinence. Avec cela l'urine était constamment sanguinolente et le sang s'échappait souvent sous forme de caillots. A la nécropsie, on constata que l'uretère droit était très-dilaté, celui de gauche l'était beaucoup moins. Le rein droit était complétement atrophié et sa substance refoulée par le bassinet dilaté qui formait un grand kyste rempl de liquide. On trouvait la cause de cette dilatation à l'embouchure vésicale: les parois de la vessie étaient fort épaissies et dans son intérieur une masse cancéreuse considérable entourait l'embouchure de l'uretère droit, de sorte que celui-ci, dont les parois étaient aussi épaissies, paraissait complétement imperméable à son bout inférieur. L'embouchure de l'uretère gauche était également épaissie.

Certains cas militent en faveur de l'idée que la simple rétroflexion de l'utérus gravide peut exercer une pression suffisante sur l'uretère pour produire des dilatations consécutives du bassinet; de la même façon peut agir dans les processus puerpéraux l'épaisissement du tissu cellulaire péri-utérin; cela résulte d'un cas cité par Stadtfeld (Voy. *Monatsschrift für Geburtskunde*, 1862), et le même effet a été démontré pour le prolapsus de l'utérus (Voy. Virchow, *loc. cit.*).

Dans d'autres cas, la cause de la dilatation se trouve dans une étroitesse congénitale de l'orifice supérieur de l'uretère ou dans une inflammation accidentelle de la muqueuse qui tapisse l'uretère et en amène le rétrécissement. Il est douteux que la syphilis puisse être mise en cause dans ces derniers cas. Du moins, dans une observation faite par moi-même je n'ai pu la retrouver.

Parmi les causes de beaucoup plus rares, il faut ranger cependant les anomalies congénitales de l'urèthre qui empêchent l'excrétion de l'urine.

Billard cite le cas d'un nouveau-né chez lequel le cathéter ne pouvait être introduit à travers l'embouchure extérieure de l'urèthre qu'à la distance d'un demi-pouce, parce qu'à ce point le canal qui allait toujours en se rétrécissant, s'obliterait complétement et se transformait en un cordon allongé qui allait se perdre dans le tissu cellulaire du périnée, de sorte que l'orifice interne faisait défaut. La conséquence de cet état fut une augmentation considérable du volume de la vessie, une dilatation des uretères et du bassinet avec atrophie des reins (Voy. Rayer, t. III, p. 504).

Le cas rapporté par Johnson doit être rangé parmi les

raretés. Il s'agit d'une hydronéphrose dont la pièce anatomique se trouve dans le musée du King's College. Cette préparation provient d'un enfant affecté d'un rétrécissement valvulaire de l'urèthre, qui permettait facilement l'introduction du cathéter et empêchait cependant l'émission de l'urine. Rokitansky rapporte le cas suivant : « Une branche anomale des artères rénales, large d'une ligne et descendant en demi-cercle du bout supérieur du hile à son bout inférieur, exerçait une pression telle sur le point de transition flexueux du bassinet à l'uretère, du côté droit, que le bassinet en fut dilaté. » Une observation très-analogue à celle-ci, qui présente encore, en dehors des rapports anatomiques, un grand intérêt clinique au point de vue des phénomènes qui s'étaient présentés pendant la vie, a été publiée par le professeur Boogard de Leyde (*Ned. Tijschr. v. Geneesk.* 1857, et *Schmidt's Jahrb.* Bd. 98 n° 6). Elle concernait un individu de 20 ans qui éprouvait de temps à autre des douleurs dans l'abdomen, accompagnées de nausées et de vomissements. Le 3 février ces douleurs et ces vomissements reparurent et ces derniers avaient déjà duré depuis trois jours quand le malade entra à l'hôpital. A ce moment le malade ne souffrait pas ; la soif était vive, la langue nette, la constipation opiniâtre. Pouls 65 par minute, température en apparence abaissée. Les vomissements continuèrent. Les matières vomies se composaient de mucus mélangé de sarcines, de corpuscules sanguins et d'une matière colorante noire. En examinant l'abdomen on trouva le foie dépassant un peu le rebord costal et au-dessous du foie une tumeur vaguement fluctuante. La mort survint le 8 février au milieu de vomissements continus avec constipation et un hoquet violent. On avait porté le diagnostic suivant : melaena par suite d'une affection organique du foie. A la nécropsie on trouva, après avoir ouvert la cavité abdominale, une tumeur ronde, du volume du poing, siégeant dans l'hypochondre droit, entre le foie, le colon et le duodenum, tumeur kystique et adhérant tant au duodenum qu'au colon. Ce dernier n'en était pas rétréci à son point d'adhésion; le duodenum, au contraire, était si fortement tendu au-dessus de la tumeur que sa lumière avait presque complétement disparu. La tumeur était formée par le bassinet droit fortement dilaté. L'artère rénale droite se bifurquait, au-dessous de son point d'émergence aortique en deux branches allant aux bouts supérieur et inférieur du hile. La branche inférieure avait vraisemblablement exercé une compression sur l'uretère à son point d'émergence du bassinet et produit ainsi la dilatation de ce dernier. Voici ce qui donne lieu à cette supposition : La lumière de l'uretère communiquait par une petite ouverture transversale avec la cavité du bassinet, dont la surface extérieure adhérait à l'uretère à sa partie initiale dans une longueur de presque 2 centimètres. La tumeur du bassinet avait pénétré en avant entre les deux branches artérielles, le point initial de l'uretère était descendu plus bas que le rameau rénal inférieur, et, pour arriver à la vessie, l'uretère devait faire le tour de ces artères. Le rein lui-même avait 14 centimètres de long, et 5 centimètres de large; à part cela il était normal et à peine atrophié.

Kussmaul aussi a observé un fait analogue à la nécropsie d'une femme âgée qui n'avait jamais souffert des reins. Il trouva cependant le rein droit agrandi; le bassinet présentait un sac spacieux rempli d'urine et allant du hile jusqu'à la veine cave descendante. L'uretère sortait de sa partie la plus profonde à 15 degrés environ du hile, et là où il se croisait avec l'artère rénale profonde il paraissait plus étroit d'une demi-ligne que dans le reste de son parcours. De l'aorte, les deux artères rénales se dirigeaient à angle droit vers le hile, où elles pénétraient. L'artère supérieure plus large, grosse comme une plume d'oie, allait au bout supérieur du hile, après s'être, peu de temps avant d'y entrer, divisée de nouveau en deux branches : l'artère inférieure un peu moins grosse, et qui ne se bifurquait que dans le rein lui-même, venait aboutir à l'extrémité inférieure du hile, un peu en arrière, de sorte que l'uretère qui la croisait précisément au point où il partait du bassinet, devait en être entouré et était légèrement comprimé.

Les cas de cette nature montrent combien la série des causes possibles d'une dilatation du bassinet est grande. En réalité de telles conditions ne se présentent que très-rarement; mais il faut tenir compte de la circonstance suivante. Dans plus d'un cas la cause mécanique ne peut être constatée et, par conséquent, l'étiologie en reste complétement obscure.

Lorsque l'hydronéphrose ne siége que d'un seul côté et qu'elle est peu intense, elle présente à peine pendant la vie quelques symptômes qui permettent de reconnaître son existence avec précision. Car les signes locaux de la tumeur échappent complétement à l'observation si celle-ci est peu développée, et du côté de la diurèse les symptômes font aussi, d'ordinaire, complétement défaut, l'autre rein exerçant son action vicariante. Mais même, lorsque par suite d'une affection différente de l'autre rein la sécrétion urinaire est altérée, on ne pourra conclure que d'après l'altération qui pourra être indiquée par les symptômes et passer à côté de l'hydronéphrose sans l'apercevoir. Il en fut ainsi dans le cas suivant, intéressant en lui-même, et que j'ai observé du 14 au 20 août 1856.

Un nommé WARSCHILEWSKY, ouvrier, âgé de 44 ans, prétend avoir toujours joui d'une bonne santé, et s'être aperçu depuis 3 ou 4 semaines seulement d'une tuméfaction œdémateuse de la face comme premier symptôme de sa maladie. Lorsque je l'ai vu, il était dans un état complétement apyrétique, son pouls battait 70 pulsations par minute, la température de la peau était normale. La figure est bouffie, le teint jaunâtre, la langue humide et nètte, l'appétit bon, les selles normales. La diurèse est diminuée, l'urine est albumineuse. Les organes respiratoires sont normaux, de même que les organes de l'abdomen, à l'exception de la rate, qui est augmentée de volume. Le malade entre à l'hôpital uniquement pour une inflammation phlegmoneuse de la peau à l'index de la main droite et à la nuque. La fluctuation étant manifeste en ces deux points, on pratiqua une incision qui donna issue à une grande quantité de pus et l'on constata une mortification très-étendue du tissu cellulaire sous-cutané. On se vit obligé de faire une incision cruciale à la nuque et d'appliquer, vu le caractère septique de l'inflammation, des cataplasmes à l'eau camphrée. Comme médication interne, l'on administra du sulfate de quinine les jours suivants, la quantité d'urine émise était très-variable; en moyenne elle était de 2000 ccm. dans les 24 heures avec une densité de 1006 à 1007, et une réaction neutre. Dans 100 grammes, on trouvait 99 gr. d'eau et 1 gr. de résidus solides, dont 0,2 gr. d'albumine. Les phosphates y faisaient complétement défaut. Dans la nuit du 18 au 19 apparut le délire qui persista jusqu'au lendemain; dans ses moments lucides, le malade se plaignait d'une certaine gêne à respirer et à l'auscultation on constatait au-dessus du cœur un bruit de frottement très-perceptible. Le collapsus survint avec une rapidité étonnante bien que les lèvres de la plaie continuassent à sécréter une petite quantité de pus, et le malade succomba en présentant tous les signes de l'œdème pulmonaire, le 20 août.

Autopsie : Sur le médius de la main droite, dans la région axillaire du côté gauche et à la nuque immédiatement au-dessous de l'occiput, on trouva des abcès remplis de tissu cellulaire sphacélé, dont le plus grand avait une profondeur de 15 centimètres.

Dans le sac de l'arachnoïde une petite quantité de sérosité; les méninges complétement exsangues, troubles, légèrement épaissies. Le cerveau étonnamment pâle et de consistance molle; dans les ventricules et notamment dans la corne postérieure, une petite quantité de liquide, dans le corps strié du côté gauche une hémorrhagie récente, grande comme un gros d'argent (monnaie prussienne).

Dans les cavités pleurales des deux côtés, quelques onces d'un liquide séreux; sur la paroi latérale, du côté gauche, quelques dépôts d'une masse fibrineuse. A la surface des deux poumons des abcès disséminés variant de la grosseur d'un grain de chènevis jusqu'à celle d'un marron d'Inde, entourés d'aréoles rouges, dont les plus grands traversaient la substance sous forme de cônes. Dans les deux lobes du poumon gauche une forte infiltration œdémateuse, spumeuse à la coupe.

La surface interne du péricarde finement injectée et recouverte d'un exsudat solide. La surface du ventricule gauche, adhérente au péricarde, est couverte de masses fibrineuses molles. Valvules normales.

Le foie de dimensions normales, légèrement hypérémié, d'une coloration faiblement jaunâtre.

La rate agrandie, sa substance rouge brun, compacte, solide. Sa capsule tendue.

Le rein droit est diminué de volume : sa surface est blanche ; elle est couverte d'arborisations vasculaires. La capsule se détache facilement. A la coupe, la substance corticale se montre très-amincie, de coloration blanc jaunâtre ; les pyramides droites présentent une nuance plus foncée. Au microscope les capsules de Malpighi sont comme étouffées par de fortes couches concentriques de tissu cellulaire, les parois des glomérules paraissent remplies d'une graisse finement granuleuse. Le canalicules sinueux sont remplis en partie de graisse et en partie de masses noires cristallines.

Le rein gauche forme, avec le bassinet, une cavité remplie de liquide et divisée en compartiments, dont le bord extrême renferme une couche de substance solide, épaisse de 6 millimètres environ. A son côté interne et inférieur, tourné vers la colonne vertébrale, le bassinet forme un kyste contenant 300 ccm. d'un liquide fortement albumineux, qu i dépose un sédiment composé d'épithèles. En ouvrant la cavité on constate que les bassinets dilatés en forme de poches y débouchent. Au microscope, les épithèles des canalicules encore conservés dans la substance étaient tombés en dégénérescence graisseuse. Certains canalicules urinaires présentaient des ectasies et des étranglements manifestes ; j'ai souvent observé en outre des formes qui répondaient exactement aux corpuscules cystoïdes si minutieusement décrits par Beermann. L'uretère est légèrement dilaté dans sa partie supérieure, et présente un rétrécissement circulaire à 6 millimètres au-dessus de son embouchure dans la vessie.

On comprend aisément que dans ce cas, tel qu'il se présentait à notre observation, le diagnostic n'eut indiqué que la néphrite parenchymateuse : l'œdème de la face, la faible densité de l'urine et son contenu en albumine militaient en faveur de cette supposition. L'hydronéphrose du côté gauche devait forcément passer inaperçue, la tumeur ne se révélant par aucun signe extérieur.

Il en est autrement si la dilatation du bassinet contribue à former une grande tumeur. Dans des cas semblables, on devra d'abord se poser cette seule question : la tumeur dont il s'agit appartient-elle au rein, ou en est-elle indépendante? Parfois la solution de ce problème n'est pas facile, et des praticiens très-expérimentés ont commis des erreurs de diagnostic dans ces circonstances. König cite à cet égard deux cas : dans le premier Johnson (*Monthly medico-chir. Journal*, 1816) avait diagnostiqué pendant la vie une hydropisie de l'ovaire; dans l'autre, rapporté par Hawison (*Edinb. med. and surg. Journal*, 1822), qui avait trait à un médecin, le malade lui-même et plusieurs de ses collègues avaient admis l'existence d'une entérite.

Un confrère de mes amis m'a montré, il y a quelque temps, un cas qui rentre dans la même catégorie : Il s'agit d'une femme chez laquelle s'était formée, peu à peu, dans l'abdomen, une tumeur considérable remplissant toute la moitié gauche de l'abdomen ; cette tumeur était mobile et pouvait être facilement circonscrite par la main. Cette tumeur s'était vidée plusieurs mois auparavant; une grande quantité de liquide ayant été expulsée par l'urèthre, et la tumeur elle-même s'étant affaissée, le docteur G. était d'avis que probablement l'on avait affaire à une hydronéphrose. Lorsque je vis la malade, la tumeur s'était déjà de nouveau considérablement remplie. On sentait une tuméfaction mobile, légèrement bosselée et manifestement fluctuante qui remplissait tout le côté gauche de l'abdomen. En outre la région rénale était également sensible à la pression. L'urine ne renfermait presque pas d'albumine. Cependant la grande mobilité de la tumeur, l'absence de connexion manifeste avec les parties voisines, et enfin l'insuffisance même de toute condition étiologique de nature à expliquer l'origine de la dégénérescence rénale, tout cela permettait de supposer la présence d'une hydropisie de l'ovaire qui probablement avait été vidée en partie par extravasation dans l'uretère ou directement dans la vessie. Depuis que l'ovariotomie se pratique beaucoup plus fréquemment par suite des merveilleux succès obtenus par Spencer-Wells dans cette opération, on commet aussi plus souvent des erreurs de diagnostic entre l'hydropisie de l'ovaire et l'hydronéphrose.

Un cas qui s'était produit dans la clinique de Baum, à Gœttingue, et qui est minutieusement décrit par Krause (*l. c.*), est particulièrement intéressant en ce que le contenu du liquide en urée n'était pas considérable, et que la présence d'urates ne pouvait même pas du tout être constatée. Cooper-Rose prétend même n'avoir pas trouvé de principes urinaires dans le cas observé par lui. On voit donc que le moyen, en apparence si simple, de pratiquer une ponction explorative et d'examiner le liquide pour se convaincre s'il y a ou non des principes urinaires, ne fournit pas, dans tous les cas, l'explication demandée. Le criterium, d'ailleurs si excellent pour faire reconnaître l'existence de tumeurs rénales, et qui consiste dans la présence d'anses intestinales au-dessus du rein constatée à l'aide de la percussion, ce moyen même est parfois défectueux, car Spencer-Wells a trouvé les mêmes particularités dans les kystes ovariques et, d'autre part, les rapports qu'affectent les intestins avec les tumeurs d'origine rénale, ne sont point aussi constants qu'on le prétend généralement. Il y aura donc toujours des causes d'erreur dans le diagnostic, si l'on n'a pas suivi le développement de la tumeur. A la vérité le témoignage des malades assurant que parfois des épanchements spontanés ont eu lieu à travers la vessie, mérite aussi d'être pris en sérieuse considération, mais ces épanchements peuvent plus facilement se produire lorsqu'il y a adhésion d'un kyste ovarique avec l'uretère que quand il y a hydronéphrose, l'occlusion mécanique, qui en est la condition préalable, pouvant difficilement être vaincue dans ce dernier cas. La palpation reste le principal moyen pour se mettre à l'abri de toute confusion avec les tumeurs intra-pelviennes, et voici ce qu'il s'agit surtout de constater : degré de mobilité, connexion avec la région rénale, dilatation et tuméfaction de la région lombaire, et, chez les femmes, à l'examen du vagin, présence ou absence de mobilité transmise à la tumeur en imprimant des mouvements à l'utérus. Pour le reste, les signes diagnostiques de la pyélite s'appliquent aussi à cette maladie. Mais si l'on est sûr que la tumeur appartient au rein, on ne pourra hésiter qu'entre un abcès de cet organe, la tumeur provoquée par une pyélite, le carcinome et l'échinocoque du rein. Le carcinome est caractérisé le plus souvent par des hémorrhagies profuses, de la douleur et tous les signes de la cachexie.

Les échinocoques ne peuvent se reconnaître, nous le verrons plus loin, que s'il y a expulsion de vésicules; la néphrite suppurée se complique le plus souvent de fièvre hectique, et ne se présente d'ordinaire que dans des conditions étiologiques déterminées. Dans la tumeur produite par la pyélite, les symptômes de la pyorrhée sont ou présents ou déjà passés, et en général, auparavant déjà, les malades ont présenté les accidents produits par les concrétions. Tout autres sont, nous l'avons vu, les causes de l'hydronéphrose : les principales conditions pathogéniques sont les tumeurs pouvant exercer une compression extérieure sur l'uretère ; en pareil cas l'étiologie pourra servir de guide au diagnostic.

Tant que l'hydronéphrose est bornée à l'un des côtés et que l'autre rein reste normal, cette affection ne fait pas courir de dangers au malade; la maladie n'est réellement grave que lorsque le rein de l'autre côté devient aussi, d'une façon quelconque, inapte à fonctionner. Dans ce cas les malades périssent habituellement en peu de jours, comme dans l'hydronéphrose bilatérale, en présentant tous les phénomènes de l'urémie. Une affection déja si grave en elle-même, comme le carcinome de l'utérus, prendra une tournure particulièrement défavorable par l'hydronéphrose secondaire qu'il provoque, précisément à cause de l'apparition éventuelle de l'urémie, et aura, par suite de cette complication, une issue léthale plus précoce. GAUCHET a rapporté (dans l'*Union médicale*, 1859) deux cas recueillis dans la clinique d'ARAN, où un carcinome utérin, encore à sa première période, entraîna une mort rapide par hydronéphrose et urémie consécutives.

Le PRONOSTIC de l'hydronéphrose n'est pas absolument défavorable, en lui-même, tant qu'elle est seulement unilatérale et qu'il n'existe pas de symptômes indiquant une altération quelconque de l'autre rein; cette affection peut traîner pendant très-longtemps; cela dépend essentiellement de la maladie primitive. Mais aussitôt qu'il se présente un signe indiquant que le rein sain jusque-là, a perdu son intégrité fonctionnelle, que l'affection, dont il est le siége, soit de nature inflammatoire ou qu'elle se rapproche de l'hydronéphrose, une mort précipitée est presque sûrement à pronostiquer.

Nous avons vu qu'il n'est possible de reconnaître cette affection rénale que lorsqu'elle a déjà pris un très-grand développement. Il ne saurait donc être question d'un TRAITEMENT prophylactique. Au total, on n'aura d'ailleurs que peu d'occasion de s'adresser aux médicaments, l'indication d'un traitement médical faisant le plus souvent défaut, car l'hydronéphrose n'est que dans des cas isolés, accompagnée de phénomènes inflammatoires; si cette complication a lieu, il faut la combattre par les antiphlogistiques, de même que les inflammations secondaires qui se développent dans la poche. Malheureusement les causes occasionnelles sont souvent inaccessibles à toute médication. Il sera encore plus facile d'intervenir utilement si l'on peut soupçonner la présence de concrétions ; d'après la nature du sédiment originaire, on pourra employer les dissolvants et les lithontriptiques, tels que les eaux alcalines qui ont une grande efficacité. En revanche on pourra difficilement se bercer de l'illusion de pouvoir empêcher la compression de l'uretère, s'il existe des néoplasies dans la cavité du bassinet, que cette néoplasie ait pris son origine dans l'utérus, dans l'ovaire ou dans la vessie. Pour tous les cas analogues il ne restera pas autre chose à faire au médecin que d'ordonner le traitement symptomatique correspondant à la maladie primitive, notamment un traitement calmant, et d'instituer un régime convenable. Le conseil émis par KOENIG et qui consiste à vider le contenu au moyen du trocart ou de l'incision, si la tumeur est considérable et la fluctuation manifeste, a déjà été à bon droit, repoussé par RAYER, celui-ci s'appuyant, pour le repousser, sur le même cas que KOENIG cite également : celui de MARTINEAU. En effet, celui-ci avait exécuté une première fois cette opération avec succès, mais à la seconde tentative le sac s'étant de nouveau rempli, une péritonite mortelle fut la suite de l'opération. Et bien que l'on ait signalé récemment des cas de guérison, après l'ouverture accidentelle du sac rénal hydropique (SPENCER WELLS) il ne faut cependant pas oublier, qu'à côté du risque d'une fin prématurée, le résultat, même heureux, ne sera toujours que médiocre puisqu'avec l'épanchement du liquide on n'aura pas écarté les causes qui avaient provoqué son accumulation. En outre il n'y a pas danger de mort, surtout si l'hydronéphrose est seulement unilatérale. Cependant une fois cette affection reconnue, il faudra guetter avec le plus grand soin les plus légers indices de la lésion de l'autre rein pour pouvoir la combattre aussitôt par des antiphlogistiques appropriés. Dans ce cas on ne saurait assez recommander comme remède prophylactique les soins de propreté de la peau c'est-à-dire les bains.

IX

PÉRINÉPHRITE

INDICATIONS BIBLIOGRAPHIQUES

CHOPART. *Maladies des voies urinaires*, p. 67.
RAYER. *Loc. cit.*, III, p. 243.
Aristide-Louis FÉRON. *De la périnéphrite primitive.* Thèse de Paris, 1860.
Ch. HALLÉ. *Des phlegmons périnéphritiques.* Paris, 1863.
PARMENTIER. *Union médicale*, 1862, nos 102, 104, 112.
GUÉRIN. *Gazette des hôpitaux*, 1865.
TROUSSEAU. *Union médicale*, 1865 (janvier).

Les reins, avec la capsule fibreuse qui les entoure étroitement, reposent au milieu d'une atmosphère cellulo-graisseuse très-abondante qui est traversée par des branches vasculaires de l'artère et de la veine rénale. Ces deux parties, à savoir : la capsule et le tissu cellulo-adipeux, peuvent s'enflammer. Dans la capsule on a fréquemment l'occasion d'observer des indurations et des épaississements, quelquefois durs comme du cartilage, et qui sont les résidus d'un inflammation chronique. De nature presque toujours secondaire, ils proviennent d'inflammations diverses, et surtout de la forme diffuse. Ce n'est que très-exceptionnellement que l'on rencontre, entre les reins et leur capsule, des foyers purulents qui, selon toute apparence, naissent primitivement de la capsule.

Dans la majorité des cas, les affections de la capsule, comparées aux lésions de l'organe glandulaire qu'elle entoure, sont d'une importance si minime, et leurs symptômes propres sont si peu appréciables, qu'elles ne peuvent donner lieu à une description clinique. Il en est autrement de l'inflammation secondaire du tissu cellulo-graisseux que nous avons déjà appris à connaître dans la néphrite suppurée et surtout dans la pyélite. Nous avons déjà vu, à ce propos, de quelle manière la terminaison de la maladie fondamentale peut être modifiée par la participation à l'inflammation du tissu cellulaire périphérique, et comment, par ce fait, un ensemble particulier de symptômes s'ajoute au processus primitif. De même, quoique le plus fréquemment secondaire, l'inflammation du tissu cellulo-graisseux peut-être primitive et donner naissance, en tant que périnéphrite, dans la véritable acception du mot, à une maladie indépendante et bien caractérisée par un cortége de symptômes particuliers. Comme la périnéphrite primitive se termine le plus souvent par la guérison, et que cette maladie est relativement peu fréquente, on n'a nécessairement que de rares occasions d'en observer les lésions anatomiques sur le cadavre. Quand on a pu pratiquer des autopsies, on a trouvé tantôt, et c'est le cas le plus rare, une couenne solide, fibreuse, dure, contenant peu de graisse, et environnant le rein; tantôt, et le plus souvent, un énorme foyer purulent entouré parfois d'une membrane propre.

Le tissu cellulaire, quand il en reste, est alors d'une couleur indéterminée, d'un gris noirâtre; ses mailles sont infiltrées de pus, et dans ce pus épais, nagent des pelotons de graisse et des lambeaux sphacélés. Ce pus a une couleur jaunâtre, et quand il s'est produit des extravasations sanguines, il prend la couleur de la levûre de bière. Le plus souvent inodore, il a quelquefois, même en dehors de toute perforation intestinale, une odeur fécaloïde. On n'y a jamais rencontré de masses fécales, même quand l'intestin était perforé, ce qui, d'après l'observation de Feron, tiendrait à la disposition en entonnoir de l'ouverture, permettant bien le passage du pus dans l'intestin, mais non l'issue des matières fécales. Le foyer purulent peut atteindre des dimensions considérables, s'étendre de la face inférieure du foie ou de la rate jusqu'à la fosse iliaque, et suivant toutes les directions que nous avons appris à connaître dans les terminaisons de la pyélite, se frayer un passage à l'extérieur. Le plus souvent l'ouverture se fait en arrière et en dehors dans la région lombaire; il est vrai qu'elle ne se fait pas toujours dans une direction directe et rectiligne, car la suppuration, prenant parfois une marche traînante qui épuise le malade, mine les couches musculaires les plus épaisses, et s'infiltre dans l'interstice du psoas et du muscle iliaque interne, ou entre les feuillets aponévrotiques du carré des lombes. L'irruption du pus dans le côlon soit ascendant à droite, soit descendant à gauche est bien plus favorable que lorsqu'elle se produit dans la cavité péritonéale, car la péritonite consécutive même circonscrite, amène la mort. Quand la migration du pus se fait le long de la colonne vertébrale, on le voit se collecter, en simulant un abcès par congestion, sous le ligament de Poupart, à la partie interne de la cuisse, à l'anneau crural et dans le périnée. Une terminaison très-rare, qui a été observée trois fois, est la perforation du diaphragme et des bronches, avec rejet de pus par les efforts de toux.

L'induration et la suppuration ne sont pas les seules terminaisons possibles; quelquefois la gangrène arrive rapidement, et transforme tout le tissu en une masse noire analogue à de la bouillie.

ÉTIOLOGIE.

Les causes de la périnéphrite sont locales ou générales.

Les *causes locales* sont tantôt traumatiques, quand une force extérieure s'est exercée sur la région rénale; tantôt, et le plus souvent, elles sont secondaires et entretenues par une affection des reins (particulièrement par la perforation dans la pyélite et la pyélo-néphrite calculeuse) et alors l'infiltration de l'urine en est la véritable cause productrice. Aux premières, se rapportent les blessures directes par instruments tranchants ou piquants, par armes à feu, en outre les contusions ou les chutes sur la région lombaire et sur un instrument pointu, ou enfin une compression violente. Il faut encore y ajouter, ce qui est plus rare il est vrai, la propagation de l'inflammation du psoas. Dans un cas de suppuration du psoas qui se termina par la mort, j'ai vu le tissu cellulo-graisseux périphérique du rein également atteint de suppuration, tandis que cet organe était resté indemne. De même l'inflammation du tissu cellulaire du petit bassin peut se propager par en haut vers le rein, comme le montre une observation de CHOPART dans laquelle, après l'ablation du testicule, il se déclara une périnéphrite, avec collection purulente dans le tissu cellulaire du bassin et du cordon. Cette propagation se fait rarement ; cependant TROUSSEAU l'a observée dans la clientèle du docteur MILLARD, chez une femme, qui, après une attaque de coliques hépatiques, eut une inflammation de la vésicule biliaire, puis une périnéphrite qui du reste guérit par l'ouverture de l'abcès.

Aux *causes générales* se rattachent en premier lieu les refroidissements. L'observation prouve fréquemment que les individus, qui, étant en sueur, se sont exposés à un courant d'air froid, ont été atteints de périnéphrite. En outre, parmi les maladies dans le cours desquelles la périnéphrite se produit secondairement, il faut citer la fièvre typhoïde et le typhus exanthématique, la variole et la fièvre puerpérale. J'ai vu à la suite d'un typhus exanthématique survenir une périnéphrite qui envahit ensuite le rein. Toute la surface du rein fut consécutivement couverte comme d'un réseau d'ulcérations petites, superficielles, n'atteignant pas la profondeur de l'organe; la substance fondamentale semblait érodée. Sous un filet d'eau, on voyait tous les petits lambeaux de tissu flotter au fond des ulcérations. Il est moins prouvé, quoi qu'en disent BUTTER (*Edinb. med. and surg. Journ.*, vol. XXVI), RAYER et FERON, que les fièvres graves se terminent quelquefois d'une manière épidémique par la périnéphrite. Dans l'épidémie de Plymouth, décrite par BUTTER, le tissu cellulaire de différents endroits du corps était atteint par la suppuration. Dans quelques cas, il n'existait aucune cause déterminée.

Quant à l'*âge*, la plupart des individus atteints étaient des adultes de 30 à 60 ans, et quelques-uns seulement avaient de 10 à 20 ans. Dans 21 cas rassemblés par HALLÉ, 13 individus avaient plus de 31 ans, 7 étaient entre 20 et 31 ; dans un seul cas il s'agissait d'un garçon de 16 ans, dont la maladie remontait à l'âge de 10 ans. On n'a pas d'observation de cette affection chez les enfants ; cependant il n'y a pas de motif qui fasse comprendre cette exception. Dans tous les cas que l'on a cités, il faut remarquer que l'affection n'existait que d'un côté soit à droite, soit à gauche; cependant je l'ai observée des deux côtés en même temps, après un typhus.

SYMPTÔMES.

Suivant que la cause est traumatique, locale ou générale, il existe des différences dans les symptômes. Quand l'affection est consécutive à une affection fébrile, les symptômes peuvent rester absolument obscurs. Dans le premier cas, quand l'individu atteint était auparavant en bonne santé, c'est la fièvre qui ouvre la marche. Un frisson de durée variable, souvent de plusieurs heures, suivi de chaleur, de soif, d'inappétence, de constipation, de prostration prostration générale, en un mot tous les symptômes fébriles connus, apparaissent tout d'abord.

Précisément dans les cas traumatiques, il y a d'ordinaire des vomissements au début; parfois les phénomènes gastriques constituent les principaux accidents. Dans certains cas, la fièvre initiale affecte même complétement le type intermittent, de sorte qu'à première vue l'observateur croit avoir affaire à une véritable fièvre intermittente. Cependant, malgré ce caractère d'intermittence, il y a la douleur locale, circonscrite à un côté de la région lombaire immédiatement au-dessous des fausses côtes, qui attire de bonne heure l'attention. Cette douleur est tantôt obtuse, et caractérisée par un simple sentiment de pesanteur, tantôt elle est vive, aiguë, lancinante ou fulgurante, cependant cette différence dans le caractère de la douleur n'est pas de grande importance.

Ce qui importe davantage, c'est que le simple contact, la pression, de même que les mouvements volontaires des muscles lombaires, les secousses du corps, telles qu'elles sont occasionnées par les mouvements respiratoires (la toux, l'effort) augmentent la douleur; en outre, la douleur ne présente aucune irradiation (il n'y a pas de rétraction des testicules, etc.), mais elle voyage d'un côté à l'autre comme les douleurs rhumatismales. Quelques jours après, la région lombaire devient aussi plus large et plus saillante, et les téguments de cette région présentent une légère tuméfaction œdémateuse, qui devient surtout appréciable, lorsque le malade se tient debout. L'œdème peut s'étendre au delà du point primitivement atteint et envahir les fesses, les hanches. La tuméfaction uniformément pâteuse au début, se circonscrit plus tard, de plus en plus, en prenant une forme acuminée. La coloration de la peau reste pâle, jusqu'au moment où le pus est près de percer, alors il se produit une rougeur à la surface, et le sommet de la tumeur devient plus saillant.

Si la suppuration s'étend beaucoup, la tumeur peut arriver jusqu'au niveau de l'os sacré, toujours avec tendance à s'étendre plutôt vers le côté dorsal que vers le côté abdominal.

Il est souvent bien difficile de percevoir la fluctuation, même quand tous les symptômes énumérés ci-dessus s'accusent déjà très-distinctement, le pus étant placé à une grande profondeur et l'attouchement étant douloureux ; là seulement où le pus a déjà entamé les couches musculaires, situées au-dessus de lui et s'approche ainsi de la surface, il devient aussi facile de constater la fluctuation. Pour procéder à l'examen on fera prendre au malade le décubitus dorsal en ayant soin de le chloroformer, si la sensibilité était trop considérable.

A ces symptômes locaux, modifiés encore par la propagation de l'inflammation aux parties voisines, par exemple au muscle psoas, ce qui produit la flexion et l'abduction de la cuisse, la diurèse n'en ajoute pas d'autres que ceux provenant de la fièvre qui persiste toujours. L'urine est rare, chargée de matière colorante et partant foncée, sédimenteuse, les urates sont très-abondants. Elle ne renferme des principes anormaux que dans les conditions suivantes : l'affection s'étant produite immédiatement après un traumatisme, l'urine contiendra du sang ; si la périnéphrite se présente secondairement après perforation d'une pyélite calculeuse ou d'une pyélonéphrite, alors l'urine charriera les éléments propres à l'affection néphritique antécédente (l'albumine, le pus, le gravier) ; la périnéphrite par elle-même ne s'accuse par aucune modification de l'urine. L'émission de l'urine se fait aussi le plus souvent sans douleur, rarement on cite dans les observations la dysurie, au nombre des symptômes. Lorsque la périnéphrite a été précédée par un traumatisme, elle ne se déclare pas immédiatement après l'accident; des années peuvent s'écouler avant qu'elle n'apparaisse; CHASSAIGNAC cite un cas où l'intervalle avait été de dix ans. Dans le cas suivant cependant (communiqué par BIENFAIT dans la *Gazette hebdomadaire* de 1856) l'intervalle n'avait été que de quelques jours et l'issue fut favorable malgré une marche toute particulière.

Le 7 octobre 1852, une femme âgée de trente-neuf ans, tomba d'un escalier, haut de huit marches, sur le bord d'un seau, et en rebondit à trois pas du côté gauche; immédiatement après, elle ressentit de la douleur et un pressant besoin d'uriner, elle continua néanmoins ses travaux habituels, jusque dans la soirée du 9, où elle fut forcée de se mettre au lit, elle fut prise alors de frissons, de vomissements, d'un grand abattement et de dysurie. Tous ces symptômes augmentèrent dans le courant de la nuit, et le 10, la malade, couchée dans le décubitus dorsal, avait la figure pâle et anxieuse, et le pouls petit et fréquent. L'hypochondre et le flanc droit, sans présenter des traces de contusion, étaient tuméfiés, tendus et extrêmement sensibles à la moindre pression. Dans l'urine, on constata au fond du vase un sédiment de sang et de mucus. Les jours suivants, la fièvre persista, ainsi que les vomissements et une douleur violente. Trois semaines seulement après l'accident, la diminution de la douleur permit une exploration minutieuse de la région. Le côté droit de l'abdomen présente une augmentation considérable de volume; la paroi antérieure proémine beaucoup sur la même paroi de l'autre côté; dans la région lombaire et sur les parties latérales, on constate une tuméfaction énorme des téguments qui sont œdématiés. Les fausses côtes inférieures proéminent au dehors, le foie dépasse leur bord de plus d'un centimètre, et est appliqué contre la paroi abdominale sur une largeur de 2 à 3 travers de doigts, à la suite se trouve une dépression triangulaire, une tumeur volumineuse, circonscrite, occupant le flanc et l'hypochondre droits, s'étendant à gauche au-dessus de la ligne blanche; à droite, jusqu'à la partie supérieure de la fosse iliaque; cette tumeur présente une fluctuation, à la vérité, très-obscure. Cependant, dans la supposition qu'il s'agissait d'une collection de pus devant être évacuée, l'auteur appliqua la pâte caustique à l'endroit où l'aponévrose du muscle oblique interne, se joint à celle du muscle transverse. Vingt jours s'étant écoulés depuis cette application, et l'état ayant de plus en plus empiré, une paralysie passagère de la jambe droite s'étant même produite, il ponctionna la tumeur avec le trocart, bien que la fluctuation restât toujours très-peu nette. La pointe de l'instrument pénétra dans une cavité profonde de 5 centimètres, et fit sortir 7 ou 8 cuillerées de pus, on introduisit une mèche de charpie dans l'ouverture, 48 heures après, la malade s'étant dans l'intervalle placée sur un fauteuil, et ayant regagné son lit, une grande quantité de pus s'échappa de la plaie.

Après l'écoulement du pus, les symptômes se modifient complétement : La fièvre disparaît, l'urine devient abondante, et prend une coloration claire et l'appétit renaît. Dans les jours suivants, l'amélioration persista, bien que dans l'intervalle il se fût formé un léger épanchement pleurétique du côté droit. La suppuration trop abondante finissait cependant par épuiser la malade, et ce n'est qu'après avoir combattu la suppuration par des injections répétées que l'on put considérer la malade comme parfaitement rétablie le 8 janvier.

Il arrive ordinainement, comme dans ce cas, que l'évacuation naturelle ou artificielle du pus à l'extérieur, au niveau de la région lombaire, est suivie immédiatement d'une diminution de la fièvre, et d'un grand soulagement pour le malade. Par contre, si le pus mine sourdement les muscles, sans trouver d'issue à l'extérieur, la fièvre prend un caractère hectique et quelquefois typhoïde, le système nerveux est profondément intéressé, de sorte que le délire survient le plus souvent, et consécutivement la mort. Quand le pus (et je parle toujours du pus, car la terminaison par résolution n'a jamais été constatée d'une manière certaine), quand le pus, dis-je, se fraye un passage dans la cavité péritonéale, les signes d'une péritonite mortelle apparaissent alors ; et la mort peut dans ces cas, survenir avant que l'inflammation correspondante du péritoine se soit produite. Dans les cas où la perforation s'est fait à travers le diaphragme et les bronches, il n'y a guère que de la dyspnée. Les signes de la pneumonie et de la pleurésie font absolument défaut ainsi que Rayer le dit expressément. Un accès de toux subit fait rejeter alors une quantité considérable de pus, qui peut aller jusqu'à deux litres comme dans le cas de Cantegrel (*Archives générales de médecine*, 1829).

Dans trois observations de ce genre, la terminaison fut favorable et la guérison complète aussitôt après l'évacuation du pus, mais dans un quatrième cas, rapporté par HALLÉ, le malade succomba. Quand l'ouverture se fait dans l'intestin, on voit survenir un affaissement rapide, le plus souvent instantané de la tumeur lombaire, et dans les selles du malade, on trouve le pus évacué en plus ou moins grande abondance chaque fois, suivant la grandeur et l'étendue de la perforation. Exceptionnellement on a observé dans cette terminaison des vomissements, particulièrement quand l'ouverture s'était faite dans le duodénum (voy. RAYER, *loc. cit.*). Lorsque l'issue du pus au dehors a lieu spontanément dans la région lombaire, c'est généralement au moyen de plusieurs trajets fistuleux, et il se passe quelquefois des années avant que ceux-ci ne se cicatrisent.

DIAGNOSTIC.

Parmi les signes les plus importants de la périnéphrite, un certain nombre tels que : la douleur lombaire, le gonflement, la fluctuation sont propres à d'autres affections, et il peut y avoir quelques difficultés à reconnaître la périnéphrite primitive. Les abcès consécutifs à une suppuration du rein, les collections purulentes survenues dans le bassinet à la suite d'une pyélite, présentent surtout des points de ressemblance remarquables. Ces deux affections apparaissent également et le plus souvent d'un seul côté, et se caractérisent toutes deux par la présence d'une tumeur fluctuante, dans la région lombaire. Cependant, en dehors de la marche ultérieure de la maladie qui est essentiellement différente de celle de la périnéphrite, cette dernière manque de deux symptômes différentiels importants, à savoir : d'une part la rétention d'urine, d'autre part l'aspect extérieur de l'enveloppe cutanée. Dans la périnéphrite primitive, l'urine ne présente le plus souvent aucune modification notable, tandis que dans les deux affections susmentionnées, elle renferme presque toujours du pus. Toutefois il s'est présenté des cas de pyélite suppurée dans lesquels l'urine ne paraissait nullement altérée, et alors l'uretère était complétement oblitéré; mais l'œdème sous-cutané qui n'est propre qu'à la périnéphrite constitue un symptôme différentiel d'une grande valeur. Il faut en outre remarquer surtout que les *tumeurs rénales* sont plus faciles à constater au niveau de la paroi antérieure de l'abdomen, tandis que la tuméfaction produite par la périnéphrite est au contraire moins manifeste.

L'*hydronéphrose* offre aussi une tumeur unilatérale dans la région lombaire avec fluctuation, mais ici la tumeur est absolument indolore, à développement très-lent, souvent apyrétique, et la sensation de fluctuation est encore très-obscure. Cette sensation obscure et confuse de la fluctuation est donc très-importante pour distinguer la périnéphrite d'un phlegmon du tissu cellulaire sous-cutané de la région lombaire.

Pour différencier cette affection du *lumbago* simple, il suffit, en fait, de tenir compte des phénomènes douloureux, des difficultés de la marche et de l'absence des autres signes qui manquent complétement dans cette dernière affection. Cependant quand on n'a pas vu le malade au début, on pourrait réellement être embarrassé pour diagnostiquer une *psoïte* avec tendance à la suppuration, car celle-ci peut présenter quelquefois des symptômes communs. Il est vrai que le plus souvent le décubitus spécial du malade, la flexion du membre du côté correspondant, la tendance du pus à se porter vers la fosse iliaque, sans chercher à se faire jour à l'extérieur, la fluctuation profonde, la douleur faible à la pression extérieure, mais augmentée par les mouvements des extrémités inférieures, sont des signes différentiels importants. Toutefois, dans un cas mortel de suppuration du psoas, j'ai vu manquer ce signe si important de la flexion du membre affecté, et je dois d'autre part faire remarquer que tous les symptômes spéciaux de l'inflammation du psoas peuvent apparaître secondairement à la suite d'un abcès périnéphrétique. Il faut surtout avoir constamment présents à l'esprit le développement particulier de la périnéphrite et sa marche caractéristique, pour reconnaître les abcès qu'elle détermine des *abcès stercoraux* consécutifs à une perforation de l'intestin et des *abcès par congestion* de diverse origine. Tandis que la connaissance du processus de la première prévient de toute erreur quand on connait les antécédents, il est très-difficile de reconnaître l'origine des abcès par congestion quand on n'a que les signes locaux sous les yeux, et ce n'est aussi que la connaissance des commémoratifs qui permet de remonter à l'affection primitive.

La périnéphrite est le plus souvent de courte durée quand elle est primitive, car dans la plupart des cas le processus affecte une marche aiguë, aussi se termine-t-elle en général entre 14 jours et 4 semaines; dans d'autres cas, elle passe à l'état chronique et se prolonge pendant plusieurs mois.

PRONOSTIC.

Le *pronostic* repose surtout sur la connaissance précoce de la maladie, de sa nature primitive ou secondaire, et sur le traitement mis en usage. Quand l'affection est primitive, reconnue dès le début et traitée vigoureusement, le pronostic est excessivement bénin; car si le pus trouve une issue facile, la guérison a lieu le plus souvent. La périnéphrite secondaire, produite par exemple par une pyélite calculeuse, a une grande tendance à former des fistules et des clapiers, ce qui rend le pronostic plus fâcheux. Si l'on néglige de pratiquer l'ouverture de bonne heure et si la fièvre prend le caractère hectique, l'état du malade offre de grandes dangers. De toutes les terminaisons possibles, l'ouverture dans le péritoine est assurément la plus grave, car jusqu'à présent, d'après les observations que l'on a recueillies, celle qui se fait dans les bronches ou dans l'intestin laisse plus d'espérances.

Toute inflammation concomitante d'un autre organe, et il faut surtout craindre comme telle, la pleurésie et la pneumonie, doit naturellement modifier le pronostic suivant son importance.

TRAITEMENT.

Le *traitement* doit, dès le début de la maladie, et quand la résolution est encore possible, être vigoureux et antiphlogistique ; on emploiera les émissions sanguines locales et on donnera le nitre à l'intérieur, en prescrivant une diète sévère. Si ces moyens ne réussissent pas, il ne faut pas perdre de temps : on favorisera la suppuration au moyen de cataplasmes, et on s'empressera de pratiquer une ouverture aussitôt qu'apparaîtront les premiers signes de fluctuation. Quand la fluctuation n'est pas manifeste, il faudra néanmoins ouvrir en présence de tous les signes d'une suppuration profonde tels que une fièvre continue, l'œdème de la paroi cutanée, etc. Pour pratiquer l'ouverture, on aura recours à l'application de pâtes caustiques, à la ponction et à l'incision. Les caustiques ne conviennent certainement pas quand il faut obtenir rapidement l'ouverture, et ils sont d'autant moins recommandables que l'on n'a pas besoin de produire une inflammation adhésive, puisque l'on a affaire à un abcès extrapéritonéal. La ponction pratiquée avec le trocart dans les cas de fluctuation évidente et quand le foyer purulent est facilement accessible, doit être entièrement délaissée d'autant plus que l'on doit éviter l'entrée de l'air dans le foyer. Mais l'écoulement du pus s'arrête souvent quand l'ouverture est insuffisante, et il faut alors recourir au drainage ou pratiquer plus tard un débridement au point primitivement ponctionné. C'est pour cela que le moyen le plus sûr et le meilleur est encore l'incision; on fait à la peau une incision de deux à trois pouces, et on avance couche par couche, pour pouvoir facilement explorer l'intérieur de la plaie avec le doigt. L'incision peut être verticale ou horizontale. Celle-ci doit être préférée, car elle est parallèle aux vaisseaux et met ainsi à l'abri d'hémorrhagies graves. Pour la ponction comme pour l'incision, on peut, quand on a le choix, prendre un point situé à deux travers de doigt, au-dessous des fausses côtes au niveau du bord externe de la masse sacro-lombaire, à l'endroit le plus mince de la paroi, au point où se réunissent les aponévroses des muscles transverse et sacro-lombaire. Comme règle plus pratique du reste, il faut d'une façon générale, inciser au point où la fluctuation est la plus évidente. Pour bien vider le pus, CHASSAIGNAC emploie le drainage, et il facilite l'écoulement par des tubes élastiques passés à travers deux ouvertures. Quand la suppuration est abondante, et épuise les forces du malade, on fait des injections astringentes, et quand il s'est formé des clapiers, il faut les traiter suivant les préceptes usités pour les abcès par congestion.

X

TUMEURS DES REINS

Parmi les productions pathologiques qui se rencontrent dans les reins, quelques-unes présentent plutôt un intérêt anatomique que clinique, puisque nous ne savons rien des désordres qu'elles produisent dans le fonctionnement de l'organe. C'est à elles que se rattachent par exemple les suivantes :

NÉOPLASMES LYMPHATIQUES

NDICATIONS BIBLIOGRAPHIQUES

VIRCHOW. *Archiv. f. pathol. Anat.*, Bd. V (*Ges. Abhandlungen*, p. 208).
FRIEDREICH. *Archiv. f. pathol. Anat.*, Bd. XII.
BOTTCHER. *Archiv. f. pathol. Anat.*, Bd. XIV.
E. WAGNER. *Archiv. f. Heilkunde*, 1860, p. 325.

VIRCHOW a rencontré pour la première fois ces productions dans les reins d'un leucémique ; les deux reins étaient dans ce cas tellement augmentés de volume, qu'ils pesaient ensemble une livre et quart, ils étaient mous, humides et tachetés. A côté de grandes places blanches, de consistance pulpeuse, on en trouvait d'autres à la périphérie qui étaient d'un rouge gris plus sombre, et d'autres enfin qui avaient la couleur gris jaunâtre habituelle. A la coupe, on constatait la même disposition qu'à la surface, et une infiltration molle spéciale correspondant aux points altérés. FRIEDREICH trouva plus tard dans le foie et les reins d'un leucémique des tumeurs lymphatiques semblables. Dans le rein gauche, la tumeur avait son siége dans la substance corticale sur le bord externe, immédiatement au-dessous de la partie la plus superficielle; elle était de la grosseur d'un pois, d'un gris blanchâtre, et elle se perdait dans le reste de la substance rénale. Elle était constituée par des éléments incolores, sous forme de produits brillants, nucléaires, parfois très-petits. Le point de départ de cette hypertrophie était dans le stroma, comme l'on pouvait s'en assurer en voyant les canalicules de la substance corticale traverser ces masses de noyaux. Tandis que FRIEDREICH ne parvenait pas à établir clairement la relation entre cette prolifération nucléaire et les corpuscules du tissu conjonctif, BÖTTCHER la constatait d'une manière certaine. Il trouva également de semblables produits dans l'intestin grêle, le foie et les reins d'un leucémique. Dans ces derniers, sur une coupe de la substance corticale, il vit un foyer de prolifération nucléaire dans le tissu conjonctif, situé entre les canalicules urinaires; ces amas granuleux étaient agglomérés par groupes de 2, 3, 4, etc., ou bien il étaient accumulés en telles quantités qu'il n'était plus possible de les compter. Le cas de BÖTTCHER présente encore cet intérêt particulier qu'il existait en même temps une dégénérescence amyloïde des vaisseaux des pyramides, tandis que la production nouvelle n'offrait pas les caractères de cette dégénérescence. En dehors de la leucémie, E. WAGNER a observé ces productions dans la fièvre typhoïde; elles occupaient simultanément le péritoine, le foie et les reins. La surface des reins était pâle, parsemée de noyaux très-fins, cependant visibles à l'œil nu, parfaitement circonscrits, d'un gris blanchâtre, et mou. Il est un point intéressant que WAGNER a mis en lumière, c'est la ressemblance qui existe d'une part entre les altérations de la fièvre typhoïde et de la tuberculose miliaire et celles de la leucémie d'autre part.

KYSTES

INDICATIONS BIBLIOGRAPHIQUES

ROKITANSKY. *Pathol. Anatomie*, Bd. III, p. 338.

JOHN SIMON. *Zeitschrift fur ration. Medicin.*, Bd. VI, et *Medic.-chirurg. Transact.*, vol. XXX.

GILDEMEESTER. *Tijdschr. d. Neederland Maatsch*, 1861.

FRERICHS. *Die Bright'sche Krankheit*, p. 28.

BEKMANN. *Virchow's Archiv. f. pathol. Anat.*, Bd. IX, p. 221.

VIRCHOW. *Gesammelte Abhandlungen*, p. 864.

FÖRSTER. *Pathol. Anat.*, p. 357.

ED. VON SIEBOLD. *Monatschrift f. Geburtskunde*, 1854, Bd. IV.

ALBERT. *Ueber Harninfarct* (Sur les infarctus rénaux). (*Deutsche Klinik*, 1856.)

VIRCHOW. *Die Krankaften Geschwülste* (Traité des tumeurs), T. I, 270, et T. III, p. 94.

ERICHSEN. *Uber Nierencysten* (Sur les kystes des reins). (*Virchow's Archiv*, Bd XXX.

HERZ. *Uber Nierencysten.* (*Ibid*, Bd. XXXIII, heft 2.)

JOHN KLEIN. *Zur Kentniss der Nierencysten.* (*Ibid.*, Bd. XXXVII, heft. 4.)

Il y a encore quelques produits pathologiques, qui sont également sans importance pratique, bien qu'ils aient joué un certain rôle dans la médecine d'autrefois, car PLATER et MORGAGNI lui-même pensaient que l'ascite provenait de leur rupture.

Ce sont particulièrement ces kystes qui, variables en nombre et en volume, se rencontrent presque uniquement dans la substance corticale des reins atrophiques ou même normaux des vieillards surtout, et qui font à la surface des saillies sphéroïdales. BEKMANN les appelle les *kystes propres*, et il a trouvé que leur épithélium formé de cellules à gros noyaux ne repose pas sur une membrane spéciale, mais sur du tissu rénal altéré, de façon qu'ils manquent d'enveloppe particulière. Le contenu de ces kystes est coloré en jaune ou en brun; ils renferment surtout des produits colloïdes, quelquefois du sang plus rarement du pigment. L'albumine s'y rencontre toujours comme élément constitutif du liquide, on y trouve en outre des sels, principalement du chlorure de sodium et quelquefois des cristaux d'acide urique.

Il existe d'autres formes de kystes produits par des extravasations sanguines, qui font place à du sérum, ou bien quand les corpuscules de Malpighi se transforment en petits corps noirâtres à la suite d'hémorrhagies des glomérules et subissent des métamorphoses ultérieures. Bekmann insiste spécialement sur la ressemblance qui existe entre le contenu de quelques kystes et celui des corpuscules de Malpighi altérés. Cette idée que les kystes proviennent des corpuscules, a toutefois déjà été émise par Rokitansky qui prétendait que la pression exercée par l'exsudat transformait la couche celluleuse des corpuscules de Malpighi en une enveloppe séreuse kystique, tandis que Frerichs admet la dilatation kystique de la capsule de Malpighi sans participation de l'exsudat. Cependant l'observation a démontré seulement ce fait que Bekmann a trouvé un glomérule dans un kyste ; on n'a pas constaté d'autres transformations des glomérules en kystes. Klein (*l. c.*) a montré d'une manière très-nette, dans un cas observé dans le laboratoire de Virchow, la formation des kystes, à la suite d'altération des glomérules et des capsules, dans toutes ses phases, depuis les altérations les plus insignifiants jusqu'à la production des kystes les plus volumineux. Moi-même j'ai pu sur les reins d'une femme de 75 ans observer de la façon la plus frappante, le développement des kystes à la suite d'hémorrhagies des glomérules qui transforment les corpuscules de Malpighi, en corpuscules noirâtres. Le rein droit avait 11 centimètres de longueur sur 7 de largeur et 3 d'épaisseur. La capsule se détachait facilement, et n'était adhérente qu'en quelques points. La surface était légèrement inégale, parsemée d'un grand nombre de saillies blanches, brillantes, rugueuses au toucher, et à peine de la grandeur d'une ligne; à côté on voyait une série de places noires, aplaties, d'égales dimensions. Au tiers inférieur, existait un kyste gros comme une noisette, rempli de liquide, 3 autres comme des têtes d'épingles et plusieurs punctiformes. A la coupe on pouvait aisément distinguer les deux substances; la substance corticale était mince, et laissait voir sur un fond pâle, presque blanchâtre, occupant toute sa largeur et pénétrant assez loin dans les traînées médullaires, des taches ponctuées, d'un noir bleuâtre qui se trouvent déjà à la périphérie. Les pyramides sont absolument libres, et dans leur intérieur les canaux droits paraissent colorés en blanc et forment des stries brillantes, donnant au toucher la sensation du sable. Au point où la substance médullaire se confond avec la substance corticale, on trouve 4 ou 5 kystes punctiformes. Le rein gauche a 10 centimètres de long, sur 6 de large et 2 d'épaisseur. La surface est plus mamelonnée que celle du rein droit, et présente plusieurs traînées cicatricielles; on y trouve encore ces proéminences blanches, rugueuses au toucher et 3 ou 4 kystes, gros comme une tête d'épingle ou un pois, remplis d'une substance gélatineuse d'un blanc jaunâtre. L'un d'entre eux, gros comme un pois et formé évidemment par la réunion de deux kystes, est rempli d'une masse d'un bleu noirâtre. On ne rencontre que çà et là les taches punctiformes d'un bleu noirâtre qui sont si nombreuses sur l'autre rein, quelques kystes de la grosseur d'une tête d'épingle se présentent également à la coupe. L'examen microscopique démontre que les points noirs bleuâtres ne sont que des capsules dilatées par un contenu colloïde, de nature hémorrhagique qui permet encore de reconnaître quelquefois des glomérules évidents; entre ceux-ci et les capsules épaissies se trouve emprisonnée une masse gélatineuse, d'un rouge jaunâtre. En quelques endroits, les capsules dilatées ne sont séparées que par une couche assez mince, tandis qu'ailleurs, elles sont manifestement confondues les unes avec les autres. Les aspérités saillantes sont remplies d'une masse caséeuse calcaire, les capsules et les glomérules sont crétacées. Dans l'intérieur de deux kystes manifestement confluents, se trouve un glomérule à côté de cristaux de cholestérine et d'éléments colloïdes variés, et dans le plus petit de ces kystes des masses semblables gélatineuses d'un rouge jaunâtre et de petits corpuscules anguleux ou sphériques avec ou sans noyaux. Les canalicules de la périphérie sont fortement envahis par une substance calcaire; le tissu interstitiel, en bien des endroits est graisseux, et ailleurs parsemé de nombreux noyaux. Les vaisseaux de la périphérie sont aussi très-athéromateux. Dans la substance des pyramides, le développement des kystes se fait encore dans des points des canalicules urinifères que l'on peut en partie voir encore atteints d'étranglement. A côté on peut parfaitement voir les corpuscules cystoïdes si minutieusement décrits par Bekmann.

On trouve, comme Bekmann l'a démontré, sur le trajet des canalicules principalement, et des canaux droits en particulier, des corps ovoïdes d'une certaine grosseur renfermant des noyaux à leur partie interne; ils constituent une masse grenue ou homogène, qui contient dans son intérieur une masse concentrique et celle-ci renferme elle-même de nouveau une autre masse homogène ou légèrement granuleuse. Ces corps sont probablement des tubes urinifères dilatés. Les canaux urinifères du voisinage présentent ordinairement des sinuosités, des étranglements avec de grandes dilations ampullaires latérales. On peut se demander si ces corpuscules deviennent de vrais kystes; il paraît plus probable que les canaux dilatés prennent une autre forme qui se trouve surtout à côté des canalicules atrophiés, et que tantôt même ils ne constituent qu'une masse homogène jaunâtre, ou bien qu'ils renferment une masse homogène entourée d'une couche riche en noyaux, ou une agglomération de noyaux enfouis au sein d'une masse finement granulée.

La formation de ces kystes aux dépens des canaux dilatés a été démontrée d'une façon certaine; cette forme, qui seule a une importance pratique, constitue la forme congénitale. Chez le fœtus et parfois aussi chez les nouveau-nés, on trouve dans les reins une dégénérescence kystique si évidente et si considérable, que par suite de l'accroissement de volume de ses organes, les autres viscères de la cavité abdominale se trouvent comprimés, le jeu du diaphragme est entravé au point que la respiration est presque impossible et que l'enfant ne tarde pas à succomber. Le passage de l'enfant à travers le vagin peut être empêché par le volume de la tumeur au point que l'embryotomie devient nécessaire. Tandis que dans les cas moyens, le volume de l'organe est assez modéré, dans les cas intenses le développement en est tel qu'il atteint celui d'une tête d'enfant et au delà. A la surface, aussi bien qu'à la coupe, on ne reconnaît plus alors le tissu propre de la glande, mais on voit une agglomération de kystes, isolés ou confluents, variant depuis la grosseur d'un grain de mil ou de chènevis jusqu'à celle d'un pois ou d'une noisette et au delà. Ces kystes sont constitués, par une paroi de tissu cellulaire, tapissée d'un épithélium pavimenteux. Le contenu présente à côté d'un liquide séro-albumineux, les éléments de l'urine. L'examen du tissu interstitiel dans lequel ils sont contenus, permet de reconnaître en partie le stroma interstitiel seulement, ou bien encore des canalicules dilatés en ampoules ou réguliers.

Les recherches minutieuses de Virchow et de Förster ont montré que ces kystes proviennent de canalicules dilatés dans lesquels les produits sécrétés se sont accumulés par suite d'une oblitération siégeant en un point quelconque de l'appareil urinaire. L'obstacle à l'excrétion peut, comme dans un cas décrit par Virchow, reconnaître pour cause, soit une obstruction des canaux droits par la gravelle urique, une atrésie des papilles consécutive à une inflammation fœtale, soit une atrésie du bassinet, en un mot, une oblitération d'un canal excréteur quelconque depuis les pyramides jusqu'à l'orifice externe de l'urèthre, et même jusqu'au prépuce. Aran (*Gaz. des Hôpitaux*, 1860, p. 70), a rapporté le cas très-intéressant d'un nouveau-né chez lequel apparurent au septième jour des accès de tétanos et de trismus qui se terminèrent par la mort au bout de 36 heures. A l'autopsie, on trouva les reins, surtout le gauche, fortement augmentés de volume; dans le rein droit la substance corticale manifestement hypertrophiée présentait un aspect jaunâtre singulier, dû à un dépôt d'urate de soude. Dans le rein gauche à la place du tissu normal, un nombre infini de petits kystes; les deux uretères étaient dilatés et se terminaient en entonnoir dans les bassinets. La vessie était grosse comme un œuf de poule et atteignait presque l'ombilic. Le prépuce était si étroit que l'on ne pouvait du dehors trouver avec une sonde le méat urinaire.

Tandis que, dans ce cas, la dilatation de la vessie et des uretères est égale partout, par suite de la présence de l'obstacle à l'extrémité la plus éloignée du canal urinaire, il en est d'autres par exemple, où par suite de l'absence des papilles il ne peut descendre aucune goutte d'urine dans la vessie; cette dernière est ratatinée et vide comme dans le cas de Siebold que nous décrirons en détail.

Outre les obstacles mécaniques à l'excrétion, Virchow a insisté sur une autre cause de formation de kystes rénaux chez le fœtus. Elle se complique assez souvent d'autres arrêts de développement. Comme anomalies concomitantes, on a observé principalement : l'hydrocéphalie, l'encéphalocèle, la bifidité de l'utérus et du vagin (Schupmann); l'absence de l'extrémité inférieure droite, et de la moitié droite des organes génitaux féminins (Heusinger); des déformations de la tête et des extrémités (Meckel); la rétraction et la déformation de la vessie (Virchow, Siebold); des reins en fer à cheval, des pieds bots (Lehmann). Naturellement on ne peut expliquer suffisamment le rapport qui existe entre ces vices de développement et la dégénérescence des reins; mais encore est-il important de constater les faits.

Comme nous l'avons déjà signalé, dans la plupart des cas où la dégénérescence atteint un assez haut degré, les reins hypertrophiés présentent un arrêt de développement considérable. Il est rare que l'accouchement puisse s'accomplir sans de grandes difficultés, comme dans le cas de Œsterlen (*Neue Zeitschrift für Geburtsk.*, Bd. 8). Mansa (*Siebold's Journal für Geburtsk.*, 1859) dut éventrer l'enfant après avoir déjà arraché la tête et un des bras. Lévy (*Günsburg's Zeitschr.*, 1856) fut forcé de recourir à l'embryotomie; et Höring (*Vurtemb. Corresp. blatt*, Bd. 7), après avoir enlevé la tête et le thorax ne put parvenir à extraire le reste de l'enfant. Avec quelques efforts violents Édouard Siebold parvint à extraire son fœtus, et ce cas qui a été minutieusement examiné avec l'aide de Förster peut servir de type et doit trouver ici sa place.

Sophie O, âgée de vingt et un ans, enceinte pour la première fois, prétend avoir conçu vers le milieu du mois d'avril 1855, et s'être toujours bien portée jusqu'au commencement de novembre; vers cette époque, elle perdit une quantité considérable de liquide aqueux par le vagin, sans doute les eaux de l'amnios, puisque lors de l'accouchement qui eut lieu quatre semaines après, la poche des eaux ne put être sentie, et la malade ne perdit pas de liquide amniotique. Le travail commença dans la matinée du 3 décembre à 6 heures. Il y avait présentation de la tête, mais la conformation particulière de celle-ci ne permit pas de reconnaître clairement sa position. Toutes les sutures étaient béantes, surtout la suture sagittale, la grande fontanelle était énorme et se continuait dans la suture sagittale. On ne pouvait donc pas s'y méprendre, c'était un hydrocéphale. A l'auscultation, on reconnut distinctement les bruits du cœur dans le flanc droit de la parturiente. Le travail fut très-facile. Le col de l'utérus se dilata peu à peu, la tête passa et sortit à 4 heures trois quarts de l'après-midi après une durée de travail de 10 heures trois quarts. Le cordon ombilical qui enlaçait le cou de l'enfant put être facilement dégagé ; mais le tronc n'avança pas malgré les contractions les plus énergiques, et l'intervention de l'art devint nécessaire. Une tentative de traction à l'aide de l'index introduit dans la cavité axillaire, n'eut pas pour résultat l'effet désiré. On dégagea donc les bras, qui étaient extrêmement petits ; cela fait, l'accoucheur tira de toutes ses forces sur les épaules qui dépassaient déjà les parties génitales extérieures ; mais la résistance considérable qu'il rencontra dans cette traction, lui fit soupçonner une conformation anormale de l'abdomen du fœtus, qui rendait difficile le passage à travers le bassin. On ne pouvait cependant pas procéder à un examen minutieux, car les parties engagées dans le bassin remplissaient celui-ci dans tous les sens. Ce ne fut qu'après de violents efforts que l'on parvint enfin à extraire le tronc qui ne se composait presque que de l'abdomen. De la colonne vertébrale jusqu'au-dessus de l'ombilic, le ventre mesurait 44 centimètres, sa longueur était de 20 centimètres à partir de l'appendice xiphoïde, repoussé en haut jusqu'à la symphyse pubienne. L'enfant pesait 7 1/2 (325 grammes), longueur 44 centimètres, circonférence de la tête 45 centimètres. Les extrémités étaient très-petites, semblables à celles d'un fœtus de 7 mois, et manifestement arrêtées dans leur développement. L'enfant avait respiré, mais il fut impossible de le ramener à la vie. Le placenta qui fut expulsé peu de temps après le fœtus, n'offrait rien de remarquable. L'état de la mère pendant les couches resta bon.

L'autopsie de l'enfant, faite par *Förster* montra un hydrocéphale interne avec amincissement des parois des grands hémisphères cérébraux. A l'ouverture de la cavité abdominale, d'où s'écoulèrent quelques cuillerées à bouche d'une sérosité liquide et jaunâtre, on aperçut deux énormes tumeurs situées à droite et à gauche, qui cachaient presque entièrement la masse intestinale. On reconnut tout de suite que ces tumeurs n'étaient autres que des reins anormaux, qui avaient donné à l'abdomen ce développement latéral si considérable. Leur poids était de 2 livres environ. Chacun d'eux mesurait 15c,6 de long, 10c, 4 de large sur 7c,8 d'épaisseur, était fortement lobulé, et assez semblable aux hémisphères cérébraux avec leurs circonvolutions et leurs anfractuosités. L'enveloppe cellulaire était chargée de graisse ; la capsule mince et très-adhérente à la surface du rein. Après son ablation, la surface de la substance paraît de couleur normale en divers endroits, très-molle et rugueuse par suite de la présence de très-fines granulations. Çà et là, on voit en outre à l'œil nu des kystes faciles à reconnaître, et remplis d'un liquide clair et incolore. La surface d'une section faite à travers le rein, suivant la méthode ordinaire, montre que sa texture s'éloigne considérablement de la normale. On ne trouve nulle part de substance intermédiaire aux pyramides et à la substance corticale, mais la plus grande partie du rein est formée par de petits kystes bien visibles cependant à l'œil nu ; au milieu d'eux, on en remarque aussi beaucoup de plus gros, ayant de 1 à 2 millimètres de diamètre, et la substance rénale est molle, spongieuse et granulée. Les kystes ont un contenu clair, incolore ; ils sont étroitement serrés les uns contre les autres, extraordinairement petits vers la périphérie de l'organe, et à côté d'eux existe un tissu encore solide, mais mou et finement granulé. Vers le hile, ils sont plus gros, et y forment presque toute la masse ; très-serrés et ne présentant que très-peu de tissu rénal solide. La surface de section démontre en outre que l'incision des plus gros mamelons traverse toute l'épaisseur du rein, tandis que celle des plus petits est tout à fait superficielle. Les calices et le bassinet sont en rapport avec l'hypertrophie de l'organe, ils sont également dilatés, et les calices ressemblent à de vastes poches dans lesquelles ne pénètre aucune papille pyramidale. La quantité des urines reste normale, par conséquent, peu en rapport avec des reins aussi gros ; leur structure est également normale, et ils sont perméables en haut et en bas, de façon qu'une sonde introduite dans le bassinet de haut en bas, pénètre jusque dans la vessie. La vessie est contractée et vide ; l'urèthre normal.

A l'examen microscopique on trouve : 1° Dans les points où à l'œil nu on ne peut trouver de petits kystes, mais où le tissu est solide, quoique mou et spongieux :

a) Les canalicules urinifères contournés normaux ou dilatés généralement d'une manière égale ou fusiforme ; ils offrent une texture normale, du reste, et sont entourés d'un tissu fondamental peu serré, rare, fortement vascularisé ; en outre, les corpuscules de Malpighi sont sains ;

b) D'autres canalicules urinifères dilatés en ampoule, et n'ayant que 0mm,026 de diamètre, se dilatent brusquement en petit sac rond de

$0^{mm},260$, pour se continuer du côté opposé, ou bien le sac paraît complétement fermé d'un côté, quoique l'on puisse apercevoir le canalicule qui en émane. Les fragments ont la même structure que les canalicules ; une substance fondamentale homogène et un épithélium pavimenteux. Leur contenu est un liquide transparent.

2° Les plus petits kystes visibles à l'œil nu proviennent de sacs formés par la dilatation des canalicules. Le canalicule afférent ou efférent est ici très-rare à trouver, mais visible cependant à certains grossissements. La paroi est constituée par une membrane fondamentale homogène et un épithélium pavimenteux, et le tissu cellulaire environnant comprimé forme une couche mince autour du sac, en simulant une paroi kystique fibreuse.

3° Les kystes les plus considérables sont absolument clos, et on ne peut trouver de canalicules efférents ni afférents. Leur paroi est fibreuse, mais à l'intérieur la membrane fondamentale est recouverte de son épithélium, ce qui prouve qu'eux aussi sont le produit de la dilatation sacciforme des canalicules, tandis que par suite de l'accroissement progressif du sac, les canalicules disparaissent, et le tissu fondamental voisin se transforme en une paroi fibreuse et s'épaissit.

Les reins hypertrophiés et parsemés de kystes se rencontrent également chez l'adulte, surtout quand il existe une dégénérescence semblable du foie. Le docteur MARSHAM (*Trans. of pathol. Soc.*, 1858, p. 334) décrit le cas d'un homme de 48 ans qui, au milieu de la santé la plus parfaite, fut subitement atteint d'une attaque d'apoplexie et mourut au bout de deux heures. A l'autopsie on trouva, outre un épanchement considérable dans le cerveau, qui expliquait la mort, les deux reins remplis de kystes, dont quelques-uns étaient gros comme une tête d'épingle et d'autres comme une noix. Le rein gauche pesait 24 onces (788 grammes), le droit 16 (512 grammes). L'urine était fortement albumineuse; le tissu intermédiaire était sain.

BRISTOW (*ibid.*, p. 309) cite, d'après WILKS, l'observation d'un phthisique chez lequel le foie et les reins présentaient également la dégénérescence kystique. Le foie était gras. Les reins gros pesaient ensemble 17 onces 3/4 (568 grammes). Ils étaient parsemés de kystes à parois minces, contenant un liquide séreux et une substance colloïde. Le tissu intermédiaire était en partie sain, en partie graisseux. Le même auteur raconte le fait d'un cordonnier de 53 ans qui avait joui d'une bonne santé jusqu'à la dixième semaine avant son admission; il avait été pris à ce moment de douleurs dans le côté droit et dans l'épigastre, qu'il rapportait à une pleurésie. Au bout de cinq semaines, il remarqua pour la première fois une hématurie qui persista jusqu'à sa mort. A l'autopsie, le foie et les reins avaient subi la dégénérescence kystique. Ces derniers pesaient plus de 4 livres (2 kilogrammes). Tout leur tissu était infiltré de kystes. Bristow ajoute que les parois de ces kystes étaient constituées par du tissu fibreux plus ou moins épais. Ils étaient recouverts d'un épithélium qui ressemblait à celui des canaux urinifères. L'acide acétique y révélait la présence de vaisseaux sanguins, et çà et là on pouvait apercevoir un corpuscule de Malpighi flétri. Au reste leur contenu était formé par une masse colloïde.

On peut se demander si dans ces cas le développement de la maladie date des premiers âges de la vie, ou s'il a débuté plus tard. Virchow (*l. c.*, Bd. I, p. 271) croit qu'une dégénérescence fœtale partielle peut persister jusqu'à l'âge le plus avancé, mais que la plupart de ces dégénérescences kystiques proviennent, ainsi qu'il arrive généralement, chez les adultes, d'une néphrite chronique interstitielle qui se lie au dépôt d'albuminates solides dans les canaux urinifères d'où résulte leur étranglement, etc. En dehors de ce processus décrit jusqu'à ce jour pour les kystes qui, en tant qu'ils ne sont pas de simples kystes par rétention, dépendent probablement de l'existence antérieure de vacuoles (formées sans doute aux dépens des capsules de Malpighi et de leurs canaux), Erichsen et Hertz ont récemment montré que le tissu interstitiel est le point de départ de la formation de ces kystes.

Les planches que ces auteurs ont fait graver, semblent confirmer leur opinion; moi-même j'ai étudié, depuis, des reins kystiques, et je n'ai pu trouver aucune raison de critiquer ce mode de développement. Il est très surprenant que Virchow (*l. c.*, vol. III, p. 95) ne veuille pas reconnaître cette formation hétérologue des kystes rénaux.

Pour expliquer la genèse des kystes, on peut invoquer, outre la présence constatée au microscope du tissu rénal situé à leur intérieur, la composition chimique de leur contenu. Les kystes uniques, rares du reste, contiennent les éléments de l'urine, tandis que dans la plupart des autres on ne les rencontre pas; cependant dans ces derniers la leucine et la tyrosine sont plus fréquemment observées, et Beckmann a trouvé la première dans toutes ses recherches. En outre on y trouve généralement de l'albumine et, suivant Folwarezny, de la métalbumine et de l'acide succinique.

Quand les petits kystes sont très confluents, il y en a qui peuvent acquérir, en se réunissant les uns aux autres, un volume considérable, de façon que le rein perd entièrement sa forme primitive. J'ai vu dans un cas semblable un kyste atteindre le volume d'une tête d'enfant; sur sa paroi on voyait encore manifestement cinq bandelettes superficielles qui n'étaient autres que les débris d'anciennes parois partageant le fond en facettes. Dans ce cas, le contenu du kyste, outre la leucine et l'albumine, renfermait de la paralbumine.

TUBERCULOSE DES REINS. — NÉPHRITE CASÉEUSE NÉPHROPHTHISIE

INDICATIONS BIBLIOGRAPHIQUES

RAYER. *Loc. cit.*, t. III, p. 618 et 641.
VOGEL. *Loc. cit.*, p. 701, etc.
W. MULLER. *Ueber Structur des Nierentuberkel* (Sur la structure des tubercules du rein). Erlangen, 1857.
A. SCHMIDTLEIN. *Ueber die Diagnose der Phthisie tuberculosa der Harnwege* (Sur le diagnostic de la tuberculose rénale). Erlangen, 1862.
KUSSMAUL. *Würzburger Zeitsch.* Bd. IV, 1863.
MOSLER. *Beiträge zur Pathologie und Therapie der Krankheiten der Harnwege* (Contributions à la pathologie et à la thérapeutique des maladies des voies urinaires). *Wagner's Archiv*, Bd. IV.
ROSENSTEIN. *Zur Tuberculose der Harnorgane* (*Berl. Klin. Wochenschr.* 1865, n° 21.)
VIRCHOW. *Die Krankhaften Geschwülste* (Traité des tumeurs). Bd. II, p. 655.
HOFMANN. *Beiträge zur Lehre von der Tuberculose* (*Deutsches Archiv f. Klin. Medic.* 1867. Bd. III, Hft. 1.)

Les doutes qui ont régné jusque dans ces derniers temps, et avant les recherches de VIRCHOW, sur la phthisie, relativement à la tuberculose vraie et à la dégénérescence caséeuse comme produits inflammatoires, se rencontrent aussi dans ces mêmes états morbides des organes urinaires. Il n'est pas douteux que les métamorphoses caséeuses des produits d'inflammation chronique n'aient été trop facilement décorés du nom de tuberculose. Sans doute on a dès le commencement différencié les deux processus de la tuberculose des reins : la forme miliaire et celle dont les ravages considérables détruisent le rein, et se produisent à la fois le plus souvent dans les reins, la vessie et la prostate, sous le nom de tuberculose primitive des organes génitaux urinaires. Mais cette dernière même a été considérée par les auteurs les plus compétents comme une sorte de tuberculose infiltrée, qu'ils n'admettaient pas pour le poumon. Quant à la forme miliaire, constituée par de petites granulations tuberculeuses évidentes, on la rencontre dans le rein surtout quand elle est localisée déjà dans un grand nombre d'autres organes, tels que le foie, le poumon, la rate et le péritoine. Elle se présente alors sous forme de noyaux gros comme un grain de chènevis ou de millet, de couleur grisâtre ou jaunâtre. En nombre plus ou moins grand, ces granulations sont disséminées à la surface ou disposées en stries ou en chapelets dans la substance fondamentale. Rarement confluentes ou ramollies, les granulations restent isolées et sont caractérisées au microscope par de petites cellules rondes pourvues de noyaux. Leur présence ne détermine presque aucune altération fonctionnelle. Ce mode de processus, en ce qui concerne les reins, n'offre aucune importance pratique, car les symptômes qui sont dus à sa localisation dans d'autres organes sont tellement prédominants, et les signes fournis par la diurèse manquent si complétement, ou sont si insignifiants, que l'on peut à peine soupçonner son existence dans le rein. Il n'est pas besoin de citer des cas de ce genre, puisque, comme nous l'avons dit, dans la plupart des cas de tuberculose miliaire les reins se trouvent aussi atteints sans que des symptômes spéciaux se montrent pendant la vie. Je ne veux noter qu'un seul point, à savoir : que chez les enfants j'ai vu, dans ces circonstances, survenir de l'anurie qui était probablement sous la dépendance de la tuberculose miliaire rénale. Le point de départ histologique du tubercule dans le rein est dans le tissu interstitiel, qui donne naissance à une prolifération rapide et abondante de noyaux et de cellules, avec formation hâtive et destruction rapide des éléments épithéliaux des canaux urinifères.

Plus rare, mais plus importante car elle peut être reconnue pendant la vie, est cette altération des reins, dans laquelle on rencontre, avec ou sans granulations miliaires, des foyers plus considérables, jaunes, gris-jaunâtres, gros comme une lentille, une noisette ou une noix, tantôt durs ou à moitié ramollis, et qui souvent mais non toujours émanent de la muqueuse du bassinet ou des calices. Ils peuvent dans leur développement ultérieur acquérir un tel volume, que toute la portion pyramidale peut être transformée en une bouillie caséeuse, conserver sa forme primitive ou se creuser de cavernes pleines d'une substance grasse et caillebottée, entourées d'une faible couche de substance corticale; ou bien encore, comme dans les cas cités, tout le rein est remplacé par une poche remplie d'une bouillie caséeuse. Quand à côté de la masse caséeuse, il subsistait encore une portion du parenchyme rénal, j'ai trouvé dans celui-ci une hyperplasie fibrillaire considérable du tissu interstitiel avec une dégénérescence graisseuse des canalicules. Ces diverses lésions, telles que je les décrirai plus loin, d'après mes propres observations, se trouvent représentées dans l'atlas de Carswell, Pl. III, fig. 5, et dans celui de Rayer, Pl. 14.

Les cas mentionnés sont en outre caractérisés anatomiquement par ce fait que d'un côté il y avait également des foyers semblables dans la vessie, la prostate, le testicule ou l'ovaire et les trompes. L'uretère avait toujours pris part à l'altération du rein : en même temps que ses parois s'épaississaient, sa face interne était couverte de masses caséeuses friables ou d'ulcérations; et tout l'uretère simulait un tuyau solide et rigide dont la lumière pouvait être diminuée ou augmentée suivant le cas.

Comme l'uretère est rempli des produits de désintégration des masses tuberculeuses, il peut y avoir arrêt de l'urine dans la moitié supérieure, de façon à amener une déformation du bassinet et des calices par la pression du liquide accumulé. Dans la majorité des cas, le volume du rein lésé paraît considérablement augmenté, et quelquefois néanmoins, comme dans deux observations de Rayer, il peut être même au-dessous de la normale.

— Très-rarement la capsule du rein prend part à la formation des tubercules. Rarement aussi on trouve dans un des reins les altérations mentionnées et dans l'autre des altérations différentes ; c'est ainsi que j'ai fait avec le docteur Badt l'autopsie d'un homme chez lequel le rein droit présentait, outre les foyers tuberculeux, des abcès dont l'un communiquait avec le bassinet, tandis que le rein gauche offrait un carcinome médullaire considérable.

Pour comprendre les états que nous avons décrits plus haut, on doit maintenant se demander s'il faut y voir la terminaison d'une inflammation chronique, avec métamorphose caséeuse, ou le produit d'une tuberculose primitive avec produits de terminaison semblables. Précisément l'auteur auquel nous sommes le plus redevables de la connaissance de ces mêmes conditions dans le poumon, Virchow (*l. c.*, p. 655), dit, relativement aux reins, que, dans l'examen d'un grand nombre de cas, on peut rencontrer toutes les transitions : depuis les tubercules miliaires isolés ou groupés, et depuis les agrégats tuberculeux jusqu'à l'infiltration diffuse, de façon qu'en définitive un rein tout entier se trouve envahi de la sorte et détruit complétement. Hoffmann s'élève contre cette manière de voir (*l. c.*, p. 90), en disant que « l'on doit bien se garder de considérer comme tubercules toutes les productions caséeuses que l'on peut rencontrer dans les organes sexuels aussi bien que dans les organes urinaires de l'homme et de la femme, mais toujours se rappeler que dans un grand nombre de cas, il faudra considérer comme cause une inflammation chronique sans caractère spécifique. » On comprend aisément que les masses caséeuses ne peuvent rien prouver ni dans un sens ni dans l'autre, et que l'on devra décider cette question: d'une part, d'après les cas où l'on trouvera dans le rein des foyers peu importants et nullement ramollis, d'autre part suivant les circonstances dans lesquelles le foyer caséeux se rapprochant des noyaux miliaires manifestement tuberculeux, que l'on rencontrera également dans les reins, la prostate et la vessie, et enfin, suivant qu'il existera en même temps une affection semblable des poumons. D'après mes observations particulières qui sont importantes comme nombre, et qui établissent de la manière la plus exacte les points sus-mentionnés, je ne puis adopter l'opinion de Virchow, et j'arrive, comme Hoffmann, à cette conclusion: que dans l'immense majorité des cas désignés sous le nom de néphrite caséeuse, on a affaire à une inflammation chronique des organes urinaires. Mes raisons sont les suivantes : dans les cas, que j'ai fait représenter, de tuberculose miliaire des reins, je n'ai jamais pu surprendre la transition des noyaux confluents aux foyers plus volumineux ; dans les cas où j'ai trouvé quelques petits foyers encore durs semblables extérieurement aux amas tuberculeux, ou déjà caséifiés et réduits en bouillie; qu'il y eût concurremment une cystite chronique, une affection de la prostate et de la vessie ou une cystite consécutive à une lésion de la moelle épinière, je n'ai jamais vu de granulations miliaires, ni rencontré dans les foyers en question d'éléments tuberculeux, mais une augmentation considérable des petites cellules du tissu interstitiel avec hypertrophie et dégénérescence graisseuse disséminée de l'épithélium de canalicules urinifères. Si à côté de foyers caséeux étendus, il y avait aussi des granulations miliaires, l'existence primitive des premiers n'était prouvée par rien ; il était plus admissible de supposer qu'ils s'étaient développés là secondairement comme dans le poumon.

Enfin, quant aux rapports qui existent avec des altérations simultanées des poumons, il peut se faire : où bien que la phthisie pulmonaire ait précédé, ou bien qu'elle se soit jointe à l'affection uro-génitale dans le cours de son développement ultérieur. Dans les deux cas, il peut s'agir d'une phthisie simple aussi bien que d'une phthisie réellement tuberculeuse; j'ai vu cette dernière survenir consécutivement à une affection des organes urinaires. Ces caractères ne prouvent en faveur ni de l'une ni de l'autre de ces opinions.

CAUSES.

Les causes directes des tubercules du rein, de la néphrite caséeuse, nous sont inconnues; aussi devons-nous nous borner à la connaissance de quelques relations éloignées.

La *fréquence* des tubercules rénaux, dans lesquels on a dans tous les cas rangé les foyers caséeux, a été diversement indiquée par les auteurs. Tandis qu'Engel, à Prague, sur toutes les autopsies faites pendant l'année 1849-50, ne rencontre qu'un seul cas de tubercule du rein, Willick, sur 476 cas observés de 1850 à 52, en trouve 7 dans les voies urinaires, et King Chambers (*Med. Times and Gaz.*, 1852), auquel nous devons les observations les plus détaillées, sur 503 cas de tuberculose a vu 91 fois les reins être le siége de cette localisation.

Quant aux *âges*, aucun ne s'en trouve exempt. Toutefois il semble qu'en ce qui concerne la tuberculose miliaire qui se présente comme symptôme partiel d'une dyscrasie générale, l'enfance a décidément la priorité. Ainsi Cless (*Beiträge zur Pathologia der Tuberk.*) arrive, d'après ses observations, à cette même conclusion. Suivant Rilliet et Barthez: « Les tubercules du rein sont bien plus fréquents chez l'enfant que chez l'adulte, et se présentent soit sous forme de tubercules miliaires, soit de granulations grises ou jaunes, ou encore ils simulent absolument des kystes remplis de masses tuberculeuses ramollies. » Mais la néphrite caséeuse qui apparaît comme le terme de la série des localisations primitives dans l'appareil uro-poiétique, se rencontre plus souvent dans l'âge moyen et dans l'âge adulte. Sur 20 cas exactement observés, et que j'ai analysés, j'ai trouvé :

Entre	1 et 10 ans. . .	1 cas.
—	20 — 30 ans. . .	6 cas.
—	30 — 40 ans. . .	3 cas.
—	40 — 50 ans. . .	6 cas.
—	50 — 60 ans. . .	4 cas.

Les recherches plus étendues de Chambers conduisent au même résultat; d'après cet auteur, l'âge le plus exposé à cette affection est de 15 à 30 ans, et constitue les 19,5 centièmes des cas; puis vient la période au-dessous de 15 ans, qui entre pour une proportion de 16 centièmes. Et ici on n'a pas fait, comme dans mes observations, la distinction entre les deux formes du processus.

Quant au *sexe*, les hommes sont bien plus souvent atteints que les femmes. Sur 87 cas dans lesquels Chambers a noté exactement le sexe, il y a 74 hommes et 13 femmes.

Les deux reins ne sont que rarement atteints en même temps; cette différence tient à ce que l'un des reins, le droit à ce qu'il semble, est le plus fréquemment affecté. Dans 16 observations de Rayer, 6 fois seulement les deux reins étaient lésés, et 2 fois dans 19 cas de Chambers. Dans ceux de Rayer, le rein gauche était malade 7 fois et dans ceux de Chambers, 4 fois, tandis que le rein droit l'était 8 fois.

SYMPTÔMES ET DIAGNOSTIC.

Ainsi que nous l'avons déjà fait observer, les cas dans lesquels la tuberculose rénale n'est qu'un symptôme partiel d'une dyscrasie générale, passent complétement inaperçus, faute de signes propres. La maladie ne se révèle généralement que lorsque la muqueuse des bassinets, des calices et des uretères est atteinte d'inflammation chronique ou lorsqu'une caverne tuberculeuse vient à s'ouvrir dans le bassinet.

A côté des douleurs subjectives ressenties dans la région lombaire, qui peuvent manquer absolument, et qui, lorsqu'elles existent, ne sont généralement pas augmentées par la pression, il en est d'autres violentes et pongitives, et alors, outre une sensation de pesanteur et d'engourdissement qui peut s'étendre de la région lombaire au membre inférieur du côté affecté, l'urine présente des altérations qui par l'ensemble de leurs caractères ont une certaine importance. La quantité d'urine est normale ou décroît vers la fin de la vie, ce qui tient probablement au degré de destruction du parenchyme sécréteur, ou au point où s'arrête le processus sur le bassinet. La densité est égale ou inférieure à la normale, et en tous cas ne présente pas de variations importantes. L'urine est tantôt claire ou jaune, laissant déposer après le repos un sédiment; ou bien elle est dans certains cas trouble au moment de son émission. Le sédiment contient toujours du sang et du pus; le premier n'existe souvent, il est vrai, qu'en petite quantité, mais j'ai toujours trouvé des corpuscules sanguins même quand la couleur extérieure de l'urine n'en dénotait pas la présence. Le pus y est en bien plus grande abondance, et à côté des épithéliums des canalicules urinaires, on trouve quelquefois des masses grumeleuses comme de la farine, friables, qui sous le microscope forment une matière amorphe ou de petits noyaux. Ces masses sont généralement insolubles par la chaleur, l'acide acétique et les acides, et se distinguent en cela des sels. Leur quantité varie suivant les jours, et même suivant les moments de la journée; quelquefois même on n'en rencontre pas. Comme il existe toujours du pus dans l'urine, soit qu'il provienne du bassinet, ou de la vessie, et que ces masses friables sont albumineuses, on y trouve toujours de l'albumine. La quantité en est cependant toujours minime, quand l'autre rein n'est pas simultanément atteint de néphrite parenchymateuse. La réaction est acide. L'émission de l'urine est caractéristique ; les malades sont tourmentés par un besoin incessant d'uriner qu'ils ne peuvent pas toujours satisfaire, et qui se trouve quelquefois lié à une ischurie complète, de façon que les envies d'uriner alternent avec la rétention ; mais le ténesme est presque constant. Dans d'autres cas, les sensations sont plus étranges encore, et le malade se plaint généralement de prurit et de picotements au niveau du méat. Quand l'uretère est également intéressé, et que son calibre, sans être complétement oblitéré, est cependant diminué au point de mettre obstacle au cours de l'urine, il y a en même temps un processus fondamental qui arrête l'excrétion dans les bassinets et les calices, et les dilate de telle sorte que le rein forme une tumeur considérable qui peut atteindre jusqu'à la région inguinale. Ces tumeurs n'offrent pas de caractères particuliers, et quand il n'y a pas d'autres circonstances accessoires, il est difficile de les distinguer des autres tumeurs du rein. La pression en est constamment douloureuse, et leur surface parfaitement lisse.

Les observations suivantes, dont 3 sont empruntées à ma pratique, et dont 2 autres sont recueillies l'une à la clinique de Rigler par le docteur Trost (*Wiener Spitalzeitung*, 1859), et l'autre par Christensen de l'hôpital de Middlessex, donnent un tableau fidèle de la maladie et des diverses phases qu'elle peut présenter.

Observation I. — H., âgé de cinquante ans, sans antécédents tuberculeux dans sa famille, souffrait depuis quatre ans, et sans cause connue, de même que sans gonorrhée antérieure, d'une épididymite qui, d'abord localisée d'un côté, se transporta ensuite sur l'autre. Sous l'influence d'un traitement approprié, le gonflement de l'épididyme disparut en partie, mais pas complétement, si bien que jusqu'au moment de sa mort, on put constater l'existence d'un léger engorgement avec quelques bosselures à la surface. Environ six mois après l'apparition de l'épididymite, survinrent des symptômes d'hypertrophie de la prostate, faciles à constater à l'aide du toucher rectal; il y avait en outre une série de phénomènes incommodes au plus haut point, que l'on avait rapportés à la vessie, tels que : une émission d'urine d'abord si faible, que le besoin d'uriner ne se faisait sentir qu'à plusieurs heures de distance, et qui devint si fréquent, qu'une nuit le malade fut obligé de se lever vingt-cinq fois, comme il le nota lui-même. Outre ces urines presque incessantes, il y avait des douleurs pendant la miction. Le malade se plaignait encore de sensations sourdes de compression dans la région vésicale; jamais il ne ressentit, dans la région rénale, de douleur, ni spontanée, ni provoquée par la pression que je pratiquai à plusieurs reprises dans le flanc. L'urine même, que j'examinai souvent, présenta les caractères suivants : bien que le liquide émis à chaque miction ne fût qu'en petite quantité, il ne restait pas sous ce rapport au-dessous de la normale. En moyenne, sa quantité était de 1200^{cc}; une fois elle fut de 650^{cc} en 9 heures, ce qui ne peut pas être considéré comme une diminution, vu l'abondance des boissons ingérées. Ce ne fut que dans les derniers temps que l'urine diminua. Sa réaction fut constamment acide, même quand elle renfermait beaucoup de pus. Sa densité oscillait entre 1015 et 1017.

Au début de la maladie, l'urine était claire au moment de l'émission, et ne laissait déposer de sédiment qu'après un certain temps de repos; mais plus tard elle devint trouble. Jamais les corpuscules sanguins ne firent défaut, sans atteindre cependant la proportion d'une véritable hématurie; aussi l'urine était d'un jaune pâle, quelquefois rougeâtre, mais jamais rouge. Outre le sang, on rencontrait constamment des corpuscules de pus en grande quantité, quelques cellules épithéliales de la vessie, et deux fois seulement des masses friables, composées de noyaux, insolubles dans l'acide acétique. Par suite de la présence du sang et du pus, l'urine contenait toujours de l'albumine, mais en quantité variable. Dans les deux dernières années seulement, apparurent les signes d'une pneumonie caséeuse, et bientôt après l'état général, jusqu'alors passable, subit de profondes atteintes. La digestion s'altéra, l'affaiblissement fit des progrès par suite des sueurs nocturnes, la dysurie et la strangurie devinrent excessives, de sorte qu'on fut obligé de recourir à plusieurs reprises aux injections sous-cutanées pour procurer un peu de repos au malade, qui s'éteignit au milieu des symptômes de la fièvre hectique. Jamais on n'avait pu constater d'œdème ni d'accidents urémiques.

Après la mort, on trouva le rein droit long de $15^{c},6$, large de $7^{c},8$, très-flasque, offrant un seul lobe de la grosseur d'une pomme, semblable à une tumeur fluctuante comme un kyste. L'incision donna issue à une bouillie caséeuse, un peu épaisse, en quantité considérable, et la portion fluctuante était représentée par une partie transformée en cavernes complètes, dans laquelle toute trace de substance corticale ou médullaire avait disparu. Le fond de ces cavités était recouvert d'une masse friable et molle; çà et là on rencontrait quelques petits noyaux. La capsule en formait la paroi externe, et était fortement épaissie. Le tiers inférieur du rein est en partie conservé, mais on y trouve à la limite de la substance corticale et de la substance médullaire des cavernes grosses comme une noix ou une noisette, qui font saillie à la surface; elles sont disposées irrégulièrement et entourées par des masses caséeuses. La substance corticale et papillaire est conservée, mais dans ces parties on ne trouve pas de tubercule. Le bassinet est un peu déplacé, et faiblement dilaté; la lumière de l'uretère, dont la paroi est rigide, est tellement diminuée que l'on ne peut y faire pénétrer une sonde très-mince, sans toutefois qu'elle soit bouchée par des masses friables, et quoique la muqueuse ne soit atteinte que d'une légère inflammation catarrhale. Le rein gauche a $14^c,5$ de long sur $6^c,5$ de large; la capsule se laisse presque partout enlever facilement, et elle n'est fortement adhérente qu'à la partie inférieure, où elle s'unit intimement à trois noyaux, gros comme des lentilles ou des noisettes, qui font saillie à la surface de l'organe. Les trois quarts inférieurs sont faiblement injectés, les substances corticale et médullaire sont parfaitement nettes, la portion papillaire est pâle. Dans le quart inférieur de la substance corticale se trouve une caverne grosse comme une noix, remplie de pus, et tout près d'elle, à la base des pyramides, une cavité circonscrite par une capsule résistante au milieu de laquelle on découvre comme résidu une masse noire pigmentaire due à un ancien épanchement. Quelques noyaux gros comme une tête d'épingle sont parsemés dans le rein, surtout à la partie inférieure de la périphérie. L'uretère du même côté n'est pas altéré. La vessie est un peu dilatée, sa tunique musculaire très-épaissie, et sur sa muqueuse on trouve quelques petits noyaux tuberculeux. La prostate est hypertrophiée et renferme dans son lobe droit des noyaux caséeux.

Observation II. — H., âgé de vingt ans, est né de parents sains; il s'est livré autrefois à la masturbation et à des excitations très-prolongées des parties génitales. Sujet depuis longtemps à une inflammation catarrhale simple des lobes inférieurs du poumon, il a présenté depuis un au des signes d'irritation de la vessie. Les besoins d'uriner étaient plus fréquents, et le malade accusait des douleurs nocturnes. Au bout d'un temps très-court, ces besoins augmentèrent au point qu'il était obligé d'uriner au moins toutes les heures, et que s'il ne satisfaisait pas immédiatement à cette nécessité, l'urine s'écoulait aussitôt goutte à goutte. Le ténesme vésical devint de jour en jour plus grand, la miction plus fréquente, et en même temps apparurent des douleurs brûlantes dans le gland et dans le périnée, avec sensation de poids dans la vessie, spontanée et indépendante de l'acte urinaire. En même temps que se développaient ces symptômes du côté de l'appareil urinaire, le processus du côté des poumons avait continué sa marche (matité en avant jusqu'à la deuxième côte, et respiration bronchique), de façon qu'on ne pouvait récuser l'idée d'une pneumonie chronique. L'examen de la vessie fit constater à mon collègue Fürstenheim, qui m'avait appelé dans ce cas en consultation, que l'introduction d'une sonde élastique rencontrait juste au-dessus du bulbe uréthral une résistance infranchissable.

Par contre, un cathéter métallique de moyenne dimension arrivait facilement jusque près de la vessie, et après avoir vaincu vers l'extrémité vésicale une résistance assez faible, son extrémité externe se tournait vers la droite sans occasionner de douleur. Par le rectum, on sentait les deux lobes prostatiques fortement gonflés, le droit plus que le gauche. Cette hypertrophie de la prostate, qui, chez ce jeune homme, n'était certainement pas sans relation avec ses habitudes fréquentes de masturbation, fit de si grands progrès avec le ramollissement, que lorsque je revis le malade quinze jours avant sa mort, il s'était formé une tumeur manifestement fluctuante. L'urine était trouble, jaune, rougeâtre, elle avait une réaction acide, et laissait déposer un sédiment composé exclusivement de corpuscules sanguins et purulents. Elle contenait toujours une quantité d'albumine assez considérable, vu la richesse du sédiment. Le pus l'emportait de beaucoup en quantité sur le sang. Dans le cours ultérieur de la maladie, il y eut un moment une amélioration de l'état général, le ténesme diminua sous l'influence d'injections d'eau tiède dans la vessie, et le malade put de nouveau retenir ses urines pendant des heures; mais à partir du mois d'août, les symptômes reprirent une intensité excessive. Toutes les dix minutes, le malade était pris d'envie d'uriner, liées encore à de vives épreintes du côté du rectum. Survint enfin de la diarrhée, une diminution considérable dans l'urine sans ascite, ni œdème. La fièvre hectique termina la scène, mais il n'y eut pas de symptômes urémiques.

A l'autopsie, on trouva le rein gauche long de 13c,6, et large de 5c,2; la partie la plus inférieure des pyramides était seule caséeuse et ulcérée. La périphérie, aussi bien que la base des pyramides, est bien conservée. L'uretère est faiblement dilaté, et sa muqueuse depuis la partie supérieure de ce canal jusqu'à la vessie, est ulcérée circulairement, et la paroi de l'ulcération recouverte de débris caséeux. Dans le rein droit qui a 14 centimètres de long, sur 6c,5 de large, la destruction du tissu est plus avancée. La partie moyenne de quelques pyramides avec la portion corticale correspondante est réduite en grumeaux, mais cette altération n'arrive pas jusqu'à la capsule rénale. En quelques points de la surface, sont des foyers formés de noyaux, jaunes, blanchâtres, déjà métamorphosés en partie à leur centre en matière caséeuse; ils sont soudés à la capsule, si intimement, qu'on ne peut enlever celle-ci sans perte de substance. L'uretère de ce côté est également altéré; malgré une ulcération relativement considérable de la muqueuse, l'épaisissement des parois est très-considérable, et par suite son calibre un peu augmenté, Dans les parties du rein gauche surtout, qui à l'œil nu me paraissaient intactes, l'examen microscopique ne révèle aucune trace d'inflammation interstitielle.

La prostate est transformée en une poche remplie de pus, dans le fond de laquelle on retrouve à peine quelques débris des lobes latéraux.

La vessie est considérablement dilatée, sans épaisissement des parois. Sa muqueuse n'est nullement altérée, mais on trouve quelques noyaux grisâtres, gros comme des pois, et en outre vers l'angle externe du trigone vésical une excroissance charnue, longue de 3 centimètres, en forme de crête de coq due à une hypertrophie papillaire.

Les deux autres cas, dont l'un a trait à une jeune fille de 23 ans, peuvent je crois, être passés sous silence, car les symptômes cliniques n'en sont pas différents : je veux seulement signaler que dans ces deux derniers, l'affection pulmonaire étant sans doute consécutive à l'affection uro-génitale, et dans l'un d'eux sur le rein duquel je veux encore donner quelques détails, une tuberculose aiguë des poumons marqua la fin de la maladie. Dans ce dernier cas, le rein droit avait 11 centimètres de long sur 6 de large, et 4 de hauteur, et l'uretère avait une circonférence de 2 centimètres et demi. Le rein gauche mesurait 14 centimètres de longueur, 8 centimètres de large jusqu'au hile et 5 et demi d'épaisseur. A la surface du rein droit, on apercevait des saillies blanc jaunâtre de la grosseur d'une tête d'épingle ou d'un pois, dures au toucher et atteignant en quelques points le volume d'une noix. A la coupe on rencontrait au voisinage des pyramides, une série de cavités remplies de masses caséeuses, les unes ayant une paroi mince, les autres allant jusqu'à la capsule épaissie. Sur les parties comprises entre les pyramides où le tissu était encore intact, on le voyait pâle, d'une consistance ferme et parsemé de quelques foyers jaunes blanchâtres de la grosseur d'une tête d'épingle ; l'uretère est considéralement épaissi, rigide, et rempli de masses granuleuses. Au microscope, les petits foyers blanchâtres sont constitués par des masses finement granuleuses et nullement de structure cellulaire comme dans le tubercule. Dans les canaux fortement dilatés, l'epithélium est trouble et nucléaire. Les vaisseaux contournés montrent une riche prolifération de noyaux, et le long de tous les vaisseaux on constate une hyperplasie fibrillaire considérable du tissu interstitiel, et une prolifération des noyaux. Dans les points où les pyramides caséifiées sont entourées de parties saines, le tissu cellulaire s'épaissit et s'indure au voisinage de la périphérie. . . . .

Observation III. — F. B, domestique, âgé de quarante-six ans, entre le 5 mai à la Clinique. A l'âge de vingt-quatre ans, il était tombé du haut d'une échelle, et dans les deux années qui suivirent, il souffrit de douleurs lombaires continuelles. Depuis lors, il eut presque chaque année des douleurs intermittentes, et pendant deux ans, jusqu'à ces derniers temps, il toussa. En février de cette année il tomba malade, et outre un malaise général, de la soif et de l'anorexie, il ressentait de légères douleurs dans les lombes avec émission fréquente d'une urine trouble, mélangée de flocons blanchâtres, une grande faiblesse et de l'amaigrissement.

État actuel. — Le malade est de haute taille, de forte constitution, mais il est très-amaigri ; la colonne vertébrale est atteinte de scoliose à droite ; la peau est d'une couleur sombre, flasque et sèche ; la tête est libre, sa figure exprime la souffrance, les fonctions cérébrales sont encore intactes ; la bouche sèche, la langue humide, couverte d'un enduit blanchâtre ; le thorax est fortement bombé, la percussion à gauche sous la région acromiale, donne un son bref, mais pas autrement anormal ; à l'auscultation, le bruit respiratoire est partout vésiculaire. Respirations = 30, pouls = 90 à la minute ; température = 29° Réaumur. La matité précordiale s'étend entre la quatrième et la sixième côte, les bruits du cœur sont nets, l'impulsion faible. L'abdomen est resserré, mou, indolore ; les selles catarrhales et diarrhéiques. L'urine est émise fréquemment, en quantité relativement assez considérable, et sans douleur ; elle est légèrement jaunâtre, trouble, et laisse déposer au fond du vase une grande quantité d'un sédiment floconneux, que le microscope fait reconnaître comme purulent. Outre des cellules du pus, il contient des cellules épithéliales de la vessie et des bassinets et des détritus nombreux. La réaction est faiblement acide ; l'urée et les urates sont diminués, et il existe quelques traces d'albumine, avec une densité de 1004. La quantité d'urine émise dans les 24 heures, est de 2340^{cc}, tandis que celle des boissons absorbées par l'estomac n'est que de 2000^{cc}. La soif est vive, la bouche pâteuse et aigre ; l'appétit est diminué, l'affaiblissement progressif avec des douleurs irradiant des lombes jusque dans le bassin. Dans le cours ultérieur de la maladie, il y eut dans la diurèse des variations remarquables.

Le 12 mai, la quantité d'urine était de 2309^{cc}, la réaction alcaline.

Le 14 mai, 2500^{cc} ; poids spécifique 1005. Le sédiment considérable.

Le 17 mai, 2600^{cc} ; densité : 1005 ; réaction alcaline, 84 pulsations, 29 respirations, température : 29° R. La faiblesse et l'amaigrissement font d'incessants progrès. Les urines atteignent 2250^{cc}, densité 1006, avec un sédiment très-abondant. Au milieu de cette variation de symptômes, la chute rapide des forces était accompagnée à chaque instant d'accès comateux, dont la durée s'accrut constamment jusqu'à la mort qui survint le 12.

A L'AUTOPSIE on trouva au sommet du poumon gauche plusieurs tubercules en partie crus, en partie graisseux, et quelques-uns crétacés ; le cœur est petit, ses fibres sont dures, d'une couleur sombre, les valvules molles. Les reins augmentés du double de leur volume sont sphériques ; le gauche pèse 18 demi-onces (288 grammes), le droit, 16 (256 grammes). Leur consistance est inégalement molle, fluctuante en plusieurs points ; leur surface est parsemée de tubercules jaunes, de la grosseur d'un grain de mil ou d'un pois, disséminés dans la substance ; la capsule mince n'adhère qu'au niveau des noyaux, mais se laisse ailleurs facilement enlever. A la coupe, pratiquée depuis le hile jusqu'au bord externe de l'organe, il s'écoule des nombreuses cavernes un pus épais, blanc, chargé de flocons caséeux, jaune pâle, d'odeur désagréable. Le parenchyme rénal est détruit en bien des endroits. A gauche, ces cavernes occupent tout l'organe jusqu'au bassinet, autour duquel sont groupées les plus grandes excavations qui communiquent avec lui, comme il est facile de le démontrer. Par suite de cette disposition, elles simulent assez bien des cornues dont le fond est tourné vers la substance corticale, le col vers le bassinet. Parmi elles, il en existe une surtout vers la moitié supérieure du rein gauche qui se fait remarquer par ses vastes dimensions. Cette cavité principale mesure de 4 centimètres de longueur sur 2 1/2 de large, et communique avec plusieurs autres plus petites, creusées dans la substance corticale ; la paroi irrégulière et veloutée de la première est formée en partie par une substance épaisse de 2 millimètres, jaune, opaque, friable, en partie par les pyramides de Malpighi refoulées vers la substance corticale, et dont les papilles débouchent librement dans les cavernes. La masse caséeuse mentionnée plus haut semble en dehors être entourée par la deuxième substance, reposant sur le parenchyme de l'organe, épaisse d'un millimètre, hyaline, grisâtre, et en certains points, elle semble s'en détacher pour former à elle seule la cavité. Le stroma grisâtre s'arrête à la substance tubuleuse, c'est-à-dire au faisceau de chaque pyramide dont le sommet est déjà détruit. Les vaisseaux urinaires de cette pyramide disparaissent dans la substance grisâtre, et ce n'est qu'en avant que la paroi de la caverne va jusqu'à la substance corticale qui paraît amincie au point de n'avoir plus qu'un demi centimètre d'épaisseur. Dans les petites cavernes où la destruction du tissu n'est pas encore très-avancée, la paroi se présente en quelques points comme une membrane couverte de granulations blanchâtres, qui semble représenter un reste de calice. Une grande partie de la paroi des petites cavernes, est aussi formée par une substance jaune caséeuse. Sous cette grande caverne on en trouve, dans le rein gauche, une seconde du volume d'une noix et large de 2 1/2 centimètres ; une troisième, située à la partie inférieure de la périphérie de l'organe, est plus grande qu'une noisette, et communique avec d'autres plus petites.

Dans le rein droit, les cavités, de 1 à 2 centimètres de diamètre, occupent la place des calices, et leurs parois présentent les caractères des autres petites cavernes. Toutes celles de la substance médullaire communiquent avec le bassinet, mais vers la portion corticale, elles reçoivent les papilles des pyramides légèrement comprimées ; aucune ne va jusqu'à la périphérie, et quelques faisceaux seulement des pyramides ont disparu dans le processus. Tout ce qui reste des substances corticale ou médullaire des deux reins, est d'une couleur sombre, ecchymotique, parsemé de nombreux noyaux, gros comme une graine de pavot ou un haricot, tous jaunâtres, présentant une cavité centrale remplie d'un pus épais, jaune verdâtre. Le bassinet est dilaté, la muqueuse épaissie, pigmentée est couverte de granulations blanches ; les uretères ont jusqu'à 1 centimètre de diamètre, leurs parois sont rigides, et leur muqueuse rugueuse et pigmentée.

La vessie est distendue, remplie d'un contenu jaunâtre, trouble, d'odeur fétide, mélangé de flocons blancs, caséeux; la muqueuse est saine; la vésicule séminale du côté gauche est pleine d'une masse caséeuse jaune; les autres organes sont normaux.

Sous le promontoire, entre la dernière vertèbre lombaire et le premier trou sacré, au niveau de la symphyse sacro-iliaque droite, existe une tumeur grosse comme un œuf d'oie, formée par le périoste du sacrum; l'os est poreux, friable, détruit à tel point, qu'une grande partie du dernier cartilage intervertébral est libre; cette cavité ainsi constituée est remplie d'une sorte de bouillie jaune pâle.

Observation IV. — Un domestique de vingt-six ans, bien portant jusqu'avant ces trois dernières années, avait été atteint à cette époque d'une fièvre typhoïde suivie d'une tuberculose pulmonaire. Dans les dernières semaines, s'était montrée une douleur qui s'étendait de la région inguinale droite jusque vers les fausses côtes, où elle s'arrêtait et qui était augmentée, surtout par la pression de la région épigastrique. A droite, cette pression exercée sous les fausses côtes était également douloureuse, mais à un bien moindre degré. Le malade toussait et expectorait; il pouvait se coucher sur le dos et sur le côté droit, mais non sur le côté gauche; considérablement amaigri, très-faible, d'un aspect cachectique, il ressentait des alternatives de froid et de chaleur, mais sans frissons ni sueurs. Il éprouvait une violente strangurie et un besoin incessant d'uriner. L'urine était claire, albumineuse. Outre les signes de tuberculose du poumon droit, il y avait un certain degré de cyphose entre la sixième et la septième vertèbre. Au milieu de ces douloureux symptômes urinaires continuels et d'un amaigrissement constamment progressif, le malade mourut épuisé.

A l'autopsie on trouva des tubercules miliaires dans la moitié supérieure du poumon droit, les ganglions bronchiques hypertrophiés, infiltrés de masses tuberculeuses, jaunes, caséiformes; dans la rate quelques tubercules crus. La surface du rein droit est normale, la distinction entre les deux substances est manifeste, le parenchyme hypérémié, la muqueuse pâle, à la base de quelques pyramides, et à l'intérieur de l'une d'elles, on trouve des dépôts tuberculeux jaunes de la grosseur d'un pois et d'une tête d'épingle, durs et nullement ramollis. Le rein gauche légèrement hypertrophié, inégal et bosselé à sa surface, renferme aussi des tubercules jaunes de diverses grosseurs. Les deux substances sont transformées en une masse formée de noyaux petits ou gros, ramollie en certains points et infiltrée de pus. Au voisinage des extrémités supérieure ou inférieure, le ramollissement est arrivé à un tel point qu'il s'est formé des cavernes de la grosseur d'une noix.

Celles-ci ont une forme irrégulière, sont remplies de pus et de masses tuberculeuses, ramollies, sans membrane appréciable, sauf quelques granulations vers la périphérie, et ne communiquant pas avec les calices. Entre deux de ceux-ci se trouvaient encore 3 ou 4 cavernes constituées de la même façon et communiquant avec les calices, qui affectaient alors une forme irrégulière, tandis qu'il n'existait pas de limites apparentes entre eux et les cavernes. Le bassinet n'était pas dilaté, mais sa muqueuse et celle des calices était très-épaissie, pâle et recouverte d'une couche très-adhérente de dépôts tuberculeux d'une épaisseur de 5 millimètres, qui lui donnait un aspect inégal, jaune et granuleux.

L'uretère était très-hypertrophié, de la grosseur du doigt, dur et épais; son canal avait un calibre normal. Les parois formaient un tube épais de 5 à 6 millimètres, constitué par une masse tuberculeuse jaune, caséeuse, qui s'étendait également depuis le bassinet jusqu'à la vessie, et adhérait assez fortement à la muqueuse légèrement épaissie. En certains points, il existait une légère couche de pus entre ce canal et la muqueuse. Dans le fond à gauche de la vessie il y avait une série d'ulcérations très-rapprochées les unes des autres, à bords élevés, à ond inégal, à la périphérie desquelles se montraient quelques tubercules gros comme une tête d'épingle.

La moitié de la prostate était parsemée de masses tuberculeuses jaunes; et l'intestin était couvert de nombreuses ulcérations tuberculeuses, surtout au niveau de la valvule de Bauhin. Les ganglions mésentériques étaient infiltrés de tubercules, en outre, la troisième et la cinquième vertèbre lombaire, étaient érodées par une ulcération tuberculeuse, et la quatrième complétement détruite.

Des observations mentionnées ci-dessus, il résulte clairement que les rapports de l'affection pulmonaire avec la néphrite caséeuse peuvent être doubles; ou bien cette dernière apparaît dans le cours de la phthisie, ou bien, conformément à nos connaissances sur l'existence des foyers caséeux, elle est la cause d'une tuberculose pulmonaire terminale, de sorte que presque toujours, quel que soit son mode d'apparition, l'affection pulmonaire est l'intermédiaire essentiel qui vient mettre fin à la scène morbide. Il n'y a qu'un petit nombre de malades chez lesquels les lésions rénales amènent les phénomènes de la fièvre hectique au milieu desquels la mort arrive par épuisement général.

DIAGNOSTIC.

De l'étude de chacun des symptômes, il résulte qu'aucun d'eux, pris isolément, ne présente de traits caractéristiques qui puissent permettre de reconnaître la maladie, car chacun d'eux se rencontre dans d'autres affections de cet organe; il faut donc tenir compte de leur ensemble ainsi que de la connaissance rétrospective des conditions étiologiques. Quand chez un individu avec ou sans prédisposition héréditaire, avec ou sans phthisie pulmonaire concomitante, il se produit du côté des organes génito-urinaires (chez l'homme surtout dans le testicule, l'épididyme, la prostate) un processus inflammatoire, auquel viennent s'ajouter, dans le cours ultérieur de la maladie, les signes d'une ulcération des organes attenant à l'appareil urinaire (pyurie, hématurie, etc.), on peut, surtout quand une pneumonie chronique déjà existante fait d'incessants progrès, ou qu'il apparaît des signes de phthisie aiguë en voie d'évolution, on peut, dis-je, conclure avec une extrême vraisemblance, que l'on a affaire à une néphrite caséeuse, une néphrophthisie, autrement dit à une tuberculose des reins. On ne peut, avec les seuls symptômes qui se rattachent à l'appareil urinaire, reconnaître l'affection actuelle, parce que ni l'existence d'une tumeur rénale, du reste rarement sensible à la palpation, ni la pyurie, ni l'hématurie ne sont en elles-mêmes assez caractéristiques, et qu'elles peuvent se présenter dans des états morbides complétement différents. On doit accorder une attention particulière, parce qu'ils sont peut-être sous tous les rapports caractéristiques, aux épanchements sanguins minimes mais fréquents, dont la présence dans l'urine est facile à vérifier; en outre à l'absence de symptômes hydropiques et urémiques, qui n'ont été tous les deux observés qu'exceptionnellement dans la néphrite caséeuse, et enfin aux symptômes de dysurie et de ténesme vésical, qui occupent le premier plan et qui souvent font porter l'attention sur la vessie seule.

PRONOSTIC.

Le pronostic est au plus haut point défavorable, car le plus souvent il existe déjà une phthisie pulmonaire concomitante, ou bien dans la maladie qui nous occupe une tuberculose secondaire pourra se développer incidemment et on n'aura plus affaire seulement à la localisation dans un organe déterminé. Cependant le pronostic sera encore relativement favorable aussi longtemps que le développement dans l'organe primitivement affecté ne sera pas considérable et que les poumons surtout resteront sains. Mais aussitôt que ceux-ci sont atteints ou que le trouble de l'état général se manifeste par des phénomènes hectiques, la terminaison fatale est certaine, quand même on ne peut apprécier exactement la durée des processus.

TRAITEMENT.

Quant au traitement de la néphrite caséeuse, on peut et on doit en attendre quelque chose, tant qu'il n'existe pas d'altération pulmonaire très-accusée. Dans cette affection, la pensée que, en présence de masses caséeuses, on a affaire aux produits pathologiques d'une inflammation chronique, est un bonheur pour le malade comme pour le médecin, car elle encourage à intervenir. Une thérapeutique antiphlogistique active au début et la connaissance exacte des affections plus légères de l'un des organes mentionnés, promettent pour l'avenir une terminaison heureuse. On recommandera instamment, quand il y aura des douleurs dans la région lombaire, de les combattre tout d'abord par les antiphlogistiques locaux, et si elles se prolongent, d'appliquer des exutoires sous forme de cautères ou de sétons. Quant au traitement palliatif des douleurs qui se montrent dans les cas où la vessie participe à la maladie soit consensuellement, soit anatomiquement, il faut, pour obvier à la gêne qu'occasionne l'émission de l'urine, employer surtout l'opiat à l'intérieur, ainsi que les injections tièdes de décoctions mucilagineuses. Je n'ai pas retiré tout le bénéfice que j'en attendais des injections sous-cutanées; cependant on peut toujours les essayer; parfois le bromure de potassium semble rendre de grands services. A côté des indications locales, il y a des moyens plus immédiats pour relever l'ensemble de l'organisme, qui sont institués contre la dyscrasie scrofuleuse spécialement, et que l'on doit appeler à son aide. Quand la digestion est intacte, le quinquina, l'huile de foie de morue et l'iodure de fer sont le plus souvent recommandés pour les médicaments internes; parmi les moyens externes, on accorde une grande efficacité aux bains salés quand l'individualité du malade le permet. Dans les cas où les symptômes pulmonaires compliquent d'une manière fâcheuse le processus des organes urinaires, il va de soi que ce dernier est réduit à l'état de symptôme local et que la thérapeutique doit s'adresser à l'état général; par suite il faut remplir toutes les indications à l'aide desquelles on peut surtout combattre la phthisie, principalement le séjour dans les villes d'eaux et dans des climats appropriés.

CARCINOME

INDICATIONS BIBLIOGRAPHIQUES

LEVER. *Guy's Hosp. reports*, 1839.
KÖNIG. *Pracktische Abhandlungen uber die Krankheiten der Nieren*, p. 242. (Traité pratique des maladies des reins).
RAYER. *Loc. cit.*, t. III.
WALSHE. *The nature and treatment of cancer* (Nature et traitement du cancer). London, 1846.
LEBERT. *Traité pratique des maladies cancéreuses*. Paris, 1851.
KOHLER. *Die Krebs-und Scheinkrebskrankeiten* (Des maladies cancéreuses). Stuttgart, 1853.
URAG. *Wiener Wochenblatt*, 1856.
DODERLEIN. *Zur diagnose verschiedener Krebsgeschwülste im rechten Hypochondrium*, u. s. w. (Du diagnostic des diverses tumeurs cancéreuses de l'hypochondre droit). Erlangen, 1860.
WALDEYER. *Die Entwicklung der Carcinome* (Du développement du cancer). (*Virchow's Archiv.*, Bd. XLI, heft 3 u. 4.)

Toutes les variétés de cancer qui, en raison de la prédominance des éléments conjonctifs ou du suc médullaire, de leur richesse vasculaire, de la présence de pigment ou de toute autre particularité, ont été divisés en squirrhe, fongus médullaire, fongus hématode, cancer mélanique, ou alvéolaire, ont été observées dans les reins. La forme la plus fréquente est le *fongus médullaire ;* la plus rare, le *cancer alvéolaire*. Parfois ces diverses formes peuvent se rencontrer dans le même organe. Un point plus important que ce classement des variétés, c'est la différence du processus, qui dans le rein peut être primitif ou secondaire. Dans les cas du premier genre, les reins sont envahis, chez l'homme particulièrement, à la suite d'altération de l'estomac, du foie et des testicules, des seins et de l'utérus chez la femme, et, détail caractéristique, les deux reins sont atteints à la fois. On rencontre alors dans la substance corticale un nombre plus ou moins grand de noyaux de la grosseur d'un grain de mil, d'une lentille ou d'une noix qui, à la coupe, offrent une surface d'un blanc mat et sont plus ou moins injectés suivant leur richesse vasculaire. Les produits les plus récents ont une consistance plus ferme, les anciens sont plus ramollis. La substance interposée à ces noyaux isolés est la plupart du temps saine, ou bien elle présente les altérations d'une inflammation chronique. Rarement on trouve de petits noyaux dans le tissu médullaire. Sous cette forme, le cancer présente aussi peu d'intérêt pratique que la tuberculose secondaire, car nul signe, pendant la vie, n'en révèle la présence. J'ai observé une femme de 37 ans, chez laquelle pendant 3 ans il s'était formé sous mes yeux un cancer de la mamelle. Quoique les ganglions de l'aisselle fussent entièrement infiltrés jusqu'au sommet, la malade exigea l'opération. Elle fut pratiquée, mais comme il était impossible naturellement d'enlever tous les tissus malades, on en laissa un morceau de la grosseur du poing, qui environnait les vaisseaux axillaires. Peu après, survint une fièvre intense, suivie de douleurs envahissant tout le côté gauche de la poitrine; il se développa une pleurésie; la plaie, qui commençait à bourgeonner, prit un mauvais aspect; la périphérie fut envahie par une rougeur érysipélateuse, et au bout de 10 jours, la malade succomba. A l'autopsie, on trouva, outre une pleurésie double, purulente, les deux poumons et les deux plèvres parsemés de nombreux noyaux, gros comme des lentilles. Dans le foie, de nombreux noyaux, variant depuis la grosseur d'un pois jusqu'à celle d'une pomme, étaient nettement circonscrits par du tissu sain, et offraient déjà à leur centre la dégénérescence graisseuse. La substance corticale des 2 reins était parsemée de quelques tubercules gros comme des lentilles, qui proéminaient à la surface. La capsule s'enlevait facilement, la substance intermédiaire était saine. Il est clair que dans un cas pareil, qui se rencontre souvent, on ne peut préciser la localisation du processus dans ces différents organes. Le cancer secondaire ne présente donc dans l'étude de sa genèse d'autre intérêt que celui de rechercher si sa formation dans les divers organes dépend d'une infection du sang par un foyer primitif et par une sorte de métastase, ou bien si elle est le résultat de la propagation du mal par continuité ou par contiguïté ; car quelquefois le cancer secondaire se propage par le tissu cellulaire rétro-péritonéal aux capsules surrénales, et aux ganglions, à droite le plus souvent par le foie et le duodénum, à gauche par l'estomac et le côlon descendant. Très-rarement la propagation se fait par un cancer primitif du testicule, et encore dans ces cas pourrait-on se demander si les différents organes de l'appareil génito-urinaire n'ont pas été envahis d'emblée simultanément.

La forme primitive, le *cancer idiopathique* en d'autres termes, n'envahit la plupart du temps qu'un seul rein, le droit plus souvent que le gauche. Sur 33 cas de cancer du rein que j'ai réunis et dans lesquels sont compris les cancers secondaires, 10 fois les deux reins étaient malades à la fois, 16 fois le rein droit l'était seul et 7 fois le gauche était exclusivement affecté. La variété la plus fréquente est ici également le fongus médullaire, auquel se rapportent presque toutes les descriptions. Le squirrhe pur n'a été rigoureusement observé que par Cruveilhier et par Carswell ; le cancer alvéolaire, par Rokitansky, par Gluge et peut-être aussi par Van der Byl (*Transact. of patholog. Soc.*, 1856) ; le fongus hématode et le cancer mélanique ont été observés plus souvent. Les formes mixtes et surtout les formes intermédiaires au squirrhe et au carcinome médullaire, ont été vues un certain nombre de fois. Dans ces cas, comme j'en ai observé un moi-même, on trouve une masse de nouvelle formation riche en cellules, traversée par de larges et longs faisceaux ou bandes, à surface unie, rappelant presque les fibres musculaires de la vie organique. L'espèce particulière que WAGNER appelle cancer à cellules cylindriques, se trouve quelquefois à l'état primitif dans le rein. (Voy. *Archiv. von Roser und Wunderlich*, p. 5, t. II.)

Le cancer primitif paraît aussi tantôt sous la forme de quelques noyaux disséminés et enchatonnés, tantôt il infiltre d'une manière plus uniforme le parenchyme tout entier. Les noyaux siégent le plus souvent vers la surface où ils proéminent, ou bien infiltrent toute l'épaisseur de la substance, en prenant leur point de départ vers la substance corticale et se poursuivent rarement dans le tissu médullaire. Leur nombre varie avec leur grosseur ; nombreux depuis 20 et au-dessus quand ils ont le diamètre d'une lentille ou d'un pois, ils sont plus rares quand ils atteignent celui d'une pomme ou d'un œuf de poule. Leur consistance est en raison inverse de leur ancienneté. D'une couleur blanche ou rosée quand ils sont riches en vaisseaux, ils présentent quelquefois à leur centre des extravasations sanguines. Leur siége peut être limité à une partie du rein, tandis que l'autre reste libre, soit à l'extrémité supérieure ou inférieure, ou bien ils sont disséminés irrégulièrement dans tout le tissu, isolés par des parties de substance intermédiaire qui paraissent intactes, et dans ces cas les reins sont peu ou point hypertrophiés, ou bien encore ils sont confondus les uns avec les autres de façon que le rein augmenté de volume, offre une surface irrégulière et bosselée. Mais plus fréquemment dans la forme primitive, le rein tout entier est envahi plus régulièrement, et alors, malgré une hypertrophie manifeste, sa configuration est mieux conservée et sa surface est absolument lisse ou bosselée; dans les cas d'infiltration générale, la portion corticale peut être intacte, entourant la tumeur comme une coque dont on peut aisément l'isoler. Le volume peut en devenir si considérable que, dans certains cas, rares il est vrai, la tumeur peut atteindre les dimensions d'une tête d'adulte et au delà, occuper tout l'espace compris entre les dernières côtes et le petit bassin, et quelquefois présenter un poids considérable; dans un cas de Van der Byl elle pesait 31 livres et mesurait 9^{m},36 de long sur 8^{m},32 de large. Quand l'évolution est plus rapide encore, ce volume peut croître dans de grandes proportions. Dans un cas que j'ai observé chez un garçon de 3 ans, la durée de la maladie fut probablement de deux mois; le rein gauche, qui était le siége du cancer, mesurait 20 centimètres de long sur 16 de large et pesait près de 4 livres. Une masse fibreuse très-dense entoure quelquefois les reins, envahissant même l'intérieur, pour former une sorte de gaîne assez résistante et complète. Mais quand les noyaux isolés sont atteints par la dégénérescence graisseuse, on trouve parfois alors, comme dans l'infiltration uniforme, de petites cavernes consécutives au ramollissement ou à des extravasations sanguines étendues, et qui renferment une masse sanguine ou du sang épanché. Le contenu liquide a souvent plutôt l'aspect de la substance colloïde. Dans un cas de Van der Byl, il s'écoula, à la coupe de la tumeur, 8 pintes d'un liquide louche, visqueux, tandis qu'à la partie supérieure on trouvait une masse saillante d'aspect gélatineux et de couleur jaunâtre.

Les rapports des produits nouveaux avec le tissu glandulaire ne sont pas encore bien élucidés; la plupart du temps, les noyaux ou l'infiltration générale compriment le tissu normal de façon à le faire disparaître entièrement; mais il y a des cas, comme celui que rapporte E. Vagner et auquel je puis joindre une observation personnelle confirmative, où l'on peut retrouver au milieu de la masse cancéreuse des canaux urinifères avec leur membrane propre bien conservée; en d'autres points où la substance fondamentale paraissait intacte, on ne trouvait qu'un tissu fibreux dense et la membrane propre avait disparu. Les éléments figurés du suc cancéreux ne sont pas non plus toujours identiques; tandis que le plus souvent ils sont constitués par des cellules fusiformes, grosses, à plusieurs noyaux, d'autres fois on n'y trouve que des cellules petites, de la grosseur des corpuscules du pus, mais sans noyaux multiples, ou bien des noyaux seulement. C'est dans ces cas que Johnson (*Transact. of pathol. Soc.*, 1860, p. 239) prétend avoir suivi l'origine du processus depuis le tissu intertubulaire. Waldeyer également (*l. c.*) a décrit récemment un cancer du rein qui présentait les mêmes particularités anatomiques. Dans un de ces cas, le noyau sphérique, jaunâtre, avait 4 centimètres de diamètre et siégeait à l'extrémité inférieure de l'organe; il contenait dans l'intérieur du sac fondamental un réseau très-délicat et d'un feutrage très-serré de brides de substance conjonctive qui formaient une charpente lâche et molle; dans le liquide flottaient des filaments longs et flexibles comme ceux d'un tissu de soie. Dans les alvéoles de ce réseau tout spécial, excessivement délicat, se trouvaient des cellules épithélioïdes dont la plupart, au niveau des plus grands canaux urinifères lésés, affectaient les formes les plus diverses, souvent dentelées, fusiformes et cylindriques, et un grand nombre remplies évidemment de noyaux nombreux; sur une préparation faite avec soin on arrivait à démontrer la structure de la masse cellulaire. Dans les mailles allongées de ce tissu finement feutré, on découvrait des cellules cylindriques allongées qui paraissaient garnies de nodosités en forme de bourgeons. Sur la limite du parenchyme rénal resté sain, existait une couche d'environ 1 millimètre d'un tissu très-riche en cellules et dans lequel faisaient saillie du côté de la tumeur des masses de cellules en forme de cryptes glandulaires. Les canalicules étaient souvent dilatés en partie et paraissaient garnis de bourgeons latéraux.

Les capsules de Bowmann étaient particulièrement dilatées dans tout le rein, et le tissu interstitiel paraissait çà et là hypertrophié. Waldeyer explique la genèse de ce cancer par une double prolifération : l'une épithéliale résultant probablement de la lésion des canaux urinifères, l'autre interstitielle. Il n'a pu observer aucune transition entre le tissu épithélial et le tissu conjonctif de nouvelle formation.

Le cancer primitif ne se borne pas à la substance glandulaire du rein ; il envahit aussi le tissu sous-muqueux de la membrane muqueuse du bassinet, des uretères et les veines. Précisément ces prolongements coniformes qui pénètrent dans l'uretère donnent facilement naissance à des hémorrhagies et à l'élimination de masses ramollies qui lorsqu'elles sont mêlées avec l'urine peuvent fournir de précieux éléments de diagnostic. Dans un cas observé par le docteur Badt et par moi-même, un gros mamelon cancéreux faisait saillie dans l'uretère droit, et cependant aucun élément cancéreux n'avait été trouvé dans l'urine. Parmi les veines, c'est après la rénale, la veine iliaque et quelquefois la veine cave qui sont le plus souvent remplies par des caillots formés de masses cancéreuses. Cette thrombose cancéreuse peut aussi par la veine cave s'étendre jusqu'au ventricule droit. La plupart du temps, la participation des veines au néoplasme provient de ce que celui-ci érode la paroi des vaisseaux et pénètre dans leur trajet; dans d'autres cas pourtant il faut que le tissu nouveau ait pris naissance dans l'intérieur des vaisseaux, surtout si ceux-ci sont les seuls tissus lésés. C'est ainsi que Carswell représente (pl. III, fig. 3) un cancer qui fait saillie dans la veine et pénètre au loin dans ses ramifications.

Après la muqueuse du bassinet, les uretères et les veines, ce sont les vaisseaux lymphatiques et les ganglions qui sont aussi intéressés, surtout ceux de ces derniers qui se trouvent dans le hile du rein, et forment parfois de gros paquets qui en comprimant les veines et les uretères amènent de l'œdème et l'hydronéphrose, complication qui n'est pas rare dans le cancer du rein. Le cancer secondaire qui naît des reins comme foyer primitif, se propage au contraire par contiguïté ; le plus souvent la paroi péritonéale du côté correspondant est parsemée de noyaux; ensuite le foie devient malade, rarement les portions avoisinantes de l'intestin, le duodénum et le côlon descendant avec lesquels il contracte des adhérences. Un cas unique est celui qu'a observé Abele (*Schmidt's Jahrbüch.* 5) et dans lequel à la suite d'adhérences contractées avec la paroi abdominale antérieure, il se déclara en ce point, peu de temps avant la mort de l'enfant, une inflammation avec rougeur de la peau et consécutivement par ulcération, une plaie à travers laquelle en une nuit bourgeonna un fongus. A côté de ce fongus apparut une anse intestinale que l'on pouvait réduire, mais non maintenir et qui se gangrena. Dans les cancers primitifs du rein, on ne trouve que rarement des dépôts dans les organes éloignés du thorax, comme dans l'observation de Ballard (*Transact. of pathol. soc.* p. 189) où l'on rencontre quelques noyaux cancéreux, non-seulement sur le péritoine, mais encore sur la séreuse pleurale, à la base du poumon gauche et au niveau de la tête des dernières côtes.

Quand le cancer se présente sous forme de noyaux isolés, il se combine parfois avec les diverses formes de la néphrite chronique, et l'on peut dans la substance intermédiaire aux noyaux, trouver de petits abcès ; on rencontre rarement comme complication la pyélite calculeuse, et plus rarement encore la pyélite tuberculeuse ou carcinomateuse; j'ai déjà dit en traitant de la tuberculose rénale que je n'ai eu l'occasion de l'observer qu'une seule fois.

Comme maladies étrangères et à titre de complications nous n'avons à citer que la péritonite.

ÉTIOLOGIE

Les CAUSES du cancer sont comme celles de toutes les dyscrasies en général, complétement inconnues et nous ne pouvons que rappeler les conditions extérieures au milieu desquelles il se présente, et celles qui ont les relations les plus étroites en apparence avec l'étiologie.

Quant à la fréquence du cancer rénal, elle n'est pas bien grande relativement à celle du cancer des autres organes, d'après les résultats des autopsies faites à l'école anatomo-pathologique de Prague pendant les années 1850-51-52, on rencontra 182 cas de cancer, sur lesquels 64 cas de cancer de l'estomac, 54 des organes génitaux de la femme (utérus et vagin 42 cas, ovaires 18, mamelles 12), 24 cas de cancer des os, 40 du foie, 24 des poumons, 23 du péritoine, 17 de l'intestin, 14 de la peau en général, 12 du cerveau et du pancréas, 11 des plèvres, 9 des voies urinaires, 7 des reins, 5 des muscles et du cœur, 4 du péricarde, des membranes du cerveau et de la glande thyroïde, 3 de l'œsophage des vaisseaux et des organes génitaux de l'homme, 2 de la vésicule biliaire, 1 cas dans la rate, le larynx, la trachée, les glandes salivaires, le globe de l'œil, le pharynx et la langue.

Si une telle statistique ne donne pas de documents décisifs, elle fournit cependant quelques données utiles.

Parmi les individus atteints de cancer du rein, le plus grand nombre, au dire de tous les auteurs, appartient au sexe masculin. Dans 35 cas que j'ai pu rassembler, se trouvaient 22 hommes et 13 femmes.

Relativement à l'*âge*, tous les livres enseignent, probablement d'après RAYER, que l'enfance y est moins prédisposée. Cette assertion est erronée. 41 cas dans lesquels l'âge est mentionné et que j'ai rassemblés, se partagent de la manière suivante :

$$\frac{0\text{-}1}{1},\ \frac{1\text{-}10}{11},\ \frac{10\text{-}20}{0},\ \frac{20\text{-}30}{5},\ \frac{30\text{-}40}{3},\ \frac{40\text{-}50}{3},\ \frac{50\text{-}70}{16},\ \frac{70\text{-}80 \text{ ans}}{2 \text{ cas}}.$$

On voit par là qu'immédiatement après l'âge le plus avancé (60-70 ans), l'enfance présente les cas les plus nombreux.

Voici les résultats fournis par Walshe :

$$\frac{0\text{-}1}{1},\ \frac{1\text{-}9}{1},\ \frac{10\text{-}19}{1},\ \frac{20\text{-}29}{3},\ \frac{30\text{-}39}{5},\ \frac{40\text{-}49}{1},\ \frac{50\text{-}59}{10},\ \frac{60\text{-}69}{9},\ \frac{70\text{-}79 \text{ ans}}{2 \text{ cas}}.$$

Puisque ces derniers sont si différents relativement à l'âge des enfants, je veux citer ici en quelques mots, les 11 cas recueillis par moi sur des enfants de moins de 10 ans, quoique le nombre de ceux qu'ont décrit les auteurs soit bien plus considérable.

1° Gaindner a vu sur une jeune fille de 3 ans, les 2 reins, détruits par un encéphaloïde ; le rein gauche pesait 5 livres, et avait 10 pouces (26 cent.) de long sur 16 (41c,6) de circonférence ; le rein droit pesait une demi-livre et avait 10 pouces de circonférence. (*Edinb. medic. and. surg. Journ.* 1828 ; Heusinger, p. 435.)

2° Abele a vu chez une jeune fille de 3 ans, un sarcome médullaire du rein droit ; ce dernier d'une longueur de 10 pouces, s'étendait depuis le foie, refoulé en haut avec le diaphragme, jusqu'à la symphyse du pubis. (*Schmidt's Jahrbuch.*, Bd. V.)

3° Chez un garçon de 4 ans, on trouva un fongus médullaire du rein droit ; celui-ci avait le volume d'une tête d'adulte et pesait 6 livres. (*Schmidt's Jahrb.*, Bd. XIX.)

4° Nowlan a observé chez un garçon de 5 ans un encéphaloïde du rein gauche dont l'uretère était obstrué par la masse cancéreuse. Le rein droit était malade également et avait triplé de volume. Dans les poumons et dans le médiastin se trouvaient également des masses cancéreuses. (*Dublin Hosp. Gaz.*, 1851.)

5° SHEPPARD a vu un cancer médullaire du rein droit chez un garçon de 4 ans. La tumeur occupait tout le côté droit de l'abdomen, s'étendant depuis le diaphragme jusqu'au ligament de POUPART ; elle avait été prise pendant la vie pour une hypertrophie du foie. (*Americ. journ. of med. sc.* janvier.)

6° VAN DER BYL cite un carcinome du rein gauche chez un garçon de 8 ans ; le poids en atteignait 31 livres. (*Trans. of path. Society*, 1856.)

7° T. F. RANCE a observé chez une fille de 1 an et 5 mois un fongus des 2 reins. (Voyez RAYER, T. III, p. 686.)

8° BENNETT a signalé un cancer hématode du rein droit chez un garçon de 4 ans ; le rein malade pesait 4 livres. (*London med. gaz.* 1831.)

9° OBRE a vu un fongus médullaire des 2 reins chez un enfant de 13 mois. (*London med. gaz.*, 1847.)

10° KUSSMAUL, chez un garçon de 3 1/2 ans, a trouvé le rein gauche hypertrophié atteignant le double du volume d'une tête d'enfant. (*Wurzburger med. Zeitschr.*, 1863.)

11° Moi-même comme médecin consultant, j'ai vu dans la clientèle du docteur LA FAILLE un cancer médullaire du rein gauche chez un garçon de 3 ans, et qui formait une tumeur d'environ 4 livres, s'étendant de la dixième côte jusqu'à l'ombilic.

Indépendamment des circonstances notées plus haut, il faut encore ajouter qu'on a invoqué dans quelques cas le traumatisme et spécialement une contusion de la région rénale ; on ignore absolument pourquoi dans un cas c'est un cancer qui se produit tandis que dans beaucoup d'autres il n'y a qu'une simple néphrite.

On peut encore se demander, comme pour le carcinome

en général, si une cause héréditaire ne joue pas un rôle quelconque dans le cancer des reins.

Le cas cité par Ballard concerne une personne de 70 ans dont la sœur était morte d'un cancer de la langue et le fils d'un cancer de la jambe.

SYMPTÔMES.

Indépendamment du carcinome secondaire, le cancer primitif passe souvent inaperçu pendant la vie, faute de signes précis indiquant son existence. En effet, les symptômes subjectifs, tels que des douleurs plus ou moins sourdes ou lancinantes dans la région supérieure des reins, la sensation de compression et de poids dans l'abdomen, la douleur sur le trajet des dernières côtes, simulant une névralgie intercostale, ont été souvent signalées ; mais bien que ce soient là les premiers symptômes, ils sont trop vagues et trop indécis pour indiquer une lésion déterminée des reins. On parviendra en dernière analyse à la reconnaître quand outre l'existence de la tumeur, on constatera des modifications de l'urine ; malheureusement celles-ci font le plus souvent défaut, surtout quand l'uretère est en même temps oblitéré par le cancer, ou bien quand la tumeur a son siége spécial dans le tissu cellulaire du rein comme Ellis en a observé un cas très-remarquable chez un garçon de 7 ans (*Lancet*, 1866). Gintrac a décrit (dans le *Journal de Bordeaux*, 1856), un cas de carcinome du rein gauche, dans lequel l'urine n'avait subi aucune altération ; Cramer de même rapporte un cas de fongus médullaire du rein droit, qui ne donna lieu à aucune hématurie ; et dans une observation très-détaillée de Döderlein l'urine ne présenta, dans les derniers mois de la vie ni sang, ni pus, ni éléments anormaux. Dans le cas cité plus haut, ayant trait à un enfant de 3 ans, il y avait eu hématurie pendant 4 jours, mais ensuite on n'avait rencontré ni éléments morphologiques étrangers, ni albumine. Il n'y a donc rien d'étonnant dans ce fait, si l'on considère la marche du néoplasme qui souvent n'attaquant qu'un seul rein, laisse dans l'intervalle de ses dépôts un tissu absolument sain, ou entièrement privé d'éléments sécréteurs, et qui n'envahit pas toujours le bassinet ou ne communique pas avec lui. La plupart des cas n'ont cependant pas un processus aussi obscur, et celui-ci se manifeste par deux symptômes locaux importants : la présence d'une tumeur et les modifications de l'urine. Certains cas présentent une telle augmentation du volume de l'organe, qu'il en résulte une tumeur souvent appréciable à la vue mais surtout à la percussion et à la palpation. Ce gonflement se montre d'abord d'une manière manifeste dans la région lombaire, puis en avant de l'abdomen et lorsque la maladie a fait des progrès, l'abdomen est considérablement tuméfié d'un côté, la peau se sillonne de varicosités veineuses, les dernières côtes sont repoussées en dehors, ou bien la région lombaire est manifestement bombée quelquefois depuis la limite des côtes jusqu'à la crête iliaque.

Suivant que la dégénérescence attaque les extrémités supérieure ou inférieure, ou uniformément l'organe tout entier, la tumeur se comporte d'une manière différente. Quand l'extrémité supérieure est principalement malade, et que l'accroissement de la tumeur se fait en haut, en avant et en dedans, alors du côté droit surtout la région hypochondriaque est refoulée tant en dedans qu'en dehors, les organes voisins sont déplacés, si bien que le diaphragme exagère sa voussure en haut, le foie est repoussé à gauche et son axe longitudinal est dévié de telle sorte que sa face convexe vient comprimer la paroi antérieure du ventre comme dans le cas remarquable de DODERLEIN. La tumeur peut en outre rester dissimulée sous les arcs costaux ou faire saillie extérieurement ; mais quand le mal siége à la partie inférieure du rein, ou que celui-ci est envahi en totalité, la tumeur devient sensible à la vue et au toucher au-dessous des côtes, dans la région latérale du ventre et vers la région iléo-cæcale. L'intestin grêle et le duodénum sont refoulés à gauche, quand c'est le rein droit qui est en cause, la partie supérieure du côlon ascendant se place entre le foie et le rein en les séparant, tandis que la partie inférieure et le cæcum peuvent reposer sur le côté externe de la tumeur. Dans le cas d'augmentation énorme de volume, le foie et le diaphragme sont également repoussés en haut.

Quand le rein gauche est le point de départ du carcinome, et qu'il acquiert par son évolution un volume considérable, le déplacement des organes voisins, principalement de la rate et du côlon descendant, devient un symptôme important. La rate est refoulée en haut de même que le diaphragme ; le côlon descendant est déplacé au point qu'à la percussion, on peut le limiter comme un trait oblique descendant sur la tumeur.

Ces rapports anormaux du côlon descendant ne sont pas constants. Dans un cas qui m'appartient, cet organe était rejeté en arrrière par la tumeur et comprimé de telle façon que la matité de la rate à la percussion se continuait directement avec celle que donnait la tumeur.

La percussion peut dans certains cas indiquer une matité plus étendue dans la région lombaire qui se caractérise aussi, en ce que latéralement et en avant, celle-ci révèle une sonorité faible et sourdement tympanique ; en outre il ne faut pas oublier la position de l'intestin de chaque côté, surtout à gauche où le côlon descendant se continue souvent sur la tumeur. La palpation indique une tumeur plus ou moins mobile, bosselée, plus ou moins dure et élastique, à surface inégale, n'éveillant aucune douleur pendant le repos et simulant parfois une sensation de fluctuation, ou bien elle est uniformément développée et d'une consistance anormale.

Par suite de la compression que la tumeur exerce sur les vaisseaux artériels, il peut se produire quelques phénomènes particuliers. Ballard assure que dans un cas, on entendait un souffle artériel si manifeste au niveau de la tumeur que Bright pensa à un anévrysme des artères rénales.

La compression des veines détermine des thromboses. — L'ascite, l'œdème des extrémités inférieures et des organes génitaux, la dilatation secondaire des veines de la paroi abdominale peuvent fournir à leur tour des signes précieux. — Ajoutons à cela des hématuries fréquentes, qui sont surtout intermittentes et qui affectent dans leur marche des types très-variés.

L'urine est émise généralement en quantité normale pendant l'évolution du cancer; sa réaction est acide, sa densité moyenne et sa couleur, jaune pâle. De temps à — autre, l'urine est sanguinolente, souvent en petite quantité et sa densité est alors plus considérable. L'écoulement sanguin apparaît quelquefois subitement après un coup porté accidentellement sur la tumeur, de sorte que le malade considère le traumatisme comme la cause de sa maladie. Ainsi Brinton (*Brit. med. Journal*, 1857) rapporte un fait intéressant, dans lequel il sembla que l'hématurie traumatique eût été le premier symptôme. La quantité de sang est parfois légère, visible seulement au microscope, d'autres fois elle est considérable. Le sang — peut être mélangé à l'urine sous forme liquide ou sous forme de caillots reproduisant le moule des uretères. — L'urine sanguinolente renferme toujours de l'albumine et des sédiments; sa réaction est le plus souvent acide. Quand elle est alcaline, son alcalinité n'est pas due au mélange du sang. L'hématurie se montre d'ordinaire vers le déclin de la maladie; cependant dans certains cas elle disparaît entièrement vers la fin. Ainsi dans le cas de Ballard, il est à remarquer que le poids spécifique de l'urine était plus élevé et que les sédiments ne présentaient aucun élément morphologique. Parfois le sang disparaît subitement, quand l'uretère est obstruée par les caillots ou comprimé par la masse cancéreuse, auquel cas survient une hydronéphrose correspondante. J'ai vu cependant une fois l'uretère entouré par la masse cancéreuse, quoique sa lumière fût encore perméable.

Ce n'est qu'exceptionnellement qu'on trouve des corpuscules du pus dans le sédiment urinaire, mais alors il existe simultanément des altérations de la muqueuse du bassinet.

Enfin d'après les indications courantes, on doit trouver assez souvent dans le dépôt de l'urine chez les individus atteints de cancer du rein, des éléments constituants morphologiques, des cellules grandes, irrégulières, effilées, fusiformes, à noyaux multiples. Dans toutes les observations cependant, on n'a pas constaté ces signes, et dans le seul cas que je connaisse de Moore (*Med. chir. Trans.*, vol. XXV), dans lequel on trouva dans l'urine du cadavre un grand nombre d'éléments morphologiques cancéreux, le produit de nouvelle formation avait indépendamment des reins, envahi les ganglions inguinaux et la prostate ; il est probable que les cellules trouvées dans l'urine provenaient de cette dernière, comme cela se voit assez souvent dans le cancer vésical. Mais comme symptôme du cancer rénal, on ne les a pas encore constatés et je ferai remarquer à ce sujet qu'il est probable qu'on a pris souvent pour des éléments cancéreux les cellules épithéliales en masses qui proviennent des bassinets.

A côté des symptômes locaux de l'appareil uro-poiétique, au sujet desquels j'ajouterai que les malades se plaignent souvent de dysurie, bien que la vessie ne soit pas intéressée, il faut indiquer ceux qui sont fournis par d'autres organes et ceux aussi qui dénotent une participation de tout l'organisme.

Le visage présente souvent une teinte jaune-paille caractéristique de la cachexie cancéreuse; les digestions sont particulièrement atteintes, l'estomac et l'intestin sont refoulés en haut et sur les côtés et sont comprimés, l'appétit fait défaut, les selles sont rares, la constipation opiniâtre, le caractère se déprime, les forces diminuent à vue d'œil et la maigreur s'accuse de plus en plus. Quand les malades sont très-épuisés, il survient de l'œdème aux extrémités inférieures, parfois aussi mais rarement, une infiltration générale. L'œdème d'un membre et surtout du membre correspondant est la conséquence de la pression locale exercée par la tumeur comme nous l'avons déjà signalé. La mort survient d'ordinaire au milieu d'une prostration générale. Parmi les accidents secondaires, on ne rencontre guère que la péritonite, plus rarement des symptômes cérébraux qui ressemblent assez à l'urémie. Ainsi DITTRICH (*Prager Viertel Jahrschr.*, 1846) a vu chez un homme de 54 ans, un cancer médullaire du rein droit atteindre le volume du poing. Le bassinet ainsi que l'uretère étaient distendus par une masse cancéreuse ramollie. Dans la veine iliaque droite et à l'origine de la veine cave, il y avait une phlébite. La mort survint au milieu d'accidents urémiques. Dans un autre cas, BRIGHT vit la mort arriver à la suite d'un épanchement sanguin dans la cavité abdominale, déterminé par un coup porté sur la tumeur.

DIAGNOSTIC.

D'après les symptômes que nous avons décrits, il semblerait que le diagnostic du cancer des reins fût facile ; et en fait, il en est ainsi quand tous les signes se trouvent réunis. Ainsi, quand l'on rencontrera dans la région lombaire ou abdominale antérieure, une tumeur à évolution rapide, peu mobile à la palpation, dure et bosselée, en même temps que l'on observera des hématuries et les signes d'une cachexie généralisée, il sera difficile de conserver quelques doutes sur la maladie qu'on aura devant les yeux. Mais dans la majorité des cas, on ne trouve presque toujours que quelques symptômes isolés et alors il devient important de connaître leur valeur et la possibilité de les confondre. Parmi les phénomènes subjectifs qui peuvent si souvent se présenter dès le début, je veux attirer surtout l'attention sur les douleurs irradiées, afin qu'on ne suppose pas trop vite avoir affaire à une névralgie des derniers espaces intercostaux ou des membres ; c'est précisément cette forme que l'on a souvent observée dans le cancer, et que l'on a de même souvent méconnue. En général un symptôme isolé ne peut pas suffire à un médecin prudent pour établir un diagnostic et c'est principalement dans les maladies des reins que l'existence d'une tumeur ou l'apparition à de longs intervalles d'une hématurie ne peuvent seules autoriser à admettre l'existence d'un carcinome, car ces deux symptômes peuvent avoir différentes provenances qu'il faut examiner en particulier.

Quand une tumeur se présente, il faut d'abord en déterminer le siége, ce qui ne laisse d'être difficile quand la paroi abdominale antérieure est le principal terrain d'exploration. A propos de la formation des collections purulentes dans les reins, nous avons déjà montré les nombreuses erreurs qui peuvent être commises entre ces tumeurs et celles du foie, de la rate, les affections intestinales et autres ; de telle façon qu'il n'est pas nécessaire de rappeler toutes ces particularités, mais de nous souvenir seulement que pour le foie, sa déviation à gauche, son refoulement en haut vers la cavité thoracique, sa rotation suivant son axe longitudinal, la limitation possible de son bord inférieur, et l'existence d'un interstice entre lui et le rein droit, occupé le plus souvent par une anse intestinale, peuvent servir de signes distinctifs. RICHARD BRIGHT a déjà considéré la présence de l'intestin entre le foie et le rein et la possibilité de produire une dépression avec les doigts entre la tumeur rénale et les côtes comme un symptôme très-important pour différencier le cancer du foie d'avec celui du rein. En outre les tumeurs rénales, à de très-rares exceptions près, comme j'en ai cité un exemple plus haut, se trouvent presque toujours en arrière de l'anse intestinale. HOTZ également (*Berlin. klin. Vochenschr.* 1869) a rapporté un cas d'hydronéphrose du côté gauche dans un rein en fer à cheval; dans ce cas le côlon descendant reposait sur la tumeur à sa partie externe et postérieure, de façon qu'on ne pouvait donner aucune valeur précise à cette disposition du côlon descendant. Il faut que je mentionne aussi une cause d'erreur possible et que j'ai rencontrée du reste; chez un enfant de 4 ans, très-cachectique qui présentait, de l'œdème des extrémités inférieures, on trouvait dans les hypochondres des tumeurs qui simulaient tellement la forme des reins que la première exploration du jeune malade ne laissait presqu'aucun doute sur l'affection. Plus tard ces tumeurs furent reconnues pour être de gros amas anormaux de ganglions qui finirent par suppurer après avoir contracté des adhérences avec la paroi abdominale antérieure. Le pus se fit jour à travers l'ombilic, et l'enfant guérit parfaitement.

Quand il existe des adhérences solides entre le foie et le rein, la plupart des signes sus-mentionnés disparaissent et il est alors bien moins facile de les isoler par l'exploration locale que par l'étude rétrospective des antécédents et autres symptômes qui indiquent la participation de chaque organe à la maladie. Les tumeurs de la rate sont caractérisées par leur direction spéciale, parallèles aux côtes et obliques d'arrière en avant. Aussi peut-on aisément par les antécédents aussi bien que par la percussion, les confondre avec une tumeur de la rate, et c'est ici qu'une observation de Urag empruntée à la clinique de Rigler, peut trouver sa place.

F. N., âgé de 52 ans, ouvrier dans une fabrique d'horlogerie, avait joui d'une excellente santé jusqu'à l'âge de 22 ans ; à cette époque il fut envoyé comme soldat en Italie, où pendant 5 ans, il fut atteint à l'automne et au printemps d'accès de fièvre intermittente qui duraient de 3 à 4 semaines. A 27 ans, il fut libéré du service militaire et il entra comme ouvrier dans une fabrique d'horlogerie de cette ville. Il dit avoir dans ce métier absorbé beaucoup de poussière de vert-de-gris ; depuis ce temps il maigrit, il eut des points de côté à gauche, de la toux, de la pyrosis, des vomissements, surtout après l'ingestion d'une grande quantité d'aliments ou de boissons. L'appétit était conservé ; dans la nuit il avait des sueurs abondantes.

Il y a 7 ans, il constata une recrudescence dans les vomissements avec constipation opiniâtre et douleur sourde dans la région de la rate ; la paroi latérale de l'abdomen prit de l'accroissement, et sous le rebord des côtes gauches, apparut une tumeur qui se développa d'abord vers la hanche du même côté, puis en dedans et en bas vers l'ombilic et dans la direction de l'estomac ; avec cet accroissement du bas-ventre la douleur augmenta dans le côté gauche sur lequel il ne pouvait se coucher, la toux le tourmentait beaucoup et les vomissements avaient souvent l'aspect de marc de café ; les sueurs nocturnes et l'exaspération de ces divers symptômes le rendirent si faible et si débile qu'il vint demander son admission à l'hôpital.

A l'examen fait le 2 novembre, le malade présente les particularités suivantes : le corps est très-émacié, le malade profondément anémique, les yeux sont excavés, les pupilles dilatées ; la langue est lisse, d'un rouge écarlate, et sèche, l'haleine chaude. Température 29°R. Le thorax est amaigri, aplati à gauche, mais vers la 8e côte plus large de 2 centimètres qu'à droite ; 24 inspirations par minute ; la respiration est très-faible à gauche, l'arc costal du même côté est repoussé en haut, le murmure vésiculaire est normal à droite, à gauche, en avant, à partir du sommet, la percussion donne jusqu'à la 4e côte et dans l'aisselle jusqu'à la 5e un son obscur qui se transforme en une matité absolue s'étendant d'une manière uniforme sur le bas-ventre jusqu'aux côtés du pubis. A gauche et en arrière le son paraît plus clair et plus bref jusqu'à l'angle inférieur de l'omoplate ; il disparaît complétement depuis ce point jusqu'à la crête de l'os iliaque. Dans les points où le son est le plus bref il y a une résistance au doigt et l'on n'entend pas le murmure respiratoire; jusqu'à la 3e côte tant en avant qu'en arrière, la respiration est faible, obscure, et même elle manqua plus tard dans toute cette étendue.

On sent parfaitement battre la pointe du cœur entre la 4e et la 5e côte. Les bruits cardiaques sont normaux. Le bas-ventre offre une voussure irrégulière et dans toute l'étendue de la matité, on sent dans toute la moitié gauche de l'abdomen et s'étendant un peu au delà de la ligne médiane à droite, une tumeur nettement circonscrite, peu mobile, unie, molle, à bords mousses et douloureuse à la pression. Dans la partie moyenne existe une anse intestinale s'étendant de droite à gauche et de haut en bas, facile à reconnaître par un son tympanique parfaitement limité suivant son trajet. Les mucosités rejetées en petite quantité sont visqueuses, verdâtres, d'odeur fétide ; les vomissements brunâtres, liquides et renfermant des corpuscules noirâtres, se présentent irrégulièrement et alternent avec de la pyrosis, une soif ardente et un vif appétit. La constipation est opiniâtre, les urines sont rares, d'un rouge sombre, d'une densité de 1017 ; la peau est flasque, flétrie, couverte de sueurs abondantes ; les extrémités sont froides et cependant la température dans l'aisselle est de 28°R ; le pouls faible, petit, à 112, complète ce tableau de la maladie. Le malade après avoir été sans connaissance et dans un délire tranquille pendant les 24 dernières heures, succomba le 19 novembre.

L'*autopsie* fut faite par Rigler, 36 heures après la mort. Outre une infiltration séreuse des méninges, un faible épanchement dans les ventricules, une hépatisation rouge ou grise du poumon gauche, on trouva à l'inspection des organes abdominaux :

L'*estomac* repoussé vers la droite distendu par un liquide brunâtre; la muqueuse injectée, boursouflée, ramollie et couverte de mucosités visqueuses; en deux endroits larges comme un « Silbergroschen » se trouvent des ulcérations entourées d'extravasations sanguines sous-muqueuses.

La capsule du *foie* est par places d'un blanc laiteux, épaissie, le diamètre du foie est de 30 centimètres, sa hauteur de 18, son épaisseur de 8 centimètres. La substance d'un brun rougeâtre, imbibée d'une sérosité rougeâtre, trouble est ramollie et facile à déchirer.

La *rate* a 16 centimètres de haut, 5 de large, 3 d'épaisseur avec une capsule ridée ; le tissu est pâle, une faible pression en fait sourdre une bouillie molle.

Le néoplasme pèse 11 3/4 livres ; il présente quelques adhérences faibles à sa périphérie et il refoule l'estomac à droite, de façon que sa partie supérieure se trouve sous l'apophyse xyphoïde ; vers le tiers de sa partie moyenne, le côlon passe transversalement au devant de lui:

La tumeur s'étend depuis la région rénale gauche jusqu'au cartilage de la 7e côte et de là se dirige en bas en dedans et en avant, directement jusqu'à la branche transversale gauche du pubis tandis qu'à droite il en reste distant de 4 centimètres. Dans l'hypogastre, il occupe tout l'espace compris depuis 3 centimètres à gauche de la ligne médiane, jusqu'à la colonne vertébrale. La surface est lisse, fluctuante en quelques points; sa circonférence postérieure est inégale, lobulée, environnée partout d'une capsule épaisse et résistante. Ce produit de mauvaise nature qui a son point de départ dans le rein gauche, mesure 38 centimètres de long, sur 28 de large et 16 d'épaisseur et il se présente tantôt sous forme d'une masse d'un brun rougeâtre très-vasculaire, pleine de suc, et parsemée çà et là d'épanchements sanguins, tantôt sous forme d'une bouillie jaunâtre. Au centre se trouvent 3 kystes remplis d'un liquide brunâtre, l'un d'eux atteint la grosseur d'une pomme, les 2 autres celles du poing. La membrane d'enveloppe a de 2 à 5 millimètres d'épaisseur et se laisse déchirer facilement; elle est lisse et recouverte d'une masse flottante de sarcome médullaire; le tissu rénal a entièrement disparu; l'uretère ne se rencontre qu'au niveau de la vessie; sa muqueuse est pâle, couverte de caillots sanguins. Dans la vessie un peu d'urine rougeâtre trouble. Le rein droit est pâle, exsangue, mou et facile à déchirer.

Dans ce cas, la fièvre intermittente qui avait existé longtemps auparavant, et qui produit, comme on le sait, une hypertrophie considérable de la rate, aurait pu faire penser à cette dernière; mais l'auteur rejeta cette idée à cause de la disposition du côlon descendant qui, dans les cas de tumeurs de la rate qui se développent en bas et en dedans, ne se trouve pas déjeté; or dans ce cas il avait été au contraire déplacé.

En explorant l'intestin, on doit toujours se souvenir des rapports que cet organe affecte avec le rein : à droite le côlon ascendant et le duodénum et à gauche le côlon descendant sont en avant du rein; dans un cas de tumeur du rein gauche, l'arc du côlon sera le plus souvent repoussé en avant. L'accumulation des matières fécales dans le côlon descendant sera facilement distinguée d'une tumeur du rein, d'une part par une diminution de la sonorité correspondant au point engorgé, et d'autre part par la palpation, car on sent encore mieux la disposition en chapelet des scybales dont la résistance est également différente.

On a quelquefois confondu une hypertrophie du rein avec un cancer de l'ovaire; mais ici on est aidé par cette circonstance que le cancer du rein est immobile ou très-rarement mobile, que le cancer de l'ovaire peut être reconnu par un examen attentif pratiqué à travers le vagin et que les modifications de l'urine font dans ce dernier cas absolument défaut.

La nature de la tuméfaction prêtera moins à l'erreur, quand on sera certain de sa position et de son origine. Quand l'uretère est obstrué soit par des concrétions ou par tout autre cause, et que le bassinet est distendu par le pus ou par l'urine, on reconnaîtra un carcinome du rein à sa surface généralement inégale, à l'absence de fluctuation manifeste et en remontant enfin aux commémoratifs et aux conditions étiologiques.

Quand dans quelques cas, la néphro-phthisie aura produit une tuméfaction, on établira le diagnostic sur la présence simultanée du même processus dans d'autres parties de l'appareil uro-poiétique et presque toujours dans le poumon, circonstance qui ne se rencontre que rarement dans le cancer.

Dans l'hypertrophie due aux échinocoques, quand la tumeur atteint le volume du cancer et devient aussi superficielle, on devra (quoique on n'ait pas encore d'observations a cet égard) sentir le frémissement hydatique et, autre signe quelquefois plus certain, on trouvera des échinocoques émis avec l'urine, ce qui fournira des indices précieux sur la nature de la maladie. En outre la surface du kyste hydatique ne présente pas à la main la même résistance ni les mêmes inégalités.

L'hématurie, qui, liée à une tuméfaction considérable du rein, se présente de temps en temps, confirme singulièrement le diagnostic du cancer et permet difficilement une méprise; mais quand elle survient en l'absence de tuméfaction, ce qui est le cas le plus rare, il est vrai, ce n'est ni de la façon dont le sang est mélangé à l'urine, n de sa quantité qu'il faut tenir compte, mais plutôt des intermittences de l'hémorrhagie et de l'état des urines dans les intervalles où elles sont normales, car lorsque l'hémorrhagie provient d'autres formes de néphrite, l'urine, même en l'absence du sang reste ordinairement albumineuse, et quand celui-ci existe, la proportion d'albumine est beaucoup plus considérable que lorsqu'il est seul. Lorsque le sang provient de la vessie, on trouve aussi le plus souvent du pus dans l'urine. Dans l'écoulement sanguin produit par la pyélite calculeuse et sur lequel il est facile de se méprendre, la constitution du sédiment sera un bon guide, car il contient généralement des cristaux d'acide urique et d'oxalate de chaux; s'il y a des éléments morphologiques mêlés à l'urine, il restera à déterminer s'ils proviennent des reins, de la vessie ou de la prostate. On pourra trancher la question par l'examen des épithéliums normalement représentés, et par l'inspection de ces organes.

La DURÉE du cancer du rein ne peut être établie avec certitude; elle est courte d'ordinaire et la durée moyenne de 8 mois établie par WALSHE me semble d'après mes propres observations, beaucoup trop courte. Il n'est pas rare de la voir aller à deux ans et au delà.

PRONOSTIC.

Le pronostic est fâcheux. La guérison du cancer qui a été signalée, mais certainement par erreur dans d'autres organes parenchymateux n'a jamais été possible dans le rein.

TRAITEMENT.

Le traitement se borne aux indications symptomatiques. Quand les douleurs locales sont vives, on emploiera les fomentations de plantes narcotiques (belladone, jusquiame et autres), les cataplasmes, les bains tièdes; en même temps on donnera les opiacés à l'intérieur en ayant égard à la régularité des fonctions intestinales. Les révulsifs surtout permanents, sous forme de moxas, de sétons et autres sont à rejeter par conséquent. Quand les pertes de sang sont excessives ou de trop longue durée, on recommandera l'application, à l'extérieur, du froid sous forme de vessies de glace sur la région lombaire, l'administration des styptiques végétaux et minéraux comme l'alun et le tannin, mais en tenant compte de l'appauvrissement du sang en fer; on donnera spécialement le sesquichlorure de fer qui dans une infusion amère sera bien supporté pendant longtemps. On peut le faire prendre dans une infusion de quassia amara à la dose de 20 à 30 gouttes (3 ou 4 fois dans la journée).

Les hémorrhagies sont quelquefois causes de rétention d'urine par suite des caillots qui obstruent l'orifice de la vessie. Pour les faire disparaître, on emploiera de préférence les injections tièdes d'eau pure ou d'une décoction mucilagineuse, afin de ne pas irriter la muqueuse. A l'intérieur, on administrera des boissons délayantes et diurétiques en abondance. Il faut surtout insister sur le régime général. Quand les digestions sont difficiles et l'appétit nul, on cherche à y remédier par des boissons amères, un simple infusion d'*herba trif. febrini*, et de gentiane; on maintiendra l'activité intestinale suspendue par la compression qu'exerce la tumeur, à l'aide de légers purgatifs, comme l'extrait de rhubarbe et autres, en évitant plutôt les drastiques et les purgatifs salins. L'alimentation du malade doit être de digestion facile, mais fortifiante ; car l'affaiblissement surviendrait bien vite, et l'on n'aura recours au traitement débilitant que lorsque la lésion locale sera accompagnée d'une fièvre intense, ce qui est le cas le plus rare. Dans les états inflammatoires intercurrents, on n'usera, par la même raison, des moyens antiphlogistiques qu'avec la plus grande prudence. Le grand air, une bonne nourriture, les délassements propres à distraire un moral déprimé, sont dans une maladie à terminaison fatale les meilleurs moyens qui rendent encore agréable au malade le temps trop court qui lui reste à vivre.

XI

LITHIASE RÉNALE

INDICATIONS BIBLIOGRAPHIQUES

Les anciens auteurs, dont le nombre est très-considérable, sont cités avec détail par Koenig (*loc. cit.*) et par Canstatt ; je me borne à énumérer les auteurs suivants :

Marcet. *An essay on the chemical history and medical treatment*, etc. London, 1817.

Ph. v. Walter. In *Graefe und Walter' Journ. f. chirurg.*, Bd I.

Magendie. *Recherches physiologiques et médicales sur les causes*, etc., *de la gravelle*. Paris, 1827.

Grosse. *On urinary calculus*. London, 1835.

Rayer. *Loc. cit.*, t. III.

Civiale. *Traité de l'affection calculeuse* (Paris, 1840), et *Traitement médical et préservatif de la pierre et de la gravelle* (traduit en allemand par Hollstein).

Willis. *Die Krankheiten der Harnorgan* (traduction allemande de v. Heusinger). Eisenach, 1841.

Bence Jones. *Ueber Gries, Gicht und Stein*, u. s. w. (traduction allemande de Hoffmann). Brunswig, 1843.

Virchow. *Gesammelte Abhandlungen*, p. 833, u. s. w.

Hodann. *Verhandlungen der Schles. Ges. fur waterl. Cultur.*, 1855.

H. Meckel v. Hembsbach. *Mikrogeologie*, u s. w. Berlin, 1856.

Heller. *Die Harnconcretionen, ihre Entstehung*, u. s. w. Vienne, 1860.

Les dépôts des éléments de l'urine, qui se forment dans l'intérieur des canalicules de la substance médullaire du rein, et rarement de la substance corticale, n'atteignent presque jamais un volume assez considérable pour produire des phénomènes appréciables, et n'exigent ici qu'une simple mention.

A ces états physiologiques, on pourrait rattacher les infarctus d'acide urique chez le nouveau-né dont l'interprétation a donné lieu à maintes controverses ; mais nous n'avons pas à nous arrêter ici sur leur signification. Cette affection consiste dans la réplétion des canalicules droits par des sels d'acide urique, et spécialement d'urate d'ammoniaque qui se déposent sur les cellules épithéliales ; elle se rencontre surtout chez les nouveau-nés qui ont vécu de 36 à 48 heures, ce qui a fait croire à VIRCHOW que l'apparition de ces infarctus est liée à une respiration d'une certaine durée. Mais on a observé des exceptions qui révoquent en doute la nécessité de cette relation avec la respiration. HOOGEWEG (*Casper's Vierteljahrschr.*, 1855) les a rencontrés sur un enfant chez lequel les battements du cœur jusqu'alors très-réguliers cessèrent environ 3/4 d'heure avant la parturition, et qui ne donna aucun signe de vie ; MARTIN (*Iena'sche Annalen*, 1850, Heft. II) avait déja donné la description d'un cas de production d'infarctus, dans lequel l'accouchement amena l'œuf tout entier et intact ; l'enfant, avant et après sa sortie des membranes, avait fait quelques respirations incomplètes, mais n'avait pu être ramené complétement à la vie.

Quand ces infarctus existent, ils se présentent, sur une coupe transversale, sous la forme de lignes orangées qui traversant les pyramides, vont des papilles soit jusqu'au milieu, soit même jusqu'au bord de l'organe. Sur des coupes très-fines, on trouve au microscope, au milieu des canalicules urinifères, des points d'un jaune brun, formés de petits corpuscules ou « de petits corps, jaune brun, ronds ou anguleux qui affectent particulièrement la forme de l'urate d'ammoniaque dans les sédiments briquetés. » Les réactions chimiques ne laissent aucun doute sur la nature de ces corpuscules, car ils se dissolvent dans l'acide acétique, et l'acide urique se précipite en cristaux rhomboédriques.

Cette réaction est également le principal caractère différentiel qui les distingue d'un autre produit d'un aspect tout à fait analogue à l'extérieur et que l'on rencontre également chez les nouveau-nés « le pigment hémorrhagique ». Ici l'on voit aussi comme l'a décrit VIRCHOW, des traînées rougeâtres, tirant sur le jaune, traversant la substance des pyramides et correspondant aux canaux urinifères. A l'inspection microscopique, on voit alors des amas granuleux, sphériques ou en grumeaux, parfois aussi des cristaux d'hématoïdine, car ces masses proviennent de petites extravasations consécutives à une hypérémie générale des canalicules, et à la transformation ultérieure de l'hématine. Naturellement, on n'obtient pas ici comme dans l'infarctus d'acide urique, la décomposition par l'acide acétique d'un sel urique, ni l'apparition des cristaux d'acide urique pur.

Les sels de chaux se rencontrent parfois à l'état de dépôts chez les nouveau-nés, mais bien moins souvent que chez les adultes; et même, comme nous l'avons déjà mentionné dans la néphrite catarrhale, ils se trouvent surtout à l'extrémité inférieure des canaux dilatés, au voisinage des papilles, en relation avec un état catarrhal ou avec une métastase calcique. Les sels se déposent aussi bien en dehors qu'en dedans des cellules épithéliales et de la tunique propre qu'ils incrustent quelquefois. A l'inspection, ils forment des traînées blanchâtres qui peuvent être ainsi facilement confondues avec des épaississements interstitiels. Il est cependant aisé de les reconnaître par les moyens chimiques, car ils sont composés principalement de carbonate et de phosphate de chaux, rarement de phosphate ammoniaco-magnésien; l'addition d'acide chlorhydrique les fait quelquefois disparaître avec dégagement d'acide carbonique pour les premiers. A ce sujet, Henle fait remarquer que les infarctus d'acide urique se limitent aux larges canaux de la substance médullaire, tandis que les incrustations calcaires se rencontrent surtout dans les canalicules contournés. Maintenant que nous connaissons les relations de ces deux coupes de canaux, on ne pourra plus ajouter aucune valeur particulière à la présence de dépôts dans l'une ou l'autre de ces coupes.

Outre les dépôts que nous venons de signaler, il existe encore des concrétions plus considérables qui présentent un intérêt pratique; suivant leur grosseur et leur structure cristalline uniforme ou stratifiée, on les divise en *sable*, *gravelle* et *calculs*. Ces concrétions sont formées par la conglomération d'éléments normaux ou anormaux de l'urine et surtout de ceux qui sont les moins solubles. Les graviers ont un volume qui peut varier depuis la grosseur d'un grain de sable jusqu'à celle d'une petite pierre, il en est de même pour le calcul, qui va depuis un œuf de poule ou d'oie et au delà. Leur nombre varie dans un même rein depuis un jusqu'à mille; on les trouve exceptionnellement dans les canaux urinifères ou dans les petites dépressions papillaires et diverticulaires qui environnent les papilles, mais plutôt et plus généralement, dans les calices, les bassinets et les uretères, souvent dans plusieurs calices à la fois, parfois seulement dans un seul; et dans ce cas, comme Meckel le fait remarquer, ils sont fortement enchâtonnés dans le plus inférieur. L'accroissement continu d'un petit calcul au milieu d'un calice produit la distension de ce dernier, l'aplatissement des papilles comprimées par la concrétion, une atrophie secondaire de leur substance avec ou sans suppuration, et bientôt après, toutes les transformations nombreuses que l'on trouve dans la néphrite suppurée, la pyélite et la pyélonéphrite sur lesquelles nous ne voulons pas revenir ici.

D'autres fois encore, la forme de la concrétion dépendra en partie du point où elle aura pris naissance, de façon que outre la compression et l'aplatissement de la papille, on verra le calcul présenter, avec un col un peu rétréci, une tête large dans le bassinet, ou bien une sorte de bourgeonnement coralliforme correspondant au nombre des calices dans lesquels le calcul pénètre en venant du bassinet.

La forme la plus fréquente des calculs du rein est celle qui rappelle la configuration d'un calice ou du bassinet. La première rappelle d'une manière bizarre les pastilles du sérail, la seconde présente toujours une large masse surmontée d'un col aminci, qui la fait ressembler à un petit utérus d'enfant. Plus rarement on a la forme simple du haricot; mais on trouve le plus souvent des formes irrégulières, déchiquetées de mille manières. Quelquefois on en voit d'autres qui portent l'empreinte d'un calice ou du bassinet, si bien qu'elles représentent un cône allongé ou offrent la forme d'une crosse de fusil large et épaisse. Il en existe un semblable au muséum de Berlin sous le n° 3186. Le calcul rénal le plus considérable de ce musée, classé sous le n° 1896, a environ 9 centimètres de long sur 5 de haut; il présente la plus riche variété de bourgeonnements. Quand on trouve plusieurs calculs à la fois, on en observe d'anguleux, de polygonaux; la forme fondamentale des petites concrétions est la pyramide tronquée à faces latérales inégales.

Forme, surface, couleur, densité, tous ces caractères tiennent étroitement à la composition chimique de la substance fondamentale, de sorte qu'il est bon d'examiner concurremment les propriétés physiques et chimiques. Il n'y a pas de raison pour séparer la gravelle des concrétions; car si la gravelle rouge et la gravelle blanche, c'est-à-dire la gravelle urique et la gravelle phosphatique, se présentent le plus souvent à l'observateur, la majorité des autres substances sauf peut-être la xanthine, ont été vues parfois sous forme de gravelle, et l'étude de leur formation, de leur étiologie et de leur importance ne diffère pas de celle des calculs.

CARACTÈRES PHYSIQUES ET CHIMIQUES.

1). L'*acide urique* et ses sels sont le plus souvent les parties constituantes de la gravelle et des calculs rénaux. Tantôt ils forment à eux seuls les concrétions, tantôt seulement leur noyau, tandis que l'enveloppe se compose d'oxalate de chaux. D'après les indications de Prout, les deux tiers des calculs qu'on a rencontrés étaient constitués par de l'acide urique. En ajoutant les concrétions de gravelle que l'on observe chez tous les arthritiques, on voit qu'ils atteignent la grosseur d'un grain de pavot ou de chènevis, ou celle d'un œuf de poule et au delà. La forme des petites concrétions est généralement ronde ou ovale; les plus grosses que l'on trouve enchâtonnées dans les calices ou dans le bassinet, sont tantôt coniques, larges supérieurement, étroites en bas, ou bien elles ont la forme arborescente du corail. Fréquemment elles ressemblent à un haricot ou à une amande allongée. Leur surface est lisse, comme polie, parfois aussi rude et rugueuse par suite du dépôt des cristaux. Leur couleur est jaune ou rouge brun, variant avec les éléments colorés de l'urine qui sont unis à l'acide urique; il y en a beaucoup de variétés, surtout dans les nuances foncées. Leur densité est considérable, et elles présentent une grande dureté.

Les calculs rénaux d'acide urique sont souvent homogènes; quand ils sont stratifiés, l'alternance des couches se fait avec l'oxalate de chaux, rarement avec l'urate d'ammoniaque; la couche la plus externe pourra quelquefois être formée de phosphate terreux. Ainsi un calcul, classé au musée de Berlin sous le n° 1895, présente un noyau d'acide urique et d'oxalate de chaux, puis une couche d'oxalate de chaux et une croûte de phosphate.

2). L'*oxalate de chaux* vient en second lieu par ordre de fréquence, et encore se rencontrerait-il plus souvent que l'acide urique, au dire de MECKEL qui le considère comme le premier élément de pétrification, Mais cette opinion ne semble pas partagée par les autres observateurs, CROSSE et MECKEL ont observé de petits calculs formés de mucus et d'épithélium et d'oxalate de chaux, au milieu de la substance médullaire; gros comme un grain de chènevis, ces corpuscules étaient stratifiés, d'aspect noirâtre et tourbeux. Au milieu des calices et du bassinet, les calculs d'acide oxalique atteignent un volume aussi considérable que ceux d'acide urique; mais le plus souvent ils sont petits, délicats et dentelés. Leur couleur est en général d'un brun sombre, plus souvent noire ou noirâtre, par suite de la présence de l'hématine résultant des hémorrhagies. Ils sont souvent ronds, plus rarement ovales, et ce n'est que lorsqu'ils sont nombreux, qu'ils sont anguleux et tout à fait polyédriques. Leur surface est le plus fréquemment rude et raboteuse, aussi dit-on habituellement qu'ils ont l'aspect mûriforme par excellence. Rarement on en rencontre à surface polie et luisante. Par leur dureté et par leur poids spécifique, ils l'emportent sur les calculs d'acide urique.

On ne rencontre qu'exceptionnellement des calculs formés exclusivement d'oxalate de chaux, sauf quand ils sont petits et d'aspect tourbeux ; le plus souvent ce sel ne constitue que l'enveloppe d'un noyau d'acide urique, ou bien, ce qui est le cas le plus rare, le noyau est formé d'oxalate de chaux et la périphérie d'acide urique. Sous le n° 1893, on trouve au musée de Berlin un semblable calcul, à 3 dentelures; on en trouve un autre portant le n° 1897 dans lequel le noyau est formé alternativement par de l'oxalate de chaux et du phosphate, puis vient une couche d'oxalate, puis une enveloppe de phosphate terreux. Le plus souvent les couches du calcul sont de deux sortes alternantes. GAULTIER DE CLAUBRY a trouvé chez le même individu un calcul d'acide urique d'un côté et un autre d'oxalate de chaux dans le rein opposé.

3). La *cystine* que l'on rencontre dans les reins à l'état de sédiment de gravelle (SÉGALAS, PROUT, TOEL), comme partie constituante des calculs (WOLLASTON, STROMEYER, CIVIALE et autres), et parfois aussi dans les sédiments urinaires, a été découverte par WOLLASTON. Quelques auteurs avaient pensé que cette substance se trouvait dissoute dans les urines de beaucoup de malades, mais FABRE (*de la Cystine*, Paris, 1859) sur plus de 200 malades n'a pu la trouver à l'état soluble. Elle se distingue par une si forte proportion de soufre, que celui-ci entre pour 26,67 pour 100 dans sa composition; son caractère chimique est de se dissoudre dans l'ammoniaque et dans la potasse caustique comme dans l'acide chlorhydrique et l'acide oxalique. Elle est précipitée de sa solution alcaline par l'acide acétique, l'acide tartrique et l'acide citrique; sa solution acide est précipitée par le carbonate d'ammoniaque et elle cristallise sous forme de tablettes régulières à six pans; c'est sous cette forme qu'on l'a observée dans les sédiments de l'urine. Le mode de production de la cystine est inconnu; cependant tous les malades qui ont fourni des calculs de cystine, présentaient des symptômes indiquant une affection rénale et CLOETTA a démontré que la cystine existe normalement et constamment dans les reins du bœuf.

Les calculs de cystine observés chez l'homme étaient presque tous exclusivement constitués par cette substance; rarement on rencontrait en même temps du phosphate de chaux ou du phosphate ammoniaco-magnésien, plus rarement encore de l'acide urique qui dans ces cas formait le noyau, tandis que l'enveloppe était constituée par la cystine (Voyez : HELLOLY, trad. par HEUSINGER, l. c., p. 260). Les calculs de cystine sont d'un jaune pâle ou d'un jaune blanc ; leur surface est parfois unie, parfois verruqueuse et parsemée de noyaux et de groupes cristallins (HELLER). Chez les individus qui ont vécu longtemps au grand air, ils sont quelquefois d'un beau bleu de mer. En Angleterre ils ne sont pas rares, tandis qu'en Allemagne on en rencontre fort peu. BARTELS (*Virchow's Archiv*, Bd. 26) a récemment publié un cas intéressant de cystinurie et de calcul de cystine. Le cas est particulièrement remarquable par sa longue durée (BARTELS l'a observé pendant 5 ans), par l'absence de prédisposition héréditaire et par l'influence faible ou même nulle pour mieux dire, qu'il avait exercée sur l'état général du sujet.

4). La *xanthine*, appelée aussi xanthoxyde, oxyde urinaire, xanthinoxyde, a été découverte par MARCET; elle constituait la base unique d'une concrétion trouvée dans le rein d'un cadavre. Cette substance se distingue en ce qu'elle se dissout dans l'acide azotique chaud avec une couleur jaune; par l'évaporation le résidu, traité par la potasse caustique et l'ammoniaque, se colore en rouge jaune intense; soluble dans l'ammoniaque, elle n'est pas précipitée de sa solution alcaline par le sel ammoniac. Sa composition se rapproche de celle de l'acide urique. La couleur des calculs de xanthine, dont on n'a observé qu'un très-petit nombre de cas, est d'un jaune brun, semblable à la cannelle ou à la brique pilée; leur surface est lisse, leur structure finement granuleuse, leur dureté considérable.

5). Les *phosphates*, aussi bien le phosphate de chaux que le phosphate ammoniaco-magnésien, et le phosphate basique de chaux uni au phosphate basique ammoniaco-magnésien, forment souvent la couche externe des concrétions; plus rarement ils se rencontrent dans les reins et surtout dans les diverticules des calices, à l'état de gravelle ou de petites concrétions variant de la grosseur d'un grain de chènevis à celle d'un pois, et dans ces cas, ils constituent la gravelle blanche et sont rejetés sous forme de cristaux perlés. Ils se distinguent par leur couleur blanche, leur peu de ténacité, leur surface souvent brillante ou légèrement rugueuse. Ceux qui sont formés de phosphate ammoniaco-magnésien ont la plus faible densité. Quand le phosphate de chaux entre comme élément principal dans la constitution des calculs, il se trouve uni à l'acide urique.

6). Le *carbonate de chaux* n'a été vu chez l'homme que dans quelques cas très-rares (HOWSHIP, WURZER), constituant l'élément principal des concrétions rénales; on le trouve plus souvent chez les animaux (HELLER); les calculs sont gris, blanchâtres ou jaunâtres, à surface unie, brillante, et de consistance moyenne.

7° La *fibrine* qui forme parfois, à l'état de résidu d'une hématurie ancienne, le noyau des calculs vésicaux, se présente comme MARCET le premier et HELLER après lui, l'ont observé, à l'état de concrétions libres dans les diverticules des reins; leur grosseur varie depuis celle d'un pois jusqu'à celle d'une noix; leur consistance est dure et élastique, leur couleur d'un brun jaunâtre ou d'un blanc sale. Plus fréquemment ces coagula se rencontrent dans les uretères et dans la vessie, d'où proviennent si souvent les caillots sanguins récents, d'un rouge brun et vermiformes.

8° Il ne nous reste plus qu'à parler d'un corps nommé *Urostéalithe* par HELLER et qui n'a été vu que par lui et par le docteur MOORE dans des concrétions expulsées avec l'urine. Les observations permettent de douter que ces calculs proviennent des reins, nous pouvons donc provisoirement laisser de côté leur description.

Il est inutile d'insister davantage sur la structure des calculs, puisque les considérations nécessaires à l'étude des calculs vésicaux sont en dehors des limites de cet ouvrage; nous ferons seulement observer que dans les calculs rénaux comme dans les calculs vésicaux, on distingue les calculs simples, homogènes ou stratifiés. Ces derniers peuvent présenter un ou plusieurs noyaux; on a donné le nom de noyaux à ces petits corps qui servent de point de départ aux concrétions, qu'ils soient formés de mucus, de masses épithéliales ou de cristaux des éléments urinaires. Un très-bel exemple de noyaux multiples se trouve au musée de Berlin et porte le n° 2049.

ORIGINE DES CONCRÉTIONS.

L'origine des concrétions est obscure surtout pour ces éléments dont le mode de formation n'est pas encore bien connu. Généralement, trois hypothèses différentes ont été émises pour expliquer cette genèse.

La première place l'origine fondamentale de la formation de la gravelle et des calculs dans toutes les anomalies de nutrition, que l'on range sous le nom de diathèses. On distingue d'une part les diathèses urique et oxalique, d'autre part la diathèse phosphatique. Dans les premiers cas, l'acide oxalique et l'acide urique proviendraient d'une oxydation incomplète de tissus; dans le second, par suite d'une excitation anomale du système nerveux, aussi bien que d'une lésion des reins, les phosphates en excès dans l'intérieur du corps, s'accumuleraient en masses plus ou moins considérables dans les canalicules urinifères et dans les bassinets, et se formeraient dans ces parties comme les sédiments se précipitent dans l'urine émise au dehors. Cette hypothèse qui prend pour base la crase ou diathèse trouve;

en ce qui concerne l'acide urique, un point d'appui particulièr dans l'étroite relation qui unit la formation des calculs et la goutte; en effet dans cette dernière on a trouvé dans le sang, une augmentation notable de l'acide urique qui se dépose dans les articulations aussi bien que dans la vessie et dans les autres organes. La diathèse détermine donc une proportion anormale dans les éléments de l'urine. BOERHAAVE, SYDENHAM et MORGAGNI avaient déjà, quoique sous une forme un peu différente, émis cette opinion que les auteurs anglais en particulier ont acceptée et développée dans ces derniers temps. Pour l'acide urique et peut-être aussi pour l'acide oxalique, il y a dans cette hypothèse beaucoup de vérité; mais quant à la diathèse phosphatique, une supposition semblable manque de fondement; le catarrhe local est ici dans tous les cas la seule cause déterminante.

A côté de cette hypothèse, il en est une autre émise par PH. R. WALTHER et particulièrement développée dans ces derniers temps par H. MECKEL. D'après ces auteurs, la formation des calculs ne provient ni d'une diathèse, ni de la simple accumulation d'éléments peu solubles et précipités dans l'urine, mais elle dépendrait toujours d'un état local simulant l'inflammation de la muqueuse et que MECKEL appelle spécialement catarrhe lithogène, et celui-ci serait toujours lié à une sécrétion spécifique de la surface. Cette mucosité oxalique produirait de petits globules d'une substance colloïde homogène qui, par suite de la présence dans l'urine de l'acide oxalique, se transformerait en calculs par l'union de celui-ci avec la chaux pour former de l'oxalate de chaux; ils acquerraient ainsi leur consistance propre. Ces petits corps sablonneux s'agglutinant ensemble, formeraient des calculs plus gros par l'addition successive de couches périphériques. La formation des calculs serait donc tout à fait indépendante de la production des sédiments cristallins qui peut avoir lieu simultanément. La transformation en acide urique, sels uriques et enfin en phosphate tribasique, ne serait qu'un processus secondaire. Meckel s'appuie essentiellement sur ce fait que l'on peut isoler et démontrer dans toutes les pierres oxaliques la masse fondamentale jaune ou brune, en faisant dissoudre les sels au moyen des acides.

Entre ces deux hypothèses, vient se placer celle qu'a émise Marcet. Les travaux de Schérer sur les fermentations acides et alcalines l'ont encore plus affermie, et la plupart des auteurs les plus récents l'ont adoptée. D'après lui, ce n'est ni une diathèse ni une cause spécifique, ni toujours un catarrhe des voies urinaires qui sont causes de la formation des concrétions, mais bien le développement d'une fermentation acide ou alcaline, (souvent liée dans tous les cas à l'augmentation de sécrétion du mucus), qui se produirait dans l'intérieur des voies urinaires comme nous l'observons d'ailleurs dans l'urine émise au dehors, de manière à provoquer la précipitation de quelques éléments particuliers et leur agglomération ultérieure; ou bien ce seraient ces mêmes circonstances qui amènent la formation des sédiments des voies urinaires; telles que la précipitation relative d'éléments peu solubles, ou bien l'absence de moyens de solubilité comme dans certains cas par exemple les variations de température que Magendie et Ségalas admettent dans l'âge sénile ; aussi Heller écrit-il à ce sujet que : les conditions d'agglomération des éléments normaux ou anormaux de l'urine existent toujours dans des états pathologiques ou dans des variations de constitution de l'urine.

CAUSES.

1). *Hérédité.*

Si la proposition émise par Stahl, que : « Nullum se vidisse calculosum, nisi ejus pater aut consanguineorum aliquis hoc eodem morbo vel arthritide laboraverit » est peut-être trop absolue pour donner la mesure réelle de l'influence des prédispositions héréditaires ; il y a cependant beaucoup d'observations exactes qui reconnaissent l'hérédité comme cause puissante. HEUSINGER cite la plupart des observations anciennes, entre autres celle de BLEULAUD qui vit trois gros calculs rénaux chez une femme de 40 ans, et chez l'enfant de laquelle, âgé de 9 ans, on en trouva également trois d'un quart d'once. Il est remarquable que cette existence simultanée des calculs ait été observée chez les divers membres et dans les différentes générations d'une même famille, circonstance que CIVIALE avait déjà fait remarquer surtout pour la cystine. TOËL (de Brème) trouva des graviers et des calculs de cystine dans une même famille chez la mère, chez l'une de ses filles âgée de 30 ans et chez l'autre âgée de 28 ans. Le cas cité plus haut de BARTELS montre cependant que même pour la cystine le fait peut ne pas toujours exister.

2°. *Age* et *Sexe*.

Les calculs et la gravelle se présentent à tout âge, mais surtout chez l'enfant. Exceptionnellement des calculs d'acide urique ont été signalés chez le fœtus par WÖHLER et DENIS. On a publié des observations de calculs rénaux à presque tous les mois de la première année (RAMISCH, WACKENRODER, PRAËL, etc.) et HEUSINGER en a donné un résumé si détaillé et si précis que pour plus amples renseignements, je renvoie à ses annotations de l'ouvrage de WILLIS. Après l'enfance vient l'âge mûr de 50 à 60 ans et la vieillesse où la gravelle et la goutte sont des affections fréquentes.

Des deux sexes, l'homme est bien plus fréquemment atteint de gravelle et de calculs que la femme. Comme rapport approximatif, les meilleurs auteurs donnent la proportion de 1 à 3 ; si bien que pour trois hommes atteints, on ne trouve qu'une femme. Chez celles-ci la formation des calculs est particulièrement dangereuse, si une grossesse survient, car alors l'avortement en est souvent la conséquence. Je rappellerai en passant à ce sujet, qu'accidentellement même le cas s'est présenté qu'un gros calcul vésical a fait croire à un rétrécissement du bassin, si bien que la sage-femme cherchait à faire accepter par la parturiente l'opération césarienne, quand l'expulsion spontanée du calcul fit disparaître le rétrécissement anormal.

3° *L'influence des conditions endémiques* ressort manifestement de la statistique que les auteurs anglais surtout ont établie ; non-seulement les calculs et la gravelle se rencontrent dans certains pays, comme l'Angleterre et la Hollande par exemple, plus fréquemment qu'en Allemagne et en Danemark ; mais encore dans certaines villes et dans certains districts d'un même pays, il y a des différences très-sensibles. Ainsi en Allemagne, il en existe un très-grand entre le nord et le sud, la Prusse et le Wurtemberg par exemple. Pour expliquer ces particularités, on a en général invoqué les conditions climatériques et géologiques (que l'on acceptait autrefois partout et que l'on a essayé d'établir pour quelques districts de l'Angleterre), ou même la nourriture et le genre de vie ; mais il faut laisser tout cela de côté tant que la statistique ne sera pas faite plus exactement. Elle devra, mieux qu'elle ne l'a fait jusqu'à présent pour la solution de cette importante question, prendre en considération la formation de la gravelle, car la plus grande série des nombres n'a presque toujours porté que sur les cas de calculs vésicaux, et encore ces statistiques n'étaient-elles faites qu'en vue de la lithotomie. Il faut qu'elles mettent en outre mieux en regard la constitution chimique des concrétions, comme le demande Heller avec juste raison. Il paraît également certain que les changements brusques de température favorisent la production de la gravelle et des calculs par l'influence qu'ils exercent sur les troubles de l'activité cutanée.

4° Le *genre de vie* a une influence incontestable, surtout en ce qui concerne la régime et la vie sédentaire. Les causes qui fournissent un terrain si favorable au développement de l'arthritisme, telles qu'une nourriture fortement azotée, l'usage de vins généreux ou très-alcooliques, un exercice insuffisant et un fonctionnement modéré de la peau (et ici l'antagonisme bien connu de la peau et des reins est d'un grand poids), exercent une influence très-grande sur la production de la lithiase rénale. D'autre part, MAGENDIE a considéré comme aussi défavorable l'usage exclusif des végétaux. SYDENHAM et autres regardaient le défaut d'exercice comme si important, qu'ils considéraient le repos prolongé comme étant à lui seul une cause fréquente de la gravelle et des calculs. Quant à l'influence d'une grande proportion de chaux dans les boissons, à laquelle les anciens auteurs (MORGAGNI, LXVI, 4) ajoutaient une grande importance, et à son action sur les classes pauvres, elles n'ont pas encore été constatées jusqu'à ce jour. Toutes ces influences n'expliquent pas surtout la présence fréquente des calculs et de la gravelle chez les jeunes enfants.

5° Le *traumatisme* des reins, surtout les chutes ou les coups sur la région rénale, ont été regardés par WILSON et autres comme une cause des calculs. Les observations correspondantes que l'on a données comme preuves, ne sont pas très-rigoureuses; il est probable que l'hématurie, qui ici suivait le traumatisme et qui figure comme cause également prédisposante, était déjà la conséquence de l'irritation du rein par les concrétions et était amenée par cette cause accidentelle. WALTER dit déjà expressément qu'il n'a jamais vu des caillots sanguins former les noyaux des calculs.

6° *Maladies des voies urinaires.* Les inflammations rénales ne peuvent avoir, comme causes directes des concrétions, plus de valeur que celle que nous leur avons donnée à propos de la genèse, en tant qu'un catarrhe local et une fermentation sécondaire acide ou alcaline seront devenues le prétexte de la précipitation d'éléments solides dans les voies urinaires. En tous cas, elles sont le plus souvent le résultat d'une irritation mécanique. On peut ainsi énumérer toutes les affections des voies urinaires, le catarrhe et l'irritation de l'uretère, de la vessie et de l'urèthre, l'hypertrophie de la prostate, etc., soit par l'extension du catarrhe, soit par la stase directe ou indirecte de l'urine produite par une altération ou par une lésion du système musculaire.

COMPLICATIONS.

Parmi les complications les plus fréquentes des calculs rénaux on trouve :

1° L'Arthritis. — Il en existe un très-grand nombre d'observations surtout chez les anciens auteurs, Sydenham, Boerhaave, Haller, Van Swieten et autres, concernant des individus qui, tout en souffrant de calculs rénaux, étaient également atteints de goutte. Aussi Sydenham disait-il : « Quod podagrici fere omnes postquam cum hoc morbo diu conflixere, calculo renum sint obnoxii; » et Rayer, dans ses considérations sur les infarctus d'acide urique dans les reins des arthritiques, avait créé une espèce particulière, la « *Néphrite goutteuse.* » L'analyse de chacun des cas en particulier ne me paraît pas autoriser à conclure que l'arthritisme soit le terrain favorable pour la formation des calculs rénaux, d'autant moins que le repos forcé des arthritiques détermine spécialement l'apparition des calculs et de la gravelle, ce que Morgagni (*Epist.* XL, 3) considérait avec Sydenham comme d'une grande importance; mais je crois que ces deux maladies ne sont que des complications parallèles, plutôt que l'expression d'une même diathèse. Ce sont des manifestations d'égale valeur quand les dépôts d'acide urique se font dans les reins ou dans les articulations; réunies, elles ont pour point de départ chacune une diathèse dépendant d'anomalies semblables de la constitution.

2° La Scrofule et La Tuberculose. Les anciens observateurs aussi bien que les modernes (Meckel, *loc. cit.*, 134) ont constaté que les calculs du rein se rencontrent particulièrement chez les sujets qui dans leur jeunesse ont présenté des signes de scrofule et ensuite de tuberculose. Heusinger avance que chez les enfants du premier âge, c'est surtout la scrofule localisée dans les ganglions abdominaux constituant le carreau (atrophie mésaraïque), qui se combine avec l'urolithiase.

3° La Lithiase généralisée. Dans quelques cas, on a observé, à côté de calculs rénaux, des calculs biliaires ainsi que des concrétions dans d'autres glandes. Quant aux calculs de la vessie, il est inutile de faire remarquer qu'ils se rencontrent souvent dans la lithiase rénale, d'autant plus que la plupart proviennent des reins d'où ils sont descendus.

SYMPTÔMES.

On a rencontré, dans les reins des cadavres, des calculs d'un poids et d'un volume considérables, qui ne s'étaient jamais révélés pendant la vie par aucun symptôme.

Morgagni, qui connaissait des cas semblables, cherchait déjà à les expliquer par une diminution de la sensibilité des nerfs du rein. Mais la plupart du temps les concrétions, par un séjour trop prolongé, amènent les altérations anatomiques de la pyélite, et elles sont alors masquées pour ainsi dire par les symptômes de cette dernière. A propos de la pyélite, nous avons pris surtout en considération la forme calculeuse ; nous avons appris à connaître, comme signes objectifs, les altérations de l'urine qui contient d'abord du sang, du mucus et des cellules épithéliales, puis plus tard du pus et une légère quantité d'albumine ; comme signes subjectifs, la douleur de la région rénale irradiant vers la vessie, l'urèthre, le membre inférieur et les testicules, avec augmentation dans la quantité des urines ; nous avons en outre constaté dans l'affection uni-latérale, avec obstruction de l'uretère par le calcul, la formation d'une tumeur par dilatation du bassinet, l'émission simultanée d'une urine normale provenant du côté sain ; et, dans l'affection bilatérale, ou quand il n'existe qu'un seul rein, aussitôt qu'une semblable obstruction se produit, l'anurie et tous les symptômes consécutifs de l'urémie qui amènent la mort. Les autres terminaisons, telles que les perforations et l'issue du calcul dans différentes directions, ont été notées à ce propos, si bien qu'ici il ne reste qu'à appeler encore une fois l'attention, d'une part sur l'examen de l'urine sitôt que les douleurs subjectives se font sentir même en l'absence de symptômes de pyélite, et d'autre part à signaler les cas où le calcul acquiert un trop grand volume pour pouvoir facilement descendre des calices ou du bassinet dans la vessie à travers l'uretère et produit les coliques néphrétiques.

Si quelquefois les malades accusent soit ces derniers symptômes, soit ceux que nous avons donnés plus haut comme subjectifs, tels que, une sensation de pesanteur et de douleur dans la région lombaire, irradiant dans différentes directions ; si cette douleur, quoique sourde, est augmentée particulièrement par les déplacements actifs ou passifs du rein (tels que l'action de se courber, la toux, l'éternument, le décubitus latéral, l'équitation, les cahots de voiture, etc.), si, quand existant dans une position donnée, elle diminue par le changement, si en outre il y a des envies fréquentes d'uriner liées à des troubles gastriques, (douleurs d'estomac, poids à l'épigastre, nausées, vomissements), l'urine fournira souvent, mais non toujours, bien avant les symptômes de la pyélite, tous les signes qui dénotent avec certitude l'existence d'un calcul rénal. Quoique d'une quantité et d'une densité normales, elle forme, après quelque temps de repos, un sédiment qui ne contient que quelques rares corpuscules sanguins, quelques caillots fibrineux couverts parfois de petits cristaux qui indiquent des hémorrhagies capillaires; la quantité d'albumine est relativement faible. En outre, on peut trouver, immédiatement après l'émission, une riche collection de cristaux d'acide urique quand ils forment par leur prédominance des concrétions, ou bien quelques cristaux d'oxalate de chaux et en plus petit nombre d'urate d'ammoniaque. Au milieu d'eux on trouve alors quelquefois des noyaux un peu plus gros, stratifiés, à surface polie, du volume d'une tête d'épingle et qui ne sont autres que de très-petites agglomérations de concrétions en voie de formation.

Ces signes fournis par l'urine existent souvent en l'absence de toute douleur bien accusée, aussi passent-ils naturellement souvent inaperçus. De temps en temps, au milieu de symptômes fébriles généraux, se présentent quelques modifications qui sont remarquées par le malade; en même temps l'urine diminue sensiblement de quantité, elle devient d'un rouge foncé, et tantôt il se forme de riches sédiments par le repos, tantôt, et ce qui n'est pas rare, ils sont à peu près nuls. Ces petites attaques se renouvellent de plus en plus fréquemment jusqu'à ce que le malade soit un jour soudainement pris de ces douleurs violentes qui caractérisent l'apparition de cette espèce de coliques. La douleur, qui a son point de départ dans la région rénale, est pongitive, déchirante ou constrictive; elle se prolonge le long des uretères jusqu'à la vessie et à l'orifice de l'urèthre, dans le membre inférieur et dans le testicule qui est convulsivement rétracté vers l'anneau ; elle acquiert cependant son maximum d'intensité dans un point déterminé, correspondant à la partie moyenne de l'uretère. Torturés par cette douleur affreuse, le front couvert de grosses gouttes de sueur, les malades se roulent de tous côtés et cherchent à se relever le corps penché en avant. Le plus souvent la douleur n'existe d'une manière continue que d'un seul côté; la position, le décubitus du même côté la diminuent quelquefois. La plupart du temps, aucune position n'amène de soulagement; en outre le malade est sollicité par des envies d'uriner, mais la vessie est vide et l'urine émise goutte à goutte au milieu de douleurs brûlantes et prurigineuses, est d'un rouge foncé, mêlée de sang et de petits caillots de fibrine ; sa densité est considérable ainsi que sa richesse en urates; elle est rarement claire et aqueuse. Le malade a de la fièvre souvent avec des frissons ; la langue est sèche, le pouls, petit et fréquent. Il survient des nausées qui se terminent par des vomissements d'aliments ou de mucus; il y a de la constipation, le ventre est ballonné, douloureux à la pression. Ainsi se passent, au milieu des douleurs, les heures et les jours, jusqu'au moment où la concrétion plus ou moins grosse, gravelle ou calcul, est passée dans la vessie ou bien a été expulsée au dehors; parfois la mort survient au milieu des symptômes de l'urémie, du coma et des convulsions, si le calcul obstruant le bassinet ou l'uretère ne peut aller plus loin et constitue une barrière au libre écoulement de l'urine. Cette triste terminaison de la colique néphrétique est heureusement rare; l'anurie peut être même complète sans accidents urémiques. Ainsi, par exemple, une femme que cite NUNNELEY (*Trans. of path. Societ.*, 1860, p. 148) ne présenta, à la suite d'un calcul du bassinet, aucune trace d'urine pendant huit jours, et n'eut ni convulsions, ni coma, ni vomissements. Ordinairement la colique disparaît sans laisser derrière elle d'altérations sensibles de l'état général. Mais quand la concrétion reste enchâssée dans un point de son trajet, il reparaît de temps en temps des symptômes de coliques, et pendant longtemps encore en ce point une douleur localisée. L'intensité des coliques n'est en aucun rapport avec le diamètre et la grosseur de la concrétion; tout d'abord elle sera proportionnelle à l'état de sa surface, car les calculs rugueux et mûriformes ne peuvent avancer qu'en produisant des déchirures par leurs angles saillants. Ces symptômes de la colique néphrétique peuvent être, mais rarement, simulés en dehors de toute concrétion par des caillots sanguins, des échinocoques ou autres parasites, et elles se terminent quelquefois par l'expulsion des caillots ou des vésicules hydatiques que nous apprendrons à connaître plus loin.

DIAGNOSTIC.

Le *diagnostic* des calculs rénaux n'est naturellement possible que lorsque les symptômes sont appréciables dans une certaine mesure. Il faut laisser de côté les cas exceptionnels dans lesquels une concrétion arrivant rapidement à obstruer le bassinet, la suppuration d'une portion du rein se produit sans symptômes généraux appréciables. Le praticien ne peut fonder son diagnostic que sur une série de signes établis par le relevé d'un très-grand nombre d'observations. Celles-ci nous présentent, comme nous l'avons vu, tantôt le début de la formation du calcul et de la gravelle, tantôt les lésions amenées par la concrétion formée, la pyélite ou la pyélonéphrite, tantôt enfin les divers modes de terminaison. Dans les cas favorables, le passage du calcul dans la vessie est accompagnée de coliques violentes; dans les cas funestes, d'accidents consécutifs de la pyélo-néphrite : le calcul se fraye par perforation un passage dans une des directions déjà indiquées, ou bien par obstruction, il amène l'arrêt de la sécrétion et toutes ses conséquences. Il est évident que le point le plus important est de poser le diagnostic à cette période dans laquelle des symptômes particuliers dénotent le début de la formation de la concrétion. Comme les sensations subjectives indéterminées, telles qu'un sentiment de pesanteur dans le rein, avec des douleurs sourdes, lancinantes dans la superficie du membre inférieur et dans le testicule, le prurit incessant au niveau du méat urinaire, les envies plus fréquentes d'uriner accompagnées d'un état général de malaise, sont trop vagues pour légitimer une conclusion certaine ; l'examen objectif de l'urine est le moyen le plus probant, et au moindre soupçon, il faut diriger ses recherches vers les signes de la gravelle. Tantôt le retour fréquent de la gravelle constaté par des recherches répétées, est un moyen direct de diagnostic ; tantôt l'apparition, peu après l'émission de l'urine, d'un sédiment contenant principalement les éléments cristallins des concrétions, tels que : acide urique, oxalate de chaux et autres, en outre une petite quantité de corpuscules sanguins et de petits caillots fibrineux recouverts de cristaux, fourniront la plus grande présomption en faveur d'un calcul en voie de formation, quand bien même l'urine ne présenterait d'ailleurs aucune altération de quantité ou de constitution autre qu'une couleur plus sombre, surtout si dans l'étude rétrospective des conditions étiologiques on en rencontre une importante comme l'âge, le sexe, le régime, l'hérédité. Ces présomptions deviendront tout d'abord certitude quand on aura réussi à trouver de petites concrétions bien déterminées sous forme de noyaux concentriques. La vérification de ces petites concrétions dans les sédiments est d'une telle importance, qu'elle suffit à elle seule pour préserver de toute erreur importante que l'on aurait déjà commise. Les douleurs subjectives particulièrement, indiquent quelquefois avec tant de certitude la vessie comme le point de départ de la maladie, que celle-ci est souvent considérée comme étant l'organe lésé au lieu des reins; et les vieux praticiens aussi bien que les jeunes, ne faisant aucun examen convenable des sédiments, ont diagnostiqué des hémorrhoïdes de la vessie, ou un carcinome quand l'examen le plus superficiel aurait révélé des concrétions rénales. Parmi les cas instructifs signalés par HELLER (*l. c.*, p. 61), je ne veux choisir que le suivant comme exemple :

H.... est un homme de 60 ans, appartenant à la classe éclairée; d'une forte constitution, il n'a jamais été sérieusement malade, et il vivait très-sobrement. Sa boisson favorite était la bière légère, ayant peu fermenté. Depuis 20 ans environ, il souffre souvent de vives douleurs hémorrhoïdales et d'une affection catarrhale des voies respiratoires. Depuis quelques années des écoulements assez abondants de sang par l'anus apparaissent périodiquement tous les mois. Un jour il s'aperçut que, sans motif particulier, il émettait une urine sanguinolente; ce symptôme se présenta fréquemment, puis bientôt presque chaque jour, de sorte qu'à la fin l'urine ressemblait à du sang. Cette hématurie absolument indolore dura une année entière, au bout de laquelle une pâleur de cire révéla l'état anémique du patient.

Peu après l'apparition de l'hématurie, les hémorrhagies anales avaient disparu, et les pesanteurs hémorrhoïdales ne se firent plus sentir. Point de douleurs dans la région rénale, ni spontanées, ni à la pression; mais dans la région vésicale on déterminait parfois une douleur sourde, très-légère. La miction n'était ni difficile ni douloureuse.

Plusieurs médecins observèrent ce malade; moi-même je le vis au commencement de son hématurie, et dès lors je fis l'analyse chimique et microscopique de son urine, qui était sanguinolente.

Mes confrères, d'un commun accord, admirent l'existence d'hémorrhoïdes vésicales, en se fondant sur la disparition des écoulements par l'anus. Moi seul cependant diagnostiquai une néphro-lithiase, en me fondant sur la présence de concrétions d'oxalate de chaux qui se rencontraient dans les sédiments examinés au microscope; en outre, l'hématurie semblait provenir des reins. Tous les médecins appelés en consultation contestèrent mon diagnostic, que je maintins cependant jusqu'à la fin.

Dans le cours ultérieur de la maladie, malgré un traitement approprié, les hémorrhagies amenèrent l'anémie. Vers la fin, je constatai, une ou deux fois, les symptômes que j'avais souvent remarqués dans l'hématurie d'un seul rein, provoquée par les concrétions aussi bien que par des productions de mauvaise nature. Le long de l'uretère spécialement apparaissaient des douleurs violentes, suivies d'une émission d'urine jaune, normale, exempte de sang. Aussitôt que celui-ci reparaissait, les douleurs cessaient.

L'urine fournissait l'explication de ce symptôme. Dans les sédiments de l'urine émise tout d'abord pendant les douleurs, existaient toujours des coagula fibrineux, gros quelquefois comme une fève, lesquels bouchaient l'uretère et produisaient les douleurs. Pendant ce temps l'urine, jaune, exempte de sang, était fournie par le rein non altéré.

Une seule fois avant la mort, apparurent des vomissements. En ce moment même, la palpation ne déterminait aucune douleur dans la région rénale; mais il y avait cette douleur sourde, faible dans la vessie, sur laquelle les autres médecins s'appuyaient surtout pour admettre l'existence d'hémorrhoïdes vésicales.

Le malade s'éteignit doucement, 14 mois environ après l'apparition de la première hématurie, ayant toute sa connaissance, sans fièvre et dans le dernier degré de l'anémie.

L'autopsie montra que la vessie était absolument saine et que dans un rein il existait dix concrétions d'oxalate de chaux; les trois plus grosses étaient comme la moitié d'un pois, et elles étaient colorées en brun noirâtre par de l'hématine. Il y avait en outre dans ce même rein une concrétion fibrineuse, assez ferme, grosse comme une noisette, semblable à celle que Marcet a déjà décrite. Tous les autres organes étaient normaux, sauf la vésicule biliaire, qui contenait plusieurs calculs qui n'avaient jamais occasionné au malade le moindre dérangement. Une décoloration profonde de tous les téguments était la cause immédiate de la mort.

D'un autre côté, on rencontre précisément chez les arthritiques, liées même à une émission considérable d'acide urique dans l'urine, des douleurs dans la région rénale, lesquelles s'étendent aussi le long des uretères et masquent la formation des calculs rénaux, tandis qu'en fait elles dépendent d'une psoïtis. (Pierre Frank, X, p. 256.)

Morgagni disait : « Ut cauti simus in definiendis morbis, ad partes urinarias spectantibus, quippe quorum diagnosis summa etiam arte quæsita, non rarissimè fallax est. » Ce conseil a encore son prix aujourd'hui, et doit nous engager, au moindre soupçon de douleurs calculeuses, à pratiquer l'examen des sédiments urinaires, sans nous fonder seulement sur les symptômes subjectifs. Quand les concrétions existent et qu'elles provoquent tous les symptômes de la pyélite et de la pyélonéphrite, leur diagnostic se confond avec celui de ces dernières affections, et nous l'avons déjà indiqué dans un chapitre particulier. Rappelons seulement ici l'état particulier des organes gastriques.

Il ressort de quelques observations isolées, que des nausées, des tendances aux vomissements, ou une sensation de poids à l'épigastre (Morgagni[1]), ont été parfois les seules sensations subjectives accusées par les calculeux ; méconnues alors dans leur signification propre, on les a prises tantôt pour un catarrhe de l'estomac, tantôt pour une cardialgie quand les douleurs étaient très-vives, tandis que c'était dans les reins que reposait la cause de ces troubles sympathiques de l'estomac. Ici également, le meilleur moyen de bien apprécier les sensations subjectives, est d'examiner l'urine qui, sauf le cas d'une affection stomacale concomitante, dénotera la signification des phénomènes sympathiques.

Les signes de la *colique néphrétique*, surtout dans le cas où un seul rein est atteint, sont si caractéristiques, que toute hésitation sur leur origine ne pourra se présenter que lorsque la douleur, augmentée par la pression de l'abdomen, coexiste avec des vomissements répétés, de la constipation, et permet de croire à une entérite ou à une périto-

[1] Ad scrobiculum duntaxat cordis dolores intolerandi unum erat signum renum pessime se habentium (*Epist.*, XLII, 14).

nite ; mais encore sera-t-on préservé de l'erreur par l'irradiation spéciale dans le membre inférieur et le testicule, par l'apparition subite des symptômes, par la localisation à un seul côté de la douleur qui ne se concentre pas à l'ombilic, et par les positions différentes prises par le patient. Quant à savoir si les douleurs sont produites par la gravelle, les calculs, etc. (échinocoques, coagula), c'est aux antécédents, à la composition de l'urine, à l'ensemble des symptômes enfin qu'il faudra s'adresser ; pour le traitement de l'accès, tout cela est du reste superflu et de nulle valeur.

PRONOSTIC.

Le *pronostic* est toujours sérieux, les chances défavorables en sont diminuées, car heureusement l'affection ne se présente souvent que d'un seul côté, et dans les cas de destruction d'un rein, l'hypertrophie de l'autre agit d'une façon compensatrice. Malheureusement, la pyélite et la suppuration du rein sont des terminaisons fréquentes dont l'issue ne peut être indiquée d'avance. L'importance du pronostic dépendra de l'existence, antérieure ou non, d'altération des bassinets ou des reins, et celle-ci sera par conséquent d'autant plus favorable que le malade aura, dès le début de la formation de la gravelle et des concrétions, attiré l'attention du médecin sur son mal.

TRAITEMENT.

Comme pour les symptômes, nou s n'avons ici qu'à parler du début de la formation de la gravelle et des calculs, et de l'accès spécial des coliques néphrétiques ; car dans la mesure où la pyélite et la pyélonéphrite réclament une part importante du traitement comme accidents secondaires, je ne puis que renvoyer au chapitre qui les concerne. Aussitôt que l'on constate les premiers symptômes de la gravelle et des concrétions, ou, mieux encore, quand des malaises indéterminés, dans l'examen de toutes les circonstances étiologiques, rendent vraisemblable l'existence de la gravelle ou des calculs, la *Thérapeutique* a comme premier devoir de régler les conditions diététiques générales et le régime approprié. Aux riches, on conseillera immédiatement l'exercice au grand air suivant les forces du sujet, un régime tonique mais non excitant, surtout dans le cas d'une gravelle urique ou oxalique; une alimentation modérée et l'emploi restreint des boissons alcooliques, aussi bien des vins capiteux que de la bière légère. On recommandera en outre et toujours concurremment avec une nourriture peu azotée, des boissons abondantes et aussi bien l'eau pure, que ces eaux qui, indépendamment de la puissance éliminatrice qu'elles partagent avec toute espèce d'eaux, agissent en même temps par leur action diurétique sur la composition chimique des dépôts du rein. Ainsi, contre les concrétions uratiques et oxaliques, on emploiera les eaux alcalines, surtout celles de Vichy, de Carlsbad, de Wildungen et de Salzbrunn. Les sources de Vichy et de Wildungen sont plus spécialement indiquées pour les cas simples de néphrolithiase; celles de Carlsbad et surtout de Mühlbrunnen, pour ceux qui sont compliqués de douleurs hépatiques, d'hémorrhoïdes et de pléthore abdominale généralisée, et dans lesquels on peut aussi employer les eaux de Marienbad; Salzbrunn, surtout Oberbrunnen, pour les cas compliqués de catarrhe général des muqueuses. L'action, sur les calculs rénaux, des eaux de Salzbrunn a été admirablement étudiée par un médecin qu'elle a guéri; et je ne puis que recommander comme digne d'être lu par tous ceux que le cas intéresse, cet écrit du docteur Lebenheim (de Trebnitz), (*Rust's Archiv*, vol. 49).

Les sources ferrugineuses de Kreuznach et leur emploi sous forme de bains, ont donné de bons résultats dans la gravelle ; elles ont été décrites par le docteur Michel. Comme moyens adjuvants, les simples bains tièdes, ou mieux encore les bains salés, remplissent une indication d'autant plus formelle, que l'augmentation des sueurs fait, on le sait, constamment diminuer la diurèse.

Par suite des mêmes propriétés chimiques, c'est-à-dire en dissolvant les concrétions calculeuses et la gravelle urique ou oxalique, plus encore que par leur action diurétique qui provient probablement d'un grand pouvoir de filtration, les sels alcalins végétaux agissent dans le même sens, car ils se transforment tous dans l'organisme en carbonates alcalins. Dans ce but, tout le monde admet qu'il faut recommander l'usage des fruits, surtout des raisins, des cerises, etc. Quand on ne peut administrer les eaux minérales, Heller conseille surtout le phosphate basique de soude, à la dose de 8 grammes par jour et au delà, en tenant compte, comme pour les alcalins, de leur action sur la digestion. En administrant tous ces remèdes qui ne concernent naturellement que les concrétions uriques et oxaliques déjà décrites, il faut avoir soin d'examiner toujours l'urine et ses sédiments, afin de pas tomber de Charybde en Scylla, en substituant les phosphates aux concrétions existantes, soit par l'addition de couches sur les noyaux uriques et oxaliques, soit par des formations primitives dues à la précipitation du phosphate magnésien basique dans une urine alcaline. En outre, il ne faut pas oublier que ces divers moyens amèneront rarement un effet durable; aussitôt qu'on en cesse l'emploi, la gravelle reparaît fréquemment sous son ancienne forme.

Quand les dépôts rénaux primitifs sont phosphatiques et

en général alcalins, les auteurs anglais conseillent l'usage de l'acide chlorhydrique, à prendre une ou deux fois par jour, à la dose de 5 à 10 gouttes. Les observations ne constatent aucun effet obtenu par ce moyen pas plus que par tout autre acide. HELLER considère l'acide carbonique comme le seul remède urophane qui dissolve les phosphates et les carbonates de chaux, et il en recommande l'emploi sous forme d'eau acidulée ou sous forme d'acides végétaux, comme les acides citrique et tartrique, qui dans l'organisme se décomposent en acide carbonique et en eau. Mais nulle part plus que dans la formation des phosphates, on n'a, comme du reste pour les calculs uriques et oxaliques, à s'occuper de l'état des muqueuses du rein et du bassinet; il ne faut pas non plus perdre de vue que souvent une inflammation catarrhale chronique est le point de départ de la formation des concrétions. CIVIALE est dans le vrai quand il fait plus de cas des saignées locales, des excitations par les ventouses sèches, de la stimulation, de la diaphorèse par les bains et autres moyens diététiques plus éloignés, que du traitement chimique.

Contre la formation des concrétions oxaliques et les coliques néphrétiques consécutives, un médecin belge, CARNERA, a vanté la santonine comme donnant le plus de succès. Le médicament doit être pris deux fois par semaine, le matin à jeun, à la dose de 5 à 6 grains (30 à 36 centigrammes), et le jour suivant, on administre de l'huile de ricin. Dans les cas où la cure a été continuée pendant des mois, bien que l'auteur lui-même ne veuille la faire durer qu'un mois, on n'a observé aucun inconvénient; au contraire, on a constaté une influence très-favorable dans les coliques les plus violentes (*Journ. de médecine de Bruxelles*, juillet 1863, *Canstatt Jahrsber.*, 1864).

Le traitement de l'accès de coliques, qui est le plus souvent le premier mal des calculeux pour lequel ceux-ci réclament les secours du praticien, doit être réglé sur l'intensité même de l'accès, la susceptibilité individuelle et la constitution générale du malade. En général, l'indication reste toujours la même, d'employer une médication sédative. Les moyens diffèrent suivant les individus : Chez un homme robuste et bien constitué, quand une participation vive du système vasculaire dénote un éréthisme général, la saignée est formellement indiquée et d'un bon emploi. Mais le plus souvent on a affaire à des sujets faibles irritables; alors l'opium, administré à l'intérieur à fortes doses, trouve une indication utile. Dans les cas légers, il suffit de deux doses de 1/2 à 1 grain (3 à 6 centigrammes) ; mais dans les cas plus graves, quand de courts intervalles séparent des paroxysmes répétés, le malade réclame du médecin une médication puissante qui calme ses douleurs ; les médicaments doivent alors être plus énergiques, et l'on peut employer alternativement l'opium et les inhalations de chloroforme, dont on doit naturellement surveiller l'action. L'activité cérébrale sera toujours prise en considération, car dans les convulsions générales qui peuvent survenir au milieu des accès, une hémorrhagie cérébrale est parfois à craindre. Quand on constate une congestion notable vers la tête, il faut parfois éliminer les moyens précédents. Il est alors convenable d'employer les grands bains chauds, en même temps qu'on fera des aspersions froides sur la tête, qui procureront un grand soulagement. Quand les vomissements répétés rendent l'usage de l'opium inutile, le médicament doit être administré par la voie rectale sous forme de lavements; on peut aussi recourir aux injections sous-cutanées, qui présentent des avantages d'autant plus grands que le foyer de la maladie est assez superficiel. On a obtenu de bons effets de l'asa fœtida, dont l'emploi a souvent procuré du soulagement au docteur NYSTEN, qui était atteint de fréquents accès de coliques. Quand l'intensité de la douleur locale nécessite l'emploi de moyens locaux, les ventouses sèches sur la région rénale, les sinapismes aux mollets, les stimulants cutanés, les frictions avec des liniments contenant de l'extrait de belladone et de jusquiame, sont d'excellents sédatifs. Pour favoriser l'expulsion du calcul, on a recours aux moyens mécaniques, surtout aux frictions et aux massages de la paroi abdominale, en ayant soin d'employer le chloroforme quand les douleurs sont trop vives, suivant l'idée ingénieuse de ramener, si c'était possible, la concrétion dans le bassinet, qui offre plus d'espace. SIMPSON (d'Édimbourg) plaçait ses malades la tête en bas et frictionnait en même temps le côté malade (*Edinb. Journ. med.*, 1858). L'emploi des vomitifs qui ont été souvent vantés, mais dont l'efficacité n'a pas été reconnue, doit être rejeté; en revanche, en présence de la constipation et de la flatulence qui, avec le ténesme, sont les compagnons obligés des accès, on a souvent administré de fortes doses de calomel, au grand soulagement des malades. Il va de soi qu'après la terminaison favorable de l'accès, on doit faire comprendre au malade la gravité de son affection, pour que dès lors il se conforme strictement aux mesures prophylactiques indiquées en pareil cas.

XII

ENTOZOAIRES DES REINS

I. ÉCHINOCOQUES — KYSTES HYDATIQUES

INDICATIONS BIBLIOGRAPHIQUES

KOENIG. *Loc. cit.*, p. 178.
RAYER. *Loc. cit.*, t. III, p. 545.
DAVAINE. *Traité des entozoaires et des maladies vermineuses.* Paris, 1860, p. 524.
BARKER. *On cystic entozoa in the human Kidney* (Sur les kystes hydatiques du rein chez l'homme). London, 1856
ÉDOUARD BÉRAUD. *Des hydatides des reins.* Thèse. Paris, 1861.
RUDOLF LEUCKART. *Die Menschlichen Parasiten*, etc. Leipsig, 1862, Bd I, p. 335 ff.
B. NAUNYN. *Entwicklung der Echinococcus* (Développement des échinocoques). (*Reichert und Dubois' Archiv.*) 1862.

Les anciens auteurs ont confondu les kystes qui renferment des entozoaires avec les kystes séreux, et ce n'est que dans la deuxième moitié du siècle précédent que PALLAS, le premier, a soupçonné la présence des hydatides dans leur contenu et comparé leurs têtes à celles des cœnures. Bien que le pasteur GÖTZE ait reconnu parfaitement, dans les échinocoques de l'homme, les têtes comme étant de véritables têtes de tænias avec leurs ventouses et leur système de crochets et qu'il eût prévu leurs rapports avec les vers rubanés (cestoïdes), tels que nous les ont démontrés les recherches récentes de Von Siebold, Kuchenmeister, Van Beneden, G. Vagner et Leuckart, ils furent cependant après lui méconnus par Laënnec qui ne pouvant retrouver les têtes, appela les hydatides : acéphalocystes ; il les considérait comme le résultat d'une organisation intermédiaire aux kystes et aux vers cestoïdes. Ce nom d'acéphalocyste a été conservé par Rayer ; Koenig lui-même, dans sa classification des maladies, réunit les échinocoques et les kystes séreux dans un même chapitre, sous le nom d'hydatides.

Je veux d'abord décrire en peu de mots la nature des échinocoques en général, puis j'étudierai spécialement leur présence dans les reins.

Par échinocoques, on entend l'état embryonnaire du tænia echinococcus, qui vit dans l'intestin du chien. Quand les œufs de ce tœnia arrivent dans l'estomac, le petit embryon hexacanthe devient libre et se dirige, probablement par l'intermédiaire du sang, vers un des organes parenchymateux, où il se transforme alors en vésicule d'échinocoques. Celle-ci constitue une poche volumineuse, d'aspect gélatineux, dont la paroi est formée de deux membranes : l'une externe, lamelleuse, la cuticule, l'autre interne, simulant une couche cellulaire parenchymateuse, dans laquelle, indépendamment de divers éléments celluleux, on trouve aussi, d'après Leuckart, des fibres musculaires et des vaisseaux qui constituent ainsi un véritable réseau. La forme de la vésicule est en général sphérique ou plutôt ovale, ou bien encore elle présente des dépressions quand sa surface s'est développée irrégulièrement. A l'intérieur, on trouve un liquide limpide comme de l'eau de roche qui ne renferme aucun élément morphologique et qui n'est coagulé ni par la chaleur ni par les acides. A cette membrane interne sont fixées (du moins d'après les recherches les plus récentes) des capsules proligères, renfermant des têtes qui apparaissent, vues du dehors, comme de petites granulations blanchâtres à travers le parenchyme du corps. Ces têtes de tænia qui bourgeonnent dans l'intérieur de ces capsules, caractérisent l'animal. On distingue sur ces têtes qui ont tout au plus une longueur de $0^{mm},3$ de millimètre, un rostellum armé de crochets (au nombre de 28 à 32 ou de 46 à 56), 4 ventouses muqueuses, et à l'extrémité inférieure un funicule par lequel l'animal est fixé à la capsule.

Il y a quelquefois des échinocoques, qui ne renferment dans leur vésicule que peu ou point de têtes; ils sont dits stériles et parfois ils se trouvent mélangés dans la même vésicule avec d'autres échinocoques fertiles. Leur vésicule n'est pas toujours unique comme nous l'avons dit; mais, à côté de capsules mères, et même en l'absence de celles-ci, on peut y rencontrer des vésicules filles dans l'intérieur desquelles il peut y avoir des têtes de tænia. Le nombre des vésicules filles est très-variable, mais sans rapports certains avec le volume de la vésicule mère; dans un cas observé par Luschka et cité par Leuckart, il y avait dans ces kystes hydatiques, du poids de 30 livres, quelques milliers de vésicules filles; en général leur nombre s'élève de 20 à 25. La forme de ces dernières, qui ne supportent pas de pressions latérales, est sphéroïdale.

La constitution chimique des parois du kyste n'est pas encore bien connue. Frerichs le premier a montré qu'elles n'ont aucun rapport avec les substances protéiques ni avec les substances colloïdes. Lucke (*Virchow's Archiv*, 1860) a prouvé ensuite qu'elles se rapprochaient de la chitine et que traitées par l'acide sulfurique et par l'eau bouillante, elles se transforment en sucre de raisin. Dans le contenu liquide, Heintz et Lucke ont trouvé de l'acide succinique en outre du sucre de raisin et, spécialement dans les échinocoques du rein, des cristaux d'acide urique, de l'oxalate de chaux, du triphosphate et des éléments terreux (Barker, l., c.).

La vésicule hydatique est contenue dans un kyste de tissu cellulaire et lui est si intimement unie que la vésicule n'en peut être arrachée. Entre elles, on ne trouve qu'une mince couche d'une substance semblable à une trame très-adhérente à la paroi du kyste, ainsi qu'à la surface de l'hydatide.

Quant à la fréquence des échinocoques dans les reins, on les trouve ordinairement dans un seul rein (63 fois sur 64 cas rassemblés par Béraud; plus souvent à gauche qu'à droite (sur 37 cas, 27 fois la tumeur siégeait à gauche, 14 fois à droite). Le kyste peut se trouver à l'extrémité supérieure ou à l'extrémité inférieure, en avant ou en arrière, profondément ou à la superficie de l'organe; il est toujours intimement uni à la substance glandulaire et toujours unique, car jamais on n'a observé plusieurs kystes de ce genre à la fois dans un seul rein. Prend-il son point de départ dans la périphérie ou dans la substance médullaire? on ne le sait pas encore d'une manière définitive; il semblerait pourtant, d'après les quelques autopsies que l'on connaît, que le kyste naît dans la substance corticale.

Il est sphérique, quelquefois allongé et souvent anguleux quand il a rencontré des résistances inégales dans son développement et dans son extension. Tantôt il est résistant, tantôt élastique et mou, suivant la grosseur et le nombre des hydatides qu'il renferme. Fréquemment il contracte des adhérences avec les organes voisins, à droite avec le foie, à gauche avec la rate; sa paroi a d'ordinaire de 1 à 3 millimètres d'épaisseur, et sa résistance varie en particulier avec l'âge; plus forte dans les kystes anciens, elle est plus faible dans ceux qui sont plus récents. A la surface, on rencontre ordinairement de nombreux vaisseaux qui vont de la membrane d'enveloppe aux parties voisines; dans les kystes anciens on trouve des dépôts calcaires, cartilagineux et même osseux. La surface interne est jaunâtre ou grise, généralement lisse, recouverte d'épithélium ; parfois aussi elle est ridée, mamelonnée, couverte de dépôts athéromateux, avec quelques érosions disséminées.

Les hydatides contenues dans le kyste ont, comme dans d'autres organes, des dimensions diverses ; tantôt elles atteignent le volume d'un œuf, tantôt elles ne dépassent pas celui d'un grain de millet. La vésicule mère est le plus souvent fortement unie avec la paroi kystique ; d'autrefois elle est détruite, les petites vésicules flottent librement dans le liquide et l'on ne voit de la première que quelques débris. Le nombre des hydatides contenues dans un kyste est également très-variable ; quelquefois elles sont très-nombreuses, quelquefois très-rares. Livois (*Recherches sur les échinocoques chez l'homme et chez les animaux.* — Paris, 1843) trouva dans un kyste rénal, chez une vieille femme, plus de mille hydatides, et dans celui d'une jeune fille, 133 seulement. Il est particulièrement caractéristique, comme nous l'avons déjà dit, que dans la superficie et dans le liquide on a trouvé des éléments de l'urine (cristaux d'acide urique, d'oxalate de chaux, de triphosphate). Chopart (*Maladies des voies urinaires*, I, p. 144) a rencontré dans une hydatide évacuée par l'urine chez un enfant de 4 ans, un calcul de la grosseur d'un pois.

Les kystes hydatiques des reins s'ouvrent le plus souvent dans les calices et dans le bassinet ; rarement dans l'estomac et le canal intestinal. Une semblable ouverture par perforation peut se fermer, ainsi que le démontrent les autopsies, ou bien rester ouverte après une issue fréquente des hydatides par l'uretère, la vessie et l'urèthre. Quelquefois cette perforation peut se faire dans plusieurs autres directions à la fois. Dans un cas observé par Fiaux et cité par Béraud, le kyste communiquait avec le bassinet, les bronches et un foyer purulent qui s'était formé en dessous de lui.

Que les hydatides soient éliminées entièrement à la suite d'une perforation, ou qu'elles périssent d'une manière quelconque, le kyste dans lequel elles existaient peut diminuer et guérir spontanément par accolement de ses parois. Une autre terminaison, quand une semblable altération envahit le kyste, consiste dans le dépôt d'une masse phymatoïde et caséeuse, qui est constituée surtout par de la cholestérine et de la graisse et qui entraîne sa disparition.

Les kystes n'occasionnent que rarement des symptômes d'inflammation dans leur voisinage ; par contre ils détruisent par compression le tissu glandulaire, l'atrophient entièrement, et quand il en reste quelque chose, celui-ci subit la dégénérescence graisseuse. Dans quelques cas, comme dans l'observation de Chopart, le rein tout entier est transformé en un kyste, de façon que toute la substance glandulaire est détruite, sauf les calices qui subsistent.

Les bassinets et les uretères sont généralement dilatés quand le sac s'est vidé par leur intermédiaire ; quelquefois ils sont épaissis et, de même que la vessie, ils peuvent présenter quelques signes d'inflammation.

Le rein du côté opposé est le plus souvent atteint d'hypertrophie.

CAUSES.

La cause principale de la formation des échinocoques dans l'organisme humain, a pour condition indispensable l'absorption d'œufs de tænia par l'intermédiaire des aliments et des boissons. Mais nous ignorons complétement pourquoi ces échinocoques se développent dans tel organe plutôt que dans tel autre. Cependant il existe de notables différences, puisque Davaine a pu rassembler 166 cas d'échinocoques du foie, et que sur 200 cas concernant d'autres organes, il n'y en avait que 30 de kystes hydatiques des reins.

On peut se demander s'il n'existe pas certaines circonstances accessoires qui exercent une influence particulière sur leur développement.

L'âge des malades varie dans de grandes limites ; l'affection s'est rencontrée aussi bien chez un enfant de 4 ans que chez une femme de 75 ; le plus souvent elle se rencontre entre 20 et 40 ans.

Quant au sexe, il ne semble pas exister de différences sensibles dans la fréquence. Sur 49 cas analysés par Béraud, 29 concernent des hommes et 20 des femmes.

Les différentes conditions de température favorisent, d'après Rayer, le développement des parasites d'une manière certaine ; le chaud et le froid sont également propices à l'évolution des échinocoques.

Mais comme causes plus certaines que les précédentes, il faut citer les conditions du sol et surtout le genre de vie des habitants. Tandis qu'en Amérique et dans l'Inde cette maladie est excessivement rare, elle se montre fréquemment en Angleterre, en France et en Danemark, et en Allemagne même, plus souvent dans certains points que dans d'autres. Le contingent le plus considérable est, d'après les observations d'Eschricht, fourni par l'Islande où le sixième des habitants est atteint de cette affection. Sans aucun doute, la faute en est à leur manière de vivre, soit à leur cohabitation avec les chiens, soit à leur alimentation, composée presque exclusivement de poissons qui sont facilement infectés d'œufs de tænia.

La supposition ancienne d'une relation spéciale des hydatides avec la tuberculose a été encore renouvelée par Ripault en 1834 ; elle reposait probablement sur la confusion qui existait entre les granulations d'une part et les dépôts athéromateux d'autre part avec les tubercules; il n'est de même pas prouvé, comme on l'a avancé, que les traumatismes, les coups et les contusions, constituent des conditions pathogéniques des hydatides; ils déterminent le plus souvent une déchirure du kyste, et il est possible alors que la douleur ou l'issue des hydatides éveillent l'attention sur leur existence.

SYMPTÔMES ET TERMINAISONS.

Comme le plus souvent les échinocoques ne siégent que dans un rein, et comme celui de l'autre côté, atteint d'hypertrophie, dissimule les perturbations qui peuvent être produites dans la quantité des urines, il est facile de comprendre que les kystes d'une dimension moyenne puissent exister pendant la vie sans présenter aucun symptôme. Ce n'est que lorsque le kyste atteint une telle grosseur qu'il constitue une tumeur parfaitement sensible à la vue et au toucher, que la présence de celle-ci d'abord, et ensuite les troubles locaux qu'elle occasionne, la feront reconnaître. Le kyste présente alors dans ces cas une tuméfaction sphérique, tendue, élastique, qui a son siége dans la région rénale, et qui, suivant qu'elle se trouve à droite ou à gauche, à la partie supérieure ou à la partie inférieure du rein, arrive jusqu'au foie avec lequel on peut la confondre, ou jusqu'à la rate, en descendant jusque dans la fosse iliaque. Elle est fluctuante et donne à la percussion, sauf quand il y a interposition d'anses intestinales, un son mat. Mais comme caractère spécial, lorsqu'on percute avec le plessimètre une tumeur semblable, ou que après avoir appliqué à son niveau deux doigts d'une main, on frappe de l'autre, on obtient une sensation de frémissement et de bourdonnement semblable à celle que l'on produit en laissant sonner dans sa main une montre à répétition. Depuis que PIORRY et BRIANÇON ont les premiers appelé l'attention sur ce symptôme, ce frémissement hydatique a été perçu par différents observateurs. Ce signe, qui naturellement n'est perceptible que dans les kystes superficiels, est un des meilleurs quand il existe positivement, mais quand il fait défaut, on ne doit pas rejeter pour cela l'existence d'un kyste hydatique.

On ne sait pas très-bien d'où provient ce frémissement. La supposition qu'il provient du choc des hydatides entre elles est peu vraisemblable, puisque JOBERT l'a rencontré dans un kyste où il n'y avait qu'une hydatide. Il vaut mieux croire qu'il est produit par le ballottement du liquide de la vésicule, et qu'il est en relation avec sa consistance, puisque dans quelques kystes très-vastes on n'a perçu ni fluctuation, ni frémissement. Outre ces symptômes relatifs à la palpation et à la percussion, il en existe d'autres qui sont locaux. Tels sont une sensation de pesanteur dans la région lombaire, des douleurs dans le voisinage des reins, augmentées par la pression, et qui peuvent, comme dans le cas de ZINKEISEN, atteindre un degré tel, que le patient est gêné dans tous les mouvements du tronc, et éprouve des tiraillements le long de l'uretère jusqu'à la vessie. Cependant cette dernière sensation ne se montre en général avec d'autres symptômes que lorsque le kyste se déchire comme il arrive souvent, et vide son contenu par les canaux urinaires, par les uretères et la vessie. Cet accident et cette terminaison par évacuation du kyste, sont accompagnés de douleurs qui ont absolument les caractères des coliques, et comme dans la pyélite calculeuse, ces douleurs irradient dans différentes directions, surtout vers la cuisse, l'anus, la vessie et l'extrémité du gland. Parfois elles s'étendent jusqu'au côté opposé. Les malades les accusent différemment, mais ils les rapportent toujours avec certitude au rein du côté lésé. La durée et l'intensité de ces coliques sont très-variables. Dans un cas cité par Jones (*Trans. of Pathol. Society*, 1854), elles durèrent neuf jours avant l'expulsion des hydatides, et dans un autre de Tomowitz (*Wien. Wochenschr.*, 1861), elles n'allèrent pas au delà de 24 heures. Quelquefois les malades désignent avec la plus grande précision le moment où ils éprouvent dans le rein comme une sensation de déchirement. On n'a que rarement observé dans ces coliques des phénomènes généraux ou sympathiques, tels que des symptômes fébriles ou gastriques, surtout des nausées et des vomissements.

Quand les hydatides sont arrivées dans la vessie, les malades éprouvent de fréquents besoins d'uriner qu'ils ne peuvent pas toujours satisfaire, et qui sont accompagnés de douleurs le long de l'urèthre jusqu'à son orifice. D'autres fois les vésicules restent arrêtées dans le canal urinaire, et il ne manque pas d'observations prises sur des femmes qui retiraient elles-mêmes de l'urèthre ces vésicules avec leurs doigts. Un accident plus fâcheux, mais que l'on a aussi observé, est l'obstruction de l'ouverture vésicale, qui nécessite l'emploi du catéthérisme. Le nombre des hydatides ainsi rejetées a varié entre 2 et 3 et 50 à 60 ; le plus souvent elles sortent à la fois en grande quantité.

L'urine, avec laquelle elles sont émises, varie dans sa constitution, surtout quand il existe simultanément des lésions inflammatoires du rein lui-même ou des muqueuses du bassinet ou de la vessie. Le plus souvent (les observations que l'on possède ne permettent pas de l'affirmer toujours) elle est albumineuse, tantôt claire et transparente aussitôt après l'émission, tantôt mêlée de sang et de pus. L'hématurie paraît aussi parfois un certain temps avant la sortie des hydatides. Siercking (*Lancet*, 1856) a vu une urine présentant un trouble laiteux particulier, sans pus, à réaction acide, renfermant une quantité modérée d'albumine et offrant après un assez long repos l'aspect d'une émulsion. Tomowitz (*loc. cit.*) décrit, dans les termes suivants, l'urine de son malade, deux heures après l'émission: « Elle était trouble, brune comme de la bière, opaque, fortement alcaline, d'une consistance épaisse; après quelques instants de repos elle laissait déposer un sédiment abondant. L'analyse démontra la présence d'une grande quantité d'albumine et de carbonate d'ammoniaque; l'urée, l'acide urique et les phosphates étaient notablement diminués. Les chlorures et les sulfates étaient en quantités normales; dans le sédiment se trouvaient des corpuscules de pus, et quelques corpuscules sanguins isolés, beaucoup de triphosphates, d'urate d'ammoniaque en groupes sphériques jaunes ou anguleux, de l'épithélium pavimenteux en grande quantité, et des lambeaux, des débris muqueux offrant quelquefois l'aspect tortueux des cylindres de fibrine.

Presque toujours on trouve dans le sédiment quelques-uns des crochets que nous avons décrits, et qui lèvent toute espèce de doute sur le diagnostic. Les hydatides elles-mêmes flottent dans l'urine ou reposent au fond du vase sous forme de vésicules gélatineuses d'un blanc sale.

Souvent la poche se vide du premier coup; le malade, débarrassé de la douleur, se sent absolument remis. Mais quelquefois les accès de crampes reparaissent et l'émission des hydatides se fait à des intervalles plus ou moins éloignés, après des jours, des mois et même des années. Le cas de Tomowitz a présenté une intermittence de trois ans de durée. Un symptôme surprenant consiste dans la connaissance exacte du retour des attaques, qui dans quelques cas apparaissent à des époques déterminées. Vigla (*Bulletin de la Société anatomique*, 1838) a observé une femme qui tous les ans, au mois de janvier, était prise de douleurs suivies bientôt de l'expulsion des vésicules.

Le mode de terminaison que nous venons de décrire;

accompagné de son cortége de symptômes, appelle tout d'abord l'attention sur l'existence du kyste. Il se présente si souvent que d'après les analyses faites par Béraud et auxquelles j'ajoute 3 cas de Frerichs, Tomovitz et Zinkeisen, on l'a rencontré 48 fois sur 67 cas.

Quant aux autres directions dans lesquelles le kyste peut se frayer une issue, il n'y aurait à craindre que la cavité péritonéale, à cause des conséquences qui peuvent en résulter. La bibliographie ne fournit cependant pas un seul cas dans lequel l'ouverture se soit faite suivant cette voie. Par contre, on a vu deux fois l'irruption simultanée du kyste dans le bassinet et dans les bronches, chaque fois avec terminaison fatale. L'une de ces observations, due à Meckel, a été citée par Othmar Heer (Rayer, III, p. 313); l'autre rapportée par Fiaux se trouve reproduite dans le travail de Béraud (*l. c.* p. 63).

Cette dernière présente aussi très-exactement tous les symptômes cliniques, et doit être par conséquent fidèlement reproduite ici.

Madame *B.*, âgée de 54 ans, éprouvait depuis plusieurs mois des douleurs dans la région lombaire droite. Elle avait des envies fréquentes d'uriner, qu'elle ne pouvait souvent pas satisfaire. Le 30 août 1851, elle fut prise soudainement, pendant une promenade, de douleurs si vives dans la région rénale droite qu'il fallut la rapporter chez elle. A la première exploration, on constata un état fébrile général, le ventre était ballonné, et la vessie considérablement distendue, car la malade n'avait pas uriné depuis le matin. Par la sonde, l'urine fut évacuée, et ne présentait extérieurement aucune anomalie. La nuit suivante se passa bien, et après quelques bains, la malade se trouva de nouveau remise entièrement au bout de 4 jours, et elle urinait sans difficulté. Mais le 15 septembre les mêmes accidents se reproduisirent, et après de violents efforts elle évacua une vésicule gélatineuse de la grosseur d'un œuf de pigeon. Aussitôt après, la miction se fit aisément.

Le soir du 26 septembre apparurent de nouveau des douleurs très-vives qui, partant de la région lombaire, s'étendaient jusque dans le bassin et dans la cuisse droite. Pendant la nuit, la malade voulut plusieurs fois uriner, mais ce fut en vain. La vessie distendue remontait jusqu'à l'ombilic. La sonde fit sortir une grande quantité d'une urine claire et transparente. Aussitôt après les douleurs s'apaisèrent ; le 27 septembre, la malade était de nouveau rétablie, et du 8 jusqu'au 23 octobre, les accidents de rétention reparurent 5 fois, et chaque fois il fallut recourir à la sonde. Le 2 novembre, la malade accusait une douleur extrêmement vive, qui s'étendait depuis le foie et le long de l'uretère jusqu'à la cuisse du même côté. En outre, malaise général, nausées, frissons; la peau est chaude, le ventre ballonné et douloureux à la pression. L'urine est émise fréquemment, mais chaque fois en petites quantités seulement; elle est trouble et fournit un dépôt visqueux. Le cathétérisme, qui avait toujours procuré du soulagement, reste cette fois sans effet.

Traitement : Bains, lavements, boissons tièdes.

Du 2 au 22, la douleur diminua, mais l'urine est toujours trouble, avec un sédiment muco-purulent.

Le 24 novembre, pendant la nuit, frisson très-intense ; la douleur rénale, qui avait presque entièrement disparu, revient avec plus d'intensité, s'étend à tout l'abdomen et jusque vers l'épaule. Vomissements répétés de matières bilieuses, et 3 ou 4 selles liquides. Dans l'urine qui est rejetée plus souvent qu'à l'ordinaire, on trouve des lambeaux membraneux qui proviennent sans aucun doute des hydatides. Un examen plus minutieux fait découvrir à droite, sous le foie et adhérant à cet organe, une tumeur allongée qui descend jusque dans la fosse iliaque, et qui mesure 10 à 12 centimètres de diamètre; elle est dure, douloureuse à la pression, et adossée immédiatement contre la paroi abdominale. En arrière, la région lombaire accuse une voussure très-accentuée. Un examen approfondi met hors de doute l'existence d'un kyste rénal enflammé. Du 29 novembre au 14 décembre la malade évacua constamment par l'urine des membranes du kyste. Le 20 décembre, la tumeur paraît considérablement augmentée, et la voussure de la région lombaire prend de plus grandes proportions.

Le 22 décembre, Gendrin, appelé en consultation, porte un diagnostic identique, et propose l'ouverture du kyste par l'application de pâte caustique sur différents points. On agit en conséquence, et le 28 décembre on applique sur la paroi antérieure de la tumeur 3 grains de potasse.

Le 2 janvier, on remet de nouveau sur chaque eschare de la potasse caustique.

Le 3 janvier la malade se plaint d'une douleur à la base du poumon droit ; elle tousse et rejette des crachats muqueux. Le pouls est petit, fréquent, de 100 à 110 pulsations par minute ; 30 respirations. L'auscultation et la percussion ne se pratiquent que difficilement.

Traitement : Vésicatoire, tisane de mauve et potion au kermès minéral.

Dans la journée suivante, la malade a des frissons, la toux est plus fréquente, la douleur continue, la peau est chaude ; 120 pulsations.

Le 7 janvier, l'oppression est considérable, les quintes de toux sont suivies d'une abondante expectoration de crachats muco-purulents qui ont une odeur urineuse très-prononcée, et sont mélangés de membranes semblables à celles qui sont rejetées avec l'urine. Par suite, il ne reste aucun doute sur l'ouverture du kyste dans les bronches. Le jour suivant, les symptômes restent les mêmes, les crachats conservent leur odeur urineuse et contiennent toujours des membranes. La faiblesse va en augmentant, et la malade meurt dans la nuit du 21 au 22, dans un accès de suffocation, après lequel elle avait rejeté 7 ou 8 hydatides.

Autopsie. — A l'ouverture de l'abdomen, on voit l'intestin grêle repoussé à gauche, le côlon ascendant entoure la tumeur et lui est intimement uni dans les deux tiers inférieurs. L'estomac, la rate et le poumon gauche sont sains ; le poumon droit est un peu induré à sa partie inférieure, et fortement adhérent à la plèvre costale et au diaphragme. Le foie ne dépasse pas le rebord des côtes.

Sous le kyste existe un foyer purulent qui communique avec lui. On enlève toute la tumeur et avec elle l'uretère, la vessie, une portion du foie, du diaphragme et du poumon. L'examen minutieux de ces parties donne les résultats suivants que nous relatons ici sommairement : La tumeur est au-dessous du foie, qui la recouvre dans son tiers supérieur, et avec lequel elle est intimement unie dans son tiers inférieur. En arrière, elle touche à la partie supérieure du carré des lombes et à la face inférieure du diaphragme ; en haut, elle est adhérente à toutes les parties contiguës, en bas elle est absolument libre. Son volume atteint celui d'une tête d'enfant ; sa forme est irrégulièrement sphérique ; en bas elle prend la forme d'un cône, sa surface externe est couverte soit de graisse, soit de néo-membranes ; sa face interne, d'un gris marbré vers le haut, offre en bas un aspect velouté. Les papilles rénales sont d'une dureté cartilagineuse, et incrustées de sels de chaux. Le kyste présente trois ouvertures, une en arrière, une sur sa paroi externe et l'autre en haut en arrière et en dehors. La première de ces perforations s'ouvre dans le bassinet dilaté, dans lequel s'abouchent encore quelques calices. La deuxième est très-large ; elle a 4 centimètres de diamètre et 2 centimètres d'avant en arrière ; elle établit une communication entre le kyste et une caverne située entre le foie et le diaphragme. Dans sa partie supérieure et externe se montrent deux ou trois ouvertures qui conduisent à travers le diaphragme dans une poche qui se trouve à la base et dans le tissu du poumon. Cette poche est manifestement une caverne abcédée du poumon, traversée par un réseau trabéculaire. Le poumon est adhérent à la face inférieure et à la face supérieure du diaphragme. La paroi du kyste présente en haut 2 millimètres, en bas 5 millimètres d'épaisseur; en bas et en dehors elle atteint 7 centimètres. Cette portion épaissie a tout à fait l'aspect du rein et représente les débris de cet organe; on y peut reconnaître un noyau de tissu glandulaire. Le kyste, le bassinet et les calices sont remplis de pus et d'hydatides que l'on rencontre également dans la vessie et dans les bronches qui conduisent à la caverne pulmonaire et dans lesquelles Davaine constata la présence d'échinocoques.

L'observation précédente indique exactement les symptômes qui accompagnent l'inflammation du kyste et l'apparition de la périnéphrite. On devra toujours s'attendre à cette dernière, quand l'ouverture se produit dans un des organes contigus, et il ne reste qu'à se demander si l'inflammation du kyste doit toujours précéder la perforation ou si celle-ci peut se produire par une simple déchirure mécanique. Il y a en outre, dans ce cas des signes caractéristiques accompagnant la perforation dans les organes respiratoires; ce sont : la douleur dans la poitrine, la toux, l'oppression, l'expectoration de membranes ou de vésicules par les crachats qui, lorsque les bronches communiquent immédiatement avec les bassinets, présentent une odeur urineuse caractéristique.

Quant aux autres voies par lesquelles les hydatides peuvent être expulsées au dehors, il faut surtout citer le canal intestinal et la région lombaire. Il existe quelques observations (voy. Rayer, p. 544; Béraud, p. 69), d'après lesquelles on aurait trouvé des hydatides dans les selles, une fois, en même temps dans les vomissements, et deux fois simultanément dans l'urine. Mais il n'est nullement prouvé que celles-ci provinssent des reins; il est plus probable que, dans le premier cas, le kyste avait son siége entre la vessie et le rectum et que l'ouverture s'était faite dans les deux directions. Le développement des kystes dans le rein est encore moins démontré dans les deux cas que RAYER a donnés cependant comme des exemples de leur passage à travers les parois lombaires. DAVAINE (*loc. cit.*, p. 529) pense avec raison que leur siége se trouvait dans les muscles des lombes. En outre, il n'est pas démontré que ce mode de terminaison se présente généralement; car une observation de DENONVILLIERS rapportée par FÉRON (*De la périnéphrite primitive*; thèse de Paris, p. 45), prouve bien que c'était du tissu cellulaire périphérique que provenait le pus mêlé d'hydatides qu'une incision profonde avait évacué. Il est par conséquent très-probable que les hydatides elles-mêmes provenaient d'un kyste rénal, bien que la démonstration rigoureuse n'en ait pas été donnée.

COMPLICATIONS.

Parmi les complications assez fréquentes des échinocoques, on trouve les concrétions. Nous avons déjà cité plus haut le fait de CHOPART qui trouva un petit calcul dans une vésicule hydatique. Dans un cas cité par SIMON (*The Lancet*, 1855) le malade, bien avant qu'il eût éprouvé des douleurs et expulsé des échinocoques, avait évacué déjà de la gravelle urique. En outre, les kystes se compliquent des diverses formes de la néphrite, et quand leur inflammation est accompagnée de périnéphrite, d'altérations secondaires des organes dans lesquels ils viennent s'ouvrir, la dilatation des uretères et du bassinet par les hydatides qui s'y arrêtent souvent, la rétention d'urine qu'elles produisent par la même raison, ou parce qu'elles bouchent l'orifice de la vessie, sont les complications les plus fréquentes. On rencontre les échinocoques non-seulement dans les reins, mais aussi dans d'autres organes, tels que le foie, la rate, etc.

DIAGNOSTIC.

Quand le kyste est situé profondément et reste parfaitement intact, il ne faut pas s'étonner qu'il puisse exister sans produire aucun symptôme, car lorsque le volume en est limité, il produit à peine quelques troubles fonctionnels, qui sont bientôt atténués par l'apparition simultanée d'une hypertrophie du rein qui est resté sain. Il n'y a qu'un moyen de reconnaître la présence d'un kyste intact, c'est lorsque son volume devient suffisamment considérable pour pouvoir être apprécié par la palpation et la percussion. Et même quand la tumeur est visible, il est encore difficile de décider quel est son siége, et si elle a des rapports avec le rein surtout quand elle a contracté des adhérences avec les organes voisins, tels que le foie ou la rate. Il ne faut donc pas être surpris que, dans quelques cas, le siége de la tumeur ait été méconnu, et qu'on n'ait pu, comme dans les abcès du rein (ce qui est arrivé à Nélaton et à d'autres), déterminer exactement si on avait affaire à une tumeur de la rate ou du rein. Dans un cas où le kyste siégeait à la partie inférieure du rein et s'était développé vers le bas, Ripault l'a confondu avec une tumeur ovarienne. La palpation et la percussion ne suffisent pas toujours, et il faut interroger avec soin les résultats fournis par les antécédents pour savoir si la tumeur s'est d'abord montrée dans la région lombaire et s'est ensuite élevée vers le haut, ou bien si elle est apparue tout d'abord dans l'hypochondre, si elle a marché vers la partie inférieure, si au début les fonctions du foie ont été troublées, ou s'il y a eu des altérations de la diurèse, expulsion de graviers etc.; toutes ces considérations doivent aider au diagnostic. Après s'être assuré que la tumeur siége bien dans le rein, il s'agit encore alors de déterminer la nature de celle-ci. Il faudra pour cela surtout prendre en considération l'élasticité, la rénitence, la fluctuation et le frémissement. On ne devra pas oublier que le dernier de ces signes lui-même n'a pas été trouvé dans des tumeurs très-accessibles et d'un grand volume, et que, même quand il existe, on ne peut le considérer comme pathognomonique, de sorte que le diagnostic de la tumeur peut devenir très-difficile, et qu'on peut la confondre avec la pyélite calculeuse et l'hydronéphrose. Pour déterminer leur nature, c'est à peine si l'on a un signe différentiel positif, car l'égalité de la surface, par exemple, que l'on donne comme caractéristique de l'hydronéphrose, se rencontre aussi dans les kystes hydatiques. Dans ces cas on pourra s'appuyer sur l'étude rétrospective des données étiologiques et les caractères de l'urine (surtout si elle renferme du pus), pour différencier les états morbides précédents de la pyélite calculeuse. Si l'on n'arrive pas encore ainsi à une certitude, on peut alors sans danger pratiquer une ponction exploratrice avec un fin trocart, et le caractère particulier du liquide hydatique (absence de pus et d'albumine) sera d'une extrême valeur. Ce n'est que dans des cas rares, quand le kyste enflammé contient du pus, que l'on pourra encore être induit en erreur.

Quand le kyste s'est déchiré et que les hydatides ont été expulsées avec l'urine ou ont suivi toute autre direction, on ne peut alors naturellement plus avoir de doutes sur leur existence dans le rein, quand en même temps on y a constaté la présence d'une tumeur. Mais quand il n'y a qu'élimination simple d'échinocoques, sans tumeur appréciable du rein, on ne pourra plus assurer que ces derniers proviennent du rein, car nous avons vu qu'ils peuvent avoir pénétré du petit bassin dans la vessie pour sortir alors par le canal urinaire. Dans un cas semblable, pourtant, une exploration attentive par le rectum peut être un moyen très-exact pour apprécier le siége du kyste.

PRONOSTIC.

La présence d'un kyste dans les reins est souvent sans danger, contrairement à ce qui a lieu pour les autres organes et surtout pour le foie; le pronostic pourra donc être en général favorable, surtout quand le volume de la tumeur n'est pas considérable, et que son accroissement n'a pas été trop rapide. Une des terminaisons les plus fréquentes, à savoir l'ouverture du kyste dans les voies urinaires, est non-seulement exempte de danger, mais elle constitue le plus souvent un mode de guérison. Le danger réside d'une part dans un volume considérable qui peut troubler essentiellement la respiration et la digestion, d'autre part, dans une inflammation avec rupture dans d'autres voies que les voies urinaires. Nous avons vu que la terminaison avait été mortelle dans les deux cas où la communication s'était faite avec les bronches.

DURÉE.

L'accroissement du kyste présente une durée très-variable, quelquefois il se fait en quelques semaines. Mais le plus souvent il marche lentement. La plus longue durée connue est entre vingt et trente-un ans. Dans un cas récemment cité par Quiquerez (*Œsterreich, Zeitschr. für prakt. Heilkunde*, 1861), concernant un homme de 50 ans, le mal datait de 17 ans ; et tandis qu'au début la poche se vidait à sept ans d'intervalle, depuis la dernière année, le fait se reproduisait toutes les quatre ou six semaines. Ce cas est surtout intéressant, car le malade était en même temps atteint d'un *tœnia solium*

TRAITEMENT.

Il ne peut être naturellement question de thérapeutique que dans les cas où l'on aura reconnu le kyste, ce qui n'arrive ordinairement, comme nous l'avons vu, que lorsque l'élimination des hydatides se fait par l'urine; et ici il faudra dans le traitement répondre aux deux indications suivantes : d'une part, soulager les douleurs, calmer les coliques et autres accidents de ce genre; d'autre part, provoquer l'évacuation du kyste. Dans le premier cas, on cherchera surtout à remplir les indications symptomatiques par de légères saignées locales, l'application de ventouses sèches sur la région lombaire, les stimulants cutanés et l'opium administré à l'intérieur.

Pour provoquer l'évacuation, on fera prendre des boissons tièdes en abondance, on pratiquera des frictions légères le long de l'uretère, et on donnera des diurétiques légers quand les urines seront abondantes. Béraud a obtenu de bons effets du nitrate de potasse. Les mouvements violents, aussi bien ceux de la respiration que l'on obtient par l'émétique qu'un ébranlement actif de tous le corps par l'équitation et autres moyens semblables ont été parfois recommandés pour aider à l'élimination. Mais on peut se demander si ces moyens sont utiles. Quand il y a des signes évidents d'obstruction de l'orifice vésical ou uréthral, on emploiera la sonde et le cathéter. Mais les indications sont bien différentes quand le kyste reste intact et atteint un volume considérable. Tout d'abord on a cherché par des moyens in ternes et externes, à tuer le parasite, et à amener ainsi la guérison. Dans cette intention on a donné l'iodure de potassium, la térébenthine, et la plupart des préparations mercurielles. Mais aucune observation ne prouve que ces moyens aient répondu aux espérances que l'on avait conçues. D'un autre côté MICHON voulait arriver au même but en ponctionnant le kyste avec une aiguille à acupuncture et en y faisant passer des décharges électriques; mais il n'en obtint aucun résultat. Quand la tumeur par son volume amène des troubles de la respiration et de la digestion, et que sa tension fait redouter une rupture possible dans une autre direction que celle des voies urinaires, il n'existe qu'un moyen sûr : la ponction, opération que l'on a pratiquée à plusieurs reprises dans des affections semblables du foie. On devra, suivant le précepte de RÉCAMIER, avoir soin surtout de produire des adhérences solides entre la tumeur et la paroi abdominale pour éviter le danger d'un épanchement dans la cavité péritonéale. Dans ce but, on applique sur la partie la plus saillante de la tumeur de la pâte caustique, et quand les adhérences sont ainsi produites, on ponctionne le kyste à l'aide d'un trocart. Mais nous avons vu déjà par le cas de FIAUX que cette méthode n'offre pas une sécurité complète, et la bibliographie des échinocoques du foie montre qu'il existe plusieurs cas de ce genre. Malgré cela, il semble encore plus sûr de procéder de la sorte que de recourir à l'incision simple de la tumeur qui n'a encore été pratiquée que pour des échinocoques du foie et qui n'a pas du reste donné des résultats très-encourageants. D'après les dernières expériences de SIMON (*Mittheilungen aus der chir. Station des Krankhauses zu* ROSTOCK), la méthode de l'incision après une double ponction préalable avec canule à demeure, serait surtout applicable pour le foie, car les ponctions amènent plus rapidement et plus sûrement des adhérences de la paroi abdominale que les autres méthodes, et alors l'incision qui réunit les points ponctionnés devient absolument sans danger. Outre ces deux procédés, on a encore la ponction simple et celle que l'on fait suivre d'une injection d'un liquide neutre ou astringent (teinture d'iode, alcool); si l'on voulait, d'après les renseignements précédents qui ne concernent que les échinocoques du foie, se décider pour le choix d'une méthode, il faudrait d'abord ne pas oublier que l'on n'a généralement à pratiquer une opération que lorsque la tumeur devient un danger pour la vie du malade, soit par ses rapports avec les organes voisins, soit par une perforation imminente. Comme moyen inoffensif et parfois couronné de succès, on peut employer la ponction à l'aide du trocart explorateur que l'on utilise à plusieurs reprises, et que l'on peut employer sans être bien certain de produire des adhérences avec la paroi abdominale. Quand on n'obtient pas d'amélioration et que le danger nécessite une opération, il sera toujours plus sûr de recourir au procédé de Récamier, et après avoir employé la cautérisation, si l'eschare se détache, ouvrir avec le trocart et faire une petite injection de teinture d'iode. Quand les kystes rénaux exigent une opération, on peut encore être rassuré par ce fait qu'on pourra les attaquer par la région lombaire, surtout quand il existe en ce point une tuméfaction manifeste, et de cette façon on n'aura pas à craindre de léser le péritoine.

II. STRONGLE GÉANT

INDICATIONS BIBLIOGRAPHIQUES

Koenig. *Prakt. Abhandlungen uber die Krankheiten der Nieren*, p. 200 (Traité pratique des maladies des reins).

Rayer. *Maladies des reins*, III, p. 728, II.

Davaine. *Traité des entozoaires, etc.*, p. 267. II.

Leuckart. *Die menschlichen Parasiten.* (Les parasites de l'homme) Bd. II, Lfg. 2.

SYNONYMIE : *Strongylus gigas* (RUDOLPHI). — *Eustrongylus gigas* (DIESING). — *Pallisadenwurm* (ROSENSTEIN et les auteurs allemands).

Le strongle géant est un ver que l'on trouve fréquemment dans les reins des animaux carnivores, et il a été observé dès le milieu du seizième siècle chez le chien, le cheval, et le bœuf. Sa présence dans les reins de l'homme a été déjà, il est vrai, signalée depuis longtemps par différents auteurs, mais elle n'en est encore pas moins douteuse aujourd'hui. Au sujet des anciennes observations citées dans le *Sepulchretum* de BONET et dans d'autres ouvrages, MORGAGNI déjà disait en propres termes (*de sedibus et causis morborum*, epistol. XL, p. 354) : « ex his tamen omnibus perpaucos invenies, neque eos fere in obscurando cautione, qui intra ipsos hominum renes vidisse se, scribant; ut nisi canibus martibusque pro certo sciremus esse deprehensos, fortasse illorum observationes partim in dubium vocaremus, partim aliter explicaremus, mincti post nephriticos dolores oblongi, tentisque polypi, qui Sponio pro lumbrico a primo imposuerat, non obliti. » On a pu les confondre avec de simples caillots sanguins, qui proviennent souvent de l'urèthre; avec des ascarides lombricoïdes et commettre d'autres erreurs de ce genre; ce qui rend douteuses bon nombre d'observations (RUYSCH, RAISIN, MOUBLET); aussi DAVAINE qui a réuni les 16 observations éparses dans les annales de la science, n'en considère que 7 comme authentiques[1]. En l'année 1866 même on avait encore oublié l'avertissement de MORGAGNI, et le docteur VON LINSTOW (de Kiel)

[1] Ce sont les suivantes : 1) GERARDI BLAC. *Observat. anatom. in homine etc.* Lugdun. Batav. 1764, p. 125. — 2) RUYSCHII. *Observ. anatom. chirurg. cent. Observat.*, LXIV. — 3) MOUBLET, *Journal de médecine et de chirurgie*, 1758. — 4) DUCHATEAU, *Journ. de méd. et de chir. de* LEROUX, Paris 1816, p. 242. — 5) RUDOLFI, *Synopsis*, p. 261. — 6) AUBINAIS, *Journ. de la section de méd. de la Société académ. du départ. de la Loire inférieure*, liv. CVI. — 7) DAVAINE, p. 280, note 2, d'après une traduction anglaise de KUCHENMEISTER, citée par EDWARD LANKESTER.

rapporta en détail un prétendu cas de strongle géant; mais il reconnut plus tard lui-même la méprise qu'il avait commise en confondant le strongle avec des caillots sanguins. Tous les auteurs n'ont pas mis la même loyauté à avouer leurs erreurs. Il n'y a à ma connaissance qu'un seul cas de vrai strongle des reins de l'homme, c'est celui que cite DAVAINE d'après LANKESTER et qui doit se trouver à Londres dans le musée du Collége royal des chirurgiens. Il n'en existe pas de description, et il devient alors très-important de s'en tenir aux exemples qui existent dans les reins des animaux, et de comparer les cas qui pourraient se présenter aux descriptions récentes et exactes que nous allons fidèlement reproduire. Je laisse donc ici la plume à M. le professeur ANTON. SCHNEIDER, qui a eu la bonté d'esquisser la description suivante, d'après ses propres observations :

« La *femelle* mesure, d'après les types pris sur les chiens, de 360 à 640 millimètres, le *mâle*, environ 310 millimètres. L'extrémité caudale est plus grosse que l'extrémité céphalique ; la couleur rouge pendant la vie devient jaune grisâtre sur les sujets conservés dans l'alcool. La bouche est triangulaire, entourée de six papilles verruqueuses, placées à égale distance les unes des autres.

« L'ouverture anale de la femelle est une large fente qui se trouve au voisinage de l'extrémité caudale. La vulve située à 70 millimètres de la tête (mesure prise sur les strongles plus grands) est à peine visible du dehors. L'extrémité caudale du mâle diffère complétement de celle de la femelle, et a la forme de la cupule du gland. Au fond de la cupule se trouve l'ouverture sexuelle de laquelle sort un pénis de 2 millimètres, ressemblant à un cheveu.

Les *œufs* de 0,06 de millimètre de longueur, sont en grande quantité, bruns, elliptiques, un peu aplatis vers les extrémités. L'enveloppe est épaisse, semée à sa surface de petits trous circulaires.

D'après les observations prises sur les animaux et sur l'homme, la fréquence du strongle géant est très-variable suivant les différents pays du monde. Tandis que Rayer à Paris, sur 3000 reins d'hommes et 500 de chiens, n'en a pas trouvé un seul, on l'observe fréquemment en Hollande chez les chiens, et dans les États-Unis sur la martre d'Amérique. Chez l'homme, dans tous les cas cités, il n'y avait qu'un seul strongle; chez les animaux, quelquefois on en a observé plusieurs à la fois. Le parasite se trouve presque exclusivement dans le rein, et même dans le bassinet et les calices, exceptionnellement dans l'uretère, la vessie; et chez les chiens dans une tumeur qui se trouve sous la peau, au voisinage du pénis où le ver a émigré en venant du rein. Les descriptions faites d'après les animaux montrent que le rein est souvent hypertrophié, de façon à former une tumeur volumineuse, que son parenchyme est détruit, le bassinet dilaté et rempli de caillots sanguins. Des quelques cas très-probables que l'on a observés chez l'homme, et de ceux plus nombreux que l'on a vus chez les animaux, il résulte que le ver occasionne des symptômes qui ressemblent beaucoup à ceux que produisent les corps étrangers du bassinet, et surtout les calculs, tels que : douleurs dans la région rénale, dysurie, émission par l'urine de sang et de pus, et quelquefois rétention d'urine. Il est possible, mais on ne l'a pas constaté, que les œufs soient rejetés avec l'urine, et ce fait demande comme le dit Davaine, des recherches ultérieures plus minutieuses.

En aucune façon les symptômes signalés jusqu'à présent, et qui en général s'identifient avec ceux de la pyélite, ne pourront suffire pour établir une symptomalogie ou même un diagnostic. Et comme les causes et même les conditions de régime et de sol qui amènent la présence de ce ver sont complétement inconnues, on ne devra provisoirement rapporter les symptômes de la pyélite à l'existence de ce ver que lorqu'il viendra à sortir ou peut-être quand on trouvera ses œufs dans l'urine.

III. PENTASTOME DENTELÉ

INDICATION BIBLIOGRAPHIQUE

E. Vagner. *Archiv. für physiol. Heilkunde*, 1856, p. 561.

Ce parasite qui n'est pas rare dans le foie a été rencontré par E. Wagner une seule fois dans le rein d'un peintre âgé de 62 ans; il se trouvait sur le bord convexe du tiers supérieur du rein droit, sous forme d'un corps blanchâtre, fibroïde, solide et mesurant 4 millimètres de long sur 3 millimètres de diamètre. Cette concrétion traitée par l'acide chlorhydrique laissait voir d'une manière évidente l'enveloppe externe de l'animal parsemée de pointes et de piquants, ainsi que les quatre crochets cornus et les quatre crochets fortement recourbés. Les reins offraient la deuxième phase de la néphrite diffuse. Cette observation du reste n'offre pas un intérêt clinique bien considérable.

IV. SPIROPTÈRE DE L'HOMME

INDICATION BIBLIOGRAPHIQUE

A. Schneider. *Ein Fall simulirter Helminthiasis.* (Un cas d'Helminthiase simulée.) Reichert *und* Dubois *Archiv.*, 1862, p. 275.

Le spiroptère a été également rangé par Rayer parmi les vers qui, provenant du rein, peuvent être rejetés avec l'urine, et cette opinion est fondée sur un cas cité par lui et que Barnett et Lawrence ont observé et publié dans les *Medico-chirurgical Transactions* (tome II, page 385.)

Ce cas concernait une jeune fille de 24 ans qui se plaignait de douleurs de toutes sortes liées à des accès nerveux, et qui rejeta avec l'urine, dans l'espace de deux ans, environ un millier de ces vers, que Barnett lui retira en partie du canal urinaire. Ces vers furent envoyés par le docteur Barnett à Rudolphi, et ils ont été placés dans le musée de Berlin où l'on peut encore les trouver. M. A. Schneider qui en a fait l'objet de recherches anatomiques et histologiques minutieuses, croit qu'ils ne sont rien autre que l'état habituel de la filaire des poissons (*Filaria piscium.* — *Agamonema piscium.* Diesing) qui vit dans la cavité ventrale et les tissus musculaires des poissons de mer, et on peut facilement croire que la personne observée s'introduisait elle-même les vers dans la vessie et le canal de l'urèthre surtout par ce fait qu'un ver qui vit à l'état de parasite dans les poissons ne peut exceptionnellement se trouver dans la vessie urinaire d'un animal à sang chaud. Cette opinion devient une certitude quand on connaît la nature du reste des masses évacuées avec l'urine que Barnett prenait pour des œufs et que Rudolphi, qui les retrouva encore, reconnut pour des concrétions lymphatiques (*Concrementa lymphatica*). Ce sont à n'en pas douter des œufs de poissons caractérisques « dans lesquels on reconnaît encore les facettes de l'enveloppe extérieure, les cellules de la membrane granuleuse, en dessous l'enveloppe chagrinée et enfin le jaune avec de grosses gouttes de graisse ». Il n'est donc pas douteux qu'il faille rayer des bibliographies le cas de ces vers provenant de la vessie ou des reins. Il est très-probable qu'il en est de même du cas suivant.

V. DACTYLIUS ACULEATUS

T. B. Curling, dans les *Medico-Chirurgical Transactions*, XII, page 274 et tableau IV, décrit le cas d'un enfant de 5 ans qui rejetait quelquefois des vers que l'auteur et même R. Owen ont rangés parmi les nématoïdes, et qui doivent provenir des reins ou de la vessie. Rayer, également, cite le fait avec détails.

Ces helminthes paraissent avoir peu de ressemblance avec les nématoïdes. Siebold (*Wiegmams's Archiv*, t. II, p. 287-1840) le considère comme l'*Enchytrœus albidus* (Henle), petit lombric qui vit dans la terre humide et qui a pu se trouver dans le vase de nuit mal nettoyé. Le docteur Schneider, que j'ai consulté à ce sujet, pense que la description et la représentation en sont trop incomplètes pour qu'il puisse se faire à ce sujet une opinion bien nette ; il lui semble cependant que ces animaux n'étaient guère que des larves de mouches très-transparentes.

XIII

HYPERTROPHIE DES REINS

INDICATIONS BIBLIOGRAPHIQUES

RAYER. *Loc. cit.*, t III, p. 457.
BEKMANN *in Archiv. f. pathol. Anatom.* Bd. XI, Hft. 1.
GRIESINGER. *Archiv f. physiolog. Heilkunde.* Jahrg. 1859.

Les anciens auteurs ont décrit comme hypertrophie, toutes les augmentations de volume du rein, de quelque nature qu'elles fussent. Mais celles-ci n'étaient la plupart du temps que des accroissements dus, soit à l'accumulation de pus dans les bassinets à la suite d'un obstruction de l'uretère par un calcul, soit à des dégénérescences kystiques congénitales. Une observation de ce dernier genre est présentée par RAYER comme un exemple d'hypertrophie. Mais, sous cette dernière désignation, on ne peut comprendre que cet état particulier dans lequel l'augmentation de l'organe est déterminée par une production accessoire de tous ses éléments normaux sans modifications de structure, par la dilatation des canalicules avec hypergénèse des cellules épithéliales et augmentation de leur contenu, avec hypertrophie du tissu interstitiel.

L'hypertrophie vraie peut atteindre l'organe en totalité

ou dans l'une de ses parties seulement. Ce dernier cas est le plus rare sous tous les rapports; néanmoins il se rencontre surtout quand par suite de cicatrisations partielles une portion du parenchyme vient à disparaître, principalement dans les infarctus hémorrhagiques. Quand ceux-ci guérissent et qu'il ne reste que des cicatrices pigmentées, on trouve dans leur voisinage le parenchyme hypertrophié, formant des bosselures qui rendent la surface du rein inégale. La compensation est la raison principale de ce développement exagéré, et elle se produit dans tout l'organe surtout quand l'un des reins ou bien fait défaut complétement, ou cesse de fonctionner soit par un arrêt de développement congénital, soit par une atrophie résultant d'un état pathologique. Il s'ensuit qu'elle ne survient la plupart du temps que dans un seul rein, qu'il soit seul, ou que l'atrophie ait atteint son congénère, à la suite d'une obstruction congénitale de l'uretère, ou d'un calcul; cette dernière altération remplace, dans quelques cas très-rares, l'hydronéphrose habituelle. Le poids du rein hypertrophié atteint alors 8 ou 9 onces, et le calibre de l'artère et de la veine rénale est manifestement plus considérable qu'à l'état normal. Assez souvent, dans les reins uniques, comme j'en ai rencontré un cas, l'hypertrophie du rein existant est accompagnée d'anomalies de développement, consistant dans la présence de deux artères et de deux veines rénales. Fréquemment aussi elle se produit dans un rein quand les éléments sécréteurs de l'autre sont détruits par un produit de nouvelle formation comme le cancer. Bekmann, dans un cas de ce genre, a vu le stroma de la substance corticale du rein hypertrophié acquérir de telles proportions que l'on pouvait apercevoir, entre les canalicules, des traînées minces, un peu brillantes, disposées en réseau. Bekmann a cherché à produire artificiellement l'hypertrophie par la ligature de l'uretère. Sur un chien, il lia l'uretère droit, et après 23 jours, le rein gauche avait considérablement augmenté de volume, les vaisseaux étaient dilatés, gorgés de sang, les cellules épithéliales agrandies et troubles ; par contre le tissu interstitiel n'était pas visible. J'ai pratiqué la même expérience sur un lapin de 37 centimètres de longueur, auquel j'extirpai le rein droit, le 18 juin ; celui-ci pesait 6,1 grammes et avait 3 centimètres de long sur 2 de large et 1 d'épaisseur. Jusqu'au 2 août, l'animal parut très-dispos, je lui enlevai alors le rein gauche pour produire l'urémie. Il pesait 9,5 grammes, mesurait 4 centimètres de longueur sur 3 de largeur et 2 d'épaisseur, il était gorgé de sang, les canalicules de la substance corticale étaient dilatés, l'épithélium agrandi. Je ne pus constater d'hypertrophie du tissu interstitiel, mais ce sujet n'est pas encore épuisé.

En dehors de ces cas, dans lequel l'hypertrophie se produit d'un côté par arrêt de fonctionnement, de l'autre elle paraît encore pouvoir exister dans un rein ou dans tous les deux à la fois, par une augmentation de la sécrétion urinaire, dans la polyurie ainsi que dans le diabète sucré, quoique ces diverses conditions ne soient pas encore bien éclaircies. Rayer a représenté dans son Atlas plusieurs cas de reins hypertrophiés chez des diabétiques, et démontré que l'augmentation de volume atteint essentiellement la partie sécrétante, la substance corticale. Hiller (*Preuss. Vereinzeitung*, 1844), a trouvé à l'autopsie d'un diabétique outre le foie et la rate, les reins augmentés du triple de leur volume. Sur 225 cas réunis par Griesinger, et dans lesquels il y a 64 autopsies, on observa 7 fois une hypertrophie partielle considérable d'un seul rein, de façon qu'il semble que l'on ait eu alors affaire à une véritable hypertrophie. Néanmoins on n'a pas encore clairement distingué les relations de l'accroissement hypertrophique de l'organe avec les gonflements inflammatoires proprement dits. Car dans les cas que nous avons cités d'après Griesinger, le gonflement plus ou moins considérable était 5 fois lié à une hypérémie intense de l'organe, et 20 fois il y avait des altérations inflammatoires d'autre nature, des abcès en voie de formation, ou plus souvent les lésions de la néphrite diffuse. J'ai moi-même trouvé à l'autopsie d'un diabétique, des reins très-gros, et cependant il n'y avait en pareil cas aucune trace d'hypertrophie.

Il faut enfin remarquer que les anciens observateurs, comme Bartholin, prétendaient avoir constaté une hypertrophie des reins chez les gens qui avaient souffert pendant leur vie d'affections vénériennes. Rayer qui rapporte les citations qui s'y rapportent de Lentilius, Bartholin et Salmuth, n'a pu émettre aucune opinion personnelle sur l'exactitude de ce fait, et je n'ai pu trouver aucune observation de ce genre dans des travaux plus récents.

XIV

ANOMALIES DE POSITION DES REINS — REINS MOBILES

INDICATIONS BIBLIOGRAPHIQUES.

RAYER. *Loc. cit.*, III, p. 783.
WILLIS. *Loc. cit.*, p. 469.
HENOCH. *Klinik der Unterleibskrankheiten* (Clinique des maladies de l'abdomen), III, p. 367).
BRAUN. *Deutsche Klinik*, 1853.
OPPOLZER. *Wiener Wochenschrift*, 1856.
HARE. *Medical Times and Gaz*, 1856.
FRITZ. *Archives générales de Médecine*, 1859.
EMIL ROLLET. *Pathologie und Therapie der beweglichen Niere* (Pathologie et traitement des reins mobiles). Erlangen, 1866.
DIELT. *Wandernde Nieren und deren Einklemmung* (*Wiener medic. Wochenschrift*), 1864, n° 36 et 37.
GILEWSKI. *Ueber die Einklemmung beweglicher Nieren* (*Oesterreich Zeitschrift fur Heilkunde*), 1865).
MOSLER. *Uber sogenannte Einklemmung beweglichen Nieren* (*Berlin. Klin. Wochenschrift*), 1866, n° 41.
BECQUET. *Essai sur la pathogénie des reins flottants* (*Archives générales de médecine*, 1865).

En général il n'est pas rare de trouver l'un des reins ou tous les deux à la fois fixés plus ou moins profondément dans une position anomale. Tous ces déplacements le plus souvent congénitaux, sont rarement occasionnés par l'accroissement de volume d'un des organes voisins. Je ne m'engagerai pas dans une description plus étendue de ces divers états qui sont parfois liés à d'autres anomalies de structure, car ils n'offrent en général qu'un médiocre intérêt pathologique, et l'on peut en outre en trouver un résumé très-bien fait dans le traité de Rayer, aussi bien que dans les notes ajoutées par Heusinger à l'ouvrage de Willis. Au point de vue pratique, ils peuvent être confondus avec une tumeur de l'utérus, de l'ovaire, etc. Quelquefois ils apportent de sérieux obstacles à l'accouchement ; enfin ils peuvent déterminer aussi de l'hydronéphrose. Dans quelques cas les reins sont soudés ensemble en formant en avant de la colonne vertébrale comme un fer à cheval, ou bien, l'un ou tous les deux, sont enfoncés si profondément dans le petit bassin, qu'ils peuvent, avec une augmentation et un élargissement concomitant du bassin, simuler une tumeur qui peut être prise pour tout autre organe et amener en même temps de l'œdème par compression des vaisseaux. Les anciens auteurs, Eustachi, Bauhin, Sandifort, etc., ont déjà publié de semblables observations qui méritent d'être mentionnées. Plus récemment Durham (*Guy's hopital Reports*, 1860) a décrit plusieurs cas dans lesquels l'un des reins ou tous les deux reposaient dans la fosse iliaque sur l'articulation sacro-iliaque ou dans le petit bassin. Dans tous ces cas il existait en même temps des anomalies simultanées de la distribution vasculaire, et quelquefois des uretères. Durham en cite un dans lequel le rein en question reposait sur le sacrum de telle façon que son hile était tourné vers le haut. Deux artères venaient se rendre à cet organe : l'une émergeait directement de l'aorte, l'autre de l'iliaque droite, tandis qu'il n'existait qu'une veine qui allait se jeter dans la veine cave.

Canton (*Trans. of. path. Soc.* 1862) a rapporté un cas très-intéressant surtout au point de vue des rapports que le rein déplacé affectait avec les intestins, et il l'a représenté avec des figures à l'appui. Cette observation a trait à un jeune homme de 27 ans qui mourut d'une bronchite, et qui ne présenta pendant la vie aucun symptôme d'anomalie des reins. Le rein gauche à surface lobulée se trouvait immédiatement au-dessous de la bifurcation de l'aorte, son bassinet tourné directement en avant, avec un uretère dilaté supérieurement et contenant une concrétion d'oxalate de chaux.

L'arc du côlon reposait à droite du rein. La capsule surrénale correspondante se trouvait à sa place ordinaire, fait observé assez souvent dans les anomalies de position des reins et sur lequel Cruveilhier a surtout insisté. Ce même auteur a du reste cité encore un cas rare dans lequel un abcès qui s'était produit dans un de ces reins déplacés, s'était ouvert dans le rectum. J'ai observé une anomalie de position, qui n'a pas été rencontrée très-souvent, chez un individu qui mourût d'une cirrhose lobulée du foie, et dont le rein droit se trouvait dans une cavité creusée à la partie interne du foie.

Dans un certain nombre de cas, on peut reconnaître le rein fixé ou déplacé anormalement à travers la paroi abdominale, ou, quand il est situé profondément, soit par le rectum, soit par le vagin, surtout si l'on a soin de faire en même temps un examen approfondi de la région lombaire. D'autres fois, et cela m'est arrivé, la chose n'est pas possible.

Mais il est une anomalie plus importante que la précédente : c'est celle dans laquelle le rein n'est pas fixé hors de son siége habituel, mais peut se déplacer, et se mouvoir anormalement. Si le plus souvent la lésion inquiète plus les malades qu'elle ne les fait souffrir, il peut cependant survenir des accidents sérieux, surtout quand l'origine du mal n'est pas connue, contre lesquels on emploie une thérapeutique inopportune. Les auteurs anciens (Mesue,

Riolan) connaissaient bien l'existence des reins flottants, mais ce n'est que depuis Rayer que les symptômes en ont été assez bien décrits pour rendre le diagnostic possible, et c'est surtout à l'auteur français que revient le mérite d'en avoir vulgarisé l'étude.

SYMPTÔMES.

Le symptôme principal qui éveille le premier l'attention des malades et leurs craintes, c'est la présence dans l'abdomen d'une tumeur qui sans cause bien déterminée apparaît soudainement sous le bord libre des côtes. Le plus souvent elle se montre à droite, rarement à gauche, et plus souvent encore des deux côtés. Si le malade étant couché sur le dos, le tronc un peu élevé et tourné légèrement de côté, on pratique l'examen de façon à comprimer doucement d'arrière en avant, avec une main la région lombaire correspondante tandis qu'avec l'autre on pratique dans l'hypochondre, une légère pression, d'avant en arrière immédiatement sous le rebord costal, on sent alors que la tumeur s'étend un peu obliquement de haut en bas et de dehors en dedans; sa surface est lisse, sa résistance ferme, quelque peu élastique, sa forme ovale avec un bord convexe tourné en dehors, tandis qu'on sent quelquefois sur le bord interne la dépression du hile, et, ce qui est caractéristique, sa mobilité est telle qu'on peut non-seulement la repousser vers le haut, mais encore la déplacer dans une vaste étendue.

A la percussion, on obtient un son mat, tympanique, qui devient plus ou moins clair, suivant que l'intestin qui recouvre l'organe est plus ou moins vide; il disparaît même plus ou moins complétement par une forte pression. La tumeur apparaît surtout après une station ou une marche d'une certaine durée, généralement après un exercice violent tandis qu'elle disparait parfois entièrement par la position horizontale et qu'à l'inspection de la paroi abdominale antérieure elle devient souvent à peine appréciable. Il est donc nécessaire de pratiquer l'exploration sur le malade dans la station debout; on sent alors encore plus facilement le vide de la région lombaire qui disparaît quand le rein a repris sa place primitive. Pour bien constater ce symptôme, il faut surtout recommander aux malades de s'agenouiller et alors la tumeur se laisse très-bien palper au niveau de la paroi antérieure tandis que l'aplatissement de la région lombaire devient plus remarquable. Cependant il ne faudra pas toujours s'en rapporter à cet aplatissement, même quand le déplacement du rein se produit sous nos yeux.

Guterbok a présenté, le 4 juin 1860, à la Société des Sciences Médicales de Berlin, un jeune homme de 18 ans, un peu arrêté dans son développement, amblyopique depuis sa jeunesse; le patient, apprenti vannier, éprouvait depuis dix semaines en se baissant, une douleur à la suite de laquelle il se produisit à gauche, sous les côtes, une petite tumeur très-sensible. La douleur diminua un peu sous l'influence de l'administration de l'iodure de potassium. La tumeur s'étendit plus bas et devint plus volumineuse. Elle est encore en voie d'abaissement, et elle se trouve maintenant à 2 ou 3 travers de doigt des fausses côtes; sa longueur atteint à peine 5 pouces, et elle repose en arrière de l'intestin qui avoisine la rate. Dans le repos, l'intervalle disparaît, par la position horizontale la tumeur revient dans la région rénale et réapparaît en avant dans la station debout. Il n'existe pas en arrière de dépression lombaire.

Cette tumeur appréciable objectivement, détermine une série de phénomènes subjectifs. Le malade ressent en outre un affaiblissement général, des accidents nerveux protéiformes et parfois un sentiment de douleur dans le bas-ventre qui cependant dans le repos n'acquiert que rarement une intensité bien grande. Cette sensation de poids ou d'élancements est augmentée par tous les mouvements un peu prolongés : tels que l'équitation, les cahots de la voiture, le soulèvement d'un fardeau, tandis qu'elle se calme pendant le repos. Ce n'est que d'une manière exceptionnelle que l'on a quelquefois observé des douleurs à forme névralgique suivant le trajet du nerf crural et du sciatique, un des symptômes de compression vasculaire (œdème par compression de la veine cave), ou de l'intestin avec ou sans coliques.

ROLLET dit avoir vu à la clinique d'OPPOLZER un cas de rein flottant, compliqué d'étranglement intestinal par suite de la compression que le rein droit déplacé exerçait sur le côlon ascendant.

Si la forme, la résistance et la mobilité de la tumeur, ont comme signes positifs, une grande importance, l'absence de tout symptôme du côté de la diurèse n'en a pas moins comme signe négatif. Quand les reins n'offrent pas d'autres lésions qui ne soient en relation directe avec leur mobilité, l'urine présente une composition absolument normale. Le mode d'émission n'offre également aucun changement ; ce n'est que dans un cas de HENOCH qu'il y eut du ténesme, et encore HENOCH lui-même pensa-t-il que ce symptôme n'avait aucun rapport avec la mobilité anormale. Mais la tumeur jusqu'alors indolore peut présenter des modifications importantes. Il peut arriver que la tumeur considérée par les malades comme peu importante jusqu'alors devienne tout d'un coup très-accusée ; la tumeur augmente de volume, devient très-sensible à la pression de façon à rendre insupportable le moindre contact. Ajoutez à cela de l'angoisse, des nausées, des signes de collapsus, des frissons, une sécrétion très-modique d'une urine très-épaisse, symptômes auxquels succèdent au bout de peu de jours une émission et une sécrétion considérable d'urine mêlée de mucus et de pus.

Dietl a eu le mérite d'attirer le premier l'attention sur cette série de symptômes ; on leur a donné le nom de *symptômes d'étranglement*, car la tumeur dans ce cas n'est pas réductible ; on doit donc conserver cette dénomination, il résulterait en effet des recherches de Gilewski que la rotation des reins sur leur axe et la compression de l'uretère par l'extrémité inférieure amènent dans ce cas une hydronéphrose aiguë, cause première des symptômes que nous avons énoncés. Il y a surtout une observation de Mosler qui permet de douter que l'apparition des symptômes de pyélite sur lesquels Gilewski appuie son opinion est primitive. Quand on n'arrive pas à combattre d'une manière satisfaisante les accidents que nous avons énumérés plus haut, il peut alors se déclarer une péritonite circonscrite.

CAUSES.

Parmi les circonstances extérieures au milieu desquelles se produit le déplacement des reins, on voit que cette affection se rencontre bien plus fréquemment à droite, ce qui peut s'expliquer par la position plus profonde du rein droit et la longueur plus considérable de son artère. Sur trente cas que Fritz a réunis, il siégeait dix-neuf fois à droite, quatre fois à gauche et sept fois des deux côtés à la fois ; mais dans ces derniers cas, la mobilité s'est trouvée plus considérable à gauche, cinq fois.

Le sexe féminin y semble plus particulièrement prédisposé. Sur cinquante-neuf cas, il y en a cinquante concernant des femmes et neuf seulement pour les hommes, ce qui donne une proportion de la femme à l'homme, de 100 à 18 ; d'après la pratique de Dietl, elle serait même de 100 contre 1.

Parmi les différents âges, la vieillesse est plus souvent atteinte que la jeunesse. Dans les observations précédentes, l'âge varie entre 18 et 65 ans. Les cas les plus nombreux ont trait à des individus de 25 à 45 ans.

Comme circonstance normale, on peut trouver le rein légèrement mobile en bas et en dedans, car il ne rencontre alors de résistance que dans le feuillet péritonéal pour les mouvements en dedans, et dans les troncs vasculaires pour les déplacements en dehors. Des dispositions anomales du péritoine peuvent également favoriser la mobilité. Girard, (*Journal hebdomad.* 1836) a vu, dans un cas, le péritoine envelopper entièrement le rein droit de façon à lui former un mésentère complet de deux pouces de long. Dans une observation de Simpson, le péritoine offrait une disposition analogue à la partie postérieure du rein et y formait un repli qui permettait une grande mobilité. En dehors de ces causes directes (qui indiquent une origine congénitale) il existe encore toute une série de circonstances qui sont en relation de causalité avec la mobilité anomale des reins.

La fréquence plus considérable de cette affection chez les femmes qui ont eu plusieurs enfants, a conduit à penser que le relâchement de la paroi abdominale, produit par des accouchements répétés, en est la cause principale, tandis que Cruveilhier pense qu'elle est due à l'usage du corset qui exerce une pression de haut en bas ; ces deux raisons expliqueraient bien la position plus profonde, mais non la mobilité plus grande. Oppolzer s'appuie surtout sur ce que, dans les cas où il a pratiqué l'autopsie, il a trouvé une atrophie du tissu cellulaire, qui entoure normalement le rein et il considère comme cause probable un amaigrissement rapide chez les individus obèses auparavant. Cette explication mécanique a pour elle cette raison matérielle que l'atrophie du tissu cellulaire produit en fait un relâchement du péritoine tendu en avant de sa surface, et l'on peut aussi s'assurer sur le cadavre qu'après l'ablation du péritoine la mobilité ne trouve plus d'obstacles. Le même auteur invoque aussi, avec Rayer, l'influence exercée par les fardeaux trop lourds, les mouvements violents, et surtout les efforts considérables de la défécation.

D'après quelques faits qui m'appartiennent, j'ai lieu de croire que les simples efforts de toux peuvent devenir des causes accidentelles de la production de cette affection. Quant à la valeur étiologique du traumatisme, il n'existe qu'une observation due à Hénoch, dans laquelle une contusion de la région rénale ait été considérée comme cause déterminante, bien que le fait n'ait pas été démontré. Une observation malheureusement incomplète de Braun fait aussi vraisemblablement penser qu'une hydronéphrose peut occasionner une ectopie rénale, bien qu'on ne puisse méconnaître en général que l'influence d'une augmentation de volume puisse être un motif accidentel. Par contre, ce serait une exagération que d'attribuer à une congestion rénale consécutive à la menstruation, un rôle important dans la production des reins flottants, ainsi que l'a fait Becquet.

COMPLICATIONS.

Parmi les complications, je ne m'occuperai naturellement que de celles qui atteignent le rein lui-même, ou qui sont en relation directe avec son affection.

Si Henderson a récemment publié un cas où il y avait en même temps une carie vertébrale, ce n'est qu'une coïncidence accidentelle de deux états pathologiques et non une complication des reins flottants. Ceux-ci sont dans la majorité des cas habituellement exempts de toute altération. Mais on a vu exceptionnellement survenir une hydronéphrose ou une simple dilatation du bassinet par occlusion de l'uretère (Urag *Wiener Wochenschrift*. 1853), ou, par accumulation de concrétions, une inflammation diffuse et le cancer du rein (Rollet). Rayer a observé une fois la lésion fondamentale compliquée d'une péritonite circonscrite.

Diagnostic.

Sauf les cas où l'individu, par surabondance de tissu graisseux ou pour toute autre raison, offre à l'examen local de grandes difficultés, il semblerait qu'il soit facile d'éviter les erreurs. Et cependant on a confondu cette affection avec des tumeurs de tout genre, de la paroi abdominale elle-même, ou des viscères abdominaux ; conséquemment on employait les moyens thérapeutiques les plus divers, tels que les bains résolutifs, et en particulier les eaux de Carlsbad et de Kreuznach. Il ne faut jamais perdre de vue ce point de départ important qui mettra en garde contre toute erreur, à savoir : l'existence d'une tumeur mobile, lisse, ovale, affectant quelquefois la forme du rein, se laissant facilement replacer dans la région lombaire, en même temps que l'inspection dénote dès le début, un vide manifeste dans cette même région. Si même il peut exister dans l'abdomen des tumeurs mobiles de nature différente, les particularités caractéristiques des reins manqueront tout d'abord.

A droite, la vésicule biliaire très-distendue peut former une tumeur en quelque sorte mobile, mais sa forme est sphérique, au lieu d'être oblongue, son extrémité inférieure n'est pas nettement limitée ; et sa résistance n'est pas élastique mais légèrement fluctuante. A gauche, une rate mobile peut aussi simuler une tumeur flottante, mais dans la plupart des cas on pourrait la distinguer du rein en se guidant du moins sur ses rapports avec l'intestin. Le rein repose derrière l'intestin et la percussion donne alors un son tympanique ; la rate se trouve au contraire en avant, et donne alors une matité correspondant à sa configuration, tandis que la matité splénique manque dans le point qui lui est propre. Mais il faut se rappeler qu'il peut exceptionnellement, comme dans le cas que j'ai cité plus haut, exister des rapports anomaux entre l'intestin et le rein, et que des anses intestinales peuvent se placer aussi entre la rate et la paroi abdominale. En outre, l'observation de Braun montre que le rein mobile peut accidentellement se trouver en avant de l'intestin. Généralement le diagnostic ne présente de difficultés que lorsque le rein d'abord flottant s'est fixé anormalement en un point, et que l'on ne peut connaître l'état antérieur. Les complications peuvent ici créer de grandes difficultés. On pourra reconnaître les masses solides formées dans le sac péritonéal, ou les tumeurs du mésentère, en partie, par l'état de leur surface le plus souvent mamelonnée comme toutes les productions tuberculeuses ou cancéreuses, par le manque de mobilité et surtout par l'inspection de la région lombaire. En outre, dans le cours ultérieur de la maladie, il existe un signe important : c'est que la tumeur est formée par le rein, car elle reste toujours stationnaire et ne prend pas de développement, à moins qu'il ne survienne ce que l'on a appelé les symptômes d'étranglement qui même, le plus souvent, disparaissent au bout de peu de jours.

PRONOSTIC.

Dans cette maladie le fait principal est le pronostic favorable qui résulte d'un bon diagnostic. Car on peut calmer l'inquiétude des malades en les rassurant sur l'innocuité absolue de leur état, et en relevant ainsi leur moral abattu. On fera surtout remarquer aux malades combien cette tumeur qu'ils considèrent comme dangereuse, disparaît facilement par le repos horizontal, ainsi que son défaut absolu d'accroissement. On peut encore espérer faire disparaître complètement la douleur en ayant recours à une contention prolongée et bien faite. Mais quand il y a des symptômes d'étranglement, il ne faut pas oublier la possibilité de la production d'une péritonite circonscrite.

TRAITEMENT.

Quand il n'existe pas de complication nécessitant un traitement spécial, telle que la néphrite diffuse qui est exceptionnelle, ou une péritonite circonscrite, on soulage très-facilement la gêne occasionnée par cette affection, en cherchant à replacer le rein et à le maintenir dans sa position normale. Dans la plupart des cas, il s'y remet spontanément par le repos horizontal, et plus sûrement par un refoulement léger pratiqué avec la main de bas en haut et de dehors en dedans. Ce n'est que dans le paroxysme des symptômes dits d'étranglement que le replacement offre quelques difficultés, car la moindre pression est douloureuse et provoque des malaises et des nausées; cependant on pourra les faire bientôt disparaître surtout en employant contre les grandes douleurs un traitement antiphlogistique léger (saignées locales, fomentations chaudes etc.). Pour maintenir le rein dans sa position normale, on aura recours aux bandages abdominaux élastiques, aux ceintures légères avec pelote élastique, et à tous les moyens mécaniques de contention que l'on appliquera suivant les cas. Quand bien même tous ces moyens n'atteindraient pas le but principal, ils ont du moins l'avantage d'empêcher les tiraillements de l'organe, et de servir de tuteurs; ils sont donc très-utiles aux malades, et font disparaître bon nombre de malaises. Quelquefois, sans doute, les douleurs névralgiques nécessitent l'emploi des narcotiques, des frictions avec l'onguent belladoné, des injections sous-cutanées, etc. Un point capital, qu'il ne faut pas oublier, c'est la régularité des fonctions intestinales, car la constipation occasionne toute une série de douleurs incommodes (coliques, etc.), qui sont fréquemment produites par les efforts de défécation.

Les renseignements que l'on a sur la tendance à la mobilité des reins et sur les accidents qui peuvent la produire, pourront servir de guide pour un traitement prophylactique. Quand il n'existe aucun des symptômes indiqués plus haut, on se borne à faire porter au malade un bandage abdominal élastique qui sert de soutien et préserve le malade des tiraillements. On ne retirera pas beaucoup de profit de ces moyens ; mais, en fait, tout cela se borne à éviter une thérapeutique qui serait inutile.

XV

MALADIES DES VAISSEAUX DU REIN

INDICATIONS BIBLIOGRAPHIQUES.

Rayer. *Maladies des reins*, II, p. 104, 268, III, 587-592.
Frerichs. *Die Bright'sche Krankheit* (De la maladie de Bright), p. 41.
Johnson. *Diseases of the Kidneys* (Maladies des reins). — (*Die Krankheiten der Nieren*), traduit en allemand par Schütze, p. 182.
Virchow. *Gesammelte Abhandlungen*, p. 470, 556.
Leudet. *Mémoires de la Société de Biologie*, 1852, et Recherches sur l'oblitération complète de la veine rénale et le mode de rétablissement de la circulation collatérale. *Gaz. méd. de Paris*, n° 52, 1862.
B. Cohn. *Klinik des embolischen Gefänkrankheiten* p. 210 (Clinique des affections vasculaires emboliques).
Bekmann. *Verhandlung d. Würzburg. physik. u. medic. Ges.* Bd. 9, p. 201 (Comptes rendus de la Société médicale de Wurbourg).

I. LÉSIONS DES ARTÈRES RÉNALES

Les lésions de l'artère rénale, dans sa distribution au milieu des reins, sont presque toujours liées à celle des autres éléments constituants, et nous les avons par conséquent mentionnées pour la plupart à propos des différentes formes de néphrite.

L'altération la plus importante que l'on ait observée dans les vaisseaux artériels qui vont du centre du rein jusqu'au réseau des glomérules, la dégénérescence amyloïde a été décrite minutieusement en même temps que les altérations de l'épithélium et du stroma dans un chapitre particulier, qui, au point de vue clinique, rentrait dans le cadre de la maladie dite de Bright.

Les processus inflammatoires qui se produisent au niveau des pelotons vasculaires des corpuscules de MALPIGHI, et dans les capillaires intertubulaires sont reconnaissables par ce fait que la paroi des vaisseaux prend un aspect trouble et semble épaissie, et que les noyaux augmentent en grosseur et en nombre par scissiparité, jusqu'à ce qu'enfin arrive la dégénérescence graisseuse qui se montre d'abord dans les noyaux; ces modifications ont été observées ainsi que les altérations des corpuscules de MALPIGHI dans les hémorrhagies qui se produisent en dedans de la capsule dans les altérations anatomiques de la néphrite diffuse.

Les affections emboliques, qui atteignent les plus grosses divisions vasculaires en produisant l'infarctus hémorrhagique qui en est la conséquence, aussi bien que les réseaux capillaires en formant des foyers ressemblant à des abcès ou même des abcès véritables, constituent la cause anatomique de la néphrite métastatique.

Les autres altérations que l'on rencontre surtout dans le tronc, dans les grandes divisions, et même encore dans les petites branches qui vont jusque dans le parenchyme rénal, les artères afférentes jusqu'à leurs ramifications dans les glomérules de MALPIGHI, sont les mêmes que celles que l'on observe généralement dans l'aorte et ses branches; elles constituent l'*artério-sclérose* qui consiste en un épaississement considérable de la paroi avec diminution du calibre du vaisseau, et qui a pour conséquence un ralentissement du cours du sang. C'est elle aussi qui atteint les plus petits vaisseaux et devient l'occasion des premiers troubles de la circulation. Le processus athéromateux ne se montre guère dans le tronc de l'artère rénale qu'avec des altérations semblables et concomitantes du système aortique. J'ai déjà publié autrefois (*Archiv. f. path. Anatom.* Bd. XII) l'observation d'une femme de 71 ans, chez laquelle une endartérite généralisée avait existé dans l'aorte et dans toutes ses branches. Ce processus a une signification importante, car, en l'absence même de l'intermédiaire d'un processus inflammatoire, il peut devenir la cause d'une atrophie rénale, et occasionner des thromboses par le détachement de petites parcelles produites par la dégénérescence calcaire des parois. Les dépôts calcaires et graisseux des petits vaisseaux se rangent parmi les altérations les plus fréquentes des reins brightiques. Cependant, dans les cas que l'on a cités, cet état semble être, sans aucun doute de nature secondaire.

Les dilatations des artères rénales, les anévrysmes sont des exceptions, et ne sont nullement en rapport avec les altérations semblables des autres ramifications aortiques.

Parmi les observations anciennes que Rayer a réunies, il en existe une très-intéressante de Gendrin, dans laquelle il y eut une hématurie pendant la vie, et où à l'autopsie on constata la rupture d'un anévrysme de l'artère rénale dont le sac avait contracté des adhérences avec la cavité du bassinet et l'uretère du rein gauche. Les deux cas dans lesquels l'histoire de la maladie est malheureusement un peu trop écourtée, montrent que l'anévrysme fut révélé par l'apparition d'une tumeur pulsative dans l'hypochondre du côté lésé, avec douleurs violentes dans la région rénale, et qui diminuait à la suite de l'émission d'une urine d'abord sanguinolente. La mort survint dans tous les cas, par la rupture du sac, avec les signes d'une hémorrhagie interne. Outre les cas rassemblés par Rayer, il existe encore, à ma connaissance, dans les écrits les plus récents, un autre fait rapporté par Rokitansky dans son *Manuel d'Anatomie pathologique*, livre II, page 518. Il s'agit d'un jeune homme de 23 ans chez lequel il trouva un anévrysme de l'artère coronaire, un autre de l'artère hépatique au milieu du foie, un des artères hépatiques, de l'artère spermatique interne droite, avec des anévrysmes disséquants nombreux d'artères plus petites. Il n'est pas fait mention des symptômes constatés pendant la vie.

On a observé également le rétrécissement congénital de l'artère rénale avec ses conséquences qui peuvent amener l'atrophie du rein, comme dans le rétrécissement acquis. H. Hertz a publié dans les *Archives de Virchow*, Bd. 46, un cas d'obstruction chez un jeune ouvrier en cigares, âgé de 29 ans; le rein gauche était atrophié au plus haut point, le calibre de l'artère rénale gauche, au niveau de l'aorte, n'avait que le diamètre d'une pointe d'épingle. Les parois du vaisseau rétréci, et surtout la tunique interne étaient absolument normales.

II. LÉSIONS DES VEINES RÉNALES

La maladie la plus fréquente de la veine rénale et de ses divisions dans le parenchyme aussi bien que de son tronc, est la *thrombose;* celle-ci procède le plus souvent des maladies du parenchyme, s'étendant des ramifications périphériques jusqu'au tronc, ou bien elle marche, au contraire, de la veine cave vers les radicules.

Parmi les différentes formes de thrombose que Virchow nous a appris à connaître, ce sont surtout les thromboses par compression et les thromboses cachectiques (marastiques) qui se rencontrent le plus souvent. Comme dans les autres veines de l'organisme, le thrombus peut oblitérer et boucher complétement la veine, ou se creuser d'un canal central, ou bien encore être adossé à la paroi en diminuant plus ou moins le calibre du vaisseau. Suivant son âge, il peut être d'un rouge sombre et mou, à peine coloré, ferme et cassant, ou plus friable, suivant les différents stades de métamorphose.

A la thrombose par compression se rattachent les cas nombreux de rétrécissement et d'oblitération de la veine rénale, consécutifs à la néphrite diffuse ou mieux encore à la dégénérescence amyloïde. Rayer le premier, a décrit et figuré minutieusement leur situation réelle; il a publié avec détails plusieurs cas, mais suivant les idées de son temps, il prenait le thrombus pour un produit de la phlébite.

Stockes (*Dublin Journal*, 1832), sur trois cas d'oblitération veineuse, en a décrit un dans lequel le caillot n'adhérait que par places à la paroi de la veine, et restait libre dans le reste de son étendue.

Leudet (*Mém. de la Soc. de Biologie*, 1852) cite deux cas : dans le premier, outre une hypertrophie considérable du rein, il existait une thrombose des divisions les plus fines et du tronc de la veine rénale, laquelle se continuait dans la veine cave, la veine iliaque et la fémorale. Dans le second, qui concerne une femme de 34 ans, les reins avaient augmenté de volume, étaient graisseux, la veine rénale était oblitérée dans son tronc et ses branches, et le caillot de la veine principale présentait un canal à son centre.

Frerichs mentionne une observation de Delaruelle dans laquelle on trouva, sur une femme de 26 ans, les reins augmentés du double de leur volume, et les veines rénales obstruées par des caillots jusque dans la profondeur du parenchyme; il considère aussi la thrombose comme le processus primitif qui devrait, par suite du trouble de la circulation, être la condition pathogénique de l'altération rénale, tandis qu'en réalité la relation est inverse.

Œdmansson a récemment publié un cas (*Hygeia*, Bd. 22, *Schmidt's Jahrb.*, 1863, I,) qui présente cet intérêt particulier que, suivant l'opinion de Malmsten, les symptômes urémiques ont été produits par l'extension de la thrombose aux fines ramifications veineuses : Une femme de 20 ans avait eu trois accès de fièvre intermittente à type tierce. Les accès cessèrent, mais il y eut de l'œdème des pieds, des membres inférieurs et des paupières. En même temps l'urine présenta les altérations particulières à la néphrite; elle était très-albumineuse, d'une densité de 1012, et dans le sédiment on trouvait des caillots semblables à de la cire avec de l'épithélium. L'emploi du fer et des diurétiques amena une amélioration, mais ensuite survinrent des accidents d'urémie (coma, convulsions) qui enlevèrent la malade. On remarqua que ni la peau, ni l'haleine, ni la sueur n'exhalaient l'odeur de l'urine. A l'autopsie les reins présentèrent les altérations suivantes; ils étaient gros, mamelonnés, leur capsule était très-adhérente en certains points. La coupe offrait une surface lisse, exsangue. La substance corticale était d'un gris clair, un peu tuméfiée et brillante. Les corpuscules de Malpighi en partie augmentés de volume et visibles à l'œil nu. La plupart des pyramides étaient colorées en gris sans limites bien définies du côté de la substance corticale. A la coupe du rein droit, dont le parenchyme était pâteux et manifestement plus mou que celui du rein gauche, se présentaient des traînées de fibrine coagulée, blanches et plus ou moins grosses qui remplissaient les veines et se prolongeaient jusque dans la veine rénale. Le rein gauche n'était pas oblitéré, cependant il y avait des caillots dans les divisions les plus grosses, à sa partie supérieure un kyste gros comme une noix, et un autre en bas plus petit, tous deux contenant un liquide trouble et quelques petits graviers. Dans la plupart des petites artères, surtout dans le rein droit, se trouvaient des caillots pour la plupart très-petits et facilement séparables de la paroi. Quelques-unes des veines oblitérées de la substance corticale étaient enflammées, rouges et ramollies.

Dans la veine cave inférieure, il y avait du sang un peu liquide et un fin caillot fibrineux qui, de la dernière vertèbre lombaire, allait croissant successivement et s'étendait jusqu'au coagulum qui se trouvait dans l'oreillette droite. Les corpuscules de Malpighi et les artères afférentes présentaient en outre un commencement de dégénérescence amyloïde, et le stroma du tissu conjonctif était manifestement hypertrophié. Le bassinet du rein droit était injecté.

Plus souvent que dans la néphrite diffuse on rencontre la thrombose dans la dégénérescence amyloïde, car ici encore le défaut d'élasticité des parois artérielles favorise sa formation.

Il faut ranger dans la même catégorie, les cas dans lesquels à côté d'un produit de nouvelle formation d'un volume considérable, tel qu'un carcinome du rein, on a trouvé une thrombose veineuse, indépendamment de ceux dans lesquels la production détruit les parois des veines et pénétre dans leur lumière, déterminant ainsi la formation d'un vrai cancer de la veine, en permettant de douter si le thrombus ne peut pas lui aussi se transformer en cancer. Cohn rapporte le cas d'une femme qui atteinte d'un cancer médullaire du rein, n'avait jamais rien éprouvé du côté des urines, mais constata seulement dans l'abdomen une tumeur légèrement douloureuse. On ne vit survenir ni albuminurie, ni hématurie. A l'autopsie, la veine rénale contenait un caillot jaune pâle, ancien, s'étendant à partir du hile sans obstruer complétement la lumière, jusqu'à 1 pouce 1/2 dans l'intérieur de la veine cave; il paraissait aplati et pâle.

Comme dans les hypertrophies rénales, la compression peut aussi être produite par d'autres tumeurs voisines, soit du hile, soit d'organes situés plus profondément, par l'utérus gravide, les ovaires, ou la paroi postérieure d'une tumeur rétro-péritonéale. Dans la première catégorie; il faut surtout mentionner les masses de ganglions lymphatiques qui situés au niveau du hile, peuvent produire des effets semblables quand ils atteignent un volume considérable à la suite de dégénérescence. FRERICHS dit avoir vu trois cas de ce genre avec thrombose secondaire.

Dans tous les faits que nous avons mentionnés, ainsi que l'a montré VIRCHOW, la compression exercée, soit par le parenchyme considérablement hypertrophié (de façon que le sang de la veine ne possède plus assez d'impulsion pour poursuivre son trajet), soit par la production nouvelle ou une tumeur voisine, cette compression, dis-je, en ralentissant le cours du sang, détermine la thrombose.

On ne peut plus invoquer la même genèse pour le cas où un marasme général produit le même effet. BEKMANN surtout a appelé l'attention sur l'apparition de cette forme de maladie dans les reins; il en a rencontré dix cas sur des enfants cachectiques, qui étaient tous morts de diarrhée profuse dans les deux premiers mois de la vie. La thrombose avait dans la plupart de ces cas pris naissance dans le rein gauche et ne s'étendait jamais guère au delà du point d'émergence de la veine. Dans un seul cas, le thrombus allait dans la veine cave jusqu'à l'embouchure des veines hépatiques; et depuis les veines rénales obstruées existaient des prolongements coniques qui s'étendaient jusque dans la veine spermatique et la veine surrénale; la calibre de la veine cave au-dessous de l'embouchure de la veine rénale n'était pas obstrué. L'obturation avait atteint le plus souvent des divisions plus considérables, situées entre la substance médullaire et la substance corticale, plus rarement les veines des pyramides, et plus rarement encore celles de la périphérie. Dans le parenchyme rénal, on trouvait outre la thrombose, une hypérémie veineuse plus ou moins étendue, et dans les cas d'obstruction absolue, on rencontrait aussi des extravasations dans la substance médullaire. Il est à remarquer que dans les dix cas de Bekmann, neuf ne présentaient qu'une thrombose des veines rénales. Il en résulte donc qu'il faut attacher une importance pratique considérable à l'état des veines rénales, et qu'il ne faut pas perdre de vue l'importance de la diurèse dans la diarrhée infantile.

C'est ainsi que s'expliquent également quelques cas de cachexie consécutive à un carcinome stomacal, et dans lesquels les veines rénales étaient également obstruées.

De même que dans le rétrécissement du calibre des vaisseaux, consécutif à une hypertrophie de l'organe lui-même, ou dans le ralentissement du cours du sang, on rencontre la thrombose des veines rénales comme continuation d'une thrombose de la veine cave ou de la veine hypogastrique, à la suite d'une maladie des ovaires et particulièrement de celle qui se forme dans les veines utérines, par défaut de continuité. Rayer en a cité un cas très-remarquable observé sur une jeune femme chez laquelle la veine cave inférieure était obstruée jusqu'à l'origine de la veine rénale droite et avec elle toutes les autres veines inférieures, les iliaques externe et interne, la crurale et la saphène. Les cas de ce genre se compliquent d'œdème du membre inférieur, ce qui est dû aux lésions des vaisseaux cruraux et non aux altérations des vaisseaux du rein.

La thrombose complète de la veine rénale est généralement très-rare, et quand elle n'existe que d'un côté et qu'elle n'atteint pas les petites divisions en même temps que le tronc, elle ne présente aucun symptôme qui puisse la faire reconnaître pendant la vie ; quand l'obstruction du tronc et de ses divisions est complète et existe des deux côtés, l'anurie en est probablement la conséquence ; et cependant, dans ce cas, la compensation peut se faire par les collatérales, puisqu'une observation de LEUDET prouve qu'elle peut s'établir par la dilatation des veines de la capsule et de l'uretère.

Il est cependant d'autant plus difficile de se prononcer sur l'effet général des maladies des vaisseaux que dans l'immense majorité des cas le parenchyme présente des altérations telles que l'on peut mettre sur leur compte tous les symptômes urémiques. C'est pourquoi l'opinion de MALMSTEN sur le cas d'ŒDMANSSON cité plus haut, me semble encore douteuse. Il paraîtrait d'après les observations anatomiques de BEKMANN (le fait n'a pas encore été démontré cliniquement) que dans la thrombose assez étendue, consécutive à une violente hypérémie, il se produit des hémorrhagies dans les canalicules urinifères et dans le bassinet, et que par conséquent on pourrait constater l'hématurie sur le vivant.

Avant les travaux de VIRCHOW, chaque thrombose dans laquelle le thrombus n'était pas détruit et obstruait le vaisseau, était considérée comme le produit d'une phlébite adhésive, et l'on considérait également comme produits d'une phlébite suppurée tous les cas dans lesquels les caillots étaient déjà détruits ou subissaient des métamorphoses. Les observateurs compétents qui ont tenu compte de l'état des parois veineuses et qui n'ont pas séparé la cause de l'effet, sont encore aujourd'hui trop peu nombreux. C'est pourquoi je ne puis rien avancer de certain sur l'existence réelle d'une inflammation purulente des veines rénales, puisque, d'une part, je n'en ai pas observé moi-même d'exemples et que dans les ouvrages récents je n'en ai pu trouver un seul cas. Peut-être, mais ceci me semble douteux, doit-on ranger dans cette catégorie le cas observé par DANCE (*Archives générales de médecine*, XIX) et celui que cite RAYER, d'un jeune maçon de 25 ans qui, à la suite d'une chute faite du second étage, se fractura les arcs et les apophyses de la première vertèbre lombaire ainsi que l'avant-bras. A l'autopsie on trouva du pus autour des fragments vertébraux et une compression de la moelle épinière. Outre des abcès métastatiques dans le poumon gauche, il existait un foyer purulent à la partie inférieure du rein gauche. La veine rénale gauche qui s'abouchait d'une manière anormale en arrière de l'aorte, était remplie d'une couche de pus qui commençait à se transformer en pseudo-membrane ; les parois de la veine étaient épaissies, la membrane interne avait perdu son poli normal et était rouge ; toutes les veinules qui pénétraient dans le psoas du côté gauche, laissaient échapper du pus à la pression ; mais la ténuité de ces vaisseaux ne permit pas de constater l'altération de leurs parois.

FIN

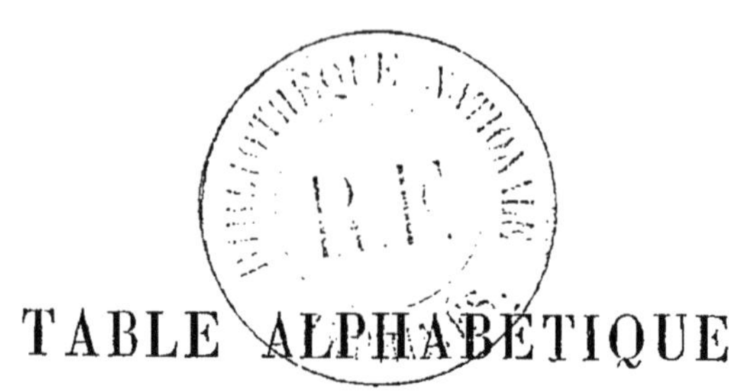

TABLE ALPHABÉTIQUE

F

G

H

I

K

L

M

N

U

V

TABLE DES MATIÈRES

PARIS. — IMP. SIMON RAÇON ET COMP., RUE D'ERFURTH, 1.

NOUVELLES PUBLICATIONS

DE LA

LIBRAIRIE ADRIEN DELAHAYE

PARIS, PLACE DE L'ÉCOLE-DE-MÉDECINE

BAZIN. **Leçons théoriques et cliniques sur la syphilis et les syphilides**, professées à l'hôpital Saint-Louis, par le docteur BAZIN, publiées par le docteur DUBUC, revues et approuvées par le professeur, 2e édition considérablement augmentée, 1 vol. in-8 accompagné de 4 magnifiques planches sur acier, figures coloriées. 10 fr.
Sépia. 8 fr.

BAZIN. **Leçons sur le traitement des maladies chroniques en général, et des affections de la peau en particulier, par l'emploi comparé des eaux minérales, de l'hydrothérapie et des moyens pharmaceutiques**, professées à l'hôpital Saint-Louis par le docteur BAZIN, rédigées et publiées par E. MAUREL, interne des hôpitaux, revues par le professeur. 1 vol. in-8 de 480 pages. Prix, broché, 7 fr.; cartonné en toile. 8 fr.

BELINA (DE). **De la transfusion du sang défibriné**, nouveau procédé pratique. In-8 de 66 pages. 2 fr.

BÉRENGER FÉRAUD. **Traité de l'immobilisation directe des fragments osseux dans les fractures**. 1 vol. in-8 de 768 pages, avec 102 fig. dans le texte. 10 fr.

— **Traité des fractures non consolidées ou pseudarthroses**. 1 vol. in-8 de 700 pages, avec 102 figures dans le texte. 10 fr.

BERGERON (G.). **Des caractères généraux des affections catarrhales aiguës**. In-8 de 73 pages. 2 fr.

BERTIN. **Étude clinique de l'emploi et des effets du bain d'air comprimé dans le traitement des maladies de poitrine**, etc. 2e édition, 1 vol. in-8 de 741 pages, et 1 planche. 7 fr. 50

BERTIN. **Étude critique de l'embolie dans les vaisseaux veineux et artériels**. 1 vol. in-8 de 492 pages. 8 fr.

BES. **De l'érythème noueux dans certaines maladies**. In-8 de 80 pages. 2 fr.

BEVERLEY. **De la thrombrose cardiaque dans la diphthérie**. In-8 de 113 pages. 2 fr. 50

BILHAUT. **Étude sur la température dans la phthisie pulmonaire**. In-8 de 51 pages et 4 planches. 1 fr. 75

BLANC. **Étude sur le cancer primitif du larynx**. In-8 de 92 pages et 1 planche. 2 fr. 50

BLAQUART. **Étude critique sur la digitaline au point de vue chimique et physiologique**. In-8 de 94 pages. 2 fr.

BOEHM. **De la thérapeutique de l'œil, au moyen de la lumière colorée**, traduit de l'allemand par KLEIN, traducteur de l'*Optique physiologique* de Helmholtz avec 2 planches coloriées. 1 vol. in-8. 4 fr.

BOILLET. **Malades et médecins**. 1 vol. in-12. 1 fr. 50

BOILLET. **Les instincts des malades peuvent-ils servir à leur guérison?** In-12. 1 fr. 25

BOREL. **Optique pathologique. Des lunettes après l'opération de la cataracte.** In-8. 1 fr.

BOSSU. **Anthropologie,** étude des organes, des fonctions et des maladies de l'homme et de la femme, contenant l'anatomie, la physiologie, l'hygiène, la pathologie, la thérapeutique et les principales notions de médecine légale. 2 forts vol. in-8 compactes, accompagnés d'un atlas de 20 planches d'anatomie gravées sur acier. *Sixième édition,* revue, corrigée et augmentée. Avec figures noires. 15 fr.

Avec figures coloriées. 22 fr.

BOURGOUGNON. **Notes pour servir à l'étude de la coralline.** In-8 de 16 p. 75 c.

BOURNEVILLE. **Études cliniques et thermométriques sur les maladies du système nerveux.** 2 vol. in-8 accompagnés de figures dans le texte. 7 fr.

BOURNEVILLE. **De l'antagonisme de la fève de Calabar et de l'atropine,** In-8. 75 cent.

BOURNEVILLE et VOULET. **De la contracture hystérique permanente.** In-8 de 107 pages. 2 fr. 50

BOUGARD. **Les eaux chlorurées sodiques thermales de Bourbonne-les-Bains et les eaux similaires d'Allemagne.** In-8. 1 fr.

BOURDIN. **Médecine et matérialisme.** In-18 de 16 pages. 50 c.

BOURGEOIS. **De la congestion pulmonaire simple.** In-8 de 92 pages. 2 fr.

BOURGOIN. **De l'alimentation des enfants et des adultes dans une ville assiégée, et en particulier de la viande de cheval.** In-8. 1 fr.

BOURGOIN. **Du blé, sa valeur alimentaire en temps de siége et de disette.** In-8. 75 cent.

BOUSSU. **Traité des plantes médicinales indigènes,** précédé d'un cours de botanique. 3e édition. 1 vol. in-8 et atlas. Avec figures noires. 13 fr.

Avec figures coloriées. 22 fr.

BOYER (JULES). **Guérison de la phthisie pulmonaire et de la bronchite chronique à l'aide d'un traitement nouveau.** *Neuvième édition,* in-8 de 136 pages. 1 fr. 50

BRÉBANT. **Le Charbon,** ou Fermentation bactéridienne chez l'homme, physiologie pathologique et thérapeutique rationnelle. In-8 de 140 pages. 2 fr.

BRINTON (W.). **Traité des maladies de l'estomac.** Ouvrage traduit par le docteur A. RIANT, précédé d'une Introduction par M. le professeur Ch. LASÈGUE. 1 vol. in-8 de 520 pages, avec figures dans le texte. Prix du volume cartonné en toile. 7 fr.

BRUC (de). **Formulaire médical des familles.** 2e édition, 1 vol. in-12 de 595 pages. 5 fr.

BRUC (de). **Guérison du cancer.** Découverte d'un traitement spécifique. In-8. 2 fr.

BUCQUOY. **Leçons cliniques sur les maladies du cœur,** professées à l'Hôtel-Dieu de Paris. *Troisième édition,* 1 vol. in-8 de 170 pages, avec figures dans le texte Prix du volume cartonné. 4 fr.

BURILL. **De l'ivrognerie et des moyens de la combattre.** In-8 de 88 pages. 2 fr.

BUYS (Léopold). **Traitement des kystes de l'ovaire, du pyothorax, de l'hydrothorax, des plaies, etc., par la compression et l'aspiration continues procédés et appareils nouveaux.** 1 vol. in-8, avec 3 grandes planches lithographiées et coloriées. 3 fr.

CADE. **Avantages de la dépresso-réclinaison et des divers procédés opératoires à l'aiguille dans le traitement de la cataracte.** In-8 de 16 pages. 50 cent.

CAIZERGUES. **Les mycrosimas, ce qu'il faut en penser.** In-8 de 84 pages et 5 planches. 3 fr. 50

CAMPOS BAUTISTA. **De la galvanocaustique chimique comme moyen de traitement des rétrécissements de l'urèthre.** In-4 de 162 pages avec figures dans le texte. 3 fr. 50

CARLET. **Du rôle des sciences accessoires et en particulier des sciences exactes en médecine.** In-8 de 63 pages. 2 fr.

CASTAN. **Traité élémentaire des diathèses.** 1 vol. in-8 de 467 pages. 6 fr.

CASTAN. **Traité élémentaire des fièvres.** 2e édition. 1 vol. in-8. 7 fr.

CAULET. **Étude médicale sur la cure de Carsbald (Bohême).** In-8. 1 fr.

CERVIOTTI. **Étude sur les vêtements chez l'homme et chez la femme dans leurs rapports avec l'hygiène.** In-8 de 86 pages. 2 fr.

CHALLAND. **Étude expérimentale et clinique sur l'absinthisme et l'alcoolisme.** In-8. 2 fr.

CHALVET. **Des moyens pratiques d'obvier à la mortalité des enfants nouveau-nés.** In-8. 1 fr.

CHANTREUIL. **Du cancer de l'utérus au point de vue de la conception, de la grossesse et de l'accouchement.** In-8 de 96 pages. 2 fr. 50

CHANTREUIL. **Des applications de l'histologie à l'obstétrique.** 1 vol. in-8 de 190 pages. 3 fr. 50

CHARCOT. **Leçons sur les maladies du système nerveux**, recueillies et publiées par le docteur BOURNEVILLE. 1 vol. in-8 avec fig. et planches col. Cart. 10 fr.

CHARPENTIER, interne en médecine et en chirurgie des hôpitaux de Paris. **Étude sur le scorbut en général, l'épidémie** de 1871 en particulier. In-8. 1 fr. 75

CHARPENTIER (A.), professeur agrégé à la Faculté de Paris, etc. **De l'influence des divers traitements sur les accès éclamptiques.** In-8 de 148 pages. 3 fr.

CHARVOT. **Température, pouls, urines, dans la crise et la convalescence de quelques pyrexies, pneumonie, fièvre typhoïde, rhumatisme articulaire.** In-8 de 62 pages et 14 planches. 2 fr. 50

CHAVÉE. **Petit essai philosophique de médecine pratique**, à l'adresse des gens instruits. 1 vol. in-8. 5 fr.

CHÉRON (JULES). **Du traitement du rhumatisme articulaire chronique, primitif, généralisé ou progressif, par les courants continus constants.** In-8 de 44 pages. 1 fr.

CHÉRON (JULES) et MOREAU-WOLF. **Des services que peuvent rendre les courants continus constants dans l'inflammation, l'engorgement et l'hypertrophie de la prostate.** In-8 de 31 pages. 1 fr.

CLAPARÈDE. **Inflammations et catarrhe de la vessie, gravelle, des divers moyens de combattre ces affections.** 1 vol. in-8 de 268 pages avec 60 figures intercalées dans le texte et 3 planches. 4 fr.

COLETTE. **Sur une forme d'arthropathie.** In-8 de 56 pages. 1 fr. 50

Comptes rendus des séances et Mémoires de la Société de biologie, Tome IIIe de la 5e série, année 1871, 23e de la collection. 1 vol. avec 13 planches lithographiées. 7 fr.

Conférence médicale de Paris. Discussion sur la variole et la vaccine, par MM. Caffe, Dally, Gallard, Marchal (de Calvi), Lanoix, Tardieu, Revillout, etc. 1 vol. in-8 de 192 pages. 3 fr. 50

CORNILLON. **Des accidents des plaies pendant la grossesse et l'état puerpéral.** In-8 de 70 pages. 2 fr.

COURTAUX. **De la fièvre syphilitique.** In-8 de 75 pages. 2 fr.

COUYBA. **Des troubles trophiques consécutifs aux lésions traumatiques de la moelle et des nerfs.** In-8, 66 pages. 2 fr.

CREVAUX. **De l'hématurie chyleuse ou graisseuse des pays chauds.** In-8 de 62 pages. 2 fr.

CULOT. **De l'inflammation primitive aiguë de la moelle des os.** In-8. 2 fr.

DANET. **De l'alcool dans le traitement des maladies puerpérales,** suites de couches et de la résorption purulente. In-8 de 36 pages. 1 fr. 25

DEBOUT, médecin-inspecteur. **Des eaux minérales de Contrexéville** et de leur emploi dans le traitement de la goutte, la gravelle et le catarrhe vésical. 2e édition. In-8. 2 fr.

DEBRAY. **De l'Eucalyptus globulus.** In-8. 2 fr.

DÉCLAT. **De la curation des maladies de la peau,** spécialement des maladies comprises sous le nom de *dartres*, à l'aide de la nouvelle médication phéniquée. In-12. 2 fr.

DELAPORTE. **De la gastrotomie dans les étranglements internes.** In-8 de 80 pages. 2 fr.

DELBARRE. **De la dénudation des artères.** In-8 de 66 pages. 1 fr. 50

DELENS. **De la communication de la carotide et du sinus caverneux** (anévrysme artérioso-veineux). In-8 de 90 pages, avec 2 planches coloriées. 3 fr. 50

DELENS. **De la sacro-coxalgie.** 1 vol. in-8 de 118 pages et 2 planches. 3 fr.

DELSTANCHE. **Étude sur le bourdonnement de l'oreille.** In-8 de 100 p. 2 fr.

DEMEULES, interne des hôpitaux de Paris, etc. **Pronostic et traitement des fractures de jambe compliquées de plaie.** In-8. 2 fr.

DEPAUL. **Leçons de clinique obstétricale**, professées à l'hôpital des Cliniques, rédigées par M. le docteur De Soyre, chef de clinique. 1 vol. in-8 avec figures intercalées dans le texte. Prix de l'ouvrage complet pour les souscripteurs. 14 fr.
La 3e partie paraîtra prochainement.

DEPAUL. **Sur la vaccination animale.** In-8. 2 fr.

DEPAUL. **Sur la vaccination animale et la syphilis vaccinale.** In-8. 1 fr. 50

DEPAUL. **De la rétention d'urine chez l'enfant pendant la vie fœtale**, étudiée surtout comme cause de dystocie. In-8. 1 fr. 50

DEPAUL. **Rapport sur des accidents graves**, suite de la vaccination, qui se sont produits dans le département du Morbihan. In-8. 50 cent.

DERLON. **De l'influence des progrès des sciences sur la thérapeutique.** Étude des connaissances chimiques et pharmacologiques nécessaires au traitement des maladies. 1 vol. in-8 de 174 pages. 3 fr.

DESNOS. **Considérations sur le diagnostic, le pronostic et la thérapeutique de quelques-unes des principales formes de la variole.** Grand in-8 de 8 pages. 50 c.

DESNOS et HUCHARD. **Des complications cardiaques dans la variole et notamment de la myocardite varioleuse.** In-8. 1 fr. 50

DESPRÉS, chirurgien de l'hôpital de Lourcine, professeur agrégé, etc. **Traité iconographique de l'ulcération et des ulcères du col de l'utérus.** 1 vol. in-8, avec planches lithographiées et coloriées. 5 fr.

DIEULAFOY. **De la contagion.** In-8 de 148 pages. 3 fr.

DUBREUIL (E.). **Étude anatomique et histologique sur l'appareil générateur du genre Hélix.** In-8 de 60 pages et 1 planche. 2 fr.

DUFOUR (E.). **De l'encombrement des asiles d'aliénés**, étude sur l'augmentation toujours croissante de la population des asiles d'aliénés ; ses causes, ses inconvénients, et des moyens d'y remédier. Mémoire couronné par la Société de médecine de Gand. In-8 de 107 pages. 2 fr.

DUPIERRIS. **De l'efficacité des injections iodées dans la cavité de l'utérus pour arrêter les métrorrhagies qui succèdent à la délivrance**, et de leur action comme moyen préservatif de la fièvre puerpérale. In-8 de 96 pages. 2 fr.

DUPUY (Paul). **Du libre arbitre.** Grand in-8 de 64 pages. 2 fr.

DUSART. **Recherches expérimentales sur le rôle physiologique et thérapeutique du phosphate de chaux.** 1 vol. in-12 de 158 pages. 2 fr.

EMIN. **Études sur les affections glaucomateuses de l'œil.** 1 vol. in-8 de 131 pages, avec 4 planches coloriées. 5 fr.

EUSTACHE. **Apprécier l'influence des travaux modernes sur la connaissance et le traitement des maladies virulentes en général.** In-8 de 90 pages. 2 fr. 50

FAID. **Des troubles de la sensibilité générale dans la période secondaire de la syphilis,** et notamment de l'analgésie syphilitique. In-8 de 132 pages. 3 fr. 50

FANO, professeur agrégé à la Faculté de médecine de Paris. **Traité élémentaire de chirurgie.** 2 forts vol. in-8 avec 307 figures dans le texte. 28 fr.

FERRAS. **De la laryngite syphilitique.** In-8 de 86 pages. 2 fr.

FIGUEROA. **Des obstacles que le col utérin peut apporter à l'accouchement.** In-8 de 99 pages. 2 fr.

FLAMAIN. **Étude sur les procédés opératoires applicables à l'amputation tibio-tarsienne.** In-8. 1 fr. 50

FORT. **Anatomie descriptive et dissection,** contenant un précis d'embryologie, la structure microscopique des organes et celle des tissus. 2e édition très-augmentée. 3 vol. in-12 avec 662 figures intercalées dans le texte. 25 fr.

FORT. **Résumé d'anatomie.** 1 vol. in-32 de 520 pages, avec 73 figures intercalées dans le texte. 2 fr.

FORT. **Traité élémentaire d'histologie.** 2e édition. 1 vol. in-8 avec 500 figures intercalées dans le texte. 14 fr.

FORT. **Anatomia descriptiva y disseccion con un rèsumèn de embriologia y generacion y la estructura microscopica de los tejidos y de los organos.** Traduccion espanola de la francesa bejo la direccion del autor por el Doctor R. de Armas y Cespedes, 2 tomos con figuras intercaladas en el texto. 16 fr.

FOUCHER, professeur agrégé à la Faculté de médecine de Paris, chirurgien des hôpitaux, etc. **Traité du diagnostic des maladies chirurgicales,** avec appendice, et **Traité des tumeurs,** par A. DESPRÉS, professeur agrégé à la Faculté de médecine de Paris, chirurgien des hôpitaux. 1 vol. in-8 de 1162 pages et 57 figures intercalées dans le texte, avec un joli cart. en toile. 18 fr.

FOUILLOUX. **Essai sur le pansement immédiat des plaies d'amputation par le perchlorure de fer.** In-8 de 57 pages. 1 fr. 50

FOURCY (Eugène de), ingénieur en chef du corps des mines. **Vade-mecum des herborisations parisiennes,** conduisant sans maître aux noms d'ordre, de genre et d'espèce de toutes les plantes spontanées ou cultivées en grand dans un rayon de 25 lieues autour de Paris. 3e édition comprenant les mousses et les champignons. 1 vol. in-18 de 309 pages. 4 fr. 50

FOURNIÉ (ÉDOUARD). **Physiologie de la voix et de la parole.** 1 vol. in-8 de 816 pages, avec figures dans le texte. 10 fr.

FOURNIÉ (Éd.). **Physiologie du système nerveux cérébro-spinal d'après l'analyse physiologique des mouvements de la vie.** 1 vol. in-8 de 832 pages avec un joli cart. en toile. 12 fr.

FOURNIER (ALFRED), professeur agrégé, médecin de l'hôpital de Lourcine. **Leçons cliniques sur la syphilis** étudiées plus particulièrement chez la femme. 1 fort vol. in-8, avec tracés sphygmographiques. Br. 15. Cart. 16 fr.

FOURNIER (ALFRED). **Fracastor : la Syphilis, 1530 ; le Mal français, 1546 ;** traduction et commentaire. 1 vol. in-12 de 210 pages. 2 fr. 50

FOURNIER. **Diagnostic général du chancre syphilitique.** Leçon recueillie et rédigée par Gripat, interne des hôpitaux. 1 fr. 25

FOURNIER. **Note sur un cas de gomme syphilitique.** 50 cent.

FREDET. **Étude médico-légale des effets de la foudre sur l'homme.** Lésions anatomiques observées sur le cadavre d'un foudroyé. 75 cent.

FREIDRICH. **Traité pratique des maladies du cœur.** Ouvrage traduit de l'allemand par les docteurs DOYON et LORBER. 1 vol. in-8. 9 fr.

GAUTIER (JULES). **De la fécondation artificielle dans le règne animal**, et de son emploi contre la stérilité. 1 vol. in-12 de 46 pages. 1 fr.

GAYAT. **Étude sur les corps étrangers de la conjonctive et de la cornée.** In-8. 1 fr. 25

GEORGESCO. **Du scorbut.** Épidémie observée pendant le siége de Paris. In-8 de 76 pages. 2 fr.

GIGARD. **Deux points de l'histoire du favus.** In-8 de 51 pages et 2 planches. 2 fr.

GIMBERT. **L'Eucalyptus globulus ;** son importance en agriculture, en hygiène et en médecine. Grand in-8 de 102 pages et 3 planches. 3 fr. 50

GIRARD. **Les matières glucogènes et les sucres au point de vue chimique et physiologique.** In-8 de 80 pages. 2 fr. 50

GIRAUD. **Du délire dans le rhumatisme articulaire aigu.** In-8, 110 p. 2 fr.

GIRAULT. **Étude sur la génération artificielle dans l'espèce humaine.** In-8 de 16 pages. 1 fr.

GLATZ. **Résumé clinique sur le diagnostic et le traitement des différentes espèces de néphrites et de la dégénérescence amyloïde des reins.** In-8 de 62 pages et 2 planches. 2 fr.

GOURVAT. **Physiologie expérimentale sur la digitale et la digitaline.** In-8. 2 fr.

GRAEFE (DE). **Des paralysies du muscle moteur de l'œil,** traduit de l'allemand par A. SICHEL, revu par le professeur. 1 vol. in-8 de 220 pages. 3 fr. 50

GRAVES. **Leçons de clinique médicale**, ouvrage traduit et annoté par le docteur JACCOUD, précédé d'une introduction par le professeur TROUSSEAU. 3e édition, 2 vol. in-8. 20 fr.

GREMION-MENUAUD. **Étude sur la réduction de luxations anciennes d'origine traumatique par les machines.** In-8 de 62 p. avec 2 pl. dans le texte. 2 fr.

GUÉNIOT. **De l'opération césarienne à Paris**, et des modifications qu'elle comporte dans son exécution. In-8. 75 cent.

GUÉNIOT. **De la guérison par résorption des tumeurs dites fibreuses de l'utérus.** In-8. 50 cent.

GUÉRIN (J. C.). **La santé**; hygiène et régime à suivre pour se bien porter; comment on peut rétablir sa santé. 2e édition. 1 vol. in-8. 2 fr.

GUICHARD (AMBROISE). **Recherches sur les injections utérines en dehors de l'état puerpéral.** Grand in-8 de 184 pages. 3 fr. 50

HALLOPEAU. **Des accidents convulsifs dans les maladies de la moelle épinière.** In-18. 2 fr.

HAMEL. **Du rash variolique** (*Variolus rash* des Anglais). In-8 de 100 pages. 2 fr.

HAYEM. **Études sur le mécanisme de la suppuration.** In-8 de 32 pages. 1 fr.

HAYEM. **Des hémorrhagies intra-rachidiennes.** In-8 de 232 pages. 4 fr.

HŒPFFNER. **De l'urine dans quelques maladies fébriles.** In-8 de 94 pages et 8 tableaux. 2 fr. 50

HERVIEUX, médecin de la maternité de Paris. **Traité clinique et pratique des maladies puerpérales, suites de couches.** 1 vol. in-8 de 1165 pages, avec figures dans le texte. Le volume cartonné. 16 fr.

HESTRÉS. **Étude sur le coup de chaleur.** Maladie des pays chauds. In-8 de 135 pages. 2 fr. 50

HUCHARD. **Étude sur les causes de la mort dans la variole.** In-8 de 70 pages. 2 fr.

HUTIN et BOTTENTUIT. **Guide des baigneurs aux eaux minérales de Plombières.** 1 vol. de 224 pages avec figures dans le texte. Cart. 2 fr. 50

HYBORD. **Du zona ophthalmique et des lésions oculaires qui s'y rattachent.** In-8 de 160 pages et 4 planches. 3 fr. 50

INZANI. **Recherches sur la terminaison des nerfs dans les muqueuses des nerfs, dans les muqueuses des sinus frontaux et maxillaire.** In-8 75 cent.

JACCOUD, professeur agrégé à la Faculté de médecine de Paris. **Traité de pathologie interne.** 2 vol. in-8 avec 33 planches en chromolithographie. 3e édition. 25 fr.

JOB. **Malades et blessés** : ambulance de l'hôpital Rothschild pendant le siége de Paris. In-8. 1 fr. 50

LACASSAGNE. **De la putridité morbide et de la septicémie.** Histoire des théories anciennes et modernes. In-8 de 138 pages. 3 fr. 50

LAFFITTE (L). **Essai sur les aphonies nerveuses et réflexes.** In-8 de 70 pages. 2 fr.

LAFITTE. **Des kystes des parties molles de la jambe.** In-8 de 80 pages. 2 fr.

LAMBERT (DE). **De l'emploi des affusions froides dans le traitement de la fièvre typhoïde et des fièvres éruptives.** In-8 de 75 pages. 2 fr.

LAMBLIN. **Étude sur la lèpre tuberculeuse, ou éléphantiasis des Grecs.** 1 vol. in-8, ouvrage orné de gravures dans le texte. 3 fr. 50

LANCEREAUX. **De la maladie expérimentale comparée à la maladie spontanée.** In-8 de 132 pages. 2 fr. 50

LANDRIEUX. **Des pneumopathies syphilitiques.** In-8 de 80 pages. 2 fr.

LANGLEBERT. **La syphilis dans ses rapports avec le mariage.** 1 vol. in-12. 3 fr. 50

LARGUIER DES BANCELS. **Étude sur le diagnostic et le traitement chirurgical des étranglements internes.** In-8 de 144 pages. 3 fr.

LARRIEU. **Des hémorrhagies rétiniennes.** In-8 de 118 pages. 2 fr. 50

LARROQUE. **Traitement complémentaire et prophylactique du lymphatisme et de la scrofule confirmée.** 64 observations à l'appui. 1 vol. in-8. 3 fr. 50

LASSERRE. **Étude sur l'isolement considéré comme moyen de traitement dans la folie.** In-8 de 88 pages. 2 fr.

LATOUR (A.). **Journal du bombardement de Châtillon**, avril et mai 1871. In-8. 2 fr.

LAUGAUDIN. **Contribution aux indications curatives des eaux de Royat.** In-8 de 190 pages. 2 fr.

LAURENT (Ch.). **De l'hyoscyamine et de la daturine**, étude physiologique, application thérapeutique. Grand in-8 de 123 pages, avec figures. 3 fr.

LAVAL. **Essai critique sur le delirium tremens.** In-8 de 85 pages. 2 fr.

LE BŒUF. **Étude critique sur l'expectation dans la pneumonie.** Grand in-8 de 98 pages. 2 fr.

LERICHE. **Du spina bifida crânien.** In-8, avec figures. 2 fr.

LETEINTURIER. **Du danger des opérations pratiquées sur le col de l'utérus.** In-8 de 39 pages. 1 fr. 50

LETEURTRE. **Documents pour servir à l'histoire du seigle ergoté.** In-8 de 107 pages. 2 fr. 50

LETONA. **Étude comparative des fièvres palustres.** In-8 de 137 pages. 2 fr. 50

LEVEN. **Une épidémie de scorbut.** In-8 de 67 pages et 3 planches. 3 fr. 50

LEVI. **Diagnostic des maladies de l'oreille.** In-8 avec 3 planches en chromolithographie. 3 fr. 50

LOOMANS. **De la liberté humaine** considérée dans la vie intellectuelle et dans ses rapports avec le matérialisme. In-8 de 52 pages. 50 cent.

LOUSTAU. **Voies urinaires.** Étude sur la divulsion des rétrécissements du canal de l'urèthre (procédés de MM. Holt et Voillemier). In-8 de 91 pages et 2 planches. 2 fr. 50

MAGNAN. **Étude expérimentale et clinique sur l'alcoolisme** (alcool et absinthe, épilepsie absinthique). In-8 de 46 pages. 2 fr.

MALASSEZ. **Études sur le molluscum.** In-8 avec 3 planches. 2 fr.

MALLEZ. **Médication topique de l'urèthre.** Étude comparative de quelques moyens employés contre les écoulements uréthraux chroniques. In-8. 50 cent.

MALLEZ et DELPECH. **Thérapeutique des maladies de l'appareil urinaire.** 1 vol. in-8. 7 fr. 50

MALLEZ et A. TRIPIER. **De la guérison durable des rétrécissements de l'urèthre par la galvanocaustique chimique.** Mémoire couronné par l'Académie de médecine. In-8 de 35 pages, avec figures dans le texte, *deuxième édition.* 2 fr.

MARTIN (GUSTAVE). **Étude sur les plaies artérielles de la main et de la partie antérieure de l'avant-bras.** In-8 de 88 pages. 2 fr.

MARTIN. **De la circoncision,** avec un nouvel appareil inventé par l'auteur pour faire la circoncision. Nouveau procédé pour le débridement du phimosis congénital. Grand in-8 de 88 pages. 2 fr.

MASSEY (LUCIEN). **Mémoire sur le traitement médical et la guérison des affections cancéreuses,** suivi d'une Note sur le traitement de la syphilis. In-8 de 30 pages. 1 fr.

MAURIAC, médecin de l'hôpital du Midi. **Mémoire sur les affections syphilitiques précoces du système osseux.** In-8 de 100 pages. 2 fr. 50

MAURIAC. **Mémoire sur le paraphimosis.** In-8 de 48 pages. 1 fr. 50

MERCIER. **Traitement préservatif et curatif des sédiments de la gravelle, de la pierre urinaires, et de diverses maladies dépendant de la diathèse urique.** 1 vol. in-12 avec fig. intercalées dans le texte. 7 fr. Cart. 8 fr.

MICHALSKI. **Étude sur la première dentition.** In-8 de 67 pages. 2 fr.

MICHAUD. **Sur la méningite et la myélite dans le mal vertébral.** Recherches d'anatomie et de physiologie pathologiques. 1 vol. in-8 de 88 pages et 3 planches. 2 fr. 50

MISSET. **Étude sur la pathologie des glandes sébacées.** In-8 de 120 pages avec 4 planches. 3 fr. 50

MOLLIÈRE (D.). **Du nerf dentaire inférieur.** Anatomie et physiologie, anatomie comparée. In-8. 2 fr.

MOLLIÈRE (D.). **Recherches expérimentales et cliniques sur les fractures indirectes de la colonne vertébrale.** In-8. 1 fr. 50

MOREAU-WOLF. **Des rétrécissements de l'urèthre et de leur guérison radicale et instantanée par un procédé nouveau,** la *divulsion rétrograde.* Grand in-8 de 100 pages, avec figures dans le texte. 3 fr.

MOTET. **Siége de Paris.** L'ambulance militaire de Reuilly, annexe du Val-de-Grâce. In-8. 1 fr.

MOURA. **Angines aiguës ou graves;** origine, nature, traitement. In-8 de 68 pages. 2 fr.

MOUTARD-MARTIN, médecin de l'hôpital Beaujon. **La pleurésie purulente et son traitement.** 1 vol. in-8. 4 fr.

MURON. **Pathogénie de l'infiltration de l'urine.** In-8 de 72 pages. 2 fr.

NADAUD. **Paralysies obstétricales des nouveau-nés.** In-8 de 60 pages. 1 fr. 50

NAUDIER. **De l'obstruction des voies lacrymales.** In-8 de 91 pages. 2 fr.

NEPVEU. **Contribution à l'étude des tumeurs du testicule.** In-8 de 60 pages et 2 planches en chromolithographie. 2 fr. 50

NIEDERKORN. **Contribution à l'étude de quelques-uns des phénomènes de la rigidité cadavérique chez l'homme.** 91 pages et 33 tableaux. 2 fr. 50

NIEPCE. **Quelques considérations sur le crétinisme.** In-8. 1 fr. 75

NONAT, ancien médecin de la Charité, agrégé libre de la Faculté de Paris. **Traité pratique des maladies de l'utérus, de ses annexes et des organes génitaux externes.** 2e édition, revue et augmentée avec la collaboration du docteur LINAS. 1 fort vol. in-8, avec figures dans le texte. 15 fr.

NYSTROM. **Du pied et de la forme hygiénique des chaussures**, avec une Préface du professeur SANTESSON, traduction de la 2e édition suédoise. In-8 de 46 pages, avec figures dans le texte. 1 fr. 50

OFF. **Des altérations de l'œil dans l'albuminurie et le diabète.** In-8 de 180 pages, avec 2 planches en chromolithographie. 4 fr. 50

OLLIER DE MARICHARD et PRUNER BEY. **Les Carthaginois en France, la Colonie libo-phénicienne du Liby.** Gr. in-8 de 50 pages, avec 2 tableaux et 6 planches. 5 fr.

OLLIER DE MARICHARD. **Recherches sur l'ancienneté de l'homme dans les grottes et monuments mégalithiques du Vivarais.** 1 vol. in-8 avec 13 planches en partie coloriées. 7 fr.

PATÉZON. **Des coliques hépatiques**, et de leur traitement par les eaux minérales de Vittel (Vosges). In-8. 75 cent.

PÉAN et MALASSEZ. **Étude clinique sur les ulcérations anales.** 1 vol. in-8, avec figures et 4 planches coloriées. 6 fr.

PELTIER. **L'ambulance n° 5.** In-8 de 109 pages. 1 fr. 50

PELTIER. **Pathologie de la rate.** In-8 de 110 pages. 2 fr. 50

PELTIER. **Étude sur les épanchements traumatiques primitifs de sérosité.** In-8. 1 fr. 50

PÉNIÈRES. **Des résections du genou.** In-8 de 120 pages. 3 fr.

PERIER. **Le château de Bourbon-l'Archambault.** Notice historique. In-8 avec 3 planches. 1 fr. 25

PERIER (G.). **Guide aux eaux de Bourbon l'Archambault descriptif et médical.** 1 vol. in-12 de 242 pages. 2 fr. 50

PÉRONNE (CHARLES). **De l'alcoolisme dans ses rapports avec le traumatisme.** In-8 de 155 pages. 3 fr. 50

PÉTRASU. **De la tuberculose péritonéale étudiée principalement chez l'adulte** (Anatomie pathologique et forme clinique). In-8 de 78 pages. 2 fr.

PÉTRINI. **Des injections hypodermiques de chlorhydrate de narcéine.** In-8, avec tracées sphygmographiques. 2 fr.

PHÉLIPPEAUX. **Étude pratique sur les frictions et le massage**, ou Guide du médecin masseur. In-8 de 187 pages. 3 fr.

PIORRY. **Clinique médico-chirurgicale de la ville**, résumé et exposition de la doctrine de la nomenclature organo-pathologique, observations et réflexions cliniques. 1 vol. in-8. 6 fr.

PLANCHE. **Apprécier l'influence des travaux modernes sur la connaissance de la fièvre, exposer les applications thérapeutiques résultant de cette étude**. In-8 de 68 pages. 2 fr.

POLACZEK. **De l'opportunité des grandes opérations**. In-8 de 67 pages. 2 fr.

POULIOT. **De la cystite du col**, de ses divers modes de traitement, et en particulier des instillations au nitrate d'argent. In-8 de 128 pages. 2 fr. 50

POUZOL. **Essai sur l'ictère**. In-8 de 107 pages. 2 fr. 50

PRAT. **Du panaris**. In-8 de 104 pages. 2 fr.

PUTÉGNAT. **Quelques faits d'obstétricie**. 1 vol. in-8. 7 fr.

QUINQUAUD. **Essai sur le puerpérisme infectueux chez la femme et chez le nouveau-né**. 1 vol. in-8 de 276 pages et 17 fig. intercalées dans le texte. 3 fr. 50

RATHERY. **Essai sur le diagnostic des tumeurs intra-abdominales chez les enfants**. In-8 de 136 pages. 2 fr. 50

RAYMOND (TH.). **Opérations préliminaires à l'extirpation des tumeurs** (écrasement linéaire, — galvanocaustie). De leur combinaison. In-8 de 100 pages. 2 fr.

REBATEL. **Recherches sur la circulation dans les artères coronaires**. In-8 de 32 pages avec 8 tracés sphygmographiques dans le texte. 1 fr. 50

REGNAULT (PAUL). **De l'hygroma du genou**. Traitement par la ponction suivie d'injection iodée. In-8 de 58 pages. 1 fr. 50

RELIQUET. **Action des courants électriques continus sur les spasmes de la vessie, de l'urèthre et des uretères causés par des graviers rénaux**. Grand in-8 de 7 pages. 50 c.

— **Incrustations calcaires de la paroi vésicale et pierre volumineuse immobile non adhérente**. In-8 de 15 pages. 50 c.

— **Traité des opérations des voies urinaires**. 1 vol. in-8 de 820 pages, avec figures dans le texte. Le volume cartonné en toile. 11 fr.

Ouvrage couronné par l'Académie de médecine.

REVILLIOD. **Étude sur la variole**. In-8 de 38 pages et 1 tableau. 1 fr. 50

REZARD DE WOUVES. **Causes de l'abandon et de la mortalité des nouveau-nés et des moyens de les restreindre**. In-8 de 22 pages. 1 fr.

RIGAUD (ÉMILE). **Examen clinique de 390 cas de rétrécissement du bassin observés à la Maternité de Paris de 1860 à 1870**. In-8 de 143 pages. 3 fr.

RIZZOLI. **Clinique chirurgicale**. Mémoire de chirurgie et d'obstétrique. Ouvrage traduit par le docteur ANDRÉINI. 1 vol. in-8, avec 103 figures intercalées dans le texte. 12 fr.

ROALDÈS (de). **Des fractures compliquées de la cuisse par armes à feu.** In-8. 2 fr.

ROBIN. **Travaux de réforme dans les sciences naturelles et médicales,** etc. Tome Ier. Fascicules 1 et 2, prix de chaque 2 fr. 50
T. II, 1er fascicule. 1 fr. 75

ROCHARD. **Projet de création d'un hôpital sur l'eau.** In-8. 1 fr. 25

ROGER et DAMASCHINO. **Recherches anatomo-pathologiques sur la paralysie spinale de l'enfance** (paralysie infantile). In-8 de 51 pages et 4 planches. 3 fr. 50

ROMMELAERE. **De la pathogénie des symptômes urémiques.** Étude de physiologie pathologique. In-8 de 80 pages avec 2 planches. 2 fr. 50

ROUBAUD (FÉLIX). **Les eaux minérales dans le traitement des affections utérines.** In-8 de 190 pages. 2 fr. 50

ROUDANOWSKY. **Études photographiques sur le système nerveux de l'homme et de quelques animaux supérieurs, d'après les coupes de tissu nerveux congelés.** In-8 de 64 pages, avec atlas in-folio de XVI planches contenant 165 photographies. *Deuxième édition*, revue et corrigée. 170 fr.
Le texte se vend séparément. 3 fr.
Demi-reliure maroquin de l'atlas in-folio, monté sur onglets. 10 fr.

ROUGE, chirurgien de l'hôpital cantonal de Lausanne. **L'uranoplastie et les divisions congénitales du palais.** In-8, avec figures intercalées dans le texte. 3 fr.

ROUVILLE (PAUL DE). **Session de la Société géologique de France à Montpellier** (octobre 1868). Compte rendu. In-8 de 154 pages, avec 21 planches. 7 fr.

SAISON. **Diagnostic des manifestations secondaires de la syphilis sur la langue.** In-8. 1 fr. 50

SAPPEY, professeur d'anatomie à la Faculté de médecine de Paris. etc. **Traité d'anatomie descriptive,** avec figures intercalées dans le texte. *Deuxième édition*, entièrement refondue. Tome Ier : OSTÉOLOGIE et ARTHROLOGIE. 1 vol. in-8 avec 226 fig. — Tome II : MYOLOGIE et ANGIOLOGIE. 1 vol. avec 204 figures noires et coloriées. — Tome III : NÉVROLOGIE et ORGANES DES SENS. 1 vol. in-8, avec 304 figures.
Prix des tomes I, II et III. 36 fr.
Tome IV, 1re partie. **Splanchnologie,** avec fig. 6 fr.
— 2e partie. **Embryologie,** avec fig. *Sous presse.*

SCAGLIA. **Des différentes formes de l'ovarite aiguë.** In-8 de 116 pages. 3 fr.

SENTEX. **Étude statistique et clinique sur les positions occipito-postérieures.** In-8 de 150 pages. 3 fr.

SERRE. **Classification clinique des tumeurs.** In-8 de 130 pages. 3 fr.

SERVAJAN. **De l'aquapuncture.** In-8 de 56 pages. 1 fr. 50

SILHOL. **Pièces et documents sur la dernière peste languedocienne de 1721-22, suite de celle de Marseille.** In-8. 2 fr. 50

SOULIGOUX. **De la durée du traitement thermal à Vichy.** In-8 de 15 pag. 50 c.

STAUB. **Traitement de la syphilis par les injections hypodermiques de sublimé à l'état de solution chloro-albumineuse.** In-8 de 100 pages. 2 fr.

SUCHARD. **De l'expression utérine appliquée au fœtus.** In-8 de 83 pages. 2 fr.

SUCQUET. **De l'embaumement chez les anciens et chez les modernes, et des conservations pour l'étude de l'anatomie.** 1 vol. in-8. 5 fr.

TACHARD. **De l'électricité appliquée à l'art des accouchements.** In-8. 1 fr. 50

TAMIN DESPALLES. **Alimentation du cerveau et des nerfs.** 1 vol. in-8 avec 8 planches. 7 fr.

TARDIEU. **Huitième ambulance de campagne de la Société de secours aux blessés (campagnes de Sedan et Paris, 1870-71).** Rapport historique, médical et administratif. In-8 de 107 pages. 2 fr.

TARNOWSKI. **Aphasie syphilitique.** In-8 de 131 pages. 3 fr.

TASSET. **Nouvelles considérations pratiques sur le typhus, la fièvre jaune, les fièvres intermittentes pernicieuses paludéennes et la verrue péruvienne.** In-8 de 64 pages. 2 fr.

THOMPSON. **Traité des maladies chroniques**, trad. de l'anglais. In-12 de 72 pages. 1 fr.

TOUTAIN. **Nouvelle méthode d'application de l'électricité pour la guérison des maladies.** 1 vol. in-12 de 352 pages. 5 fr.

TROELTSCH (DE). **Traité pratique des maladies de l'oreille**, traduit de l'allemand sur la 4e édition (1868), par les docteurs A. KUHN et D. M. LEVI. 1 vol. in-8 de 560 pages, avec figures dans le texte. Le volume cartonné en toile. 8 fr. 50

VALCOURT (D.). **Impressions de voyage d'un médecin.** Londres, Stockholm, Pétersbourg, Moscou, Nijni-Novgorod Méran, Vienne, Odessa. In-8 de 48 p. 1 fr. 50

VERDUN. **Essai sur la diurèse et les diurétiques.** In-8 de 67 pages et 1 planche. 1 fr. 75

VÉTAULT. **Considérations étiologiques sur l'hydrocèle des adultes.** In-8 de 62 pages. 1 fr. 50

VILLARD. **Du hachish.** Étude clinique, physiologique et thérapeutique. 2 fr.

VILLARD. **Étude sur le cancer primitif des voies biliaires.** In-8. 1 fr. 50

VINAY. **De l'emploi du ballon à air dans les accouchements.** in-8 de 40 pages. 1 fr. 50

VISCA. **Du vaginisme.** In-8 de 148 pages. 2 fr. 50

VOYET. **De quelques observations de thoracentèse chez les enfants.** In-8 de 100 pages. 2 fr.

VULLIET. **D'un nouveau moyen de contention de la matrice dans les cas de prolapsus utérin complet.** In-8. 1 fr. 50

WASSERZUG. **Étude sur quelques formes compliquées de la fièvre intermittente**, et sur leur traitement par l'Eucalyptus globulus et par les eaux minérales de Lons-le-Saulnier. In-8. 2 fr.

WATELET. **De la ponction de la vessie à l'aide du trocart capillaire et de l'aspiration pneumonique.** In-8 de 46 pages et 2 planches. 1 fr. 50

ENVOI FRANCO PAR LA POSTE, CONTRE UN MANDAT.

WEBER. **Des conditions de l'élévation de la température dans la fièvre.** In-8 de 80 pages. 2 fr.

WECKER. **Clinique ophthalmologique.** Relevé statistique de 1871. In-8. 1 fr.

WECKER. **Clinique ophthalmologique.** Relevé statistique des opérations pratiquées pendant l'année 1872. In-8. 1 fr. 25

WECKER et JÆGER. **Traité des maladies du fond de l'œil,** 1 vol. in-8 accompagné d'un atlas de 29 planches en chromo-lithographie. 35 fr.

WECKER, médecin-oculiste de la maison Eugène-Napoléon, professeur de clinique ophthalmologique, etc. **Traité théorique et pratique des maladies des yeux.** 2e édition revue et augmentée, accompagnée d'un grand nombre de figures dans le texte et planches lithographiées. 2 forts vol. in-8 avec un joli cartonnage en toile. 26 fr.

WECKER. **De la greffe dermique en chirurgie oculaire.** In-8. 50 c.

WERWAEST. **Étude générale et comparative des pharmacopées d'Europe** et **d'Amérique.** In-8 de 90 pages et 1 tableau. 2 fr. 50

WILLIÈME. **Des dyspepsies dites essentielles.** Leur nature et leurs transformations, théories pratiques. 1 vol. in-8 de 620 pages. 8 fr.

WOILLEZ. **Traité clinique des maladies aiguës des organes respiratoires.** 1 vol. in-8 de 700 pages, avec 93 figures intercalées dans le texte et 8 planches en chromolithographie. 13 fr. broché. Cartonné. 14 fr.

Bulletins de la Société anatomique de Paris. Anatomie normale, anatomie pathologique, clinique. Abonnement à l'année courante. 1 vol. in-8. 7 fr.

Comptes rendus des séances et Mémoires de la Société de biologie. Abonnement à l'année courante. 1 vol. in-8, avec figures coloriées. 7 fr.

Journal d'oculistique et de chirurgie, recueil mensuel, publié sous la direction du docteur FANO, professeur agrégé à la Faculté de médecine de Paris. Prix de l'abonnement pour Paris et les départements, 5 fr.; pour l'étranger, le port en sus.

Revue photographique des hôpitaux de Paris. Abonnement à l'année courante. 1 vol. in-8, avec 36 photographies. 20 fr.

— Année 1869. Grand in-8 de 192 pages, avec 36 photographies et figures dans le texte. Relié en 1 vol. demi-chagrin non rogné et doré en tête. 25 fr.

— Année 1870. Grand in-8 de 256 pages avec 32 photographies et figures intercalées dans le texte. Rel. 25 fr.

— Année 1871. Grand in-8 de 320 pages et 36 photographies. Rel. 25 fr.

— Année 1872. Grand in-8 de 420 pages et 36 photographies. Rel. 25 fr.

ENVOI FRANCO PAR LA POSTE, CONTRE UN MANDAT.

PARIS. — IMPRIMERIE DE E. MARTINET, RUE MIGNON, 2.

www.ingramcontent.com/pod-product-compliance
Ingram Content Group UK Ltd.
Pitfield, Milton Keynes, MK11 3LW, UK
UKHW021053270726
13967UKWH00012B/931